1 総論
2 神経系
3 循環器
4 呼吸器
5 消化器
6 腎臓
7 血液
8 感染症
9 内分泌
10 予防
11 その他

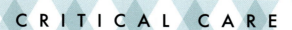

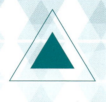

CCM

重症患者
管理マニュアル

編集

平岡栄治
東京ベイ・浦安市川医療センター 総合内科

則末泰博
東京ベイ・浦安市川医療センター 呼吸器内科/救急集中治療科

藤谷茂樹
聖マリアンナ医科大学 救急医学/東京ベイ・浦安市川医療センター

メディカル・サイエンス・インターナショナル

Critical Care Management Manual
First Edition
Edited by Eiji Hiraoka, Yasuhiro Norisue, Shigeki Fujitani

© 2018 by Medical Sciences International, Ltd., Tokyo
All rights reserved.
ISBN 978-4-8157-0126-0

Printed and Bound in Japan

序文

　私が米国で研修をしたのは，卒後10年目の2001年である。それまで人工呼吸器，IABP，PCPS，腎代替療法などが必要な患者を含めた多くの重症疾患を診ており，ある程度の自信はあるつもりだった。ところが渡米し，総合内科研修で，一般病棟管理，外来管理で，まず自分の知識のなさにかなり打ちのめされた。ICUも例外ではなく，打ちのめされた。しかし体系的に敗血症，重症肺炎，心不全，急性腎障害，神経重症疾患などを学ぶ機会があり，非常に勉強になった。本書は，まずそのような経験から得たものに根ざしている。

　重症患者を診る際に必須となる知識やスキルは，人工呼吸器管理や鎮静だけではなく，生理学的な知識や内科の知識が重要であると私は考える。また倫理的な考え方も非常に重要である。最近は一般病棟もかなり重症化している。ICUで集中治療を行う医師のみならず，HCUや一般病棟で重症疾患管理を行う内科医，外科医にも役立つように，本書ではそれらのトピックスも構成した。

　東京ベイ・浦安市川医療センターでは，内科，外科，集中治療医，救急医の垣根が低く，常にエビデンスに基づく議論を繰り返し，知識のすり合わせを行っている。本書はそういったエッセンスを取り入れているため，実践的でもある。例えば，心外術後の急変対応の項を総合内科医が執筆しているが，普段の診療のなかから必要に迫られて非専門家向けに当院で作成し，定期的にシミュレーションをしているものである。

　このマニュアルのたたき台は，帰国後の神戸大学勤務時代から作成していたものである。書籍化できるかどうか迷っていたところ，今回の企画を持ちかけていただいた。自分の学んできたことを日本の若手に広く普及させたいという願いがこうしてかなえられたのは，私のアイデアを具現化してくれた藤谷先生と則末先生という仲間がいてこそであり，非常に感謝している。

　生理学的なことから始まり実践的なことまで網羅した本書が，皆さまの日常診療に役に立てば幸いである。

　　　　　　　　　　　　　　　　　平岡 栄治（東京ベイ・浦安市川医療センター　総合内科）

セントルイス大学で集中治療のトレーニングを受けていたとき，私は大きく分けて2つのタイプの指導医がいると感じていた．米国なのでどちらのタイプもガイドラインを重視している点では変わりないが，ガイドラインでは取り扱われていないテーマや，ガイドラインだけでは対応できない複雑な症例への思考過程が大きく異なっていた．

　1つ目のタイプは，ベッドサイド回診の際に，自分の判断のよりどころとして，記憶しているさまざまな無作為化比較試験（RCT）のデザインと結果を次から次へと話す指導医である．これは30歳代までの若い集中治療医に多く，「この指導医はすごい」と研修医やフェロー達は目を輝かせながら話を聞いていた．もう1つのタイプは，RCTのことはあまり話題にせず（もちろん文献を読んではいたと思うが……），生理学的な思考過程で判断をしていくタイプの指導医であり，40歳代以上の指導医に多かった．このタイプの集中治療医は，同じ病名がついていても患者によって異なる治療内容になることが多く，同じレベルの生理学的知識をもっていない者にとっては，その判断の根拠がわかりにくい．大半の研修医やフェロー達は，「あの指導医は古いからエビデンスに基づいていない」などと陰口を言っていた．しかし私にとっては，後者の「生理学重視」の集中治療医との回診のほうがはるかに楽しく，その決断の多くは理にかなっていると感じた．実際，2年前には正しいと思われていた「エビデンス」が大きく変わり，生理学重視の年配の集中治療医が言っていたことのほうが正しかったと認識することを多く経験した．

　例えば，私がフェロー1年目であった2009年に，Dr. Kaplanという年配の集中治療医から，「静脈が拡張した敗血症性ショックの患者に10Lも15Lも輸液したところでunstressed volumeとしてプールされるだけだから，CVPがどうであろうと2～3L輸液して，血圧が安定しなければさっさと昇圧薬を使って，無駄に輸液をしないようにしなさい」と叱られたことがあるが，これも深い生理学的知識に裏打ちされた指導であったと思う．

　もちろんエビデンスの重要性は説明するまでもないが，患者を個別化して治療を行うためには，多様な患者をまとめたRCTなどからなるエビデンスと生理学のバランスが必要である．本書はまさにその最適なバランスを追求したマニュアルである．まず，生理学を知り，そして「国際ガイドラインと日本のガイドラインではどうなっているか？」を確認し，さらに「過去と最近のRCTはどうか？」を知るという，ICUで決断するために不可欠な3つの要素が盛り込まれている．本書が"エビデンス"と生理学のバランスのとれた集中治療の学習と実践の一助になれば幸いである．

則末　泰博（東京ベイ・浦安市川医療センター　呼吸器内科/救急集中治療科）

このたび，『総合内科病棟マニュアル』の姉妹版である，念願の集中治療マニュアルを発刊することができた．この編者の3名は，米国での臨床研修を受けており，日本の文化に即しながら，世界標準の集中治療，重症患者管理を国内に普及させたいと強く願う仲間である．

　日本に2007年に帰国し，早10年以上が経過した．2012年には，教育に力を入れた研修を実現したいということで，東京ベイ・浦安市川医療センターを設立した．研修医や専攻医に，どのように教育，指導すれば効率よく理解してもらえるかを，日々の臨床，ベッドサイドで検証，実践している．総合的に重症患者を管理するためには一般内科の知識が必要となるが，私たち3名は，米国で総合内科の研修を受けており，共通したアプローチ方法で診療している．現在までに多くの卒業生を東京ベイから輩出しており，その仲間とともに作り上げた本書には，私たちのコンセプトがふんだんに組み込まれている．

　特に強調したいのは，エビデンスも重要であるが，時に生理学的な解釈がエビデンスを凌駕することもあり，そのため常に病態生理を理解するように努めるべきで，それが集中治療の醍醐味の1つとなっている点である．つまり，エビデンスはその個人に最良の医療を提供するための情報であり，病態生理を理解せずして，適応させることはできないということである．

　雑誌 Hospitalist や INTENSIVIST は，毎号テーマをかなり深く突き詰めているが，本書は広い分野，すなわち多くの基礎疾患がある場合に，まず1冊で成果を発揮できる．日本で集中治療を実践するためには，他施設と共同して，症例数の少ない分野の勉強をする必要がある．脳外科，循環器，心臓血管外科は，集中治療医がカバーする項目でもあり，内容の強化をはかっている．エコーや気管支鏡などの項目もカバーするようにしている．

　本書を手にとられた方が，さらに集中治療の奥深さに取り込まれて，日常の診療がますます楽しくなっていくことを願っている．多くの研修病院では『総合内科病棟マニュアル』を持ち歩く研修医を多く見かけるようになってきた．まさに同じ感覚で，日常の診療に役立てていただければ本望である．そして，その集中治療の楽しさを後進へと伝えていただければ幸いである．

…

　最後に，ご多忙のなか素晴らしい原稿をご執筆くださった先生方に編者を代表して御礼申し上げたい．なお本書はエビデンスも重視しているが，国内での診療に適合しているかの確認を含め，日本でFCCSコースを運営している仲間にも校閲いただいた．ご協力に感謝する．また，本書の刊行に，4年にもわたる歳月，叱咤激励し応援してくださった，メディカル・サイエンス・インターナショナルの山下隆久氏に感謝申し上げる．

　　　　　藤谷　茂樹（聖マリアンナ医科大学　救急医学/東京ベイ・浦安市川医療センター）

本書について

● 4つのアイコンマーク

本書は，普段のICU診療において判断するよりどころをまとめたマニュアルです。このよりどころを意識することを身につけていただくための工夫として，下記のアイコンマークを表示しています。

- **P** **P**athophysiology：病態生理学（解剖，生理，病理，薬理，診断学などを含む）
- **G** **G**uideline：ガイドライン
- **E** **E**vidence：ガイドラインには載っていないがマネジメントや検査のよりどころとなる文献（エビデンス）
- **O** **O**thers：その他（一般論，経験，慣習，テキストブックに載っている内容）

● QRコード

参考文献や有用サイトの一覧は，本書のポータビリティの向上のため，下記のQRコードからWeb上で閲覧できるようにしています。各国のガイドライン，代表的論文などを中心に，時間がある際に次のステップのために優先して読んでいただきたいものをまとめています。

(http://www.medsi.co.jp/download/2018/07/ccm.html)

編者・執筆者・校閲者一覧

● 全体監修・編集
平岡　栄治　（東京ベイ・浦安市川医療センター　総合内科）
則末　泰博　（東京ベイ・浦安市川医療センター　呼吸器内科/救急集中治療科）
藤谷　茂樹　（聖マリアンナ医科大学　救急医学/東京ベイ・浦安市川医療センター）

● 副監修（掲載順，括弧内は担当の Part-章を示す）
五十野博基　（筑波大学附属病院総合診療グループ）（1-2, 2-1〜2-4）
内藤　貴基　（聖マリアンナ医科大学　救急医学）（1-3, 4-3〜4-9, 11-1）
津久田純平　（聖マリアンナ医科大学　救急医学）（1-4, 2-11〜2-14, 4-12, 4-13）
江原　　淳　（東京ベイ・浦安市川医療センター　総合内科/呼吸器内科）（2-5〜2-10）
片岡　　惇　（東京ベイ・浦安市川医療センター　呼吸器内科/救急集中治療科）（3-3, 3-5, 4-1, 4-10, 4-11）
神尾　恭弘　（東京ベイ・浦安市川医療センター　循環器内科）（3-4, 3-8, 3-10, 11-2）
宮内　隆政　（Cedars-Sinai Medical Center, Renal Pathology, Research Fellow）（6-1〜6-4）
筒泉　貴彦　（愛仁会高槻病院　総合内科）（7-1〜7-4）
德永　英彦　（練馬光が丘病院　救急集中治療科）（8-1, 10-1〜10-6）
北薗　英隆　（Hospitalist/Infectious Diseases, Springfield Regional Medical Center, OH, USA）（8-2〜8-5）
吉田　英樹　（聖マリアンナ医科大学　救急医学）（8-3, 8-6〜8-8, 10-1）

● 執筆者一覧（掲載順）
則末　泰博
五十野桃子　（筑波大学附属病院総合診療グループ）
森川　大樹　（聖マリアンナ医科大学　救急医学）
平岡　栄治
国崎　正造　（東京ベイ・浦安市川医療センター　外科）
津久田純平
戒能多佳子　（順天堂大学大学院　救急・災害医学系）
鈴木　智晴　（順天堂大学医学部附属順天堂医院　総合診療科）
児玉祐希子　（筑波大学附属病院水戸地域医療教育センター/茨城県厚生連総合病院　水戸協同病院）
児玉　泰介　（筑波大学附属病院水戸地域医療教育センター/茨城県厚生連総合病院　水戸協同病院）
五十野博基
朱　　祐珍　（京都大学大学院医学研究科　薬剤疫学分野）
江原　　淳

坂田　大三（岡山済生会総合病院　外科）
関　　藍（湘南藤沢徳洲会病院　救急総合診療部）
岡本賢太郎（聖マリアンナ医科大学　救急医学）
内田　一好（慶友会第一病院　脳神経外科・内科）
山内　崇弘（東京ベイ・浦安市川医療センター　脳神経外科）
藤井　修一（聖マリアンナ医科大学　救急医学）
髙田　順子（東京ベイ・浦安市川医療センター　リハビリテーション室　呼吸療法チーム）
福井　　悠（錦糸町内科ハートクリニック）
片岡　　惇
杉崎陽一郎（神戸大学大学院医学研究科　内科学講座　循環器内科学分野）
佐々木昭典（国立がん研究センター東病院　消化管内科）
大橋　浩一（東京都立墨東病院　循環器科）
河野　裕志（東京ベイ・浦安市川医療センター　心臓血管外科）
中塚　大介（St. Vincent's Hospital Sydney, Cardiothoracic Surgery Fellow）
神尾　恭弘
米田　道嗣（東京ベイ・浦安市川医療センター　腎臓・内分泌・糖尿病内科）
原谷　浩司（近畿大学医学部附属病院　腫瘍内科）
東　　秀律（日本赤十字社和歌山医療センター　第一救急科部）
内藤　貴基
内御堂　亮（Beth Israel Deaconess Medical Center, Department of Emergency Medicine, Research Fellow/Harvard T.H Chan Scool of Public Health, Candidate of Master of Public Health）
大高　俊一（熊本赤十字病院　救急科）
本間　洋輔（東京ベイ・浦安市川医療センター　救急集中治療科）
坂本　貴志（東京ベイ・浦安市川医療センター　外科/東京大学大学院医学系研究科　公共健康医学専攻　専門職学位課程）
瀬田　宏哉（ロコクリニック中目黒）
上松　敬吾（愛媛県立中央病院　麻酔科・集中治療室）
吉野かえで（東京ベイ・浦安市川医療センター　腎臓・内分泌・糖尿病内科）
宮﨑　岳大（長崎県五島中央病院　内科）
本橋　健史（練馬光が丘病院　総合診療科）
窪田　忠夫（東京ベイ・浦安市川医療センター　外科）
盛實　篤史（高知医療センター　救命救急センター）
舩越　　拓（東京ベイ・浦安市川医療センター　救急集中治療科/IVR科）
宮内　隆政
鍋島　正慶（東京ベイ・浦安市川医療センター　救急集中治療科）
山田　悠史（埼玉医科大学　総合診療内科）
五味渕智香（東京ベイ・浦安市川医療センター　総合内科）
安部　涼平（慶應義塾大学医学部　血液内科）

小島　俊輔（東京ベイ・浦安市川医療センター　循環器内科）
德永　英彦
竹内　慎哉（帝京大学医学部　救急医学講座）
北薗　英隆
溝辺　倫子（東京ベイ・浦安市川医療センター　救急集中治療科）
吉田　英樹
西田　和広（東京ベイ・浦安市川医療センター　外科）
遠藤　慶太（東京ベイ・浦安市川医療センター　総合内科）
益子　茂人（東京ベイ・浦安市川医療センター　総合内科）
鈴木　利彦（東京ベイ・浦安市川医療センター　腎臓・内分泌・糖尿病内科）
北村　浩一（東京ベイ・浦安市川医療センター　腎臓・内分泌・糖尿病内科）
濱田　治（愛仁会高槻病院　総合内科）
小坂鎮太郎（練馬光が丘病院　総合診療科/救急集中治療科）
前田　幹広（聖マリアンナ医科大学病院　薬剤部）
小野寺夕貴（聖マリアンナ医科大学病院　薬剤部）

● **校閲協力**（順不同）
安宅　一晃（奈良県総合医療センター　集中治療部）
池田　武史（中部徳洲会病院　集中治療科）
藤本　佳久（東京ベイ・浦安市川医療センター　救急集中治療科）
江川　悟史（TMG あさか医療センター　神経集中治療部）
宮部　浩道（総合大雄会病院　集中治療部）
中村　通孝（奈良県総合医療センター　集中治療部）
瀬尾龍太郎（神戸市立医療センター中央市民病院　救命救急センター/EICU）
岩永　航（奈良県総合医療センター　集中治療部）
山田　徹（東京ベイ・浦安市川医療センター　総合内科/消化器内科）
岡本　洋史（聖路加国際病院　集中治療科）
松島　暁（掛川市・袋井市病院企業団立　中東遠総合医療センター　救急科・救命救急センター）
井澤　純一〔東京慈恵会医科大学麻酔科学講座（集中治療部）/Center for Critical Care Nephrology, University of Pittsburgh School of Medicine〕
助永　親彦（隠岐広域連合立隠岐病院　麻酔科）
若竹　春明（聖マリアンナ医科大学　救急医学）
中薗　健一（聖マリアンナ医科大学横浜市西部病院　薬剤部）
桑名　司（日本大学医学部附属板橋病院　救命救急センター）
小松　孝行（順天堂大学医学部附属練馬病院　救急・集中治療科）
村上　大道（中部徳洲会病院　集中治療科）
奥村　将年（愛知医科大学　麻酔科学講座）

序文── iii
本書について── vi

Part 1 総論

第1章　集中治療医の役割と必要な努力・能力── 1
第2章　カルテの書き方・プレゼンテーションの仕方── 4
第3章　コードステータス，困難な意思決定の方法，ターミナルケア── 12
第4章　ICU入室・退室基準── 23

Part 2 神経系

第1章　鎮静── 29
第2章　鎮痛── 36
第3章　譫妄── 41
第4章　ICUでの筋弛緩薬── 45
第5章　意識障害総論：分類と生理学── 49
第6章　意識障害患者の診察と検査── 52
第7章　筋力低下の鑑別と診断── 60
第8章　頭蓋内圧（ICP）モニタリングと管理── 66
第9章　体温管理療法：総論── 78
第10章　脳卒中急性期の全身管理── 86
第11章　脳神経外科周術期の一般的な注意事項── 94
第12章　重症頭部外傷の治療一般（急性硬膜下血腫，急性硬膜外血腫，脳挫傷）── 106
第13章　脳神経外科のドレーン── 108

第 14 章　ICU でのリハビリテーション —— 114

Part 3　循環器

第 1 章　ショック —— 125
第 2 章　心不全と肺水腫の生理学と鑑別 —— 130
第 3 章　敗血症性ショック総論 —— 138
第 4 章　volume resuscitation —— 147
第 5 章　カテコラミン —— 158
第 6 章　ICU での不整脈（心房細動） —— 166
第 7 章　心臓外科術後の血行動態（総論） —— 180
第 8 章　心臓外科術後の血行動態（各論） —— 186
第 9 章　心臓血管外科術後管理の心得とショックへの対応 —— 211
第 10 章　補助循環装置 —— 227
第 11 章　ペースメーカ —— 235

Part 4　呼吸器

第 1 章　呼吸不全のメカニクス —— 249
第 2 章　低酸素の鑑別方法 —— 255
第 3 章　気道管理 —— 260
第 4 章　ICU での胸部 X 線 —— 268
第 5 章　陽圧換気の循環動態への影響 —— 276
第 6 章　人工呼吸器の設定 —— 281
第 7 章　人工呼吸器のアラームとトラブルシューティング —— 287
第 8 章　ARDS 総論 —— 292
第 9 章　人工呼吸器関連肺損傷（VALI） —— 304
第 10 章　人工呼吸器離脱 —— 307
第 11 章　予定外抜管 —— 315
第 12 章　非侵襲的換気療法（NIV） —— 316
第 13 章　気管切開 —— 326
第 14 章　気管支鏡検査 —— 334

Part 5 消化器

- 第1章　入院患者の下痢── 341
- 第2章　ICU での栄養　総論── 352
- 第3章　ICU での栄養　各論── 360
- 第4章　ICU での栄養　経静脈栄養（PN）── 366
- 第5章　ICU での肝酵素上昇── 375
- 第6章　腹部手術後のマネジメント── 380
- 第7章　ICU における腹部単純 X 線── 385

Part 6 腎臓

- 第1章　急性腎障害（AKI）の原因と生理学── 393
- 第2章　ICU における電解質異常（ナトリウム）── 397
- 第3章　ICU における電解質異常（カリウム）── 406
- 第4章　ICU における電解質異常（カルシウム，リン，マグネシウム，クロール）── 413
- 第5章　ICU における酸塩基平衡異常── 427
- 第6章　ICU における血液浄化── 437

Part 7 血液

- 第1章　輸血総論── 443
- 第2章　血小板の生理および血小板減少に対するアプローチ── 456
- 第3章　赤血球の生理および貧血の対応── 469
- 第4章　凝固異常── 475

Part 8 感染症

- 第1章　カテーテル関連血流感染症（CRBSI）の診断・治療── 485
- 第2章　ICU acquired UTI の診断・治療── 498
- 第3章　人工呼吸器関連肺炎（VAP）の診断・治療── 502

第4章	手術部位感染（SSI）の診断・治療―― 509
第5章	ICU での発熱―― 515
第6章	経験的治療と抗菌薬の de-escalation, 適切な投与期間―― 520
第7章	免疫不全患者（総論）―― 533
第8章	免疫不全患者（各論）―― 537

Part 9 内分泌

第1章	集中治療における血糖管理の重要性―― 549
第2章	重症疾患の副腎機能への影響―― 555
第3章	重症疾患の甲状腺への影響―― 560

Part 10 予防

第1章	人工呼吸器関連肺炎（VAP）予防―― 571
第2章	静脈血栓塞栓症（VTE）予防―― 576
第3章	ストレス潰瘍予防―― 582
第4章	カテーテル関連尿路感染症（CA-UTI）予防―― 586
第5章	手術部位感染（SSI）予防―― 591
第6章	カテーテル関連血流感染症（CRBSI）予防―― 598

Part 11 その他

第1章	ICU における超音波―― 603
第2章	心エコーの基本断面と血行動態測定―― 624
第3章	ICU で使用する薬剤―― 642

略語表―― 667

索引―― 681

ICU で使用する薬剤 索引―― 695

◎注意

本書の準備に携わった全員が，ここに示された情報が正確であり，確実に実臨床を反映したものとなるよう極力努力した。しかしながら，編者，著者ならびに出版社は，本書の情報を用いた結果生じたいかなる不都合に対しても責任を負うものではない。本書の内容の特定な状況への適用に関しての責任は，医師各自のうちにある。

編者，著者ならびに出版社は，本書に記載した薬物の選択，用量については，出版時の最新の推奨，および臨床状況に基づいていることを確認するよう努力を払っている。しかし，医学は日進月歩で進んでおり，政府の規制は変わり，薬物療法や薬物反応に関する情報は常に変化している。読者は，薬物の使用にあたっては個々の薬物の添付文書を参照し，適応，用量，付加された注意・警告に関する変化を常に確認することを怠ってはならない。これは，推奨された薬物が新しいものであったり，汎用されるものではない場合に，特に重要である。

本書に記載の推奨グレード，エビデンスレベルなどは，執筆時点でのガイドラインや参照文献に基づくものであり，使用にあたっては最新の情報を確認されたい。

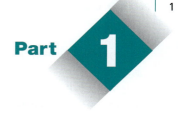

総論

第1章 集中治療医の役割と必要な努力・能力

集中治療医の役割の大原則

- 集中治療医の最大の役割は，**利用可能なリソースのなかから，患者にとって最善の治療を最も効率的にかつ安全に届けること**である。
- 医師，看護師，理学療法士，栄養士，薬剤師，ソーシャルワーカーなど多職種からなるチームを治療のゴールに向かってまとめるリーダーとしての役割がある。

診断・治療[1〜4]

- 最善とされる治療は時とともに変化し続ける。常に最新の文献やガイドラインに目を通すために継続的な努力が必要である。
- ガイドライン上ではクラスIAの推奨であったとしても，患者の病態によってはクラスIIIとなり得る。患者の病態を正しく把握し，治療を個別化するための病態生理学的な知識が必須である。
- 患者にとって最善な治療が何かを判断するには，正しい診断をつける必要がある。そのための内科的な知識が重要である。
- 患者にとって最善な治療を患者に届けるためには，各専門家に正しくコンサルトできる必要がある。患者の病態をわかりやすく伝えられるプレゼンテーションの技術，他

科との日頃からの良好な関係の維持など，総合的なコミュニケーション能力が必要である．
- □エビデンスあるいは自分のプライドにこだわるあまり，他科との関係が悪くなってしまえば結果的に最善の治療を患者に届けることができなくなる．感情を抑え，コントロールし，他科や他職種と辛抱強く話し合う努力，患者に大きな害がない範囲で柔軟に意見を取り入れる努力が必要である．

安全性

- □効率性よりも安全性が優先されるべきである．例えば，自施設でVV ECMO管理を「無理をすれば導入と維持ができる」という状況であれば，専門施設への転送を考慮すべきである．
- □他に専門家がいるにもかかわらず，「自分にもできる」という理由だけで，熟達した医師の監督なしに慣れない手技を行うとすれば，それは最善の治療を届けたことにはならない．
- □集中治療の原則は「医療チームが早く動けば患者も早く回復する」であるが，裏を返せば，「対応が遅れれば，取り返しがつかない結果になり得る」ということがいえる．また，分刻みで，薬剤および治療法の調整や変更が必要な場合も多い．集中治療医は少なくとも数分以内に患者の変化に対応できる必要がある．

治療方針の決定[5, 6]

- □治療のゴールを設定することは集中治療医の重要な役割であり，ゴールを設定せずに治療方針を決定することはできない．
- □ゴールはいつでも変更ができる．例えば，一度決めたからといって「絶対に気管挿管はしない」というわけではなく，その時々の，患者および家族の価値観や心の動きに合わせたゴールをいつでも再設定できることを認識しておく．
- □ゴールに向かって「すべてする」方針が基本であり，これを"Goal-oriented planning"という．
- □救命の可能性が絶望的ではない患者において，救命がゴールであれば，患者が「その治療による負担を我慢するくらいなら死を選ぶ」というものが特にないかぎり，医学的，倫理的に妥当であると判断された治療についてはすべて行うべきである．
- □望まない治療（例えば気管挿管）があった場合，なぜそれを望まないのかを注意深く質問する必要がある．多くの場合，絶望的な状況で延命されている自分を想像しており，一時的な治療となり得ることを理解していないことがある．
- □終末期患者において緩和がゴールであれば，苦痛を軽減するための治療を「すべて行う」必要がある．例えば，無用な痛みを与える採血や鼻からの吸痰の中止，褥瘡やむくみを増やすだけの輸液や経腸栄養の中止を「すべて行う」という方針となる．
- □ゴールが設定されていない場合，患者や家族に対して，「中心静脈は挿入しますか？ 透析はしますか？ 心臓マッサージはしますか？」などと各治療に対して判断を迫る

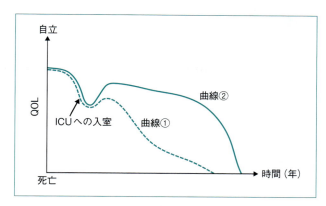

図 1-1-1　救命後の QOL

ような，専門家としての義務の放棄につながる行動となり，「心臓マッサージはするが透析と挿管はしない」といった医学的に妥当性のない方針となり得る。これは"Procedure-oriented planning"とよばれ，患者本人や家族との話し合いでは行うべきではない。
□Goal-oriented planning で，患者や家族の希望と価値観を医師が理解したうえで，各治療について行うか行わないかを専門家として判断し，最も良いと思われる治療方針を Procedure-oriented の形で患者や家族に提示する。その治療方針に同意を得られた時点で，各治療について行うか行わないかをカルテに記録することが重要である（"Procedure-oriented documentation"）。

終末期医療における役割[7, 8]

□救命だけではなく，より良い終末期を提供することも集中治療医の重要な役割である。
□生命予後が絶望的な患者の死にゆく過程をいたずらに延長することは，集中治療医の役割ではない。集中治療医は全身状態や予後を最も把握している立場にいる。本人，家族，執刀医の思いなどをよく理解したうえで，より良い終末期医療を行うことをゴールとして設定するコンセンサスを得るために提案し，話し合うことは，集中治療医の役割である。
□ゴール設定を救命とするか，緩和中心とするかを決定するためには，予後予測が不可欠であり，認知症，肝硬変，肺気腫，慢性心不全などの慢性進行性疾患についての各ステージにおける予後を理解している必要がある。
□その時は救命できたとしても，救命後の QOL として，図 1-1-1 の曲線①または曲線②のどちらの転帰をたどるのかを意識し，曲線①であった場合に患者本人がそれを望むかを確認する努力が必要である。
□急性期においては，治療によってどの程度回復し得るかの予後判定が困難な場合が多い。そのような場合は，気管挿管などを含めて一定期間（例えば 2 週間），すべての治療を行い，回復が望めない場合には緩和中心に移行する"Time-limited trial"（お試し期間）が有用である。

□ 治療による予後予測が不確かな状態で,「一度挿管したら抜管ができなくなるから」という理由で気管挿管を行わないことは,救命できたはずの患者の命を見捨てることになり得る。一定期間の治療の後に,救命や患者が望む QOL を取り戻すことが不可能であると判明した場合は,抜管が許されない状況であったとしても,緩和に役立たない治療・補液・栄養を行わないという方針などで,緩和ケアに移行することは可能である。

▶ ミニコラム「心肺蘇生法 (CPR) の適応」
  ▫ CPR には適応がある。例えば不整脈や心タンポナーデなど,可逆的な原因が取り除かれるまでに脳への循環を保つことを目的としている。つまり,末期の敗血症で,高用量の昇圧薬を用いても血圧が保てなくなり,脈が触れなくなったときに適応はない。そのような場合に必要なのは,CPR ではなく,家族と早急に話し合い,誠実に真実を伝え,大切な人を亡くす家族の受け容れの準備をサポートすることである。
  ▫ CPR は,患者と家族の静かな別れを妨げるという側面もあり,「CPR の先に何もない」ことが予想される場合は,家族にその旨を伝え,DNAR (Do not attempt to resuscitate) とすべきである。亡くなる前のルーチンのように CPR を行うべきではない。
  ▫ CPR を継続するべきかどうかについても,医師がその有益性と無益性に基づいて決定し,家族に CPR 終了の提案をすべきである。「心臓マッサージをやめていいですか?」などのように医学的知識のない家族に問うことは,「あなたの判断でご家族は死ぬのですよ」と家族に決断の負担と責任を押しつけている行為にほかならず,家族にとっては大変なトラウマになりかねない。

(則末 泰博)

第2章
カルテの書き方・プレゼンテーションの仕方

重症患者のアセスメント

□ ICU に入室するような重症の患者は多数のプロブレムをもつことが多く,従来どおりの「心不全」「高 K 血症」「高血糖」などのように,重要度順にプロブレムとアセスメントを挙げていくプロブレムベースでのアセスメントでは,漏れが出てくることがある。
□ ICU では臓器ごと (システムベース) にプロブレムを挙げ,アセスメントとプランを

たてることで，漏れがなく，「問題のある臓器」と「問題がない臓器」を明確に認識することができる。
- システムベースでのアセスメントでは，医師間で共通の流れに沿ったアセスメントができるため，引き継ぎの面でも有用である。

カルテの記載方法

- カルテの記載方法を紹介するが，回診時のプレゼンテーションのフォーマットでもあるため，この内容（図1-2-1）を（強弱をつけながら）発表すればよい。
- 正常な検査値や身体所見についてまで，すべて発表していては，聞いている人の集中力が途切れてしまう。「血算は白血球数以外は正常です」などのように，簡潔なプレゼンテーションを心掛ける。
- プレゼンテーションは，細かい数字を思い出す場合以外は，できるだけカルテを読むことはせずに，他の回診メンバーの目を見ながら大きな声で発表する。

アセスメント・プランの下準備となる前半部分

- たとえ数日後にコピー＆ペーストされたとしても事実関係が変わらないように，「昨日開始された」や「来週施行予定」などのような相対的な時系列の記述は避け，できるだけ○月○日という記載を心掛ける。
- ICU入室○日目，挿管○日目，術後○日目などのように記載してもよいが，必ず数字が毎日アップデートされていることを確認する必要がある。

Short summary	患者背景や現在までの治療経過を1文で要約する。例えば，「3月21日に発熱と意識障害で挿管，ICUに入室し，髄膜炎の診断で抗菌薬治療が開始された特に既往のない68歳の男性」
Overnightの出来事	前日夕方に当直医へ引き継いだあと，当直帯に起こった出来事を把握し，記載する。当直医からの引き継ぎだけではなく，夜勤明けの看護師に尋ねると効率よく有用な情報が得られる。新入院の患者であれば，主訴，現病歴，既往歴，社会歴，家族歴，アレルギー，服薬リスト，入院時のバイタルサイン，身体所見，検査所見，ICU入室までの経緯をここに記載する。
バイタルサイン，水分In/Outバランス	血圧，心拍（脈拍），呼吸数，体温，SpO_2（条件）を記載する。In/Outバランスは前日24時間のInとOut，およびバランスを記載する。また，ICU入室後からのTotalバランスも記載する。
身体所見	General：GCS HEENT：瞳孔，対光反射，JVD Neuro：四肢の筋力や麻痺，脳神経学的所見 Chest：呼吸音，crackle，wheeze Heart：S1，S2，S3/S4，murmur Abdomen：平坦軟，腸蠕動音，圧痛 Extremities：浮腫，チアノーゼ

図 1-2-1　カルテ記載およびプレゼンテーションのフォーマット

ICU入室日　月　日（　日目） 挿管日　月　日（　日目）	Short summary：	
Vital sign　BP　　BT　　HR RR　SpO₂（酸素条件） 尿量　　　In/Out バランス	Overnight：	
	Physical examination HEENT：瞳孔　対光反射 Chest： Abdomen： Neuro：	General：GCS　　　（JCS） JVD Heart： Extremities：
Laboratory/Image/ECG		
Active medication	〈Renal/Electrolytes〉 BUN　　Cr　　Na　　K　　Cl　　Ca P　　Mg ＃1.（例えば腎前性 AKI） Plan	
〈Neuro〉 ＃1. 意識障害 GCS E●V●M●　　RAS　　CAM-ICU 鎮静：　　　　　　　鎮痛：	〈Hematology〉 WBC（band）　　Hb　　MCV　　PLT PT-INR　　APTT ＃1.（例えば正球性正色素性貧血） Plan	
〈Cardiology〉BP　HR　CVP　in/out　UCG Shock の鑑別：1. Cardiogenic　2. Distributive 　3. Hypovolemic　4. Obstructive Shock bundle：1. Resuscitation　2. Antibiotics 　3. Source control ＃1.（例えば Septic shock）　Plan	〈Infection〉 臓器：　　　　Gram 染色：　　　培養： リスクファクター： Antibiotics：○ 1gq8h day ● ＃1.（例えば肺炎） Plan	
〈Respiratory〉　　　　RR　　　　SpO₂ 呼吸器設定：設定モード　PEEP　FiO₂　P/F ratio 分時換気量　一回換気量　　　Peak 圧 ピークプラトー圧　　BGA　Xp：チューブ位置 ＃1.（例えば肺炎）　　　Plan	〈Endocrine〉 血糖：　　　　　　ステロイドの適応：有・無 ＃1.（例えば糖尿病） Plan	
〈GI/Hepato〉 腹部所見：　　排便：　　栄養：　　胃残量： ＃1.（例えば肝酵素上昇） Plan	〈Lines〉 CV（右頸静脈○月○日挿入） A-line（右橈骨動脈○月○日挿入）	
〈Prophylaxis〉　＃1. 人工呼吸器 bundle Daily sedation vacation/口腔内洗浄 頭部挙上 30～45°/OG tube/カフ圧＞20 cmH₂O 呼吸器回路内の水の破棄 ＃2. DVT 予防　＃3. 消化管潰瘍予防	〈Disposition〉 例えば，ICU stay	
	〈To do list〉	

検査結果	検体検査，画像検査などを記載する。
Active medication	経静脈投与，経口投与すべての薬剤をここでまとめることで過不足がみえてくる。
ライン類	留置されているチューブ，ライン，ドレーン類

アセスメント・プラン

☐ 臓器ごとにプロブレムを挙げていき，毎回同じ順序で評価を進めていく。なお，客観的所見について，特に重要なものはアセスメントのなかで再び言及することで，先の身体所見や検査結果で記した内容と重複してもかまわない。

☐ 問題のない臓器に関しては，「問題なし」と記述するだけでよい。

▶ ミニコラム「表現型と原疾患」

- システムベースのアセスメントにおいて特に注意すべきことは，問題のあるシステムではプロブレムを明確に挙げ，そのプロブレムの原疾患の鑑別を挙げるということである。
- 例えば，ショックの患者を考えてみる。現在の血圧と昇圧薬の量を述べ，「徐々に昇圧薬を減量していく予定です」というプレゼンテーションで終わってしまったとしたら，それはアセスメントではなく，ただの現状報告である。循環器系のアセスメントでは「ショック」というプロブレムを挙げ，ショックの原因としてどのようなものを考えているかを述べる必要がある。
- 意識障害，ショック，頻脈，低酸素，貧血などは「表現型」であり，その状態を引き起こしている原因を鑑別として挙げなければ，治療には結びつかず，その場しのぎの管理になってしまう。
- 患者が入室したばかりでまだ何が起こっているかわからない間は，プロブレムとして「呼吸不全」のような表現型が選ばれ，診断に確信がもてた時点から，「COPD急性増悪」というような具体的な原疾患をプロブレムとして挙げる。よほど確信がもてないかぎり，初めからプロブレムとして「COPD急性増悪」という原疾患を挙げてしまうことで，その診断名にアンカリングされてしまい，他の鑑別疾患を考えなくなってしまうため，注意が必要である。

(則末 泰博)

神経系

☐ 挿管・鎮静中の患者に対してはABCDEFバンドルを用いてアセスメントとプランをたてていく。

Awakening	1日1回鎮静と鎮痛の中断
Breathing	SBT（自発呼吸トライアル）
Choice of sedative or analgesic exposure	鎮静・鎮痛薬の選択

Delirium monitoring and management	譫妄評価と対処（RASS，CAM-ICU）
Early rehabilitation and mobilization	早期離床と運動療法
Family engagement and communication	家族との連絡，コミュニケーション
Foley catheter	Foley カテーテルの必要性の有無

□鎮静，鎮痛薬は種類と用量を記載し，RASS を使用して現在の鎮静の度合いを，CAM-ICU を用いて譫妄の評価をする。
□もし神経系に問題があるのであれば，そのプロブレムを挙げる。それが意識障害，痙攣，筋力低下などの表現型であれば，その病態を引き起こしている原疾患の鑑別を挙げ，検査と治療についてのプランについて述べる。

> 例 #1．意識障害
> 　鑑別：敗血症性脳症，肝性脳症，挿管時に用いた鎮静薬の遷延
> 　Plan：アステリキシス，感染症（肺炎）の治療

循環器

□アセスメントに必要であれば，心エコー，循環管理モニターなどの情報をここに記載する。
□もし循環系に問題があるのであれば，そのプロブレムを挙げる。それがショック，頻脈などの表現型であれば，その病態を引き起こしている原疾患の鑑別を挙げ，検査と治療のプランについて述べる。
□例えば，ショックであれば，心原性，血液分布異常性，循環血液量減少性，閉塞性の鑑別を述べる。特に敗血症性ショックの患者では，ショックバンドルとして蘇生（Resuscitation），抗菌薬（Antibiotics），感染源コントロール（Source control）の3つの柱を確認する。

> 例 #1．Shock
> 　鑑別：おそらく肺炎敗血症による血液分布異常性ショック。他のショックの原因は less likely。
> 　Plan：
> 　**Resuscitation**→生理的食塩液2Lボーラス後も血圧改善しないため，ノルアドレナリンを開始。ノルアドレナリン0.2γにてもまだ改善認められないため，バソプレシン0.03 U/min，およびヒドロコルチゾン50 mgを6時間おきに開始し，MAP＞65を保つ。適宜エコーでボリューム評価を行い，輸液量を決定していく。
> 　**Antibiotics**→ピペラシリン/タゾバクタム4.5 gを8時間おきを継続。
> 　**Source control**→肺炎なので除去できる膿やデバイスはなし。
> #2．新たに見つかった心房細動
> 　Plan：TSH，Free T4の提出。心エコーにて弁膜症の評価。心拍数はコントロールされているため，レートコントロールの必要はなし。CHADS$_2$ スコアは2であり，ICU 退室後に抗凝固の開始を検討。

呼吸器

- 人工呼吸器を使用している患者については，人工呼吸器モニターバンドルとして，酸素化，換気，圧について別々に評価する．どのような呼吸器モードを用いても，この酸素化，換気，圧の3つをモニターしていれば安全である．
- すなわち，酸素化は FiO_2 と PEEP を確認する．換気は呼吸回数，1回換気量（この積が分時換気量）を確認する．圧に関しては，PEEP，プラトー圧，最高気道内圧を確認する．
- もし呼吸器系に問題があるのであれば，そのプロブレムを挙げる．それが急性呼吸不全などの表現型であればその病態を引き起こしている原疾患の鑑別を挙げ，検査と治療についてのプランについて述べる．

> 例　#1. 急性呼吸不全
> 　　　鑑別：おそらく誤嚥による両側肺炎，心不全はBNPおよび心エコーより否定的
> 　　　Plan：人工呼吸器管理および抗菌薬を継続
> 　　　　　　原疾患が改善し，意識および呼吸状態が安定したあとは，1日1回の鎮静解除と同時に，自発呼吸トライアル（SBT）を1回30〜120分間行う．TV，RR，RR/TV ratio，BP，PR変化，呼吸様式などを評価し，抜管のタイミングをはかる．毎日繰り返し，抜管可能か，NPPVの適応があるか，気管切開の適応や時期について検討する．

消化器

- 栄養は，経腸，経静脈か，投与カロリーを記載する．栄養のゴールを設定し，必要カロリー，タンパク，脂肪についてアセスメントし，今後の栄養プランを記載する．
- もし消化器系に問題があるのであれば，そのプロブレムを挙げる．それが肝酵素上昇や下痢などの表現型であれば，その病態を引き起こしている原疾患の鑑別を挙げ，検査と治療についてのプランについて述べる．

> 例　#1. 肝酵素上昇
> 　　　鑑別：薬剤性またはショック肝（B型肝炎，C型肝炎は陰性）
> 　　　Plan：アセトアミノフェンを中止して経過観察．さらに上昇するようであれば画像検索を検討する．

腎・電解質

- 腎障害，酸塩基平衡，電解質の評価をここで行う．volume status については心血管系またはここでアセスメントする．
- もし腎・電解質に問題があるのであれば，そのプロブレムを挙げる．それが AKI などの表現型であれば，その病態を引き起こしている原疾患の鑑別を挙げ，検査と治療についてのプランについて述べる．緊急透析の適応を AIUEO で評価する．

A	Acidosis
I	Intoxication
U	Uremia
E	Electrolytes
O	Overload

> 例　#1. AKI
> 　　鑑別：おそらく敗血症性ショックによる ATN
> 　　Plan：
> 　　**AKI バンドル**（以下）
> 　　・volume status の最適化→現在 normovolemia
> 　　・腎毒性薬物の中止→痰培養で MRSA が陰性であればバンコマイシンを中止
> 　　・GFR による薬剤投与量の調節→ピペラシリン/タゾバクタム減量
> 　　・緊急透析の適応の有無→今のところなし

血液・凝固系

☐ 血算，白血球分画，凝固系を評価する。
☐ 輸血を行う Hb，Plt，INR の閾値（病態によって異なる），ヘパリン・ワルファリンの調整方法を明確に記載する。
☐ もし血液・凝固系に問題があるのであれば，そのプロブレムを挙げる。それが貧血，血小板減少，凝固障害などの表現型であれば，その病態を引き起こしている原疾患の鑑別を挙げ，検査と治療についてのプランについて述べる。

> 例　#1. 血小板減少
> 　　鑑別：おそらく敗血症による DIC。他の鑑別は HIT と TMA であるが，HIT はヘパリン開始からまだ 2 日目であること，血栓症の所見がないことから，TMA は状況から less likely。
> 　　Plan：感染症の治療。血小板は 2 万以下になれば輸血

内分泌

☐ 甲状腺，血糖，副腎をここでアセスメントする。ステロイドの適応が一見なさそうな患者でも，「実はステロイドの適応があった」または「ストレスドーズが必要であった」という場面に時々遭遇する。そのような抜けを防ぐ意味でも，ステロイドの適応の有無を確認し，ステロイドの適応がない場合は，その旨記載する。
☐ 重症患者（特に感染症患者）の血糖は，目標値をおおよそ 180 mg/dL 以下としておけば問題はない。インスリン使用方法と血糖コントロール状況を記載する。
☐ もし内分泌系に問題があるのであれば，そのプロブレムを挙げる。それが低血糖などの表現型であれば，その病態を引き起こしている原疾患の鑑別を挙げ，検査と治療についてのプランについて述べる。

例　#1. 持続する低血糖
　　　鑑別：敗血症，肝不全→肝酵素は軽度上昇しているが，凝固は正常であり，低血糖をきたすほどの重症度ではないため，less likely。
　　　Plan：D10W（10% グルコース）の持続静注，感染症の治療

感染症

☐ 体温，培養結果，感染経路，治療経過（抗菌薬名・用量・開始日）を記載する。治療目標（抗菌薬投与予定期間）を記録し，Source control についてもアセスメント・プランをたてる。培養結果を確認し，抗菌薬の de-escalation を考慮する。敗血症性ショックであれば，Cardiovascular のところでおおむね述べてあるかもしれない。

予防

☐ ICU 患者には病態に応じて，DVT 予防，VAP 予防，消化管出血予防の適応を確認する。
☐ DVT 予防は，弾性ストッキング，フットポンプ，ヘパリン皮下注を考慮する。可能なかぎりリハビリを早期に進め，離床を促していくことが最も重要である。
☐ VAP 予防のため，挿管患者はヘッドアップ 30°以上を保ち，またカフ圧を細かく確認する。
☐ 重症患者はストレス潰瘍のリスクが高く，特に凝固異常がある患者，48 時間以上の人工呼吸器管理を必要とする患者，熱傷や頭部外傷の患者に対しては，PPI またはヒスタミン H_2 受容体拮抗薬を投与する。

チューブ

☐ 挿管チューブ，中心静脈，末梢静脈，動脈，胃管，尿道バルーン，胸腔ドレーンなど，挿入されているライン類の確認をする。挿入後何日目か，感染や血栓徴候の有無を確認し，不要なラインはないか，抜去できないかを毎日判断する。

Disposition

☐ ICU から退室できないか，退室には何をクリアすべきかを毎日考える。

To do list

☐ ここまでのアセスメントプランを総括し，今日やるべきことを整理する。この To do list は特に重要であり，これがないと長いプレゼンテーションをしただけで満足してしまい，実際の治療へのアクションに結びつかない危険性がある。

▶ミニコラム「ダメなプレゼンテーション」
- 「循環器系についてですが，昨日まではノルアドレナリンの必要量が0.3γほどでしたが，徐々に下げられてきており，循環動態は安定してきています．次は呼吸器系についてですが…」
- これはダメなプレゼンの典型例である．彼（彼女）は，ただ現状報告をしているだけであり，完全なメッセンジャーとなっている．そこには循環器系における患者のプロブレム，アセスメント，プランが完全に抜け落ちている．「各システム系で必ずプロブレムを抽出する」という習慣があれば，このミスを防ぐことができる．例えば「循環器系におけるプロブレムはショックです．ショックの鑑別として，心エコーより心原性ショック，閉塞性ショックは否定的であり，循環血液量減少性ショックまたは血液分布異常性ショックを考えています．血液分布異常性ショックの鑑別として…」というように，最初にプロブレムを挙げることで，鑑別，検査，治療について考える必要があることが明確となる．
- 循環動態だけ安定化させておけば回復する病態もなかにはあるが，その原疾患や原因を認識し，治療を行わないと回復しない病態が多くある．派手な手技ができること以上に，プロブレムの抽出，鑑別の能力こそが，患者の予後に大きな影響を及ぼし，集中治療医の実力の大きな部分を占めていると言っても過言ではない．

（則末 泰博）

（五十野 桃子，則末 泰博）

第3章
コードステータス，困難な意思決定の方法，ターミナルケア

コードステータス

- ☐ DNR（Do not resuscitate）指示とは，心肺停止時に，蘇生処置をせず，そのままお看取りをする医師からの指示を指す．指示簿に記載することが大切である．
- ☐ ICU入室患者のような重症患者では，critically ill（重症）だけでなく，場合によってはterminally ill（終末期）であることもあり，死亡率が高い．
- ☐ 予後やADLが不良な患者では，侵襲的で望みが少ない治療をどれだけ行うかが問題となる．
- ☐ 重症患者に携わる医師・看護師は，病気を治癒するだけでなく，死や終末期医療に関してもエキスパートでなければならない．
- ☐ 患者の意思決定能力があればそれに従うが，ない場合にはアドバンス・ケア・プラン

図 1-3-1 エビデンスに基づく意思決定

(Haynes RB, et al. Clinical expertise in the era of evidence-based medicine and patient choice. ACP J Club 2002；136：A11-4 より作成)

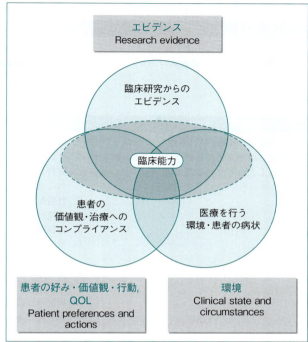

ニング（ACP）に沿って意思決定代行人とともに考える。

意思決定に必要な4つの要素 Ⓔ

- 意思決定を行うにあたって必要な要素として，「医学的要素（エビデンス）」と，「患者要素（患者の価値観・好み，QOL）」と，「周囲の状況・環境要素」があり，これらを組み合わせて，「目の前にいる患者」にどのようなことをするのがベストかを考える[1~3]。
- エビデンスを用いてどの人にも同じ治療を行うのではなく，患者ごとに個別化する手法である。
- これら3つの要素を統合して意思決定を行うには「医師の臨床能力，臨床経験」が必要となり，EBMに必要な4つ目の要素とされる[1]（図1-3-1）。
- Jonsenの4分割表（表1-3-1）の4つの要素をすべて挙げたうえで意思決定を行う手法も，患者の個別化に有用であり，前述のエビデンスに基づく意思決定と同様の概念に基づいている。

表 1-3-1　実用的に変更した Jonsen の 4 分割表

医学的要素	患者の価値観・好み
1. 生命学的予後はどうか？ 2. 問題となっている治療は妥当か，それとも無益か？	1. 患者の意思決定能力はあるか？ 2. 事前の意思表示はあるか？ 3. 代理決定者は誰か？　代理決定者として妥当か？ 4. 価値観歴（何を大切に考えているか？）
QOL	周囲の環境（例）
1. 今の患者の QOL はどうか？ 2. 改善させるためにはどうすればよいか？ 3. 生存したとして，QOL の予後は？	1. 家族の負担と家族の意見は？ 2. その選択肢はシステム的に，実力的に，実行可能か？　かかりつけ医の協力はどれくらい得られるか？ 3. 社会制度（介護保険は？） 4. 経済状況（身体障害者手帳，特定疾患，生活保護などの利用は？） 5. 予定手術による合併症であった場合，執刀医の「撤退はしたくない」という思い 6. 法的には許されるか？　ガイドラインは？ 7. 病院に「緩和を目的とした治療中止」という文化があるか？

① 医学的要素（エビデンス）

診断	確定または暫定的診断，急性期疾患は曖昧なことも多い。
予後推定	生命予後，QOL 予後（身体機能，認知機能）を推定。
治療	選択肢を列挙し，それらを行ったとき，行わなかったときの，「目の前の患者」にとっての良い点，悪い点を考える。
アウトカム	患者が望むアウトカムなのか？　リスクと利益，それらの確率を検討。
負担，苦痛	そのアウトカムを得るにはどのような負担，苦痛を患者が担わなければならないか？

□ 重症疾患の予後推定として，APACHE スコア，SOFA スコア[4]などがある。ただし ICU では特に，目の前の患者は千差万別であり，予後推定の確からしさは低いことが多い。死亡率 80％ と計算できても，個々の症例で，ある治療をしたときのアウトカムを常に確実に推定できるわけではない。その点が，末期癌で数か月以内に死亡することがほぼ 100％ 推測できる場合との違いである。この不確かさがさらに非癌患者，急性期疾患患者やその家族とのコミュニケーションを難しくさせている。

□ 高齢者，慢性疾患の患者の natural course，患者のこれまでの経過，特に身体機能，認知機能の時間的経過を把握することは，終末期医療において極めて重要である。

図 1-3-2 disease trajectory curve
a：大まかな disease trajectory curve，b：突然死パターン，c：癌パターン，d：呼吸器疾患，心疾患パターン，e：認知症や老衰パターン

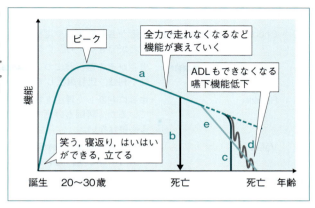

▶disease trajectory curve

予後推定においては，目の前の患者の disease trajectory curve を描くことも意思決定の助けになる．疾患にかかると，多かれ少なかれ，身体機能は低下する．身体機能，認知機能に関して，1 年前，6 か月前，3 か月前，1 か月前，2 週間前にそれぞれできていたことを明確にして，disease trajectory curve のなかのどこなのかを考えることが，予後についての理解の手助けになる（図 1-3-2）．

癌（図 1-3-2c）	Stage 4 でも身体機能はあまり弱らず，通常どおりの生活ができる．旅行に出かけたりスポーツをしたり，仕事を続けることも可能である．この時期は化学療法の適応もある．しかしあるところから急激に身体機能が低下し，2〜3 か月以内に死亡に至ることが多い．この時期は化学療法の適応とはならず，緩和ケア中心となる．
呼吸器疾患，心疾患（COPD や心不全）（図 1-3-2d）	COPD 急性増悪，心不全増悪や併存疾患により身体機能が時々低下する．その後改善するが，元のレベルまで戻らないことも多い．末期になるにつれ，急性増悪の頻度が増加して，そのたびに機能が低下する．
認知症や老衰（図 1-3-2e）	5 年から 10 年かけて，ゆっくりと身体機能，認知機能が低下する．どこから終末期かわかりにくい疾患である．

② 患者要素（患者の価値観・好み）

■ 意思決定能力

☐ 臨床的に意思決定能力があるかどうかの確認項目として以下のものが挙げられる[5]．CURVES の mnemonics も参考となる（表 1-3-2）．

治療の選択肢を述べることができる．
治療のアウトカム（良い点や悪い点）を述べることができる．
治療を決定し，その理由を述べることができる．自分の価値観やゴールを述べ，それに見合った治療法を選択できる．

表 1-3-2 CURVES

C	Choose と Communicate	患者が各判断事項や選択肢について意思疎通できて，選ぶことができるか判断する。
U	Understand	患者がその選択肢について理解しているか判断する（危険性や利益，代替選択して予想される結果）。
R	Reason	患者に判断した理由を言ってもらう。理由が理路整然としているか，医師も評価する。必ずしも同意できる理由である必要はない。
V	Value	患者が選んだ選択肢や理由が，患者の以前からの価値観に一致しているか評価する。
ES	Emergency と Surrogate	上記の4項目が満たされない場合は，医師は今回判断を緊急にしなければいけないのか，代理人と連絡可能かを判断する。

☐意思決定能力がない場合，ACP を参考に代理意思決定者とともに考える。
☐意思決定能力がある場合，どれくらい意思決定にかかわりたいと考えているかを把握することが重要。特に予後について知りたいかどうか希望を聞く。
☐高齢者は医師の意見を尊重し，医師に決めてほしいと望むかもしれない（physician as perfect agent）。一方，若い人はインフォームドコンセント形式を望むかもしれない（informed consent）。

■ 患者の価値観・好み
☐急性期疾患の場合，重症であればあるほど，救命できたのち，疾患罹患前に比べ身体機能，認知機能が低下してしまい，元に戻らないこともある。
☐元に戻るにしても長期間のリハビリを要することがあり，場合によっては意識がなく，寝たきりで気管切開，人工呼吸器依存状態で，十分家族とコミュニケーションがとれず，死亡するまで病院暮らしを余儀なくされることもある。
☐そこで価値観が大切になり，何を大切に思っているか？　何かやり残したことはないか？　を十分理解しておくことが大切である。
☐患者の価値観を理解するうえで大切な項目[6,7]

病気の治癒への期待
長生き：できるかぎり長生きすること
機能維持：QOL の維持
苦痛がないこと：疼痛・呼吸困難・倦怠感がない。余計な検査や治療をしない。精神的な苦痛がない，死を意識しない。
人生の個人的なゴール：家族の大切なイベントへの参加（来年の孫の成人式，娘の結婚式など）
家族への配慮：家族の負担になりたくない（身体的・精神的・経済的負担）。

☐患者がどれくらい意思決定にかかわりたいと考えているか吟味は必要である。

③ 周囲の状況，環境要素

□家族のマンパワー，心の安定，経済的問題のほか，往診医が見つかるか，往診医が在宅緩和ケアを引き受けてくれるか，いざというときの入院先など，受け入れ態勢が整っていなければ患者が望んでも不可能である。家族の希望，サポートを考えてその選択肢が可能かどうかを考える。
□米国では，生命維持に関する治療を含め，あらゆる治療について開始しない権利，中止する権利が，倫理的にも法的にも認められている（The Patient Self-Determination Act）。日本ではそのことを明記した法律はない。
□宗教も大切な要素である。例えば，エホバの証人では，医学的には必要でも輸血を希望しない場合がある。

④ QOL

□患者自身が健康に対して感じていること，自分の生活をどれくらい快適に感じているか，満足するものと感じているか，が QOL である。
□健康に関連した QOL[8]

身体機能，認知機能，社会的機能，家族・社会での役割を果たす機能，苦痛がないこと，健康であると感じられること，医療への満足度

臨床能力

□すべての要素を統合する力が，すなわち臨床能力である。エビデンスと患者要素，周囲の状況・環境要素を考え，現実的なゴールを設定する。
□この能力は非常に高度で経験，知識が必要である。個人の元々の能力に頼るのでなくトレーニングをする文化が大切である。

倫理四原則 Ⓖ

□意思決定を行うにあたり，倫理的に正しいかどうかも重要となる。
□医療倫理四原則[9,10]

自己決定権 autonomy	・自己決定権は他人に重大な損失を与えないかぎり，尊重しなければならない。 ・そのためには，患者に適切に情報を開示し，これから行う医療について理解してもらうことが大切である。 ・意識状態の悪化，認知症，うつ病で意思決定能力が完全でない場合には，ACP にのっとって行う。
無危害 nonmaleficence	患者に害を与えてはならない。
善行 beneficence	患者の利益になるようにしなければならない。
正義・公正 justice	医療資源（人，金，時間，場所）を公平に分配することが大切である。

アドバンス・ケア・プランニング（ACP） Ⓖ

- ☐ 意思決定能力低下に備えての対応プロセス全体を指す。
- ☐ 患者の価値観を確認し，個々の治療の選択だけでなく，全体的なゴールを明確にさせることを目標にしたケアの取り組み全体のことである[11, 12]。
- ☐ ACP のツールとしては，代理意思決定者，リビングウィル，事前指示，これまでの価値観，それらの組み合わせなどである。
- ☐ ACP は，患者が治療を受けながら，将来もし自分に意思決定能力がなくなっても，自分が語ったことや，書き残したものから自分の意思が尊重され，医療スタッフや家族が，自分にとって最善の医療を選択してくれるだろうと患者が思えるようなケアを提供することである[12]。

ケアのゴール：Hope for the best, prepare for the worst.

- ☐ ICU では重症であることを説明したうえで，治療のゴールの設定を行う。
- ☐ 救命なのか，緩和中心なのか，などである。救命治療からの離脱（withdrawing treatment）の選択肢を出す（時には患者の負担・苦痛を考慮し，救命をゴールにするのではなく緩和を一番のゴールにすることをすすめる場合もある）。
- ☐ それぞれの患者の価値観は多様であり，それぞれに合わせたゴール設定が必要となる。
- ☐ ゴール設定の例

治癒，救命
延命
機能維持（身体機能，認知機能），QOL，ADL が保たれている（independence）
苦痛がない（suffering, burden）：緩和，痛みの治療，不必要な検査，治療をしない。
予防できる suffering は予防する：点滴をしない，不必要に採血をしない，不安なだけで不必要にモニターをつけない，など
自分のしたいこと：家にいること，家族と一緒に過ごす，やりたいことが残っている（孫の結婚式，孫の誕生，やり残した仕事，遺言）。
家族や患者を介護してくれる人に対するサポート（介護サービス，訪問看護，grief and bereavement care）
その他：経済安定，医療費の心配

- ☐ ケアのゴールを設定する 7 つの手順[13, 14]

① 適切な場所で話す（静かでプライバシーが保てて座れる場所，時間の確保）。
② 患者・家族が何を知っているかを把握する。
③ 患者・家族が何を望んでいるか探ってみる。
④ 現実的なゴールを提案する。
⑤ 共感して対応する。
⑥ 計画を作成し，遂行する。
⑦ 必要に応じて定期的に再検討したり改訂したりする。

- □ ICUでは予後の推定がはっきりしないことが多い。
- □ 最初は救命をゴールとして患者が希望した場合（Hope for the best）でも，「どういう状態になったら救命をゴールにするのではなく緩和に切り替えたいか？」などについて，できれば最初に患者・家族の意見を聞いておきたい（例：意識がなく寝たきり，会話ができるような状態にまでは回復しないことが予想されるなら，緩和ケアのみに切り替えてほしい，など）（prepare for the worst）。
- □ これは患者の価値観の1つであるが，このような話を，できるだけ早い段階で本人または家族（本人の意思決定能力がない場合）としておくことが，いよいよ終末期に近づいたときに，その過程をスムーズにする。
- □ 高齢者の内科系ICUでは30〜40％が死亡するため，本来であれば「どのような終末期を迎えたいか」という話題を避けて通れないはずであるが，日本のICUではしばしば無視されている。
- □ 救命・延命がゴールであっても，すべての患者に緩和ケアが必要となる。

緩和ケア：ゴールの設定，QOLの改善，sufferingの予防・軽減
① 身体的苦痛（痛み，呼吸苦，嘔気，倦怠感などの症状）の治療 　疼痛：麻薬，NSAIDs，アセトアミノフェン 　呼吸困難：麻薬。胸水が溜まっていても必ずしも胸水穿刺が緩和に必須ではない。麻薬でも十分コントロールできる。 　嘔気：プリンペラン，オンダンセトロンを使用。 　倦怠感：デキサメタゾンなどのステロイドが有効なことがある。
② 精神的苦痛（うつ，不眠など）の治療
③ スピリチュアルケア，家族・本人の嘆き・悲しみに対する治療
④ 社会的苦痛（経済的な問題）へのサポート

リビングウィル

- □ リビングウィルとは，生前に行われる意思表示のことで，侵襲的な治療や延命治療をしないように希望したものである。（例：尊厳死について，「尊厳死の権利」を主張して，延命治療の打ち切りを希望する，など）。
- □ 曖昧さがあり，どの治療行為を避けるべきか明記されていないことが多く，通常は死にゆく末期患者にのみ適用される。

事前指示

- □ アドバンス・ディレクティブの訳語である。
- □ 米国では，医療機関などの医療ケアを提供する機関に対して，文書にて患者が望む医療に関する基本方針と実施方法とを確認し，維持される支援を法的に義務付けている[15]。
- □ 患者本人が意思決定能力をなくした状態ではじめて有効となる。そのような状態で，どのような治療行為を希望するか，あるいはしないか，また代理意思決定者は誰かを書類として残したもの（内容指示型）。

□ 対象となる治療行為

心肺蘇生，人工呼吸器管理，経管栄養，人工的栄養水分補給，手術，透析，化学療法，侵襲的検査，輸血，抗菌薬，検査，鎮痛薬など

DNR（Do not resuscitate）指示

- □ 心肺停止になった際に，蘇生を行わず，そのままお看取りをする医師の指示である。
- □ 心肺停止時の蘇生を行わないこと以外の治療の制限は，別に吟味する必要がある。
- □ DNR 指示は心肺停止時のみに発動されるため，急変対応中の制限をするものではない。
- □ 積極的な加療をするかどうかと DNR 指示はまったく別の判断であり，DNR 指示があれば積極的な加療をしないというのは，よくある誤解である。積極的な加療をしないのは「緩和ケアのみ」（comfort measures only：CMO）の場合である。
- □ しかし，日本において，DNR 指示は緩和ケアのみとほぼ同意語として用いられていることも多い。
- □ そのため施設，医療者間で正しい定義の理解と運用の統一をしておくことが大事である。DNR 指示が理解されていないと必要な治療がされずに患者に害が及ぶことが知られている[16]。

▶DNAR（Do not attempt to resuscitate）

- □「蘇生を試みても蘇生の可能性が著しく低いので，そもそも蘇生行為自体を試みるな」というニュアンスである。例えば敗血症の末期で高用量の昇圧薬に反応しない患者に CPR を行うことは，そもそも無益であり，DNAR となる。
- □ 医学的に適応がある心筋梗塞後の心室細動に対しても除細動を行ってほしくない，という患者の意思がある場合は，DNR である。

代理意思決定者（surrogate decision maker）

- □ 日本語では「キーパーソン」と表現されている。
- □ 患者に医療に関する意識決定能力がないと判断した際には，意思決定を代わりにする代理人を決める必要がある。
- □ 患者に代わって「もし患者が意識清明で，意思決定能力があればどう考えるか？　と考えることができる人」である。
- □ 意思決定代行者が自身の価値観で決めるというより，患者の価値観や好みで決めてもらうことが大切である。

事前指示，ACP がない場合

- □ 入院時の急性期治療では，短時間で心肺蘇生，人工呼吸器管理，人工透析などを行うか，あるいは行わないか，明確に決める必要がある場合が多い。
- □ 一方で，急性期疾患で入院する患者では，意識障害や譫妄などで意思決定能力がなく，事前指示も ACP もない患者が多い。

- □ その場合に，前述の「ケアのゴールを設定する7つの手順」を参考にしながら，代理人を選定する．事前指示やACPが存在すれば，それに基づいて代理人と方針を決める．
- □ 存在しなければ，「患者が意思決定できる状態だったとしたら，現在の状況でどのようにしてほしいだろうか」について代理人と話して，適応がある場合に，蘇生や侵襲的な治療，延命治療などを行うか，あるいは行わないかを決定する．

family conference を実施するときの注意点[17]

家族の位置づけ

- □ ICU入室患者の家族は非常に大切な位置を占める．
- □ 最近では，患者の高齢化に伴い，家族も高齢で病気を抱えていたりすることがある．
- □ 日本では患者ではなく家族が意思決定をしていることが多く，患者の予後にも影響を与える．
- □ 診断，予後，その確からしさ，治療（おすすめの治療，その代替案，それぞれの良い点，悪い点，考えられるアウトカム）を本人・家族に伝えることが目的である．
- □ ICUでは患者自身は意思決定能力がなく，家族が本人に成り代わって意思決定をすることが多い．
- □ ICU入室後，なるべく早く初回のfamily conferenceを行う．家族の「死にゆく過程の評価（rate of quality of dying）」が改善するというエビデンスがある．

話す内容

- □ プライバシーを保てる部屋での説明と，主治医とコンサルタント，看護師で話す内容が相違しないように終始一貫した内容となるよう気をつける．
- □ 家族との話し合いの前に患者にかかわる医師，看護師で話す内容，家族との話し合いのゴールのコンセンサスをとる．
- □ 家族との話し合いのゴール設定，そのために誰がどの内容を話すかを決めることが大切である．
- □ 家族との話し合いでは家族・患者により話をさせる．医療従事者よりも多く話をさせるほうが満足がいくようである．
- □ ゴール設定では，前述のGoal-oriented planningを心掛ける．患者，家族の望むゴールに従った方針を医療従事者側が提案する．レストランのメニューのように「昇圧薬はどうしますか？ 心臓マッサージはどうしますか？ 透析はどうしますか？」といった聞き方のみでは不十分である．
- □ さらに3つのことを行う．

患者を見捨てないという決意を示す（ゴールが救命であっても緩和ケアのみであっても）．	「手の施しようがない」などとは絶対に言わない． →緩和ケアのみになった患者こそ病室に行く回数を増やす．苦しんでないか，患者，家族が何か心配に思っていないか，繰り返し吟味することが大切である．

患者は痛みを感じないようにすること，苦しみのないようにすることを明言する。	「必ず苦痛のないように治療します」
救命を目指すにせよ，救命治療をせず，緩和ケアのみであってもその選択を支持する。	「決して間違った選択ではありません」

共感を示す

愛する人に成り代わって，決断をすることの困難さに対して	「このようなことを決断するのは，誰にとっても大変困難なことと思います」
自分の愛する人がこのような重症になってしまったことに対して	「ご家族がこのようにICUに入らなくてはならないような悪い状態になったのは，本当に気の毒に思います」
亡くなられたときには	「胸中お察しします」

意思決定の代行（surrogate decision making）

☐ 患者の価値観や人生観で決めてもらう。家族の価値観よりも，患者がもしこの意思決定に参加するとしたらどうしたいか？　と考えていただく。
☐ 細かい選択肢は家族にとっても（患者にとっても）決めにくい。
☐ 価値観歴〔患者が何を大切に考えているか？　寿命？　身体機能（ADL，IADL），認知機能（家族との会話），何か残したことがあるか？〕を聞き出すことは大切であり，家族の負担を少しでも少なくする効果もある。

家族の理解を深めるために

☐ 家族の質問に答える。
☐ 家族の感情がどうなっているか知る。
☐ 緩和ケアの概念を説明する。緩和ケアといえば，治療のしようがないので仕方なくするもの，と考えているかもしれない。緩和ケアをすることは見捨てることではなく，すべての患者に「最初から」必要で，予後を改善する可能性がある。
☐ 緩和ケアは「治療のしようがないから仕方なくする最後の仕事」ではない。
☐ VALUE（表1-3-3）などに配慮して家族との話し合いに臨むと，家族の不安，うつ，PTSDが減少すると報告されている。

表1-3-3　VALUE

V	Value	家族・患者の意見を尊重する。
A	Acknowledge	家族の感情に気づく。
L	Listen	医療従事者が話す時間よりも，家族が話す時間の割合を増やすようにする。
U	Understand	患者を人として認識する。
E	Elicit family question	家族に質問してもらう。

予後の説明

- 生命予後だけでなく，QOLの予後も説明すること．身体機能や認知機能の予後，気管切開・人工呼吸器依存，ADLの自立性などを説明する．
- 説明の仕方は「あなたのお母様のような患者様が100人いらっしゃったとしたら，90人は死亡されると予測されます．裏を返せば10人は救命されるということでもあります」（死亡率や生存率という表現はわかりにくい）．

スピリチュアルケア

- 家族の精神的サポートをしたほうが満足度は高くなる．必要があるかどうか家族に質問する．
- 患者が急に悪くなったことを受け容れることができない，死にゆく過程に入っていることを受け容れることができない家族が多く存在する．
- そばにいて話を聞いたり，見守ったりすることが，患者，家族に対するスピリチュアルケアにつながる．どのような懸念，心配があるか，共感をもって拝聴することが大切である．

（森川 大樹，則末 泰博，平岡 栄治）

第4章
ICU入室・退室基準

入室基準

- ICU入室および退室基準に関する文献として，SCCMから1999年と2016年に発表されたAdmission Discharge Triage（ADT）ガイドラインが代表的である[1,2]．
- 1999年に発表されて以降，米国でのICUコストは年々上昇し，2008年の時点で，国民医療費全体に占める割合は5.2〜11.2%とされた[3]．また近年の高齢化医療や疾患の多様性などから，今後も増加することが考えられる．
- 2016年のADTガイドラインにおいて，ICUおよびHCU入室基準についてまとめられている（表1-4-1）．
- また，2016年に発表されたICU入室および退室基準に関する論文では，推奨のエビデンスをグレードに分け（表1-4-2），それに応じたICU入室基準についてまとめている（表1-4-3）．

表 1-4-1　優先順位別の ICU 入室基準

ケア水準	優先度	対象患者
ICU	第一優先	ICU でしかできない水準のモニタリングや治療を要する場合 （例：人工呼吸器管理，CRRT，血行動態モニタリング，ECMO，IABP，ショックに代表される集中治療を要する場合）
	第二優先	第一優先＋心肺停止時は DNAR （例：基礎疾患に転移性癌を有する，肺炎に起因する呼吸不全，昇圧薬サポート下の敗血症性ショック）
HCU	第三優先	臓器障害を有し集中的モニタリングや治療を要する場合 （例：NIV，術後患者で増悪のリスクを有する） ＊HCU がない，経過中に増悪する，などがあれば ICU に移送。
	第四優先	第三優先＋治る見込みが低く，心肺停止時は DNAR （例：基礎疾患に転移性癌を有する） ＊HCU がない場合は ICU への入室も考慮。
緩和ケア	第五優先	治る見込みのない終末期患者で，ドナーとして希望されない場合

表 1-4-2　エビデンスのグレード分類

エビデンスの質	High（A）	Moderate（B）	Low（C）	Very Low（D）
実証研究の検討	現在の確証を変える新たなデータはない	現在の確証に重要な変化をきたす可能性を秘めている	現在の確証を変える可能性が十分にある	現在のところ何ら信頼性のある確証はない
推奨度	Strong（1）		Weak（2）	
費用対効果	費用対効果を考慮して利益が明らかに勝っている（効果≫費用）	費用対効果を考慮し利益が勝っている（効果＞費用）	費用対効果を考慮した場合に利益が勝っているか不透明（効果≒費用）	費用対効果で利益が劣る（効果＜費用）

▶high intensity ICU model
  □次のいずれかの方法がある。

  集中治療医が主治医になる（closed ICU）。
  主治医は各科で，ICU に入室する患者はすべて集中治療医が診療にあたる。

  □集中治療医が ICU 管理を行わない（low intensity ICU model）とは，主治医は各科のままで，集中治療医は依頼を受けた場合のみ診療に加わる，いわゆる open ICU とよばれる管理体制。集中治療医がいない。

□集中治療医の常駐については，2013 年に発表されたメタ解析で，集中治療医による 24 時間診療体制を敷いても，院内（pooled RR 0.97，95％CI 0.89〜1.1），および ICU 死亡率（pooled RR 0.88，95％CI 0.70〜1.1）をともに変えないというものであった[4]。

表 1-4-3　グレード別 ICU 入室基準

Grade 1A	24 時間/7 日間すべての時間で集中治療医が診療にあたる必要はない。
Grade 1B	集中治療医が ICU 管理を行うこと（high intensity ICU model）が望ましい。
Grade 2C	・人工呼吸器管理を要する患者 ・敗血症に代表される全身管理が必要な患者 ・脳出血や頭部外傷といった神経集中治療を要する患者
Grade 2D	（看護資源，患者のニーズ，疾患の重症度などを鑑みて患者に対する看護資源の分配や看護師の割合を決める。） ・集中治療による恩恵がある。 ・ICU の専門的な知識を要する。 ・患者の全身状態から考慮すべき優先度 ・診断 ・ベッドの空き状況 ・呼吸数に代表される客観的指標 ・医学的介入による恩恵 ・予後
Ungraded	（ICU での治療をいつまで継続すべきかは，その患者の年齢・既往・予後・併存疾患・治療内容などから考えられる治療の見込みや QOL によって総合的に判断される。） 集中治療医が 24 時間常駐することでかかる医療費高騰などを考えると，nurse practitioner（NP），physician assistant（PA），遠隔医療，などが検討課題

□また同じメタ解析で，high intensity ICU model のほうが，low intensity ICU model よりも院内死亡率（pooled RR 0.83, 95％CI 0.70〜0.99）および ICU 死亡率（pooled RR 0.81, 95％CI 0.68〜0.96）はともに低かった[4]。

□ICU 入室においては全身管理を要する病態を有する場合に，Young らの報告[5]にあるように，一般病棟から ICU 入室が 4 時間遅れた群（slow 群）のほうが，迅速に行った群（rapid 群）よりも予後不良であり（slow 群 vs. rapid 群：41％ vs. 11％，$p=0.004$），ICU 入室の時期を見誤らないことが重要である。

□バイタルサインでは，呼吸数，SpO_2，収縮期血圧，意識レベルが，症候別では呼吸困難と意識障害が，それぞれ院内死亡の予後関連因子であり，特に頻呼吸は独立したICU 入室の予測因子であるという報告がある[6]。

□ICU 入室を決めるスコアリングについて，Sprung らが行った報告[7]では，患者の年齢，バイタルサイン，昇圧薬の使用，クレアチニンやビリルビンなどからなるスコアリングを用いると，28 日死亡率を予測する指標としては AUC＞0.8 と有用であるとの結果であった。しかしながら，スコアリングが煩雑で，初期値からの変化も激しく，ICU 入室の検討には向かないとのことであった。

□また治療やモニターの必要性から Level を分け（表 1-4-4），Level に応じた入室基準（表 1-4-5）についても言及している。

表 1-4-4　Level に応じたモニタリングの必要性

Level 0	集学的モニタリングや治療を要さない予定入院の患者
Level 1	持続的心電図モニタリングなどのモニター管理を要する患者
Level 2	単体臓器の障害で頻回のモニタリングや介入を要する患者
Level 3	多臓器障害で ICU 管理でしか行えない集中治療を要する患者

表 1-4-5　Level 別 ICU 入室基準

Level	対象患者	モニタリング頻度	看護師：患者比率	介入
ICU or Level 3	重症患者	1 時間ごと	1:1〜1:2 以下	頭蓋内圧亢進に対する髄液ドレナージ，人工呼吸器管理，昇圧薬，人工心肺装置，IABP，VAD，CRRT
HCU or Level 2	不安定な患者	2〜4 時間ごと	1:3 以下	NIV，血管拡張薬 or 抗不整脈薬投与
HCU or Level 1	安定した患者	持続の心電図モニター 2〜4 時間ごと	1:4 以下	血管拡張薬 or 抗不整脈薬投与
一般病棟 or Level 0	安定した患者	4 時間以上	1:5 以下	抗菌薬，化学療法，血液検査/X 線

退室基準

☐ICU 退室についてもグレードに応じて**表 1-4-6** にまとめた。

☐夕方から夜間に ICU 退室を行うと，死亡率[8]や再入室率[9]が増加するといった報告が散見される。日中に退室した患者に比べると，夕方から夜間に退室せざるを得なかった患者の重症度は高く，それだけ死亡リスクは高いともいえる。

☐step down unit（＝HCU）は"high-dependency units"，"intermediate care units"，"transitional care units"，などとよばれ，人工呼吸器の weaning が適切に行える[10]，死亡率や ICU 再入室率を上げずに ICU 滞在期間を減らすことができる[11]，といった報告がある。

☐LTACH（long term acute care hospitals）は，日本では長期急性期病床とよばれ，急性期病院から転院後少なくとも 25 日以上は ICU に準じた治療が行える病院と位置づけられる病院を指す。人工呼吸器の離脱が問題なくできたといった文献が散見される[12]が，高齢化が進むなかで，治療が十分に行えず死亡率は高い[13]という問題を抱えている。

☐また ICU 退室後の介入にも言及しており，Grade 2C として，以下などが述べられている。

表1-4-6　グレード別 ICU 退室基準

Grade 2C	・ICU 退室の際はいわゆるナイトシフトの時間帯は避ける（12 時間シフトの場合の 19 時以降）。 ・重症度・多臓器不全・機械的サポートなどから，死亡率や再入室率が高いと判断される患者の退室は，一般病棟よりも step down unit（＝HCU）や LTACH のほうが望ましい。
Ungraded	・ICU で行うべき治療やモニタリングが必要でなく，患者の状態が安定していれば退室可能である。 ・積極的加療を追加で行わない状態であれば，資源を鑑みて ICU からの退室は可能である。 ・重症度スコアだけで退室可能かどうかの判断をすることはできない。あくまで重症度スコアで判断できるのは，そのスコアを有する患者における死亡率である。 ・ICU 退室の際に，口頭および紙ベースの申し送りをすることが ICU への再入室率を下げる。

rapid response system（RRS）は未然に急変を防ぐために，早期に ICU に入室させる必要性があるかどうかを判断するのに有効である。

ICU コンサルトチームの判断による適切なタイミングでの ICU 入室や，一般病棟で患者急変の際の診療支援が ICU 再入室率を減らすのに有効である。

□特に RRS については，最大の研究である MERIT 研究では RRS の有効性を見いだせなかった[14]が，前後比較研究やメタ解析で RRS の介入によって，ICU 外での心肺停止の割合や死亡率を下げるといった報告もあり[15]，今後さらなる大規模研究が待たれる。

▶RRS チームの日本語訳は

RRS チームを「急変対応チーム」とするのは誤訳であり，理解を妨げる。「急変させないために些細な変化に迅速に対応すること」が RRS チームの役割であり，「迅速対応チーム」または「急変予防チーム」とすべきである。

□ICU コンサルトチームについては，単施設の観察研究ではあるが，ICU 看護師からなるコンサルトチームの介入により，導入前後で ICU 死亡率や院内死亡率を変えることなく，適切なタイミングで ICU 退室を可能にしたとされる[16]。

□1999 年に発表された ADT ガイドラインは，ICU 入室に関してあまりに状態の良いもしくは悪い患者は ICU に入室するべきではないとし，A．優先順位付けモデル，B．診断モデル（表1-4-7），C．客観的パラメータモデルの 3 つのモデルに分け，これらを総合的に判断して ICU 入室を決定するよう明記されている。

□高騰する ICU コストを減らすためにも，不必要な ICU 入室を避け，適切なタイミングで退室が行えるよう日々患者の評価を行う。

□ICU 入室に至らなかった症例や，退室した症例であっても，その後に RRS や ICU コ

表 1-4-7　ICU 入室の診断モデル

心血管系	急性心筋梗塞，心原性ショック，不整脈，急性心不全＋呼吸不全/血行動態不安定，高血圧性緊急症，不安定狭心症＋不整脈/血行動態不安定/胸痛持続，心肺蘇生後，心タンポナーデ，急性大動脈解離，完全房室ブロック
呼吸器系	人工呼吸器管理を要する急性呼吸不全，肺塞栓，徐々に呼吸状態が悪化し，人工呼吸器が予想される場合，呼吸療法士や看護師のケアが ICU 外では行えない場合，大量喀血
神経系	急性脳梗塞，代謝・中毒・低酸素脳症，脳ヘルニアを伴う頭蓋内出血，くも膜下出血，意識障害や呼吸障害を伴う髄膜炎・中枢神経・神経筋疾患，痙攣重積発作，脳死，脳血管攣縮，重度頭部外傷
薬物中毒	血行動態が不安定/意識障害/痙攣を伴う薬物中毒
消化器系	出血が持続するもしくは低血圧や狭心症のある消化管出血，劇症肝炎，重症膵炎，食道破裂
内分泌系	DKA/HHS，甲状腺クリーゼ，粘液水腫性昏睡，副腎クリーゼ，高 Ca 血症，高/低 Na 血症，高/低 K 血症，低 P 血症
外科系	術後で血行動態モニター，人工呼吸，医療スタッフによる集中的ケアが必要な場合
その他	敗血症性ショック，低体温/熱中症/溺水/落雷，血行動態が不安定な外傷，何らかの起こり得る合併症のために集学的モニターや介入が必要な病態

ンサルトチームの介入を行い，限られた ICU 病床が適切に運用され，適切な症例が ICU に入室できる仕組みを作っていくことが重要である。

（国崎　正造，津久田　純平）

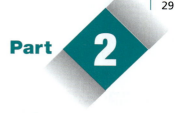

Part 2

神経系

第1章

鎮静

鎮痛・鎮静（PAD）ガイドラインのサマリー[1] Ⓖ

- ICU患者では，浅い鎮静を維持することが臨床的アウトカムの向上と関連する（B）。
- 頭蓋内圧（ICP）のコントロール，てんかん重積状態の治療，筋弛緩薬の使用などの特別な理由がないかぎり，浅い鎮静レベルを維持すべきである（2B）。
- RASSとSASは，鎮静の深さや質を測定するうえで最も有用な指標である（B）。
- 筋弛緩薬を投与されていない患者において，AEP（auditory evoked potential），BIS（bispectral index），NI（narcotrend index），PSI（patient state index），SE（state entropy）などの脳機能モニターを第一選択として用いることは推奨されない（−1B）。
- 筋弛緩薬投与下の患者では，鎮静の深度評価のために脳機能モニターを補助的に用いることが提案される（2B）。
- てんかんのリスクのあるICU患者で非痙攣重積状態をモニタリングするために，もしくはICP亢進のあるICU患者で鎮静薬によってバーストサプレッションを達成するために，脳波モニターの使用が推奨される（1A）。
- 毎日の鎮静の中断，もしくは浅い鎮静の維持を行う（1B）。
- 第一選択として鎮痛薬を用いた鎮静を推奨する（2B）。
- 鎮静にはベンゾジアゼピンより非ベンゾジアゼピンの使用を推奨する（2B）。
- ICU患者における疼痛，鎮静，譫妄のマネジメントを統一，促進するため，鎮静プ

ロトコルや日々のチェックリストを使用する (1B)。

鎮静の総論

- 鎮静薬が必要と考える前に，まず興奮を引き起こしている原因に対処することが重要である。
- 興奮の主な原因として，疼痛，譫妄，低酸素血症，低血糖，低血圧，アルコールなどの薬物の離脱症状がある[1]。
- 深い鎮静に比べ，浅い鎮静が人工呼吸器管理を要する時間および ICU 滞在期間を減らし[2〜6]，深い鎮静は PTSD を引き起こすという報告もあるため[7]，鎮静は必要最低限にする。
- 例外的に深い鎮静を要する病態として，ICP 亢進，重症呼吸不全，反復する痙攣発作，筋弛緩薬投与中といったものがある[1,5]。
- 鎮静は疼痛の評価を難しくし，隠してしまう可能性があるため，疼痛および譫妄を評価し，対処した後に鎮静を考慮する[5]。
- 適切な鎮痛を行ったところ，鎮静薬をほとんど要しなかった[3]という報告がある。
- 鎮静を行う際には，protocolized sedation や[8]，DIS (daily interruption of sedation)[2] を試みるとよい。これらは過鎮静を予防し，人工呼吸器装着時間，ICU 滞在期間，入院期間を短縮させることが知られている。

protocolized sedation	鎮静レベルの目標を定め，信頼性・再現性のある評価法を用いて鎮静の度合いを評価し，必要最低限の鎮静薬を使用する一連のプロトコルを用いた鎮静法
DIS	毎日鎮静薬を中止して覚醒させる鎮静法

- 鎮静薬のなかでも特にミダゾラムでは，効果遷延による抜管遅延が起こりやすいため，過鎮静予防が重要である。
- protocolized sedation と DIS の併用についてはアウトカムには影響しなかった[9]。そのため，いずれかを利用して鎮静を行うとよい。

鎮静の評価方法 Ⓖ[1]

SAS (Sedation-Agitation Scale)[10]

- 鎮静下での不穏状態を評価するために用いる。
- 鎮静，不穏状態ともに段階別に項目を作成した最初のスケールである (表2-1-1)。
- 7に近いほど興奮状態である。

RASS (Richmond Agitation-Sedation Scale)[11]

- 内科/外科/脳外科症例，鎮静を行っていない患者など，あらゆる患者で検証された不穏のスコアリングスケールである (表2-1-2)。
- スコアをつけるための評価ステップも示されており，評価者を選ばない。また，譫妄

表 2-1-1　SAS

スコア	状態	臨床症状
7	危機的興奮	・デバイスを自己抜管，抜去しようとしている。 ・ベッド柵を乗り越えようとしている。 ・医療スタッフへの攻撃 ・手足を左右にバタバタ動かす。
6	高度の興奮	・頻回の口頭注意でも身体拘束を要する。 ・気管チューブを噛む。
5	興奮	・起き上がろうとするなど軽度の興奮（落ち着きのなさ） ・口頭注意で静かになる。
4	鎮静，協力	・静か ・覚醒，または容易に覚醒。 ・指示に従う。
3	過鎮静	・呼びかけ，揺さぶりで覚醒するが，傾眠で覚醒困難。 ・簡単な指示動作のみ可能。
2	高度の過鎮静	・身体刺激で覚醒。 ・会話不能 ・指示動作不能
1	昏睡	・覚醒不能

表 2-1-2　RASS

スコア	状態	臨床症状
＋4	好戦的	・明らかに好戦的で暴力的。 ・医療スタッフへの差し迫った危機
＋3	非常に興奮	攻撃的で，デバイスを自己抜去。
＋2	興奮	・頻繁な非意図的な運動がある。 ・人工呼吸器ファイティングがある。
＋1	落ち着きがない	不安でそわそわしているが，動きは攻撃的でも活発でもない。
0	意識清明	
−1	傾眠	完全に清明ではないが，呼びかけに 10 秒以上開眼しアイコンタクト可能。
−2	軽度鎮静	呼びかけで 10 秒未満のアイコンタクト可能。
−3	中等度鎮静	呼びかけに動きまたは開眼で反応するが，アイコンタクトなし。
−4	高度鎮静	呼びかけに無反応で，身体刺激で動きまたは開眼。
−5	昏睡	呼びかけにも身体刺激にも無反応。
評価ステップ	ステップ1	30 秒間患者を観察。視診のみでスコア 0〜＋4 を判定する。
	ステップ2	・大声で名前を呼ぶ，または開眼を指示する。 ・10 秒以上アイコンタクトができなければ繰り返す。ここまででスコア−1〜−3 を判定する。 ・動きがない場合は肩を揺らすか胸骨を摩擦する。ここで−4〜−5 を評価する。

の評価スケールである CAM-ICU にも連結性があり，ICU では使用しやすい。

日本で使用される鎮静薬の種類と特徴

ミダゾラム

種類	GABA-A 作動薬
利点	・プロポフォールやデクスメデトミジンと比べると循環動態への影響が少なく，低血圧の患者に使いやすい。 ・強い抗不安作用がある。
欠点	・効果が遷延しやすく，人工呼吸器使用期間/ICU 滞在時間を延長させる可能性がある。 ・脂溶性が高く，肥満患者ではより効果が遷延しやすい。 ・譫妄のリスクが高くなる。

持続注レシピ	50 mg（5A）＋生食 40 mL（total 50 mL で 1 mg/1 mL）
ボーラス量	1～10 mg をゆっくり静注（最大作用発現約 3～5 分，効果時間約 30～80 分）
持続投与量	0.04～0.2 mg/kg/hr

プロポフォール

種類	GABA-A 作動薬
利点	・キレが良い（効果発現，短時間であれば効果消失までの時間が短い）。 ・肝障害/腎障害時にも薬物動態が変わらない。
欠点	・血管拡張作用（血圧低下）が強い。 ・長期，もしくは大量投与でプロポフォール症候群のリスクあり。 ・血管刺激性あり（投与時に血管痛があるので，可能ならば中心静脈から投与する）。

持続注レシピ	原液（1％製剤 10 mg/1 mL）
ボーラス量	2～10 mL（20～100 mg）をゆっくり静注（最大作用発現 1～2 分，効果時間 3～10 分）。
持続投与量	0.3～3.0 mg/kg/hr

▶プロポフォール症候群（PRIS）[12]
- プロポフォール投与後に生じる心機能障害を伴う代謝性アシドーシスで，横紋筋融解，高 TG 血症，腎不全のいずれか 1 つを伴う[13]。
- プロポフォールによるミトコンドリア呼吸鎖複合体への障害の可能性や，遊離脂肪酸代謝不全による催不整脈作用，筋細胞傷害が原因であるという説がある。
- プロポフォール使用中の患者で，予期せぬ代謝性アシドーシスの増悪，高乳酸血症，高 TG 血症，昇圧薬を要するほどの低血圧，徐脈（初期に ECG で coved 型 ST 上昇の Brugada 波形を示すことがある[14]），心機能障害，CK 上昇，急性腎障害（AKI），高 K 血症，横紋筋融解症，肝機能障害（脂肪変性）などが認められ

- たら，鑑別の1つとして考える必要がある。
  - 高用量長期投与（>4 mg/kg/hr，>48時間）で発症しやすい。
  - 血清CK>5,000 U/Lでプロポフォール投与を中止すると，PRIS発症を減少できる[15)]という報告がある。
  - 心電図におけるBrugada波形の出現後にプロポフォールを中止することで心電図が正常化したという報告もあり，早期のマーカーとして有用かもしれない[16)]。

デクスメデトミジン

種類	選択的α_2受容体拮抗薬
利点	・呼吸抑制が少なく，鎮静はされているが覚醒もしている状態を維持できる。 ・デクスメデトミジンを使用しながらの抜管やNPPVを施行できる。 ・弱い鎮痛作用があり，オピオイド必要量が減らせる可能性がある。 ・ミダゾラムと比較して譫妄の発症率を下げるという報告がある[17)]。
欠点	・血管拡張作用が強く，低血圧の患者には使いにくい。 ・徐脈を起こしやすい。 ・高価である（1V 200 μg/2 mL：約5,000円）。
持続注レシピ	200 μg/2 mL 1A＋生食48 mL（total 50 mLで4 μg/1 mL）
ボーラス量	6 μg/kg/hrで10分間（作用発現10～15分，半減期2.2時間）
持続投与量	0.2～0.7 μg/kg/hr

ケタミン

種類	NMDA受容体拮抗薬
利点	・心収縮力増強と血管収縮作用があるため，血圧が低い患者に使いやすい。 ・効果発現が速い。 ・鎮痛効果がある。 ・気管支平滑筋弛緩作用がある。
欠点	・脳圧亢進作用があるといわれていたが，最近は疑問が呈されている。 ・悪夢，覚醒時反応（幻覚，興奮状態）が起こることがある。
持続注レシピ	本剤200 mg/20 mL＋生食30mL（4 mg/mL）とし，0.3～2.0 mL/hr程度
ボーラス量	導入1～2 mg/kgを緩徐に静注（発現1分以内，持続5～15分）

鎮静薬の注意点

離脱症状

- ICU患者の13.2%は離脱症を経験している[18)]という報告がある。
- ミダゾラム，プロポフォール，オピオイド中止6時間でカテコラミンストームが起こ

る[19)]。

症状	非特異的（落ち着きがない，不眠，譫妄，嘔気，高血圧，頭痛，頻脈，冷汗，発熱など）
対策	長期使用がリスクであるため，1週間以上使用した場合は漸減する。

PTSD（心的外傷後ストレス障害）

- □ 1日1回鎮静を切ることでPTSDが減る[18)]。
- □ 鎮静が長い，または鎮静なしの身体拘束はPTSDのリスクとなる[19)]。

各鎮静薬を比較した研究 G E [1)]

ベンゾジアゼピン vs. それ以外の鎮静薬

- □ ベンゾジアゼピン系の使用継続が，人工呼吸器使用期間や譫妄の増加といった有害事象の増加に関連しているとする報告があるが[20~30)]，一貫した報告はない[31~37)]。
- □ 13研究1,551人のICU患者のメタ解析では，ベンゾジアゼピン系も非ベンゾジアゼピン系もICU滞在期間に差はなかったが[20, 22, 23, 29~38)]，そのうちmoderate~high qualityの6研究でのメタ解析では，ベンゾジアゼピン系の使用でICU滞在期間が約0.5日長くなった（$p=0.04$）[22, 23, 29, 32, 33, 35~37)]。
- □ ベンゾジアゼピン系は，他の鎮静薬と比較して人工呼吸器使用期間が長くなるという報告がある[22, 23, 33, 38)]。
- □ ベンゾジアゼピン系は，死亡率の増加とは関連していなかった[23, 31, 33, 35)]。
- □ ベンゾジアゼピン系は6研究でコスト面の評価を得ているが[20, 33, 34, 39~41)]，1研究ではデクスメデトミジンよりコストがかかったとの結果もある[41)]。これは薬物単独の費用というより，滞在期間の延長によるその他のICU資源全体の費用増加のためと考えられている。

ベンゾジアゼピン vs. プロポフォール

- □ プロポフォールのほうが人工呼吸器使用期間が短いという複数の結果があるが，ポピュレーションにばらつきがありはっきりしない[22, 28, 29, 32, 34~37)]。
- □ ICU滞在期間には差はなく，メタ解析では自己抜管の頻度も差がなかった[22)]。
- □ 16のRCTのメタ解析では，死亡率や人工呼吸器使用期間でプロポフォールが若干優位だが，ICU滞在期間には影響がなかった[28)]。
- □ 譫妄に関しての両者の比較は明らかになっていない。
- □ プロポフォールとベンゾジアゼピン系，デクスメトミジンでの鎮静下における譫妄のRCTが2つある[20, 31)]。いずれも発症率に差はなかったが，どちらもエビデンスレベルが低い。

ベンゾジアゼピン vs. デクスメデトミジン

- □ 5研究の報告がある[20, 23, 30, 31, 33)]。4研究で人工呼吸器使用期間の比較が行われ，うち

- 3研究では差が出なかったが[20, 31, 33]，最も大規模な研究[23]でデクスメデトミジン使用群で明らかな使用期間短縮が認められた（デクスメデトミジン3.7日，ミダゾラム5.6日）。
- 自己抜管の頻度に差はない[33]。
- 4研究ではICU滞在期間に差はなかった[20, 23, 31, 33]。
- 5研究の最大効果，目標鎮静と神経機能不全減少を研究したサブグループ解析で，譫妄の頻度が比較されている[20, 23, 31, 33, 38]。
- 譫妄の起こる頻度の高い時期，有病率，非譫妄日数について，3研究がデクスメデトミジンを支持している[20, 25, 41]。high quality studyは別の1研究のみであるが，同様の結果であった[23]。
- サブグループ解析では，敗血症患者でのみデクスメデトミジンのロラゼパムに対する優位が示されたという報告もある[38]。
- ベンゾジアゼピン系の使用と譫妄に関連は認めないとする報告もある[33]。超low-qualityの1研究では，デクスメデトミジンのほうが譫妄リスクがあると報告されたが，譫妄の評価法と測定法に大きな欠陥がある[31]。

デクスメデトミジン vs. ミダゾラムもしくはプロポフォール

- ガイドライン発行後にデクスメデトミジンと，ミダゾラムもしくはプロポフォールとの比較の2つの二重盲検無作為化試験があり[42]，人工呼吸器装着期間とICU滞在時間，死亡率について報告があるが，人工呼吸器使用期間がミダゾラムで延長する以外に転帰の差はなかった。

ベンゾジアゼピン vs. 非ベンゾジアゼピンのまとめ

- ベンゾジアゼピン系はICU滞在期間を若干延長するといわれている。人工呼吸器使用期間の面に限っては，ミダゾラムよりデクスメデトミジン[23]，ロラゼパムよりプロポフォール[24]の優位が示されている。
- 譫妄に関してははっきりしないが，1つのhigh quality研究でベンゾジアゼピン系はデクスメデトミジンよりリスクが高いことが示されている[23]。
- デクスメデトミジンはミダゾラムと比べICU滞在期間を短縮し，ICUリソースの節約という点でよいかもしれない[41]。
- 劣性は示されてはいるものの，ベンゾジアゼピン系は循環動態に与える影響が少ないこと，抗不安作用や抗痙攣作用があること，アルコール・ベンゾジアゼピン離脱において特に有効であることなどにより，使用する患者層を正しく認識していれば極めて有用な鎮静薬である。
- アルコール離脱譫妄の患者にプレセデックスを併用することで，ベンゾジアゼピン系の投与量や譫妄を減らした[43]とする研究がある。アルコール離脱譫妄の治療において，ベンゾジアゼピン系に追加する薬剤として考慮できる。

（戒能 多佳子，鈴木 智晴）

第2章

鎮痛

鎮痛・鎮静（PAD）ガイドラインのサマリー[1] G

- 内科系，外科系，外傷系集中治療室における成人患者は，安静時およびルーチンのケアでも疼痛を経験している（B）。
- 心臓手術後の患者のほとんどが疼痛を感じており，十分な治療が行われていない（B）。
- 疼痛のモニタリングはルーチンに行うべきである（+1B）。
- 疼痛を訴えることはできないが運動機能が正常な患者において，BPS（Behavioral Pain Scale）または CPOT（Critical Care Pain Observation Tool）は最も信頼性のある疼痛スケールである（B）。
- バイタルサインのみを疼痛の評価に用いることは推奨されない（-2C）。
- バイタルサインを疼痛の評価を行うきっかけとして用いることは考慮される（+2C）。
- チェストチューブ抜去にあたって，薬物的または非薬物的な疼痛対策を行うことを提案する（+1C）。
- 神経原性疼痛以外の疼痛に対しては，経静脈的オピオイドの投与を第一選択薬として考慮する（+1C）。
- オピオイドの必要量および合併症を減少させるために，非オピオイド系鎮痛薬の使用を考慮する（+2C）。
- 神経原性疼痛の治療として，オピオイド系鎮痛薬に加え，ガバペンチン，カルバマゼピンの併用を考慮する（+1A）。
- 腹部大動脈瘤手術後の鎮痛には胸部硬膜外麻酔を考慮する（+1B）。
- 腹部大動脈瘤手術後の鎮痛として，腰部硬膜外麻酔を使用することは，経静脈的オピオイドと比較して鎮痛効果が乏しいため推奨されない（0, A）。
- 胸部外科手術および血管手術以外の腹部手術に対し，胸部硬膜外麻酔を使用することは推奨されない（0, B）。
- 肋骨骨折の疼痛管理には胸部硬膜外麻酔を考慮する（+2B）。

ICU での疼痛のエビデンス E P

- ベッド上安静であること自体が有意な疼痛を生じさせる。大多数の内科系 ICU 患者が，背中，腰，四肢の疼痛を感じているとする報告がある[2]。
- 体位交換，気管チューブの吸引，ドレーン抜去，大腿カテーテルの抜去，中心静脈カテーテル挿入などの日常の処置でも疼痛は生じており，特に体位交換やドレーン抜去で強い痛みを感じているとする報告がある[3]。

- ICUを退室した患者のうち，82%が挿管による痛みを覚えており，77%の患者がICUでひどい痛みを経験していた．ICU退室から半年経過した後も，17%の患者が痛みを記憶しており，18%の患者はPTSDに進展するリスクが高かった[4]．
- 疼痛がコントロールされていない状態が持続することによる高カテコラミン血症は，末梢動脈の収縮により組織の酸素分圧を低下させるとともに，異化亢進作用もあることから，高血糖，脂肪分解そして筋破壊を起こし，創傷治癒の遅延や創感染のリスクを増加させる可能性が示唆されている[5]．

痛みの評価 G E

- 痛みの治療では正確に再現性をもって痛みを評価しなくてはならないが，疼痛を客観的な数値によってモニタリングできる装置は存在しない．
- バイタルサインを単独で痛みの評価として使用することは，ICUにいる内科患者，術後患者，外傷の患者のいずれでも適していないことが示されている．非侵襲的な処置でも血圧や脈拍は増加すること，バイタルサインがBPSや患者自身の痛みの訴えと関連性が低いことから，推奨されない[6]．
- ICUでは，人工呼吸器管理下および意識障害のために痛みの度合いを自ら表現できない患者が多いため，BPSまたはCPOTが有用である．

BPS (Behavioral Pain Scale)	・表情，上肢の動作，呼吸器との同調性をスコア化して評価する（表2-2-1）． ・挿管患者にも使用できる． ・最小が3点，最大が12点であり，6点以上の痛みには必ず介入する必要がある．
CPOT (Critical Care Pain Observation Tool)	・挿管患者または抜管患者の両方に使用できる（表2-2-2）． ・最小が0点，最大が8点であり，3点以上の痛みには必ず介入する必要がある．

痛みの治療 G E

- ICU患者の疼痛に気づき，緩和することは，ICU滞在期間の短縮〔13日（7〜25日）vs. 18日（10〜30日）〕，挿管日数の短縮〔8日（4〜17日）vs. 11日（6〜30日）〕，VAP予防，鎮痛，筋弛緩薬・睡眠薬使用の減量につながるとする報告がある．ただし死亡率には関与しない[6]．
- ICU患者に痛みを伴う処置をする際には，事前に十分量の局所麻酔，さらに必要に応じて予防的な鎮痛薬の投与を行うべきである．例えば胸腔チューブの抜去は想像以上に疼痛を伴う手技であり，抜去直前の局所麻酔，およびオピオイドなどの経静脈的な鎮痛薬の投与が必要である[7]．
- 腹部大動脈の術後患者には，経口や経静脈的鎮痛薬のほかに胸部硬膜外麻酔による鎮痛が有効であるが，腰部硬膜外麻酔はほとんど効果がないことがわかっており，すすめられない[8]．

表 2-2-1　BPS

項目	説明	スコア
表情	穏やかな	1
	一部硬い（例えば，眉が下がっている）。	2
	まったく硬い（例えば，まぶたを閉じている）。	3
	しかめ面	4
上肢	まったく動かない。	1
	一部曲げている。	2
	指を曲げて完全に曲げている。	3
	ずっと引っ込めている。	4
呼吸器との同調性	同調している。	1
	時に咳嗽，大部分は呼吸器に同調している。	2
	呼吸器とファイティング	3
	呼吸器の調節がきかない。	4
スコア範囲は 3〜12		

Payen JF, et al. Assessing pain in critically ill sedated patients by using a behavioral pain scale. Crit Care Med 2001；29：2258-63，および日本呼吸療法学会　人工呼吸中の鎮静ガイドライン作成委員会．人工呼吸中の鎮静のためのガイドライン．人工呼吸 2007；24：146-67 より作成

□外傷性肋骨骨折に関しては胸部硬膜外麻酔を検討する。肋骨骨折の場合の硬膜外麻酔は，咳嗽時や深呼吸をした際の疼痛コントロールとしても長けており，肺炎の発生を減少させるが，低血圧のリスクを増加させる。

鎮痛薬の種類

□ICU 患者に使用される中心的な鎮痛薬は，静注オピオイドである。
□麻薬に対する効果は個人差が大きく，推奨量に関係なく鎮痛が得られる量を適量とする。鎮痛がコントロールされないかぎり，オピオイドに上限はない。
□疼痛管理のために極端に高用量のオピオイドが必要になるときは，コントロールできていない原因を見落としていないかを確認する必要がある。
□アセトアミノフェン，NSAIDs は補助的鎮痛薬として利用され，麻薬の使用量を軽減できる。
□鎮痛薬の薬理については，例として表 2-2-3 に挙げた。

フェンタニル

□おそらく ICU で最も頻用されている鎮痛麻薬である。
□モルヒネに勝る点としては，効果発現時間がとても短いこと，血圧低下の副作用のリスクが低いことである。
□活性のある代謝産物が産生されないため，臓器障害による遷延の影響が少ない。

表 2-2-2　CPOT

項目	説明		スコア	
表情	筋緊張は認められない。		弛緩した，中間の	0
	眉が下がった，眼が厳しい，挙筋の収縮が認められる。		緊張した	1
	上記のすべてに加えてまぶたをきつく閉じている。		しかめ面	2
四肢の動き	まったく動かない（疼痛がないことを必ずしも意味しない）。		動作なし	0
	ゆっくり，ためらいがちな動作。動きながら疼痛部位を触るか擦るかし，注意を求めている。		保護	1
	チューブを引っ張る，座ろうとする，手足を動かし，バタバタさせる，命令に従わない，医療スタッフを打つ，ベッドから降りようとする。		落ち着かない	2
筋肉の緊張（上肢を伸展・屈由させて評価する）	受け身動作に抵抗が感じられない。		弛緩した	0
	受け身動作に抵抗が感じられる。		緊張した，硬い	1
	受け身動作に強い抵抗が感じられて完遂できない。		非常に緊張した，硬い	2
人工呼吸器との同調性（挿管患者）または発声（抜管患者）	人工呼吸器との同調性	アラームが作動せず，円滑に呼吸している。	呼吸器または体動を許容	0
		アラームが自然に止まる。	咳をするが許容範囲	1
		不同調：人工呼吸器を妨害したり，アラームが頻繁に作動。	人工呼吸器とファイティング	2
	発声	通常の声の調子または無声	通常の声の調子か無声	0
		ため息，うめき声	ため息，うめき声	1
		大声を上げる，すすり泣き	大声を上げる，すすり泣き	2

Gélinas C, et al. Validation of the critical-care pain observational tool in adult patients. Am J Crit Care 2006；15：420-7 より作成

表 2-2-3　各麻薬性鎮痛薬の薬理

薬物名	作用部位	作用発現時間(min)	消失相半減期	分布容積	脂溶性	代謝経路	代謝産物活性
フェンタニル	μ受容体	2～3	2～4 (hr)	3.2～6.0 (L/kg)	非常に高い	脱アルキル化	軽度
モルヒネ	μ受容体 δ, κ受容体	5～10	3～4 (hr)	1～6 (L)	低い	グルクロン酸抱合	あり
レミフェンタニル	μ受容体	1	3～4 (min)	0.2～0.3 (L/kg)	高い	非特異的エステラーゼによる代謝	なし

鈴木武志．疼痛，興奮，譫妄に用いる薬物の薬理学．Intensivist 2014；6：21-7 より許可を得て転載

モルヒネ

- モルヒネは肝臓でグルクロン酸抱合をされた後に腎臓から排泄されるが，腎機能障害があると活性のある代謝産物が蓄積されてしまう。
- 代謝産物の1つであるモルヒネ3グルクロニドは，中枢神経を刺激してミオクローヌスや痙攣を引き起こす可能性がある。
- 代謝産物の蓄積を予防するためには，腎不全の患者に対して投与量を半分に減量することがすすめられている[9]。

レミフェンタニル（アルチバ®）

- 超短時間作用型のオピオイドである（作用発現時間：1分）。
- 代謝産物には活性がなく，肝・腎機能障害があっても薬物動態にあまり影響を及ぼさない。
- 副作用として呼吸抑制や徐脈，血圧低下などがあり，呼吸抑制は強い。急激な中止で離脱症状も出現することがある。

アセトアミノフェン

- 静注のアセトアミノフェンは，大手術や心臓手術後の疼痛緩和目的にオピオイドと併用しても安全かつ効果的であることが示されている。
- 日本では元来，少量のアセトアミノフェンが使用されていたため，その鎮痛効果は過小評価されているが，肝酵素をモニタリングしながら経口または静注で十分量を使用した場合（1日最大4,000 mg），有効な疼痛管理が得られる場合が多い。
- 肝毒性があるため，急性の肝障害がある患者には使用を避ける必要がある。

NSAIDs（非ステロイド性抗炎症薬）

- COX1および2に対する非選択的阻害薬であるイブプロフェンやロキソプロフェンは，日常診療でもよく使用されている薬物である。急性疼痛に対して有効な薬物であり，癌性疼痛に対しては第一選択である。
- 副作用としては，可逆的に血小板凝集能を抑制するため，抗凝固薬を内服している患者に併用するとPTを延長させる。また消化管潰瘍のリスクが上昇する。
- 腎毒性があるため，腎障害がある患者には使用を避ける必要がある。

ガバペンチン，カルバマゼピン

- ガバペンチンやカルバマゼピンは，神経因性疼痛に対してオピオイドの静注に加えて使用される。
- 「びりびり」または「ぴりぴり」した疼痛に対して使用を考慮する。

（児玉 祐希子）

第3章

譫妄

定義 Ⓖ

- 譫妄は一般病棟や ICU などで頻繁に認められる症候である。
- DSM-5 による診断基準 (表 2-3-1)[1] をまとめると，その定義は「**通常数時間から数日の短期間のうちに出現し，1日のうちで変動する一過性の意識変容**」である。
- 特に ICU で新規に出現する活動性の亢進した精神症状は，1973 年の Holland らの論文での用語の使用以降，「ICU 症候群」もしくは「ICU 精神病」などとよばれてきた。
- 2001 年に CAM-ICU や ICDSC などの譫妄評価ツールが開発されると，これまで認識されていた**過活動型譫妄**以外にも，無関心，うつ状態および傾眠傾向など，活動性の低下した症状が主体の**低活動型譫妄**や，それらの特徴を合わせもつ**混合型譫妄**が広く認識されるようになった[2]。

病態生理 Ⓟ

- 譫妄の病態生理や解剖は完全には判明していないが，譫妄の特徴である注意欠損は，神経生理学的に脳幹，視床，前頭前皮質および頭頂葉などの広範な部位の障害によって現れることが知られている[3]。
- 抗コリン薬やドパミン刺激薬が譫妄を引き起こすという臨床研究より，アセチルコリンやドパミンなどの神経伝達物質が譫妄に関与していると考えられている[4]。

表 2-3-1 譫妄の診断基準

A. 注意の障害（すなわち，注意の方向づけ，集中，維持，転換する能力の低下）および意識の障害（環境に対する見当識の低下）
B. その障害は短期間のうちに出現し（通常数時間〜数日），もととなる注意および意識水準からの変化を示し，さらに1日の経過中で重症度が変動する傾向がある。
C. さらに認知の障害を伴う（例：記憶欠損，失見当識，言語，視空間認知，知覚）。
D. 基準 A および C に示す障害は，他の既存の，確定した，または進行中の神経認知障害ではうまく説明されないし，昏睡のような覚醒水準の著しい低下という状況下で起こるものではない。
E. 病歴，身体診察，臨床検査所見から，その障害が他の医学的疾患，物質中毒または離脱（すなわち，乱用薬物や医薬品によるもの），または毒物への曝露，または複数の病因による直接的な生理学的結果により引き起こされたという証拠がある。

髙橋三郎ほか監訳. DSM-5® 精神疾患の診断・統計マニュアル. 東京：医学書院, 2014 より

表 2-3-2　譫妄のリスク因子

譫妄の リスク因子	・多剤服用（向精神薬，オピオイド，ベンゾジアゼピン，抗ヒスタミン薬など） ・アルコール依存 ・高齢 ・感染，脱水 ・動けない（ベッド上安静，手足の拘束） ・睡眠の妨げ ・視力障害，聴力障害 ・低栄養 ・尿道カテーテル，血管カテーテル ・代謝性（高血糖，低血糖，電解質異常，ビタミン B_{12} 欠乏，ビタミン B_1 欠乏など） ・低酸素血症，高二酸化炭素血症 ・心疾患，肝疾患，腎疾患 ・術後，疼痛
患者要因	高齢，既存の認知障害，アルコール依存症の既往など
医原性因子	定期内服していた薬物や，ICU 入室後の鎮静薬の使用など

リスク因子（表 2-3-2）[5]。

□どの疾患群で発症率が高いかを示すのは困難だが，一般的に重症度が高いほど譫妄の発症率が高い傾向にある。

頻度

□ICU における頻度については一定の見解はなく，60～80% と高値を示す報告[6]もあれば，一般病床と同等の 30% 程度とする報告もある。いずれにおいても譫妄の発症頻度は人工呼吸器管理の有無や重症度に左右されることが多く，必ずしも ICU という環境によるものではないと考えられている。

□譫妄の分類別の割合としては，混合型と低活動型が大半を占め，過活動型は 2% 以下であったという報告があり，いわゆる「不穏」ではない患者の譫妄は多く見逃されている可能性がある[7]。

影響

□ICU における譫妄は患者死亡率を増加させ[8]，ICU や病院滞在期間の延長および ICU 離床後の認知機能の悪化に関連していると考えられている。

□譫妄になった患者は，譫妄のない患者に比べて 1 か月，半年後の死亡率が 2 倍になる[8]，譫妄の持続期間が長いほど死亡率が上昇する[9]との報告もある。

診断　G

□かつて ICU 症候群や ICU 精神病などとよばれていた ICU 患者の精神症状を，譫妄と

定義づけ診断する目的で，2001年にCAM-ICUが開発された。CAM-ICUはRASSを用いた不穏の評価と譫妄評価の2ステップからなる評価ツールである(図2-3-1)[10]。

□譫妄は「意識の時間的変動」と「注意力の欠如」に加えて，「現在の意識レベルの異常」または「無秩序な思考」のどちらか1つがあれば陽性と診断できる。

ステップ1	ICUの患者は気管挿管されていることが多いため，精神状態・意識状態の急性変化や変動が評価しにくいうえ，鎮痛・鎮静薬の影響があるため，ステップ1で「いいえ」となることはほぼないと考えてよい。
ステップ2	「1と言ったときだけ手を握りしめてください」と説明し，10個の数字をゆっくり読み上げる。間違いが2つ以下であれば，譫妄ありとする絶対条件としての注意力欠如がないことになり，譫妄は否定できる。
ステップ3	ステップ1とステップ2でそれぞれ「意識の時間的変動」と「注意力欠如」があると判定された場合，「現在の意識レベルの異常（興奮しているかウトウトしているか）」があれば，つまりRASSが0以外であれば譫妄ありと診断できる。
ステップ4	RASSが0であった場合，答えが明らかな質問に対してはい/いいえ（うなずき/首振り）で間違えれば，譫妄ありと診断できる。

□PADガイドラインでは，譫妄を日常的に，少なくとも看護師がシフト交代するたびに評価するよう推奨している。

予防と治療 G E

□PADガイドラインにおいて，譫妄の治療として特定の薬物の使用は推奨されておらず，非薬物療法による予防の重要性が強調されている。

非薬物療法

□重症患者への四肢体幹の運動や離床の早期リハビリテーション[11]が，入院中死亡率は変化させないものの，譫妄の発症を減らし，持続期間を短縮させる。
□雑音を最小限にし，窓の位置や光を調整し，壁を暖色にするなどの環境整備[12]や，夜間の耳栓の使用による雑音対策[13]が，譫妄の発症を減らすとする報告もある。
□患者が現在おかれている環境を認識し続けることが譫妄の予防に重要であり，日時，場所，なぜICUにいる必要があるのかなどを繰り返し説明すること（re-orientation）が重要である。
□患者の身体的抑制は，譫妄の発症を助長する可能性が示唆されている[14]。

薬物療法

ハロペリドール

□ICU患者が過活動性譫妄を発症した場合に（不穏），その症状を抑制するために頻用されてきた。しかし，その使用で譫妄の期間が短縮する，もしくは譫妄を予防するというエビデンスは存在しない。
□中枢神経系におけるD_2受容体を遮断することにより，ドパミン作動性経路の活性を低下させ，譫妄の症状を抑えると考えられている。

図 2-3-1　CAM-ICU フローシート

(Ely EW, et al. Evaluation of delirium in critically ill patients: validation of the Confusion Assessment Method for the Intensive Care Unit (CAM-ICU). Crit Care Med 2001; 29: 1370-9 を参考に作成)

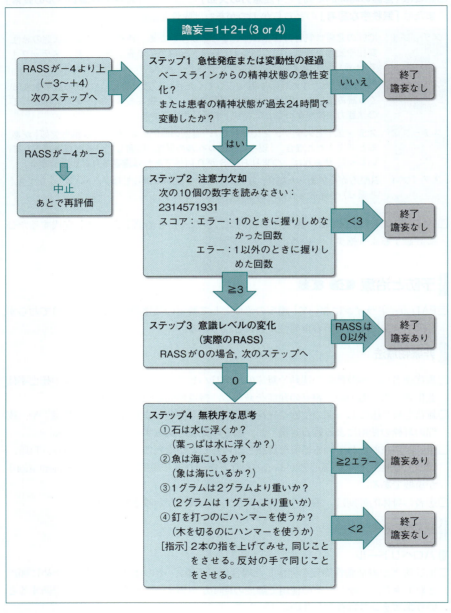

□ 使用する場合は，QT 延長症候群，薬物性パーキンソニズム，悪性症候群などの副作用の出現の可能性を常に念頭におく必要がある。

■ 非定型抗精神病薬（リスペリドン，クエチアピン）
□ 過活動性譫妄に対して使用されることが多い。ハロペリドールと比較して QT 延長や錐体外路症状などの副作用は少ないが，やはり注意が必要である。
□ クエチアピンの予防的定期投与により，不穏に対するハロペリドール投与の頻度が有意に減少したとする研究がある。
□ リスペリドンやクエチアピンによる譫妄発症抑制の機序として，ハロペリドールと同様の D_2 受容体遮断作用に加え，$5-HT_2$ 受容体遮断による抗セロトニン作用が寄与していると考えられている。
□ クエチアピンは耐糖能障害による死亡例も報告されており，日本では糖尿病患者への使用は禁忌である。

■ デクスメデトミジン
□ 譫妄管理においては，PAD ガイドラインには今のところ推奨はない。
□ デクスメデトミジンの投与で，譫妄の発症率が減少することはまだ示されていない。譫妄の持続期間を減らしたとする報告[15]はあるものの，エビデンスは十分ではない。

（児玉　泰介，五十野　博基）

第4章
ICUでの筋弛緩薬

適応

□ 手技における筋弛緩薬は，下記のような状況で，筋のトーヌスや体動が手技の妨げになる場合に用いられる。

迅速導入気管挿管（RSI）
気管切開術
人工呼吸器管理下での気管支鏡（体動や咳嗽が手技の妨げになる場合のみ）
人工呼吸器管理下での消化管内視鏡（体動が手技の妨げになる場合のみ）

□ 下記の状況で，適切な鎮静および鎮痛にもかかわらず目的が達成できないときは，持続的な筋弛緩薬の使用を考慮する。

破傷風や悪性症候群における筋痙攣の減少
低体温療法時のシバリング予防

咳込みや人工呼吸器との非同調などにより上昇する ICP の管理
ARDS における人工呼吸器との呼吸同調の改善

ARDS に対する筋弛緩薬使用についての議論

- ARDS 患者に対して筋弛緩薬を用いるかどうかについては，以下のとおりまだ一致した見解はない．東京ベイ・浦安市川医療センターでは，肺傷害がこれ以上進行するとあとがないと考えられる，P/F＜150 かつ吸気努力が強い患者に対しては筋弛緩薬を 48 時間用いている．
- 吸気努力（胸腔内の陰圧化）を抑制することにより，プラトー圧だけではなく，経肺圧（肺胞圧−胸腔内圧）を低く抑えることが肺傷害の予防に重要と考えられている[1]．
- 自発呼吸で吸気努力が強いと，胸腔内圧の陰圧が大きくなる．その結果，経肺圧の上昇をきたして肺傷害が進行すると考えられるため，「筋弛緩による吸気努力の抑制が肺傷害の進行を抑制できる可能性がある」とする意見がある．
- Papazian study[2] では，重症 ARDS（P/F＜150）に対して，急性期の 48 時間のみ筋弛緩薬（cisatracurium）を使用したところ，90 日生存率および人工呼吸器装着期間が短縮し（いくつかの変数を調整した後ではあるが），ICU 関連筋力低下（ICUAW）の増加は認められなかった．
- 日本では，Papazian study で使用された cisatracurium は使用できず，可能な筋弛緩薬はアミノステロイド系のみであるため，より ICUAW をきたしやすい可能性があり，安易に使用すべきではないという意見がある．

筋弛緩使用時の注意点

- 筋弛緩薬を投与することは，すなわち自発呼吸を失うことであると認識することが重要である．
- 挿管目的での使用では，必ずマスク換気ができることを確認する．
- 人工呼吸器管理下での使用では，万が一，挿管チューブが抜けたり外れたりしたときに即座に認識，対応できる人員配置および環境にしておく．
- 筋弛緩薬に鎮静・鎮痛作用はないため，十分な鎮静および鎮痛を行う必要がある．
- ベクロニウムやロクロニウムは，投与後 30〜40 分間効果が持続する．RSI に使用した場合，挿管直前に投与した鎮静薬のみでは「目が覚めているが動けない」という金縛り状態になっている可能性があるため，挿管後 1 時間は鎮静薬を適宜追加する．

薬物の選択 P O

脱分極性筋弛緩薬

- サクシニルコリンは唯一の脱分極性筋弛緩薬であり，アセチルコリン受容体に結合し

表 2-4-1　ベクロニウムとロクロニウムとの比較

	初期投与量 (mg/kg)	作用発現 (min)	作用持続 (min)	持続静注 (μg/kg/min)
ロクロニウム	0.6～1.0	1～1.5	30	10～12
ベクロニウム	0.08～0.1	3～5	35～45	0.8～1.2

てイオンチャネルを開き，脱分極を起こさせることで筋弛緩作用を及ぼす。投与量は 1～1.5 mg/kg である。
- 脊髄損傷，脳梗塞，神経筋疾患，広範囲熱傷の既往など，筋肉の破壊や萎縮により神経筋接合部にアセチルコリンが到達しなくなってから 6 日以上経過し，偽アセチルコリン受容体が大量発現している可能性が高い病態では，致死的な高 K 血症をきたす可能性があるため禁忌となる。そのため ICU で用いられることは多くない。

非脱分極性筋弛緩薬

- 非脱分極性筋弛緩薬の分類

ベンジルイソキノリニウム	atracurium, cisatracurium
アミノステロイド	ベクロニウム, pancuronium, ロクロニウム

- アミノステロイドのベクロニウム（マスキュラックス®），ロクロニウム（エスラックス®）が一般的に使用される。日本では atracurium と cisatracurium，pancuronium は使用できない。
- 肝腎機能低下や心拍出量の低下により，薬物効果が遷延することがある。
- ロクロニウムが筋弛緩までに要する時間は 60～90 秒と短く，半減期も短いため，単回投与で RSI，持続静注で長時間の筋弛緩に用いられることが多い。
- ベクロニウムは，ロクロニウムと比べると作用発現時間までの時間が長い(表 2-4-1)。

モニタリング G E

- PAD ガイドラインには，「筋弛緩中の鎮静モニターとして，AEP，BIS，NI，PSI，SE などを使用する」とのみ記載がある。
- 鎮静深度をモニタリングする機器を用いない場合，原因不明の血圧の上昇，頻脈，冷汗などが認められた場合には，鎮静が浅く，「金縛り状態」で苦しんでいる可能性を考える。
- train of four（TOF）は筋弛緩薬の効果をモニタリングし，筋弛緩薬の使用量を最小限に抑えるために用いられる。
- TOF による四連刺激を用いる場合，筋弛緩の程度は筋弛緩薬の維持量が決まるまでは 2～3 時間おきに，維持量が設定できた後は 8～12 時間おきに評価する。通常尺骨神経を 2 Hz 50～90 mA で 4 回刺激し，1～2 回母指が内転するように筋弛緩薬を調整する。

□Papazian study[2)]は，cisatracurium を定量投与するプロトコルであり，TOF は用いられていない。

合併症 E

□重篤な合併症として ICUAW がある。
□予防として 1 日 1 回筋弛緩薬を中止し，筋力の回復を確認し，継続が必要かを判断することが推奨されている（エビデンスなし）。必要最低限の使用を心掛けることが重要である。
□筋弛緩薬の使用にあたっては，合併症の予防が必要である。（☞「VAP 予防」p.571，「VTE 予防」p.576）

人工呼吸器が外れないよう管理	外れれば致命的となる。
適切な痰の吸引	咳嗽ができず，無気肺を生じやすいため，痰のこまめな吸引が必要である。
角膜潰瘍予防	目が閉じないため，人工涙を 2～4 時間おきに使う，もしくはアイパッチを貼付する。
皮膚損傷や褥瘡の予防	適切な体位交換が必要である。
深部静脈血栓症（DVT）予防	
VAP 予防	咳嗽反射がなくなるため誤嚥のリスクは高くなる。VAP 予防としてヘッドアップが必要である。
瞳孔観察	唯一観察可能な神経所見になるため，細かく観察する。

副作用 E

□アナフィラキシーは，サクシニルコリンとロクロニウム，atracurium に多い。
□筋弛緩薬中止後に筋弛緩作用が遷延することがある。特に高齢者，腎不全患者，肝不全患者で起こる。

作用拮抗 E

□スガマデクス（ブリディオン®）はアミノステロイド系に特異的に拮抗し，深い筋弛緩でも十分に拮抗できるようになった。浅い筋弛緩状態には 2 mg/kg，深い筋弛緩状態には 4 mg/kg を静注し，ロクロニウムに対する緊急の回復には 16 mg/kg を使用する。

（五十野 桃子）

第5章 意識障害総論：分類と生理学

意識障害の原因と局在，分類 P O

□意識障害の原因と局在は大きく2つに分けられる。

両側の大脳半球の広範な障害	頭部外傷によるびまん性軸索損傷，心肺停止蘇生後の低酸素脳症，中毒などによる代謝性脳症，てんかん重積発作などが代表例
脳幹の網様体賦活系の障害	脳幹部の局所的な障害（出血，梗塞など）や脳ヘルニアによる脳幹の圧迫などで生じる。

□意識障害は覚醒と認識の2つの要素によって以下のように分類される（図2-5-1）。

正常	・覚醒しておりかつ認識できる（意識清明）。 ・あるいは，覚醒しておらずかつ認識できないが，覚醒でき，かつ覚醒すれば認識できる状態（睡眠）
昏睡	・覚醒できないかつ認識できない。 ・閉眼しており，痛み刺激でも開眼，発語，顔を歪めるなどの反応がない状態 ・大脳皮質が広範に障害されているが，自発呼吸を含め脳幹の機能は保たれている。
脳死	・覚醒できないかつ認識できない。 ・昏睡に類似しているが不可逆的であり，脳幹を含めたすべての脳機能が停止している状態
譫妄	・覚醒しているが認識が低下している。 ・集中力の欠如，急性発症，症状の変動，などを特徴とする認知障害であり，この点で認知症と区別される。 ・興奮を特徴とする活動型と傾眠を特徴とする活動減少型があり，高齢者では活動減少型の譫妄が多い[1]。活動型と活動減少型が混在している場合を混合型という。
認知症	・覚醒しているが認識が低下している。 ・記銘力，見当識の障害があり臨床的に譫妄と類似するが，慢性的であることや臨床経過が変動しない点で区別される。 ・認知症は譫妄発症のリスク因子となる。
植物状態	・覚醒しているが認識できない。 ・睡眠，覚醒のリズムがあり，覚醒しているときは開眼し自発的な運動がみられることもあるが，合目的ではない。
閉じ込め症候群	・覚醒しており認識できる。 ・眼球の上下運動と瞬目以外の自発運動はすべて障害されており，一見昏睡と誤認されがちだが慎重な診察により鑑別できる。 ・完全に覚醒しており認識も可能であるが，表出ができない状態である[2]。

図 2-5-1　意識障害の分類
〔Marino PL. The ICU Book. 4th ed. Philadelphia：Lippincott Williams & Wikins, 2014（稲田英一監訳. ICU ブック. 第 3 版. 東京：メディカル・サイエンス・インターナショナル, 2008）をもとに作成〕

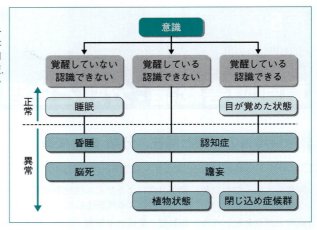

低酸素脳症と脳死　P E O

- □重度の血圧低下や心停止による低灌流や窒息などによる低酸素血症によって，脳に十分な酸素供給ができなくなり障害をきたした状態を，低酸素脳症という。
- □脳組織への血流量の低下と血液の酸素運搬の低下の 2 つの病態が混在していることが多いため，低酸素性虚血性脳症ともよばれる。
- □脳障害の程度や予後は，原因となった病態や低灌流の持続時間などによって異なる。
- □昏睡が持続する場合，徐々に回復するか，植物状態となるか，脳死となるかである。
- □植物状態では，睡眠覚醒のリズムはあるが刺激に対して適切な反応を示すことはできず，言葉による表現もできない。脳幹機能は保たれており，自発呼吸や循環動態は保たれる。この状態が外傷の場合は 1 年，その他では 3 か月以上続くと永続的と判断される[3]。
- □心肺蘇生が行われない状態で 3〜5 分以上心停止が続くと，自己心拍再開後も脳障害が残る。
- □心肺蘇生後の予後判定アルゴリズムを示す（図 2-5-2）。
- □心肺蘇生後に脳浮腫をきたし，数日後に脳ヘルニアによって脳死に至るケースも珍しくない。
- □心肺蘇生後に循環動態が不安定になった場合は，心肺停止中の心筋虚血による気絶心筋による心原性ショック，心肺停止後症候群からの血管拡張による血液分布異常性ショックに加え，低酸素脳症や脳ヘルニアによる脳幹機能不全および脳死の可能性を考える。
- □脳死は最重症であり，脳幹を含めた全脳機能の不可逆的な障害である。自発呼吸はなく，脊髄反射は残存しているがすべての脳幹反射は消失している。
- □脳死患者の血圧を維持するためには大量の昇圧薬を必要とする場合が多い。
- □脳死の判定基準や臓器移植に関する法律は国によって異なる。
- □現在の日本では，臓器移植の意思がある場合に限って脳死は人の死と定義される。臨

図 2-5-2 神経学的予後判定

(Nolan JP, et al. European Resuscitation Council and European Society of Intensive Care Medicine 2015 guidelines for post-resuscitation care. Intensive Care Med 2015;41:2039-56 をもとに作成)

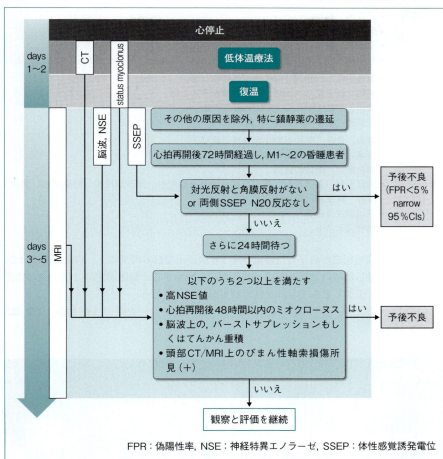

臨床的に脳死の可能性が高いと判断され，本人や家族に臓器提供の意思表示があれば，臓器移植コーディネーターによる説明を行う。そして最終意思確認をした後，法的脳死判定を2回行い，この2回目の脳死判定の終了時刻をもって死亡時刻となる。
☐集中治療専門医は脳死判定医となり得るため，脳死判定に精通していることが求められる。

脳死の判定基準

☐以下に脳死判定の概略を示す。詳細は「法的脳死判定マニュアル」[4]を参照のこと。

確認事項	・本人または家族による意思表示があること ・18歳未満の場合は虐待の疑いがないこと ・有効な意思表示が困難となる障害がないこと
前提条件	・深昏睡 ・無呼吸 ・原疾患が確実に診断されていること ・行い得るすべての適切な治療をもってしても回復の可能性がまったくないこと
除外例	・薬物中毒，代謝内分泌障害など昏睡と類似した状態になり得る症例 ・有効な意思表示が困難となる障害を有する者 ・虐待の可能性がある18歳未満の児童 ・低血圧，低体温，生後12週未満
手順	・体温，血圧，脈などの生命徴候の確認 ・疼痛刺激による深昏睡の確認 ・瞳孔散大，固定の確認 ・脳幹反射（対光反射，角膜反射，毛様脊髄反射，眼球頭反射，前庭反射，咽頭反射，咳反射）消失の確認 ・平坦脳波の確認 ・無呼吸テスト

☐ 第1回目の脳死判定が終了した時点から，6歳以上では6時間以上，6歳未満では24時間以上経過した時点で第2回目の脳死判定を開始する。脳死判定は2名以上の判定医で実施し，少なくとも1名は2回の判定を継続して行う。

（朱 祐珍，江原 淳）

第6章

意識障害患者の診察と検査

意識障害の初期対応と鑑別診断の一般原則 P O

☐ 昏睡患者は舌根沈下からの気道閉塞や，咳嗽不全からの気道分泌物による窒息をきたし得るため，酸素化が保たれていても気管挿管を含めた気道確保を行う。
☐ 循環動態が不安定であれば輸液や昇圧薬による蘇生を行い，低体温に対しては復温を行うなど，全身管理と同時に原因の鑑別を進めていく。
☐ 意識障害患者からは病歴が聴取できない，またはその信憑性が低い場合が多いため，病歴に関しては家族や目撃者からの情報が必要である。
☐ 意識障害の原因が不明なときは救急外来と同様，ICUでもAIUEOTIPS（表2-6-1）を用いて意識障害の鑑別を網羅的に行う。

表 2-6-1　AIUEOTIPS

Alcohol	急性アルコール中毒，アルコール離脱，Wernicke 脳症
Insulin	低血糖，高血糖，ケトアシドーシス
Uremia	尿毒症
Endocrine	内分泌疾患（甲状腺，副腎）
Encephalopathy	脳症
Electrolytes	電解質異常
Oxygen	低酸素血症，一酸化炭素中毒
Opiate	麻薬
Overdose	薬物中毒，悪性症候群
Trauma	外傷
Temperature	低体温，高体温
Infection	感染症
Psychiatric	精神疾患
Porphyria	ポルフィリア
Stroke	脳出血，脳梗塞
SAH	くも膜下出血
Seizure	痙攣
Shock	ショック

□迅速に評価する初期検査として，簡易血糖測定，動脈血液ガス分析による電解質，酸塩基平衡の評価を行う．その後，必要に応じて中毒迅速検査，頭部画像，髄液検査，各種培養，脳波，甲状腺機能検査などを行う．

ICU における神経診察の特性 P O

□主たる目的は，意識障害の程度，局在，原因を明らかにすることであるが，ICU では通常と異なり，意識障害があり指示に従えない患者が多い．どのように情報を収集し，鑑別をするかが重要である．
□神経学的診察は，徒手筋力テストや指鼻指試験など患者の協力が必要となるものが多く，意識障害がある場合，得られる所見は必然的に限定される．そうした患者への診察では，意識清明な患者とは異なったアプローチが必要である．
□指示に従えなくても確認できる所見は，意識レベル，瞳孔径，脳幹反射，運動機能，病的反射であり，これらを順に評価していく．
□神経学的所見以外に，血圧の上昇，徐脈，不整な呼吸などは中枢性病変の可能性を示唆する重要な所見である．

意識障害の評価と診察 Ⓟ Ⓞ

□意識障害の程度は，Glasgow Coma Scale（GCS）を使った評価（表2-6-2）が標準的である。
□GCSでは脳幹機能の障害はとらえられず，挿管患者においては言語の評価ができないため，ICUでは脳幹機能や呼吸様式の評価を含むFOURスコア（図2-6-1）のほうが有用であるという報告もある[1]。
□人工呼吸器管理中で鎮静薬や麻薬が投与されている患者では，まずそれらの薬物を中止し，なるべく覚醒させた状態で診察をする。
□意識障害評価の手順

> ①刺激を加えない状態での体位や姿勢，体動，開眼の有無を観察する。覚醒していないときは，まずは普通の声で呼びかけ，それにより覚醒しなければ大声で呼びかけてみる。
> ②家族の近くで痛み刺激を確認する場合は，必ず診察の目的を告げたうえで行う。
> ③体をさすり刺激を与え，それでも覚醒しなければ痛み刺激を加えてみる。
> - 眼窩上縁内側は三叉神経第1枝が出て行く場所であり，軽く押さえるだけで強い痛みが誘発される（図2-6-2）。
> - 鎖骨や胸骨への刺激や，爪床へのペンや打鍵器での圧迫でも強い疼痛が誘発されるが，脊髄損傷がある場合はそのレベル以下の刺激は無効である。脊髄損傷の可能性が否定できない場合は眼窩上縁内側圧迫による評価が不可欠である。

表2-6-2 Glasgow Coma Scale（GCS）

開眼機能 （Eye opening） 「E」	4点	自発的に，または普通の呼びかけで開眼
	3点	強く呼びかけると開眼
	2点	痛み刺激で開眼
	1点	痛み刺激でも開眼しない
言語機能 （Verbal response） 「V」	5点	見当識が保たれている
	4点	会話は成立するが見当識が混乱
	3点	発語はみられるが会話は成立しない
	2点	意味のない発声
	1点	発語みられず
	\multicolumn{2}{l}{なお，挿管などで発声ができない場合は「T」と表記する。（1点と同等）}
運動機能 （Motor response） 「M」	6点	命令に従って四肢を動かす
	5点	痛み刺激の部位がわかる
	4点	痛み刺激から逃げる
	3点	異常屈曲運動（除皮質硬直）
	2点	異常伸展運動（除脳硬直）
	1点	運動みられず

図 2-6-1　FOUR スコア

(Wijdicks EF, et al. Validation of a new coma scale: the FOUR score. Ann Neurol 2005 ; 58 : 585-93 より許可を得て転載)

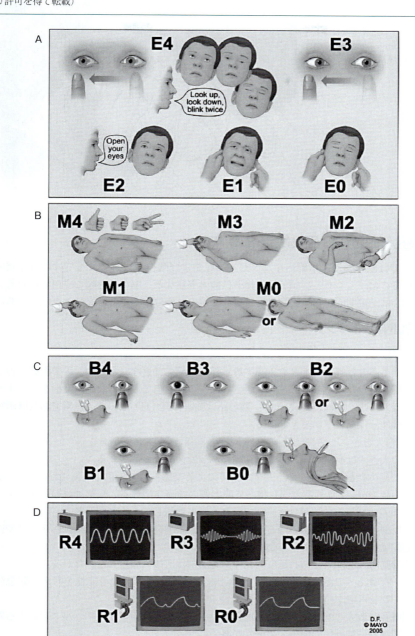

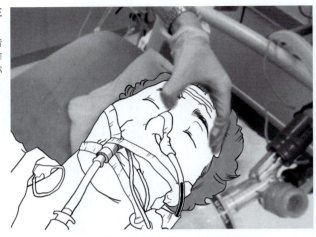

図 2-6-2　眼窩上縁内側三叉神経第1枝への刺激
（平岡栄治ほか．意識障害患者の神経学的所見の取り方：ICU でも神経学的所見を取ろう［パート1］．Intensivist 2010；2：212-9 より転載）

瞳孔，眼位の評価と解釈 Ⓟ Ⓞ

☐ ICU では脳浮腫による鉤ヘルニアが，瞳孔および眼位の異常によってはじめて発見されることがよくある．頭部外傷後や低酸素脳症など，脳浮腫を起こす可能性のある患者では，定期的な瞳孔の評価，および眼位の評価は重要なモニタリング手段である．

瞳孔評価のポイント

☐ 正常では 3～7 mm，左右差はあったとして 1 mm 以内．
☐ 光を当てると縮瞳することを確認する．部屋を暗くできないときは，手で眼瞼を押さえて閉眼させた状態から素早く開眼させながら光を当て，その瞬間の反射を確認する．
☐ 対光反射の求心路は視神経（Ⅱ），遠心路は動眼神経（Ⅲ）なので，正常であれば両神経の機能は保たれているといえる．
☐「瞳孔の大きさ」と「対光反射の有無」を明確に区別する必要がある
☐ 瞳孔の大きさは交感神経と副交感神経のバランスによって決まる．
☐ ICU では内頸静脈からのカテーテル留置による交感神経の損傷の可能性があり[2]，その場合は Horner 症候群と同じ機序で障害側の縮瞳が生じる．交感神経の障害による瞳孔不同は見落とされがちな原因であり，常に意識しておく必要がある．
☐ 対光反射の消失かつ散瞳の両方がある場合は動眼神経の障害であり，鉤ヘルニアや後交通動脈瘤の破裂などによる動眼神経の圧迫や脳幹の障害で起こる．
☐ 片側の動眼神経障害であれば反対側の対光反射は直接，間接とも保たれる．
☐ ICU 内で新しく出現した場合は，脳浮腫による鉤ヘルニアの可能性を考え，緊急の頭部 CT を考慮すべきである．
☐ 両側瞳孔が散大し対光反射もない場合は，中脳の広範な障害や正中ヘルニアによる両側動眼神経や神経核の障害の可能性が高い．
☐ 両側瞳孔が散大しているが左右差はなく，対光反射も保たれている場合は，抗コリン

作用のある薬物の中毒や代謝性意識障害である場合が多い。
□ オピオイド中毒，ベンゾジアゼピン中毒，橋出血では両側瞳孔は著明に縮瞳する[3]。

眼位評価のポイント

□ 外転は外転神経（Ⅵ）が支配しており，眼球運動の中枢は脳幹被蓋部に存在しているため，鉤ヘルニアによって両側の外転神経や神経核が障害を受ければ両側の眼球が内転することがある。
□ 片側の水平共同偏視は，同側大脳半球の障害や反対側のてんかん発作でみられる。一般にテント上病変では病側に偏位し，テント下病変では健側に偏位する。下方偏視は視床や中脳背側の障害を示唆し，低酸素性虚血性脳症でよくみられる[2]。頭部画像で異常のみられない共同偏視ではてんかん発作を疑い，持続脳波計を施行する。
□ 昏睡患者でも自発的眼球運動がみられる場合は，脳幹の障害ではなく両側大脳半球の障害や代謝性障害の可能性が高い[4]。
□ 指示に従って開閉眼や眼球の上下運動を行うことができるなら，閉じ込め症候群を考える。

脳幹反射による脳幹機能の評価 Ⓟ Ⓞ

□ 蘇生後脳症，低酸素脳症，脳幹出血，脳浮腫や占拠性病変による脳ヘルニアなどにより昏睡になっている患者では，予後予測の意味で脳幹機能の評価が重要である。
□ 法的な脳死判定を行わない場合でも，角膜反射，対光反射，咳反射は簡便に評価できるため，日々の診察所見に含めるべきである。これらの反射が認められなければ神経学的予後は極めて悪いため，方針決定の重要な材料となる。ただし，重度の代謝性脳症，低体温，薬物によっても一時的に脳幹反射が消失することがあるため，定期的な再評価が必要である。
□ 角膜反射を評価するために綿棒やティッシュを用いて角膜を刺激すると，角膜を損傷し，覚醒後に視力障害が出現して問題になることがある。目薬のように生理的食塩液を眼球に滴下して角膜反射を評価するほうが望ましい。
□ 吸引チューブで咽頭を刺激して咳反射を評価する。

運動の見方と解釈 Ⓟ Ⓞ

□ 意識障害の原因を鑑別することは重要であるが，患者の運動（筋トーヌス，随意運動，不随意運動，腱反射，病的反射）が大きなヒントとなることがある。
□ 意識がなくても通常は筋肉にはある程度の緊張があり，これをトーヌスとよぶ。手を握り回内・回外をしたり，肘の曲げ伸ばしをしてトーヌスの亢進減弱，左右差の有無について確認する。トーヌスに左右差があれば，器質的疾患またはてんかんの可能性が高い。
□ 腱反射に左右差があれば，器質的疾患またはてんかんの可能性が高い。
□ 疼痛刺激に対する四肢の動きに左右差が認められれば，器質的疾患またはてんかんの

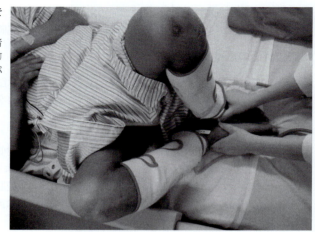

図 2-6-3　下肢の羽ばたき振戦
(平岡栄治ほか. 意識障害患者の神経学的所見の取り方：ICUでも神経学的所見を取ろう［パート2］. Intensivist 2010；2：426-31 より転載)

可能性が高い。
☐ ミオクローヌスは意識障害の鑑別の手がかりとして有用であり，四肢だけではなく，口角や眼輪筋の動きなど，全身を観察し，見逃さないことが大切である。
☐ ミオクローヌスには筋肉の収縮が不随意に起こる陽性ミオクローヌスと，筋トーヌスが不随意に消失する陰性ミオクローヌスがある。肝性脳症による羽ばたき振戦は陰性ミオクローヌスである[5]。
☐ 意識障害のある患者の羽ばたき振戦は以下の手順で観察する (図 2-6-3)。

① 両膝関節を完全に屈曲させた状態で両足と両膝を合わせる。
② 両足を揃えた状態で両足首を持ち，股関節を重力に任せて外転，外旋させる（膝が両側に広がる）。
③ 膝がピクッ，ピクッと段階的に広がっていけば，羽ばたき振戦は陽性である。

☐ ミオクローヌスは，肝性脳症や尿毒症などの代謝性脳症，脳炎，低酸素脳症など，さまざまな原因で生じるが，どちらかというと器質的な異常よりも代謝性の異常による意識障害を示唆する。
☐ 特に ICU で見逃されやすいのは，抗菌薬，制吐薬，オピオイド，抗 Parkinson 病薬，抗痙攣薬，抗精神病薬，抗うつ薬などの薬物により生じるミオクローヌスと意識障害である[6]。新たにミオクローヌスを伴う意識障害が認められたときは，必ず薬物を見直す必要がある。
☐ 心肺蘇生後，早期にミオクローヌスが認められた場合は極めて予後が悪い。
☐ 適切な心肺蘇生後に意識状態が回復していく過程で動作時ミオクローヌスが認められる状態を Lance-Adams 症候群とよび，神経学的予後は良い場合が多い。

意識障害と頭部画像

- ICU で新たな意識障害や意識レベルの変化が認められたときは，すぐに頭部画像検査を施行するのではなく，必ず診察を行い，瞳孔，眼位，四肢の運動の左右差を評価する．
- 診察により focal deficit（巣症状）がある場合，緊急に頭部 CT または MRI を施行する．巣症状がない場合は薬物，譫妄，新たな敗血症など，代謝性の原因を鑑別の上位に考える．それでも説明がつかない場合に頭部画像を考慮する．
- 意識障害の原因がミダゾラムやフェンタニルの遷延である可能性を否定するために，フルマゼニルおよびナロキソンを投与し，意識の改善が認められるかを確認することで，無駄な頭部画像検査を避けることができる場合がある．
- 意識障害に対して頭部 CT が施行された整形外科術後患者 187 人の後向きレビューでは，巣症状があった場合となかった場合で脳卒中の有無に大きな有意差が認められた（0% vs. 12.5%，$p<0.001$）[7]．
- 代謝・薬剤性の原因がなく，頭部 CT，脳波などでも説明がつかない意識障害は，脳幹梗塞の可能性があり，安全に施行できるのであれば MRI を考慮する必要がある．

意識障害と脳波

- American Clinical Neurophysiology Society（ACNS）のエキスパートコンセンサスでは，以下の場合に持続脳波を推奨している[8]．

i	痙攣後に意識状態が改善しないとき
ii	テント上の脳外傷で意識障害があるとき
iii	変動する意識状態または意識障害の説明がつかないとき
iv	脳波測定（持続ではない）により周期性の放電（全般性，片側性，両側性）を認めたとき
v	てんかんのリスクがある患者に筋弛緩薬を用いるとき
vi	痙攣様の動きが認められたとき（てんかん性か非てんかん性かを区別するため）

- 痙攣が頓挫した後に，30〜40 分以上経過しても意識の改善がまったく認められず，昏睡の状態である場合は，非痙攣性てんかん重積状態（痙攣の動きはないが，脳ではてんかん発作が重積している状態）を疑い，緊急の脳波検査を施行すべきである．
- 痙攣が頓挫した後に意識の回復が認められないなど，非痙攣性てんかん発作を起こしている検査前確率が高い状態で，かつ緊急の脳波検査が施行できない場合（特に夜間や休日）は，痙攣重積発作の治療に準じて挿管，深鎮静，抗痙攣薬のローディングと維持療法を開始する．

意識障害と脳脊髄液分析

- 以下の疾患による意識障害を疑った場合は，腰椎穿刺および脳脊髄液分析を行う．

疾患	経過	提出すべき髄液検査
細菌性髄膜炎	数時間～数日の発熱，頭痛，後頸部痛，意識障害，痙攣	糖，蛋白，細胞数と分画，Gram 染色，培養
ヘルペス脳炎・髄膜炎	数時間～数週間の発熱，頭痛，行動変容，人格変化，痙攣	糖，蛋白，細胞数と分画，Gram 染色，培養，ヘルペス PCR
真菌性髄膜炎	数日～数週間の発熱，頭痛，後頸部痛，変動する意識障害，痙攣	糖，蛋白，細胞数と分画，Gram 染色，墨汁染色または Giemsa 染色，培養

（朱 祐珍，江原 淳）

第7章

筋力低下の鑑別と診断

筋力低下の有無の判断 P O

☐ICU における筋力低下をきたす疾患は，大きく2つに分けて考える。

ICU 入室前から起こっている疾患	外傷性・腫瘍性・感染性の脊髄損傷，Guillain-Barré 症候群（GBS），重症筋無力症，Lambert-Eaton 筋無力症候群，筋萎縮性側索硬化症（ALS），筋ジストロフィー，フグ中毒，ボツリヌス中毒など
ICU 入室後に発症する疾患	全身性炎症反応症候群（SIRS）などを背景とした ICU 関連筋力低下（ICUAW）

☐ICU 入室前から起こっている疾患としては，多彩な神経筋疾患を鑑別に挙げる必要があり，これらはすでに診断名がついている場合もあれば，そうでないこともある。

☐神経筋疾患では四肢の筋力低下が ICU 入室の直接原因ではなく，呼吸筋の筋力低下や喀痰の喀出不全による呼吸不全として入室する場合が多い。安易に COPD の急性増悪や誤嚥性肺炎と決めつけないことが重要である。

☐神経筋疾患の存在に気づくためにはまず詳細な病歴聴取が必要となるが，特に ICU 入室患者は鎮静や人工呼吸などにより病歴聴取が困難となることがしばしばあり，その場合は家族などから詳細な病歴を聴取する。

☐筋力低下の他覚的評価としては，徒手筋力試験（MMT）を用いて筋ごとに 0～5 で評価することが一般的である。

☐両上下肢について，3つの筋（合計 12 の筋）で MMT を行い，合計した MRC score（60 点満点）も筋力低下の評価に用いられる。

☐MMT は最大努力で行い，指示に従えることを前提としている。MMT が低い場合は，

図 2-7-1　四肢を動かすシグナルの経路

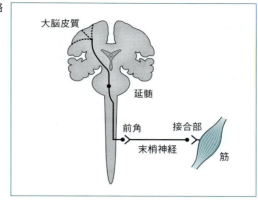

本当に最大努力をしているのか，関節痛や筋肉痛が妨げになっていないかなどを確認する。
□患者が「全身に力が入らない」と訴えているときは，筋力低下の場合もあれば，心肺疾患や感染症，悪性腫瘍などに伴う全身疾患による「脱力感」のこともある。脱力感の場合は，MMT による他覚的な筋力は比較的保たれていることが多い。

神経筋疾患の鑑別の進め方

□筋力低下の発症が ICU 入室前であったと判断された場合（つまり ICUAW ではない場合），局在を意識しながら神経筋疾患の鑑別を行う。
□局在を考える際には，まず四肢を動かす経路をたどっていくのがわかりやすい。すなわち，**大脳皮質（運動野）→錐体路→脊髄→脊髄前角→末梢神経→神経筋接合部→筋**とシグナルが伝わって四肢が動く，ということを意識すればよい (**図 2-7-1**)。
□局在を考えることは鑑別を絞っていくうえで重要である。中枢神経障害では脊髄損傷や頭蓋内病変，脊髄前角細胞障害では ALS，末梢神経障害では GBS，神経筋接合部障害では重症筋無力症，Lambert-Eaton 筋無力症候群，ボツリヌス中毒，筋障害では筋ジストロフィーなどが鑑別に挙がる (**表 2-7-1**)[1]。

病歴

□たとえ気管挿管されていたとしても，Yes/No クエスチョンにより本人からある程度の病歴聴取はできる。
□発症が急性（数日〜数週）であるか，慢性であるかを確認する。

慢性の発症または緩徐な進行	ALS，筋ジストロフィー，Parkinson 病など，緊急の介入が必要とならない疾患である可能性が高い。
急性の発症または急性の進行	GBS，重症筋無力症，脊髄の感染や圧迫など，緊急の介入を必要とする疾患である可能性が高い。

表 2-7-1　神経筋疾患の局在と原因疾患

末梢神経障害	GBSと慢性炎症性脱髄性多発ニューロパチー（CIDP） 重症疾患多発ニューロパチー（CIP） 感染性（サイトメガロウイルス，ウエストナイルウイルス，ジフテリア）
神経筋接合部障害	重症筋無力症とLambert-Eaton筋無力症候群 ボツリヌス中毒 有機リン中毒 長期間の神経筋遮断薬使用による医原性 高Mg血症 フグまたは魚介類中毒
ミオパチー	重症疾患ミオパチー（CIM） 横紋筋融解症 多発筋炎と皮膚筋炎 筋ジストロフィー
脊髄障害	外傷性頸髄または胸髄損傷 横断性脊髄炎 脊髄梗塞 腫瘍性病変
前角細胞障害	ALS 感染性（ウエストナイルウイルス，ポリオ脊髄炎）

Kollef MH, et al. The Washington Manual of Critical Care, 3rd ed. Philadelphia：Lippincott Williams & Wikins, 2017（田中竜馬監訳．ワシントン集中治療マニュアル．東京：メディカル・サイエンス・インターナショナル, 2010）より許可を得て転載

- □感覚障害の有無，外眼筋障害（複視）の有無，嚥下障害（飲み込みづらさや嚥下時のむせ）の有無，膀胱直腸障害の有無，近位筋または遠位筋優位の筋力低下であるかを確認し，局在を考える．
- □「椅子やトイレの便座から立ち上がるのが困難になった」「両腕を挙上して髪を洗うことや，高い所にあるものを取ることが困難になった」などは近位筋の筋力低下を示唆する病歴である．
- □日光過敏，口腔内潰瘍，関節痛やこわばり，筋肉痛，Raynaud現象など，膠原病関連の症状の有無を確認する．

身体所見

- □全身vs.局所，対称性vs.非対称性，近位vs.遠位に分類することにより，可能性の高い疾患群を想定する（図2-7-2）[2]．
- □筋萎縮の有無，トーヌスの亢進減弱，深部腱反射，病的反射の有無について診察を行い，局在診断を行う．局在によってある程度症状や身体所見に特徴がみられる（表2-7-2）[3]．

図 2-7-2 筋力低下診断のフローチャート

(Miller ML. Approach to the patient with muscle weakness.<https://www.uptodate.com/contents/approach-to-the-patient-with-muscle-weakness>を改変)

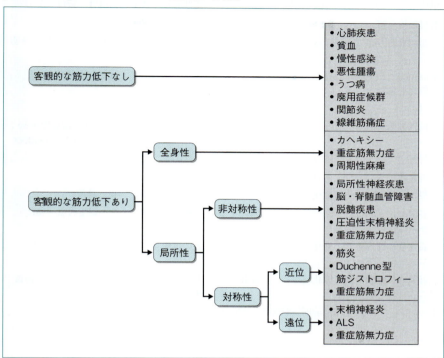

追加検査

- □ これらの病歴および身体所見から鑑別疾患を挙げ，必要に応じて頭部 CT，脊髄 MRI，神経伝導速度検査，誘発筋電図，筋生検，血液検査（抗アセチルコリン受容体抗体，筋逸脱酵素など）を追加する。
- □ 安易に ICUAW と診断することで，GBS のような特異的な治療法がある疾患を見逃してはならない。

神経筋疾患患者の ICU 管理 ⓟ

- □ 神経筋疾患患者は，呼吸不全により人工呼吸器管理が必要となるだけではなく，自律神経障害により循環動態が不安定な場合もあり，しばしば ICU 管理が必要となる。
- □ 呼吸不全に関しては呼吸筋の機能障害による換気不全だけでなく，咳嗽力の低下による気道の問題も起こり得るため，「いつでも呼吸不全による急変を起こし得る」と考えて気管挿管の閾値を低く保つ必要がある。

表 2-7-2 神経筋疾患の局在と特徴

限局性	疼痛	感覚喪失	腱反射	分布
筋肉	変数(筋肉痛)	なし	正常もしくは↓	対称性,近位
神経筋接合部				
重症筋無力症	なし	なし	正常	眼球運動,延髄,呼吸,近位
Lambert-Eaton 筋無力症候群	なし	なし	↓	延髄,近位
神経				
前角細胞	なし	なし	↓(ALSで↑)	びまん性(限局性から); spares EOMs, bladder
神経根	あり	変化	局所的↓	神経根
神経叢	あり	変化	局所的↓	神経叢
単ニューロパチー	変化	常にある	一般的に通常	単一神経
多発単ニューロパチー	変化	常にある	一般的に通常	2つ以上の単一神経
長さ依存性多発ニューロパチー	変化	常にある	足の痙攣↓	遠位(足先→足→手)
非長さ依存性多発ニューロパチー	変化	変化	しばしば反射喪失	近心性近位および遠位

Gabrielli A, et al. Civetta, Taylor and Kirby's Critical Care, 4th ed. Philadelphia:LWW, 2009 より

- 神経筋疾患患者の場合,呼吸不全の徴候が出にくいため注意が必要である。呼吸音の異常や努力呼吸はみられないことが多く,**浅呼吸や頻呼吸,会話困難**などが特徴的な症状である。
- 二酸化炭素貯留や呼吸困難感だけではなく,呼吸回数の増加,会話困難が経時的に悪化しているときは,安全のために気管挿管すべきである。
- ベッドサイドで測定できる簡便な指標

single breath count 試験	大きく息を吸った後,1回の息で15以下までしか数えられない場合,筋力低下による重度の換気不全があると考えられ,気管挿管を積極的に考慮する必要がある。

- 最大吸気圧と努力肺活量が測定できれば,最大吸気圧が-30 cmH$_2$O,努力肺活量が20 mL/kgを切る場合には人工呼吸器管理を考慮する[4]。
- 挿管,人工呼吸器管理が必要となった場合には,1日1回のSBT(自発呼吸トライアル)以外は十分な圧補助を行い,呼吸筋疲労を防ぐことが重要である。
- GBSでは自律神経障害がみられる。刺激が誘因となって血圧や脈拍の大きな変動がみられ,時には心停止を起こすこともある。ベッドサイドにアトロピンを常備しておき,β遮断薬は使用しない[3]。

□ 神経筋疾患の患者は意識清明な場合が多いため，コミュニケーションをとる方法の工夫や，痛みや不快感への配慮が重要である。

重症疾患に関連した筋力低下 P E O

□ ICU 患者で重症疾患の合併症として生じる四肢の筋力低下は，ICU 関連筋力低下（IC-UAW）とよばれ，2つの病態がある。

重症疾患多発ニューロパチー（CIP）	神経障害が主体
重症疾患ミオパチー（CIM）	筋障害が主体

□ CIP では，SIRS による多臓器不全の1つとして非炎症性の軸索変性による末梢神経障害が起こる[5]。人工呼吸器からの離脱困難や近位筋優位のびまん性四肢筋力低下を特徴とするが，球麻痺症状はまれで，自律神経機能も温存される点が GBS と異なる[6]。
□ 眼筋や顔面筋の筋力低下はまれである[7]。
□ 腱反射は減弱または消失し，感覚障害もしばしば合併するが，敗血症性脳症を合併することが多いため詳細な診察は難しく，確定診断には電気生理学的検査が必要である[3]。
□ CIM は CIP に合併することもあり，その場合は重症疾患ニューロミオパチー（CINM）とよばれる。
□ 筋生検ではミオシンフィラメントの欠損による筋線維の萎縮および壊死がみられる。CK は軽度上昇することもあるが，上昇していなくても否定はできない。臨床症状は CIP に類似するが，神経障害の合併がなければ感覚障害はない。
□ CINM は，敗血症と多臓器不全で人工呼吸器管理中の ICU 患者の 70％，ARDS 患者の 60％ に発症すると報告されている[8,9]。
□ ステロイドや筋弛緩薬の使用，高血糖，安静，多臓器不全，人工呼吸器管理，全身炎症などがリスク因子となる[7]。
□ 特異的な治療法はない。原疾患の早期治療，適切な血糖管理，早期リハビリ，栄養管理，電解質補正などの全身管理，ステロイドや筋弛緩薬は適応を十分に考慮し可能なかぎり使用を避けること，などが重要である。
□ 数週間から数か月かけて徐々に筋力は回復するが，機能障害を残すことも多い。長期人工呼吸器管理が必要となった患者では特に回復に時間がかかり，65％ は退院時に機能障害が残存し，なかには何年も神経筋障害が続く患者もいる[7]。

（朱 祐珍，江原 淳）

第8章
頭蓋内圧（ICP）モニタリングと管理

ICP の生理学

ICP とは

- 成人の正常な ICP は，10〜15 mmHg 以下とされている[1]。
- 米国の Brain Trauma Foundation（BTF）のガイドライン[2]や，SCCM による Emergency Neurological Life Support（ENLS）[3]において，ICP 亢進は「≧20 mmHg が5分以上継続した状態」と定義されている。
- 治療閾値に関しては議論があるが，積極的な治療を開始する閾値として，日本の重症頭部外傷ガイドライン[4]では ICP≧15〜20 mmHg，BTF ガイドラインでは ICP≧22 mmHg を推奨している。

ICP 亢進の病態生理

- 頭蓋内は，脳実質（頭蓋内容積の70％），脳脊髄液（15％），血液（15％）で構成されている[5]。
- 成人の頭蓋内容積は 1,400〜1,700 mL と一定であることから，上記3つの構成成分の1つまたは複数の容積増加や，本来の構成成分ではない血腫などの出現により，ICPは上昇をきたし得る。
- 正常脳の頭蓋内環境では，頭蓋内要素の緩徐な増加に対してはある程度順応できるとされ（50〜100 mL），頭蓋内要素の増加に対し，3つの構成成分の容積をほぼ同量ずつ減少させることで ICP を自動調節する緩衝機構がある（Monro-Kellie 理論）。具体的には，脳脊髄液が脊髄くも膜腔へ吸収されたり，静脈洞を介して頭蓋外静脈系へ静脈血が排出されるなどにより，頭蓋内構成要素の容積が減じ，ICP の急激な上昇を回避している（図 2-8-1A）。
- しかし，外傷，出血や腫瘍などによる容積の増加が急激に起き，調節能の限界を超えた場合や，この緩衝機構が破綻した場合，急激な ICP の亢進を認める。このとき容積増大に対して急峻な ICP 亢進が生じ，「脳コンプライアンスの低下」とも表現される（図 2-8-1B）[6]。

脳灌流圧（CPP）と脳血流量（CBF）の関係

- ICP 亢進が長期的予後を悪化させることは多くの研究で報告されており[7〜9]，適切なICP を保ち，CBF を維持することが重要である。

図 2-8-1 Monro-Kellie の頭蓋内コンプライアンス曲線

A：正常時，B：圧代償機構の破綻による ICP 亢進時

（横堀將司．頭蓋内圧モニタリングと管理．Intensivist 2013；5：525-37 より許可を得て転載）

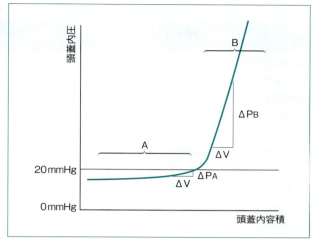

図 2-8-2 CPP と CBF の関係

A：正常脳の自動調節能．CPP が 50～150 mmHg では脳血流は血管径の変化により一定に保たれる．B：自動調節能の部分的破綻．血管の自動調節能が障害されると自動調節能の下限（break point）が高い CPP にシフトし，CPP が 50～60 mmHg のレベルでも CBF 減少に伴い脳虚血を起こす（青緑色の部位）．C：自動調節能の完全破綻．CPP 上昇に伴い CBF が直線的に増加する．血圧上昇に伴い，血管床増大が起こり，ひいては脳腫脹，ICP のさらなる上昇を引き起こす．

（横堀將司．頭蓋内圧モニタリングと管理．Intensivist 2013；5：525-37 より許可を得て転載）

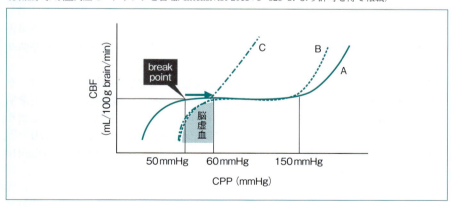

- □ 適切な CBF を表す日常臨床での間接的な指標[10]

    脳灌流圧（CPP）＝MAP（平均動脈圧）－ICP（頭蓋内圧）

    つまり，MAP が低下するか ICP が亢進することにより，CPP 低下が引き起こされる．
- □ 正常な自動調節能下（autoregulation）（図 2-8-2A）では，CPP が 50～150 mmHg で変化しても CBF は脳血管系の変化により一定に保たれるが，CPP が 50 mmHg 以下となると，血管拡張による脳血流の維持は困難となり，虚血が起きる．

表 2-8-1　ICP 亢進をきたす病態とそれぞれのメカニズム

主な病態	mass effect（圧迫所見）	浮腫	血管拡張	脳脊髄液の循環不全
外傷性脳損傷	○	○	○	
くも膜下出血	○	○		◎
脳静脈血栓症		○		◎
低酸素/虚血性脳症		○		
脳腫瘍	○	○		
中大脳動脈閉塞による脳梗塞		○		
脳出血	○	○		
脳膿瘍	○	○		
髄膜炎		○		
特発性 ICP 亢進症				○?
急性肝性脳症		○	○	
acute hypoosmolar syndromes		○		
高血圧性脳症		○		
Reye 症候群			○	
狭頭症				

Stocchetti N, et al. Traumatic intracranial hypertension. N Engl J Med 2014；370：2121-30 を改変

- 自動調節能が破綻している場合，CBF を保つためにより高い CPP が必要となる場合がある（図 2-8-2B）。一方，CPP が 120 mmHg 以上となると，高血圧性脳症や脳浮腫を起こすとされている[11〜13]。
- 重症頭部外傷患者の 1/3 で，自動調節能が破綻しているという報告[14〜16]があり，そのような患者では CPP に依存して CBF が直線的に増加し，脳浮腫と ICP 亢進を生じる（図 2-8-2C）。CPP を低く保つと虚血となり，高く保つと ICP が亢進してしまう。
- 慢性高血圧症患者では，より高い CPP まで調整が行われることが知られており[11,13]，すべての患者に適した CPP の目標値を定めることは難しいが，CPP 60〜70 mmHg が目標にされることが多い[17]。

ICP 亢進の原因と臨床症状 P O

- ICP 亢進をきたす主な病態とその要因（表 2-8-1）を念頭におき，治療手段を選択する。
- 症状としては頭痛，嘔吐，意識障害，痙攣などを呈する。
- 身体所見としては，外転神経麻痺による複視，乳頭浮腫，眼窩周囲皮下出血[18]が認められ，さらに進行すると Cushing 徴候（徐脈，血圧上昇，呼吸抑制）や脳ヘルニアによる巣症状（瞳孔不同，片麻痺）を認める（後述）。
- ICP 亢進初期には，周期的な頻呼吸と徐呼吸が認められることがある。

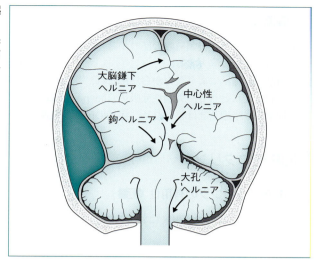

図 2-8-3　脳ヘルニアが起こる機序
(Stocchetti N, et al. Traumatic Intracranial Hypertension. N Engl J Med 2014；370：2121-30 をもとに作成)

- 脳ヘルニアを起こす前のまだ脳幹機能が保たれている ICP 亢進では，CO_2 を低下させることで ICP を低下させ，さらに心拍出量を増加させて CBF を維持するための反応として，むしろ頻呼吸と頻脈が認められることは珍しくない。
- ICP 亢進の所見が臨床経過でみられた場合には ICP 亢進を疑い，頭部 CT などによる画像診断を行い，必要であれば ICP をモニタリングする。
- ICP 亢進の最終段階である脳ヘルニアが起こる機序は，脳が閉鎖された頭蓋内で大脳鎌，小脳テント，大孔で仕切られていることから，この3つに分けて考えるとよい（図 2-8-3）。

大脳鎌下ヘルニア（subfalcian herniation）

- 大脳半球が内側に圧迫され，左右の境界である大脳鎌を越えることで起こる。
- 帯状回，脳梁，前大脳動脈を圧迫するが，特有症状はないことが多い。
- 圧迫による脳梗塞を起こすと対側の下肢麻痺を生じる。

テント切痕ヘルニア（transtentorial herniation）

- 水平面の脳偏位によって，側頭葉の内側面である鉤や間脳がテント切痕（小脳テントの内側縁）を越えて嵌頓することを，鉤ヘルニア（uncal herniation）という。
- 脳幹部，特に中脳が下方，側方に圧迫されるため，動眼神経や後大脳動脈が影響を受け，同側の瞳孔散大や対光反射の消失，脳梗塞症状が出現する。
- さらに，脳幹が圧迫されることにより意識障害を呈する。
- 両側，もしくは全体の ICP 亢進により垂直下方に間脳が圧排されることを中心性ヘルニア（central transtentorial herniation）といい，症状に左右差はなく，除脳硬直や除皮質硬直を呈する。

小脳扁桃ヘルニア

□ 小脳出血などで，後頭蓋内の圧力が高くなることで，小脳扁桃が脊髄腔へのつながりとなる大孔内に陥入する。
□ 延髄が小脳扁桃により後方から圧排され，呼吸障害を呈す。
□ 代表的な症状として，失調性呼吸や Cheyne-Stokes 呼吸がある。
□ 解剖学的に後頭蓋窩は狭いため，症状の出現が急速であり，特に緊急な対応を要する。

ICP モニタリング

ICP モニタリングの有用性 E

□ 現在までに，頭部外傷患者における直接 ICP モニタリングの有用性を比較した欧米での RCT は存在しない。
□ Patel らの後向き研究では，重症頭部外傷患者に ICP モニタリングを行う神経外科センターと比較し，モニタリングを行わない集中治療センターでは死亡率が約 2 倍であった[19]。
□ 2001 年，Palmer ら[20]は，ICP モニタリングを行い，ガイドラインに準拠した治療を導入する前後で，前向き/後向きコホート研究を行ったところ，導入後で有意に死亡率が減少（6 か月死亡率が 43% から 16% に減少）したと報告している。
□ 一方，2012 年，ボリビアとエクアドルで行われた多施設 RCT（BEST TRIP study）[21]では，13 歳以上の重症頭部外傷患者 324 名を，ガイドラインに準拠した ICP モニタリングを行う群と，臨床所見と画像所見のみで治療を行う群に割り付けて比較した。その結果，両者の生存期間および 3.6 か月後の神経学的予後には有意差を認めなかった。しかし，対象に未成年が含まれているなど年齢構成の違いや，プレホスピタルケア，リハビリテーションなど，南米の医療水準が結果に影響している可能性が指摘され，この結果のみで ICP モニタリングの非有効性は結論づけられず，追加試験が必要との意見がある[22]。
□ ICP モニタリング自体が転帰に及ぼす影響は結論が出ていないが，神経集中治療に携わる多くの専門家は ICP モニタリングにより ICP，CPP を指標にした診療を行っているのが現状である。

ICP モニタリングの方法 E

□ ICP モニターを留置する箇所は，脳室内（intraventricular），脳実質（intraparenchymal），くも膜下腔（subarachnoid），硬膜下（subdural），硬膜外（epidural）があり（図 2-8-4），挿入の容易さ，感染，出血，閉塞のリスクを加味し決定される（表 2-8-2）。現在は脳室内および脳実質内モニターが最も多く用いられている。
□ 脳室内圧モニターは ICP 測定において最も精度が高く，脳脊髄液のドレナージを行えることから，現在でもゴールドスタンダードとなっている[23, 24]。
□ ICP の非侵襲的なモニタリング方法として，ocular sonography[25]（視神経または血管

図 2-8-4　モニター留置箇所

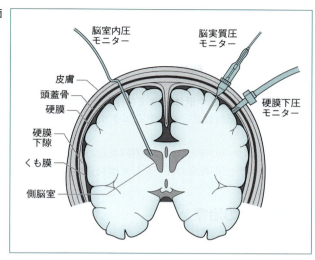

表 2-8-2　脳室内圧と脳実質圧モニタリングの比較

	利点	欠点	備考
脳室内圧（intraventricular pressure）	・安価 ・最も精度が高い。 ・CSFのドレナージが可能 ・較正が可能	・脳浮腫が強いと手技が困難となる。 ・5日以上の留置で感染のリスクが5%、長期留置で最大20% ・侵襲的で出血のリスクが約2%	デバイス：脳室ドレナージチューブ 予防的カテーテル交換は感染リスクを軽減しない。
脳実質圧（intraparenchymal pressure）	・精度は比較的高い。 ・手技が比較的容易 ・出血、感染のリスクが低い（＜1%）。	・高価（マイクロトランスデューサーを使用） ・較正ができない。 ・CSFのドレナージができない。	デバイス：fiberoptic Camino system

の超音波検出)，transcranial Doppler (TCD)[26] (大脳動脈の経頭蓋ドプラ超音波検査法)，tympanic membrane displacement[27] (鼓膜を介して誘発耳音響放射を測定)，tissue resonance analysis (TRA)[28] など数々の機器や方法が研究されているが，侵襲的手段に比べ正確性が欠けるとの報告[24]もあり，日常臨床で広く使用されるまでには至っていない。

☐東京ベイ・浦安市川医療センターでは，ICPモニターの補助ツールとして，経頭蓋ドプラで簡便に測定できる中大脳動脈や脳底動脈の pulsatility index を用いている。

ICP モニタリングの適応　G

☐BTF ガイドライン[2]における ICP モニタリングの適応は，**Glasgow Come Scale**

(GCS)≦8, 入院時の頭部 CT にて mass effect（圧迫所見）を認めるすべての患者とされている。
- □ 頭部 CT が正常な場合でも，40 歳以上で収縮期血圧＜90 の患者，もしくは異常肢位（除脳硬直，除皮質硬直）を呈す患者では適応となる。
- □ 日本の重症頭部外傷ガイドライン[4]では，上記に加え，**収縮期血圧＜90 mmHg，バルビツレート療法や低体温療法を行う場合**を適応として挙げている。頭部外傷以外（脳腫瘍，脳出血など）で ICP モニタリングを行う適応については，明文化されたガイドラインはない。
- □ 頭蓋内モニターの挿入は，凝固異常を認める患者ではそれらを補正した後に行うべきとされるが，どの程度の補正を行えば安全かについてはまだ明らかではない[6]。

ICP 亢進の治療

- □ ICP 亢進を伴う患者では，まず脳ヘルニアが生じていないか瞳孔所見を観察する。
- □ ICP 測定が正確に行われているかを確認し，介入が可能な全身的要因の有無を検索し，その処置を行う。
- □ 頭位が 30° になっているか，正中位になっているか，鎮痛や鎮静が適切になされているか，$PaCO_2$ が正常範囲内（35～40 mmHg）か，など基本の管理ができているかをまず確認する。
- □ その後，ICP 亢進に対しての内科的治療を行う（図 2-8-5）。
- □ 瞳孔所見（瞳孔不同，対光反射消失など）や Cushing 徴候を認める場合は脳ヘルニアが疑われるため，緊急の頭部 CT および緊急処置が必要となる。
- □ 緊急処置として，気管挿管，頭部挙上，過換気（PCO_2 26～30 mmHg），マンニトール投与（1～1.5 g/kg）を行う。その後，ICP 亢進の原因検索目的に頭部 CT を行い，外科的介入が可能な原因があれば治療を行う。
- □ 外科的処置が必要な状態でなければ ICP の管理と治療に移る。
- □ 2000 年代に入るとガイドラインが作成された経緯もあり，重症度に伴い段階的に治療を行っていく staircase approach（表 2-8-3）が，各施設での標準化した治療戦略として行われるようになってきた。

Step 1：気管挿管

- □ $PaCO_2$ を 35～40 mmHg 以上に保つ。
- □ 低二酸化炭素血症は脳血管を収縮させ，脳組織への血液灌流量を減少させる可能性があるため，ルーチンでの過換気は推奨されない。

Step 2：鎮静・鎮痛の強化

- □ 脳の代謝需要を減少させる，呼吸器との非同調を予防する，高血圧と頻脈などの交感神経系を抑制することを目的とする。
- □ 半減期が短く用量調節が比較的容易で，抗痙攣作用があることから[29]，プロポフォールが頻用されている。

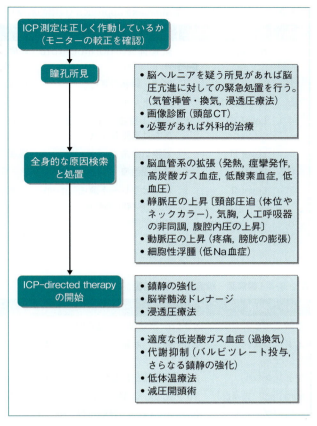

図 2-8-5　ICP 亢進に対する治療アルゴリズム
(Stocchetti N, et al. Traumatic Intracranial Hypertension. N Engl J Med 2014；370：2121-30 をもとに作成)

- □ プロポフォールとミダゾラムを比較した報告では，神経損傷の程度を示す血清マーカー値，神経学的予後に差はないとされる[30]。
- □ SCCM の鎮痛，鎮静，譫妄に対する治療ガイドライン[31]でも，非ベンゾジアゼピン系（プロポフォールやデクスメデトミジン）がベンゾジアゼピン系よりも強く推奨されている。
- □ BTF ガイドラインで推奨される各薬物の用量を表 2-8-4 に示す。

Step 3：脳室ドレナージ

- □ 頭部外傷や脳出血により脳脊髄液の灌流が妨げられると，急性水頭症をきたし ICF が亢進する。このような場合，Monro-Kellie 理論に従って脳脊髄液ドレナージが有効である。
- □ 急速な排液は低 ICP によるチューブの閉塞，脳組織の損傷をまねくので注意が必要である。
- □ 圧でコントロールする場合は 10～15 cmH$_2$O に設定することが多く，量でコントロー

表 2-8-3　ICP 亢進に対する staircase approach（段階的治療）

Step	エビデンスレベル	治療	リスク
1	not reported	気管挿管，normocarbic ventilation	咳嗽，人工呼吸器非同調，VAP
2	Level Ⅲ	鎮静・鎮痛の強化	低血圧
3	not reported	脳室ドレナージ	感染
4	Level Ⅱ	浸透圧療法，マンニトールまたは高張食塩液	負の水分バランス，高 Na 血症，腎障害
5	Level Ⅲ	過換気療法	過度の血管収縮および虚血
6	Level Ⅲ	低体温治療	水・電解質障害および感染
7	Level Ⅱ	バルビツレート療法（metabolic suppression）	低血圧ならびに感染増加
8	not reported	減圧開頭術	感染と遅発性血腫，硬膜下滲出液，水頭症，syndrome of the trephined

表 2-8-4　鎮痛薬・鎮痛薬の推奨用量

薬剤	容量
塩酸モルヒネ	4 mL/hr 持続投与，適宜増減，拮抗薬はナロキソン
ミダゾラム	2 mg 静注（試験投与）後，2～4 mg/hr 持続投与，拮抗薬はフルマゼニル
フェンタニル	2 μg/kg 静注（試験投与）後，2～5 μg/kg/hr 持続投与
sufentanil（未承認）	10～30 μg/kg 静注（試験投与）後，0.05～2 μg/kg/hr 持続投与
プロポフォール	0.5 mg/kg 静注（試験投与）後，20～75 μg/kg/min 持続投与（5 mg/kg/hr を超えない）

Brain Trauma Foundation；American Association of Neurological Surgeons；Congress of Neurological Surgeons. Guidelines for the management of severe traumatic brain injury. J Neurotrauma 2007；24 Suppl 1：S1-106 より作成

ルする場合は 100～200 mL/日程度で排液するが，ドレナージに関する明確なガイドラインは存在しない．各施設で方針が異なるため，脳神経外科医と相談し設定を行う（図 2-8-6）．
- □小脳出血や梗塞など，後頭蓋窩の mass effect が強い病態では，過剰の髄液ドレナージによる圧較差のため脳幹が上方に変異する upward herniation を起こす可能性があり，細心の注意が必要である．
- □抜去の時期は，長期留置に伴い感染リスクが高くなるため，術後 7～10 日までを目安にする．
- □抜去は，圧を数日かけて徐々に高くし（通常 25 cmH$_2$O まで），クランプしてから意識障害などの症状が再燃しないか確認した後に行うことがあるが，これも一定の見解はなく施設によって方法は異なる．

図 2-8-6　脳室ドレナージシステムの例

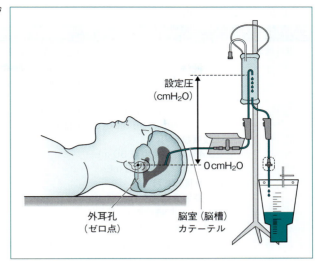

図 2-8-7　Ommaya 槽
脳室カテーテルに連結して，髄液を一時的に貯留させるドーム型をしたシリコン製の貯留槽。

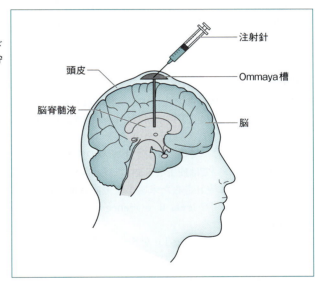

- 皮下（頭蓋骨上）にOmmaya槽を埋め込めば，術後皮膚の上からリザーバーに針を刺すことで脳室内の髄液を採取したり，薬物を脳室内に注入することができる（図2-8-7）。

Step 4：浸透圧療法

- 浸透圧利尿薬としては米国では高張食塩液，マンニトールが一般的に使用される（表2-8-5）。投与直後から細胞内や間質から血管内への水分移動により，間質の浮腫を

表 2-8-5　高張食塩液とマンニトールの使用法

	投与量	副作用・合併症	注意点
高張食塩液	①3% 高張食塩液 150 mL（ボーラス） ②7.5% 高張食塩液 75 mL（ボーラス） ③10% 高張食塩液 60 mL（ボーラス）Na＜155 mEq/L で反復投与可。 ④23.4% 高張食塩液 30 mL（ボーラス）Na＜155 mEq/L で反復投与可。 ⑤3% 高張食塩液を 0.1〜1.0 mL/kg/hr 持続投与（小児重症外傷性脳損傷のみ）。	・血小板凝集障害による出血 ・凝固時間の延長（PT, APTT） ・低 K 血症 ・低 Cl 性アシドーシス	Na 155 mEq/L 以下で管理。
マンニトール	20% マンニトール注射液を 0.25〜1.0 g/kg 2〜6 時間ごとに反復投与可。	・血圧低下（収縮期血圧 90 mmHg 未満の場合は使用不可） ・他の利尿薬（フロセミドなど）と使用しづらい。	・血漿浸透圧 320 mOsm/L 以下 ・Na 155 mEq/L 以下で管理。 ・腎機能，電解質のチェック

減少させる[32)]。
□マンニトールと高張食塩液の比較試験が行われており，高張食塩液のほうが ICP をより減少させ，また効果持続時間が長いという報告もあるが，臨床的転帰の差を示すエビデンスは現在まで存在しない。
□BTF ガイドライン[2)]では，マンニトールの使用を推奨しているが（level Ⅱ evidence），高張食塩液については使用を考慮してもよいという表現にとどまっている。
□一方，2012 年に改訂された米国小児重症外傷性脳損傷の治療ガイドライン[33)]では，高張食塩液の使用が level Ⅱ evidence として明示されるようになり，今後の追加試験の報告が待たれる。
□マンニトールは 0.25〜1 g/kg を 6〜8 時間おきに投与する。血清浸透圧を定期的に測定し，320 mOsm/kg 以上になったら中止する[34, 35)]。
□高張食塩液は，例えば 10% 食塩液であれば 15 分かけて 60〜75 mL を中心静脈ラインより投与する[36)]。
□日本ではグリセロールが外傷，脳卒中を問わず使用されており，「脳卒中治療ガイドライン 2009」[37)]において，推奨グレード B として記載されているが，米国のガイドラインには記載がない。その理由として，マンニトールと比べ，脳と血管内の浸透圧較差が平衡に戻りやすいこと，rebound effect が強く，ICP のコントロールにおいては効果が劣るという報告[38, 39)]があり，米国において臨床使用は過去のものとなっている。

Step 5：過換気療法

- 過換気によってCO_2が低下すると，脳血管収縮によりCBFが減少し，ICPを一時的に減少させることができる[32]。しかし，長時間のCBFの低下は脳虚血により二次的脳損傷を起こす。
- 頭部外傷患者で治療目標を$PaCO_2$ 25 mmHg以下に設定した群では，通常換気で管理を行った群よりも臨床的予後が悪かった報告[33]がある。よって，あくまでも一時的な緊急避難としての役割にとどまる。
- BTFガイドライン[2]では，CBFが低下していることが多い入院24～48時間以内での過換気療法は推奨されていない。また，過換気を行う際は内頸静脈酸素飽和度（SjO_2），脳組織酸素分圧（$PbtO_2$）を測定し，酸素供給をモニタリングすることが推奨されているが，日本では未承認である。

Step 6：低体温治療

- 体温管理療法について（☞「体温管理療法：総論」p.78）
- 重症頭部外傷に対しICP低下作用を含む有効性が検討され，頭部外傷については多くのRCTが行われているが，現時点で生命予後や機能予後に関して有効性は実証されていない。多くの研究で治療の軸となる導入，維持，復温のプロセスに研究デザインの統一性がなく，正しい結論を導けないでいるのが現状である[40]。
- しかし，抵抗性のICP亢進に対し，ICPを低下させるという目的において低体温療法が著効することは，日頃の臨床でよく経験する。

Step 7：バルビツレート療法

- バルビツレートはGABA-A受容体Clチャネルに直接作用し，開口時間を延長させることにより大脳の電気的活動，代謝を抑制する。その結果，脳灌流量は減少し，ICPも減少することで神経保護作用が期待されている。
- 1988年のRCTでは，バルビツレート投与群のほうがICPをコントロールできた割合が多く，その有用性が期待されたが，30日死亡率には差がなかった[41]。その理由として，合併症としての心筋抑制に伴う低血圧があり，カテコラミンの使用が必要となるほどの患者が4人に1人の割合でいた。低血圧によりCPPの低下を伴うことから，その臨床的効果が相殺されてしまう可能性が指摘されている[42]。
- BTFガイドライン[2]では，神経保護作用を期待しての予防的投与は推奨しておらず，治療抵抗性のICP亢進に対して大量バルビツレートを考慮するとしている（level Ⅱ recommendation）。

Step 8：減圧開頭術

- 内科的治療の効果が乏しい場合，閉鎖された頭蓋内を外科的に開放することでICPを低下させる減圧開頭術が行われる。
- 開頭術のみでICPを約15％減少させることができ，硬膜を開放すれば約70％減少させることができる[43]。

□頭部外傷後の頭蓋内圧亢進に対して減圧開頭術を行うことで，生命予後は改善するが，神経学的予後は悪化し，寝たきり状態の患者を増やすという報告がある[44]。
□小児の重症頭部外傷では早期両側前頭部減圧開頭術の有効性が示されたが[45]，2011年に発表された多施設前向き研究（DECRA trial）[46]で，成人のICP亢進を伴うびまん性脳損傷において，72時間以内に両側前頭開頭術を施行した群と，内科的治療のみを行った群を比較したところ，6か月死亡率には差を認めず，むしろ前者で神経学的予後が悪かった。
□現在，初期治療に反応しないICP亢進患者を外減圧とバルビツレートとに割り付けるRCT（RESCUEicp study）[47]が進行中であり，その結果が待たれる。

その他：ステロイド療法

□1960年代初頭に，脳浮腫に対する治療としてステロイドが使用されるようになった。その効果として，脳血管透過性の亢進を抑制することによる脳細胞浮腫の抑制，脳脊髄液の産生抑制があり[48]，腫瘍によるICP亢進時[49]や中枢神経系感染[50]に対してはその有用性が報告されている。
□頭部外傷においても30年以上にわたりステロイド投与が行われてきた。しかし，2004年に報告された大規模RCT（MRC CRASH trial）[51]において，中等度から重症の頭部外傷患者に対して8時間以内にメチルプレドニゾロンを投与した群とプラセボ群を比較したところ，2週間以内の死亡率が21% vs. 18%（RR 1.18）とステロイド使用群で有意に上昇し，頭部外傷に対する有用性が否定された。
□BTFガイドラインでは，頭部外傷によるICP亢進に対してステロイド治療は推奨されていない（level I recommendation）。

（坂田 大三，江原 淳）

第9章

体温管理療法：総論

体温管理療法の定義 E P

低体温療法/体温管理療法の歴史 E

□ヒトにおける初めてのRCT（2002年の2つの論文）

図 2-9-1　TTM と IN・TH の関係

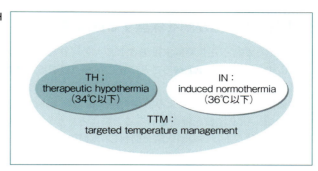

Bernarc らの study[1]	心室細動（VF）による心停止後の蘇生に成功した被験者 77 名を，12 時間の therapeutic hypothermia（TH）（32℃）群と正常体温群に割り付けた。神経学的な改善は，TH 群の 49％，正常体温群の 26％ と，補正オッズ比は 5.25 であった（95％CI 1.47〜18.76）。
HACA（hypothermia after cardiac arrest）study[2]	VF による心停止後の蘇生に成功した被験者 275 名を，その後 24 時間低体温療法（TH 32〜34℃）を行う群と正常体温の群とに無作為に割り付けた。6 か月後，TH 施行群では 41％ が死亡し，正常体温群では 55％ が死亡した（RR 0.74, 95％CI 0.58〜0.95）。また，神経学的な改善は，TH 施行群では 55％，正常体温群では 39％ にみられた（RR 1.40, 95％CI 1.08〜1.81）。

□日本では，2005〜2009 年に行われた J-PULSE-HYPO study の結果が 2011 年に発表され，心原性の院外心肺停止後心拍再開症例における低体温療法の有効性が示された[3]。

□心肺停止後に体温を管理することの有効性については異論の余地がなくなってきており，現在の主な論点は目標体温となっている。

□目標体温による低体温療法の分類

〜36℃	temperature control or IN（induced normothermia）
32〜34℃	mild hypothermia or TH
28〜31.9℃	moderate hypothermia

□2013 年の Nielsen らの報告では，体温を 36℃ に維持した場合と 33℃ まで冷却した場合で，死亡率および神経学的予後に有意差はみられないとした[4]。

□日本では従来，低体温療法という用語が常用されてきたが，2013 年の targeted temperature management（TTM）36℃ の論文以降，必ずしも体温を低くする必要があるわけではなく，高体温にしないことが大切であるという可能性が示された（図 2-9-1）。

□以前は出血傾向や感染により低体温の適応外と判断されていた症例においても，IN（常温療法）という選択肢が加わったことになる。

体温管理療法が脳を保護する機序 P

- □Zeiner らが行った心肺蘇生後患者 151 人を対象とした観察研究で，最初の 48 時間で 37℃ より 1℃ 体温が上がるごとに死亡率が上昇することが示された（OR 2.26, 95% CI 1.24〜4.12)[5]。
- □体温を 1℃ 下げることにより，脳代謝は 6〜7% 減少する。これは脳酸素消費量（CMRO$_2$）と ATP 消費を軽減させることによる。かつては体温を下げることによる脳保護の機序は，主にこの脳代謝を抑制し，CMRO$_2$ を減らすことと考えられてきた。
- □1987 年に Busto らは，3℃ の脳温低下による強い脳保護効果を報告した。その主な機序は代謝抑制ではなく，**虚血時の細胞外液中のグルタミン酸濃度の上昇抑制作用**である可能性が示唆された[6]。
- □心停止により脳血流が途絶すると，嫌気性解糖・乳酸産生により細胞内アシドーシスに至る→ Ca^{2+} − ATPase の構造が変化し，細胞内 Ca^{2+} が増加する→神経細胞のグルタミン酸受容体が刺激され，さらに細胞内への Ca^{2+} 流入が続く→過酸化脂質，フリーラジカル産生が起こり，細胞死に至る。高体温でこの反応は亢進するが，体温管理療法はグルタミン酸の放出を抑制し，脳神経障害を軽減すると考えられている[7, 8]。
- □蘇生後脳症では，ミトコンドリア内膜の透過性が亢進する mitochondrial permeability transition（MPT）とよばれる現象が起こり[9]，アポトーシスが亢進するが，高体温を避けることでこの現象が抑制される可能性がある

体温管理療法の適応 G E

心停止後 G E

- □AHA ガイドライン 2015 では，病院外での心停止〔初回リズムが VF（Class I，LOE B-R），無脈性電気活動（PEA），心静止（Class I，LOE C-EO）〕後に自己心拍が再開した昏睡状態の患者に対し，体温管理療法（少なくとも 24 時間 32〜36℃ で管理）を施すことが推奨されている[10]。
- □各種ガイドラインにおける体温管理療法の適応と除外基準

ILCOR 2010	昏睡の残る CPA 蘇生後すべての患者
AHA ガイドライン 2015	VF/VT（Class I，LOE B-R）および院外心停止で PEA・asystole もしくはあらゆるリズムの院内心停止（Class I，LOE C-EO）で ROSC した意識障害の残る患者（言語指示に従えないなど）（32〜36℃ で少なくとも 24 時間）
ERC	昏睡の残る CPA 蘇生後のすべての患者（ショック非適応例ではエビデンスレベルは低くなる。）
JRC 蘇生ガイドライン 2010	院外での VF による心停止後，ROSC 後昏睡状態（質問に対して意味のある応答がない）の成人患者（12〜24 時間，32〜34℃）

- □AHA ガイドラインにある「昏睡」という表現については，GCS の明確なカットオフ

ポイントは示されておらず，各論文でも除外基準は異なっている．現時点では，言語的指示に従えない，質問に対して意味のある応答がない場合は適応とすることが推奨されている．
- 初回リズムが PEA・asystole の場合については観察研究しか行われておらず，エビデンスが少ないのが現状である．しかし，心臓の初回リズムが PEA・asystole であっても，一過性の脳への血流不足という病態生理は VF/VT の場合と同様であり，AHA ガイドラインでは Class I の推奨となっている．
- 2011 年に発表された，Kim らによる非ショック適応波形における体温管理療法に関するシステマチックレビュー・メタ解析では，PEA・asystole の場合も院内死亡率を低下させると結論づけている[11]．

頭部外傷 G E

- 1990 年代，いくつかの臨床試験から重症頭部外傷（TBI）に対する低体温療法の有用性が期待されたが[12]，2001 年の重症 TBI 全般に対する低体温療法の研究において，TTM の有用性が否定された[13]．
- 有用性が示唆された 16〜45 歳の早期低体温療法導入について，2011 年の NABISH2 では転帰改善効果は証明できなかった[14]．
- 2009 年の Cochrane レビュー[15]，2013 年のメタ解析[16]では，TBI に対する低体温療法の効果は明らかでないとされた．
- 現在進行中の HOPES trial では，頭部外傷に対する緊急の開頭血腫除去術前に低体温を導入することで，若年患者の神経学的予後を改善する可能性があるというサブグループ解析が示されている．
- 現時点では，TBI 患者に対してルーチンに低体温療法を行うことはせず，ICP が他の方法でコントロールできない場合に考慮するというのが妥当かもしれない．
- TBI 患者に対する平温療法の効果についての研究はまだ十分ではないが，少なくとも TBI 患者の発熱は神経学的予後の低下と関連していることが示されており，「hyperthermia」を避けることが重要である可能性が高い[17〜19]．

脳梗塞 G E

- 全脳虚血である心停止後症候群で体温管理療法が脳保護効果を示すのであれば，脳梗塞でもその効果は期待できると考えたいところである．
- 動物実験では，脳梗塞後に常温にコントロールした群は高体温を許容した群に比べ，梗塞範囲が小さくなったと報告されている[20]．
- 日本脳卒中学会の脳卒中治療ガイドライン 2009 では，「低体温療法は，脳梗塞急性期の治療法として行うことを考慮してもよいが，十分な科学的根拠はない（グレード C1）」，「解熱薬を用いた平温療法は，脳梗塞急性期の治療法として行うことを考慮してもよいが，十分な科学的根拠はない（グレード C1）」となっている[21]．
- 臨床試験としては，COOL AID 研究[22,23]，ICTuS-L 研究[24]で脳梗塞に対する血栓溶解療法と体温管理療法の併用療法について，血栓溶解療法単独との比較検討が行われたが，転帰に有意差はなく，体温管理療法群で肺炎などの合併症増加がみられた．

- □2014年には ReCCLAIM I（reperfusion and cooling in cerebral acute ischemia）という第I相臨床試験が行われ，血管内治療後の体温管理療法（33℃）が安全に行えることが示され[25]，現在第II相試験（RCT）が行われている。
- □2つのメタ解析[26, 27]を含め，脳梗塞における体温管理療法に関しては有意な治療効果を示したエビデンスはまだなく，現時点では積極的な適応とはいえない。

術中低体温（脳動脈瘤手術，胸腹部大動脈瘤手術） E

■ 破裂脳動脈瘤，くも膜下出血
- □2005年 Todd らが発表した IHAST 研究は，WFNS Grade I～IIIの比較的軽症例を対象とした RCT であり，低体温群（33℃）と常温群の間に，発症90日後の予後に関して統計学的有意差は認められなかった[28]。
- □現時点では，少なくとも破裂脳動脈瘤に対して33℃での低体温療法の有用性は認められていない。

■ 胸腹部大動脈手術
- □胸部大動脈手術における脳保護補助手段の1つとして，超低体温循環停止法 deep hypothermic circulatory arrest（DHCA，28℃未満のTTM）が試みられてきた。
- □成人領域では1987年ごろから弓部大動脈再建を中心に多用されはじめたが，1993年には長時間の DHCA 後に神経学的後遺症が残るリスクについて発表された[29]。
- □近年では15℃などの超低体温ではなく，25℃などの中等度低体温にて，脳分離灌流も併用する方法が一般的となっている[30]。

蘇生後体温管理療法の実際

導入 G O

- □体温管理療法には，①導入（initiation），②維持（maintenance），③復温（rewarming），④正常温への復帰（return to normothermia）という大きく4つのステージがある。
- □導入に関しては，できるだけ早期に，心停止後4時間以内に始めるべきである。低体温療法の開始が1時間遅れるごとに，死亡率が20%上昇するという研究もある[31]。
- □ICUへの移動に時間がかかるのであれば救急初療室で開始するべきであり，禁忌がなければ CT 検査やカテーテル検査・治療に先駆けて開始すべきである。
- □6時間以上経過してしまった場合には，神経保護作用や生存率を向上させる効果は大きく損なわれるとの見方もある[32]。

方法 G O

| 体表冷却 | アイスバッグやクーリングブランケット，水循環冷却ジェルパッド（Arctic-Sun®）などを用いることがある（図2-9-2）。 |

図 2-9-2 体温コントロールの例

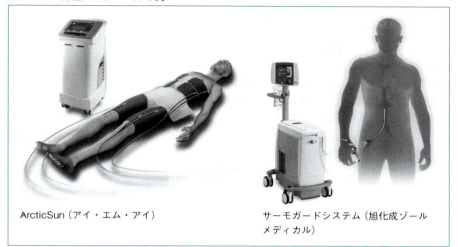

ArcticSun（アイ・エム・アイ）　　　サーモガードシステム（旭化成ゾール メディカル）

輸液	4℃ に冷却した生理食塩液 30 mL/kg を急速静注することで，1 時間に 2℃ 以上体温が低下する[33〜35]。
血管内冷却	・経皮的心肺補助装置（PCPS）がすでに装着されている患者であれば，回路内に冷却水を用いることで効率的に冷却をすることができる。 ・専用の中心静脈ラインから温度管理された冷水を循環させ冷却を行うサーモガードシステムという装置がある（図 2-9-2）。

- ① 冷却輸液＋氷嚢，② 水循環冷却ブランケット，③ 空気循環冷却ブランケット，④ 水循環冷却ジェルパッド（ArcticSun），⑤ 血管内冷却装置（サーモガードシステム）の 5 種類の冷却方法を比較したところ[36]，冷却速度は ⑤＞②＞④＞①＞③ となった。
- 今のところ，他の冷却方法と比べて神経学的予後をより改善させることが証明されているものはないが，各施設で入手できる範囲でより確実に体温をコントロールできる手段を選ぶべきである。

体温目標 G O

- AHA ガイドラインでは 32〜36℃ となっているが，出血傾向がある患者や敗血症が疑われる患者には 36℃ に設定するのが安全であろう。

測定部位

- 深部体温をより反映するのは**食道＞直腸＞膀胱**の順である。直腸や膀胱は深部体温を反映するのに時間がかかるため注意を要する。
- 腋窩温や口腔温は深部温としては不適切である[37]。

目標体温持続時間

- AHA ガイドラインでは最低 24 時間を推奨している。蘇生後 48 時間以内は特に発熱しやすいため，最低 48 時間は継続すべきとの意見もある[38, 39]。

□日本の保険適応は12時間以上継続した場合，開始から3日間までである[10]。

全身管理と合併症

□各臓器（by system）の注意点についてまとめる[40, 41]。

■ 神経[40, 41]

□鎮静はRASS－4～－5を目標に，ミダゾラム，プロポフォールなどを用いる。

□鎮痛はフェンタニル，モルヒネなどを使用し十分に行う。

□各種鎮静・鎮痛薬について比較した研究もいくつか存在するが，神経学的予後の有意差を示した論文はなく，現時点では薬物に優劣はつけられず，通常どおり血圧・腎機能などを指標に選択する。

□低体温の状態では，シトクロムP450の活性低下により多くの薬物の代謝が低下する。34℃では鎮静薬や筋弛緩薬の代謝は30％低下するとする論文もある。効果の遷延をきたすおそれがあり，通常よりも減量して使用する必要がある。

□シバリングは脳代謝，酸素需要量の亢進，頭蓋内圧の亢進を起こし得るため，速やかに消失させる必要がある。

□心電図や，体幹に手を当てることによってのみ認識することができるマイクロシバリングも脳に悪影響を与えるため，コントロールする必要がある。

□アセトアミノフェン，Mg 2～4 gのボーラス投与，十分な鎮痛，鎮静，ベアハガーによるカウンターウォーミングを行ってもシバリングがコントロールできないときは，筋弛緩薬を考慮する。

□筋弛緩薬としてロクロニウムを用いるのであれば，0.5 mg/kg単回投与後，0.5 mg/kg/hrで持続投与を行う。

□筋弛緩薬によって十分な鎮静・鎮痛が行われているかの評価が難しくなるため注意を要する。

□心停止後の昏睡患者の4％に痙攣が起こるといわれているが，筋弛緩中は痙攣がマスクされてしまうため，持続脳波によるモニタリングが望ましいとされる。

□蘇生後にてんかん重積を起こす患者は，脳のダメージが大きいためにてんかんを起こしていると考えられる。脳障害の結果と考えられるてんかんを治療することによって神経学的予後が改善するかどうかはわかっていない。

■ 呼吸[40, 41]

□SpO_2目標値は94～96％とし，過剰な酸素投与を避ける。これは，2011年にKilgannonらが発表した，心肺停止蘇生後のPaO_2が高いほど院内死亡率が高くなり，後遺症なく退院する割合は低くなったという報告に基づいている[42]。

□換気に関しては，$PaCO_2$ 35～40 mmHgを目標に過換気や低換気を避ける。過換気を避けるのは，過換気により脳血管が収縮し，$PaCO_2$が1 mmHg低下すると脳血流は2.5～4％低下するためである。

□目標体温を低めに設定するのであれば，低体温によりCO_2産生が低下し，同じ換気量では$PaCO_2$が低下するため，目標体温到達時に動脈血液ガス分析を行い，換気量を調整する。

□筋弛緩や鎮静薬による咳反射の消失により，無気肺を生じやすい。

- □ 低体温に伴う免疫機能低下などにより肺炎を生じやすいため，注意を要する．
- □ 復温時は代謝が徐々に回復するため，CO_2 産生量が増加する．復温時には人工呼吸器設定を調整し，CO_2 の過剰な上昇をまねかないように気をつける．

■ 循環[40,41]
- □ 低体温に伴い徐脈傾向となることが多い．
- □ 心拍数の低下は，洞房結節細胞の再分極延長によるといわれている．
- □ 心収縮力は増加するが拡張障害が出現する．
- □ 血管内容量は低下し，末梢血管抵抗は上昇する．
- □ 体温が 1℃ 下がるごとに心拍出量は 7% 低下するが，体温が 1℃ 下がるごとに酸素消費量は 6〜8% 低下するため，酸素の需要と供給のバランスは保たれることになる．
- □ 低体温ではなく，心停止後の気絶心筋や心停止症候群により，心拍出量低下や血管拡張による血圧低下をきたすことは珍しくない．
- □ 高用量の昇圧薬が必要になる重度の低血圧は，脳幹機能不全による血圧低下である可能性があり，この場合は生命予後も極めて悪く，早急に家族に知らせる必要がある．
- □ AHA ガイドライン 2015 では有効と証明された血圧の目標はないため，少なくとも収縮期血圧 80 mmHg および MAP 65 mmHg 以下の低血圧は避けるべきとしている（Class IIb，LOE C-LD）．

■ 消化器・栄養[40,41]
- □ 2014 年に Williams らが発表した研究[43]では，心停止後の体温管理療法中の患者でも，早期の経腸栄養を安全に行える可能性が示唆された．ただ，体温低下に伴いインスリン感受性が低下し，血糖が上昇しやすいという問題もある．
- □ 体温管理中の早期栄養に関しては大規模な研究がまだなく，今後の研究が望まれる．

■ 腎電解質[40,41]
- □ 体温低下とともに低 K，低 Mg，低 P 血症を生じるので注意を要する．4〜6 時間ごとに電解質を測定し補正すべきである．
- □ 低 K 血症の原因は，低体温による抗利尿ホルモン分泌抑制による寒冷利尿と，K の細胞内への移行のためである．
- □ 逆に復温時は高 K 血症を生じやすいため，復温直前の補正は慎重に行う必要がある．
- □ 尿量が極めて多く，血中 Na 濃度が上昇してくる場合，中枢性の尿崩症である可能性があり，低血圧の所見も認められれば脳幹を含めた全脳機能不全が疑われ，生命予後が極めて悪い可能性が高い．

■ 内分泌[40,41]
- □ 低体温になるにつれてカテコラミン上昇，インスリン分泌能の低下，インスリン抵抗性の上昇が起こるため，血糖は大きく変動することがある．
- □ 必要に応じて持続インスリンで血糖を管理する必要がある．目標は通常の 150〜180 mg/dL 以下に設定する．
- □ 高血糖は 37% でみられ，死亡率を上げることが示唆されており，注意を要する．

■ 血液[40,41]
- □ 35℃ 以下になると，血小板数・機能ともに低下する．
- □ 34℃ 以下では，プロトロンビン時間（PT），活性化部分トロンボプラスチン時間

（APTT）の延長も認める。
- □手技に伴う出血傾向に注意を要する。
- □出血のコントロールがつかないときは目標体温を 36.0℃ に変更する。

■ 感染症[40, 41]
- □低体温の状態は，白血球の貪食機能の低下により感染症を生じやすい。
- □特に肺炎の発症率が高く，低体温療法により発熱・頻脈がマスクされているため，注意が必要である。
- □体温管理装置の水温が新たに低下してきた場合，患者の発熱に対して冷却を行っていることを示しており，発熱として対応する。

復温 G E

- □目標体温になってから少なくとも 24 時間以上経過してから復温を開始する。
- □目標体温は 36〜37℃，加温のペースは 0.20〜0.5℃/hr とし，1 時間に 0.5℃ 以上上昇させてはいけない。
- □J-PULSE-HYPO 研究では，24〜72 時間かけての復温が最も多く，日本では 1℃/日という，スタッフにとってわかりやすい基準が採用されているのではないかという意見もある[44]。
- □鎮静薬，鎮痛薬，筋弛緩薬は目標正常体温に達するまで継続する。Leary らの研究では復温後 41% で発熱を認め，そのうち 38.7℃ を上回る場合は神経学的予後を増悪させることが示唆された[45]。
- □復温後に高体温になるのを避けるためには，ArcticSun などの体温管理装置は 48 時間装着し続け，目標体温を維持することが望ましい。
- □前述のように，復温に伴い高 K 血症を生じることがあるため，復温前 4 時間は K には慎重になる必要がある。
- □冷却時とは逆の機序で低血糖になりやすいことにも注意が必要である。

（関 藍，江原 淳）

第10章

脳卒中急性期の全身管理

二次性脳損傷の予防と全身管理

- □脳梗塞，頭蓋内出血，そして頭部外傷など，脳に最初に加わる損傷を一次性脳損傷とよぶのに対し，その後の循環不全，低酸素症，高体温，高血糖，電解質異常などによってさらなる脳組織の障害が惹起されることを二次性脳損傷とよぶ。神経集中治療で

は，この二次性脳損傷を予防することが重要である[1,2]。
□具体的な全身管理として，① **呼吸管理**，② **体温管理**，③ **循環管理**，④ **輸液管理**，⑤ **血糖管理**が挙げられる。
□神経系重症患者に対するマネジメントは通常の重症患者とは異なる。これら5項目について，**脳梗塞**，**脳出血**，**脳動脈瘤性くも膜下出血（aSAH）** に分け，AHA/ASA ガイドライン 2013 の内容を中心に解説する。日本の脳卒中ガイドラインは大部分で同ガイドラインを踏襲している。

① 呼吸管理 G

気道確保，人工呼吸

■ 脳梗塞[3]
□急性の脳梗塞による意識レベル低下，もしくは球麻痺症状で気道が安定していない患者の治療には，気道確保と呼吸補助が推奨されている（Class Ⅰ，level of evidence C）。
□気道，呼吸，循環の初期評価はプレホスピタルと来院時に行い，入院後も低酸素血症，呼吸不全，低血圧を見逃さないように，逐一の ABC の再評価も必要である[3]。
□椎骨脳底動脈領域の虚血や大脳半球の広範な梗塞では，意識レベルの低下や自発呼吸の低下がみられ，CO_2 の上昇からさらなる ICP 亢進を惹起したり，嘔吐により誤嚥や窒息を起こす懸念がある。
□気道が不安定と判断される場合は速やかに気道確保，人工呼吸を行う。
□気管挿管と人工呼吸器管理は，脳梗塞後の ICP 亢進もしくは悪性脳浮腫のマネジメントを補助し得るが[4]，脳梗塞患者の気管挿管後の予後は全体としては不良であり[5]，発症 30 日以内の死亡率は 50% を超えている[6〜8]。

■ 脳出血[9]
■ aSAH[10]
□ガイドラインには推奨はないが，上記同様，意識レベルの低下や ICP 亢進症状がある場合には気道管理が必要である。

酸素投与 G E

■ 脳梗塞[3]
□脳梗塞後に低酸素血症はよくみられ，観察研究では脳梗塞患者の 50〜63% に低酸素血症があった[11,12]。
□脳梗塞急性期の低酸素血症がない患者への酸素投与は推奨されない（Class Ⅲ，level of evidence B）。
□ガイドラインでは，低酸素血症のある患者においては酸素飽和度＞94% を保つことを推奨しており，酸素治療の適応があれば，できるかぎり低侵襲な方法で正常酸素状態を保つことが妥当である[3]。

■ 脳出血[9]
■ aSAH[10]
□ ガイドラインには推奨なし。

ポジショニング G E

■ 脳梗塞
□ 低酸素血症もしくは併存する呼吸器疾患がある患者では，仰臥位は坐位に比べて酸素化で劣る。一方で，仰臥位でも酸素化が維持できる患者では，坐位に比べて脳灌流においては有利である[13〜16]。
□ 低酸素血症が起きない場合には背臥位が推奨されるが，気道閉塞・誤嚥のリスクがあったり，ICP の亢進が疑われる患者では，15〜30°のヘッドアップをするべきである。
■ 脳出血[9]
■ aSAH[10]
□ ガイドラインには推奨なし。

② 体温管理 G E

高体温

■ 脳梗塞
□ 38℃ 以上の体温上昇の原因は同定し，治療するべきである。脳梗塞に伴う高体温を認める患者には，体温を下げるために解熱薬の投与を行う（Class I, level of evidence C）[3]。
□ 脳梗塞で入院した3分の1の患者で，発症1時間以内に37.6℃ 以上の体温上昇がみられるとされる。
□ 2010年のメタ解析では，入院後24時間以内の高体温は，脳梗塞患者の発症1か月以内の死亡率を2倍にすることが示されている[17]。
□ アセトアミノフェンなどの解熱薬の投与によって高体温を是正できることが先行研究から示されてはいるが[18〜20]，それに伴う臨床的な予後の改善に関してはまだ十分には証明されていない[21]。

■ 脳出血
□ 脳出血患者の発熱は，基底核，脳葉出血，特に脳室内出血後の患者でよくみられる[22]。
□ 発熱は，観察研究でも入院後72時間生存していた患者において，発熱の期間は予後因子の1つであることが示されている[22]。
□ これらのデータから，脳出血患者では正常体温を積極的に維持すべきことが示唆されているが，発熱に対して治療が予後を改善するかどうかは現時点でははっきりしていない[9]。

■ aSAH
□ aSAH の急性期においては，標準もしくは高度な体温調節方法を用いて正常体温を目標とする積極的な発熱のコントロールは妥当である（Class IIa, level of evidence

B)[10]。

低体温 G

- 脳卒中に対する低体温療法には有益性のエビデンスは確立していない（☞「体温管理療法：総論」p.78）。

③ 循環管理

モニタリング G E

■ 脳梗塞
- 心房細動とその他の深刻な不整脈を見つけるために，最低24時間のモニタリングをすべきである（Class Ⅰ，level of evidence B）[3]。
- 上記に加えて，近年Holter心電図が脳梗塞後の心房細動およびその他の危険な不整脈の同定に効果的であることが示唆されている[23, 24]。

■ 脳出血
- 脳出血患者の初期モニタリングとマネジメントは神経集中治療を専門とする医師，看護スタッフのいるICUにて行われるべきである（Class Ⅰ，level of evidence B）[9]。
- 脳出血患者は発症後の数日間，医学的にも神経学的にも不安定なことが多く，ICP・CPP・血行動態のモニタリング，ICP・血圧・人工呼吸・発熱・血糖のマネジメント，姿勢・気道管理・リハビリによる合併症の予防など，専門性の高いケアが必要であり，神経集中治療専門のICUでの治療は死亡率低下に関係している[25, 26]。

■ aSAH
- ガイドラインには推奨なし[10]。

高血圧

■ 脳梗塞
- 再開通療法を行わない患者では，極端な高血圧に対して発症24時間で15％血圧を下げることは妥当な目標であるが，降圧薬の投与は収縮期血圧が220 mmHg以上または拡張期血圧が120 mmHg以上ある場合でなければ推奨されない（Class Ⅰ，level of evidence C）。
- 再開通療法を行った場合は，最初の24時間は収縮期血圧180 mmHg以下かつ拡張期血圧105 mmHg以下にコントロールする。
- 急性期脳梗塞における降圧薬の選択に関するエビデンスはない。ラベタロール，ニカルジピン，その他の薬物（ヒドララジン，エナラプリラートなど）が妥当である（Class Ⅱa，level of evidence C）。
- 再開通療法を行わない患者において，極端な高血圧に対して発症24時間以内の降圧療法は比較的安全であることを示す文献がある。脳梗塞発症24時間後の神経所見が安定しており，既往に高血圧があり，降圧薬再開に特に禁忌がない患者での降圧薬再開は妥当である（Class Ⅱa，level of evidence B）。

- □ 再開通療法を行わない患者の高血圧のマネジメントは確立していない。脳梗塞発症24時間以内に多くの患者において血圧は自然に低下する。悪性高血圧やその他の積極的な降圧治療の適応がある患者においては，治療が行われるべきである（Class IIb, level of evidence C）[3]。
- □ 典型的には，脳梗塞後の血圧上昇は発症90分以内に自然に低下し始めるが[27〜29]，極端な高血圧は，脳症，不整脈，腎不全を引き起こすため，明らかに有害である[3]。
- □ 2014年に行われたRCTでは，発症48時間以内の非塞栓性脳梗塞患者において，早期降圧群で，14日もしくは退院時の死亡と機能障害における有意差はみられず，ガイドラインに反する結果とはなっていない[30]。

■ 脳出血

- □ さまざまな状況での目標血圧の最近の推奨を以下に提示した。それを考慮して血圧調整を行ってよい（Class IIb, level of evidence C）。

収縮期血圧 200 mmHg もしくは平均血圧＞150 mmHg	降圧薬の持続静注での積極的な降圧を行い，5分ごとの血圧測定を行うことを考慮する。
収縮期血圧＞180 mmHg もしくは平均血圧＞130 mmHg で ICP 亢進の可能性がある	ICP モニタリングを行い，脳灌流圧≧60 mmHg を維持しつつ，降圧薬の間欠もしくは持続静注投与で血圧を低下させることを考慮する。
収縮期血圧＞180 mmHg もしくは平均血圧＞130 mmHg で ICP 亢進の根拠がない	降圧薬の間欠的もしくは持続静注による緩やかな降圧（例えば平均血圧 110 mmHg もしくは血圧 160/90 を目標とする）を行い，15分ごとに患者を再評価することを考慮する。

- □ 収縮期血圧 150〜220 mmHg の患者において，収縮期血圧 140 mmHg への急激な降圧はおそらく安全である（Class IIa, level of evidence B）[9]。
- □ 脳出血の患者において高血圧はよくみられ，これらは脳梗塞患者でみられるものより大きい。一般的に，高血圧は脳出血後数日以内に自然に低下することが多いが，高血圧が持続する患者もいる[31, 32]。
- □ 脳出血発症後の高血圧と血腫拡大の危険性の関係ははっきりとは示されてはいないが，高血圧は理論的には血腫および血腫周囲の浮腫の拡大と再出血などの有害事象を起こし得る[33〜35]。先行研究では，脳梗塞発症12時間以内の収縮期血圧 140〜150 mmHg 以上の高血圧は，死亡と機能障害の2倍以上のリスク因子であることが示唆されている[36, 37]。
- □ 脳出血に対する降圧療法の効果に関しては，発症6時間以内の脳出血患者を対象に収縮期血圧 140 mmHg を目標に降圧した群と，以前ガイドラインで推奨されていた収縮期血圧 180 mmHg を目標とした群を比較したRCT（INTERACT study）が2008年に行われた。結果としては，降圧した群において24時間後の血腫サイズがより小さくなる傾向が示唆された。神経学的予後，有害事象に関して有意差はなかった[38]。

▶ エビデンス
  - ◻ 発症6時間以内の収縮期血圧 170 mmHg 以上の脳梗塞患者を対象に，ニカルジピン静注にて収縮期血圧 170〜200 mmHg，収縮期血圧 140〜170 mmHg，収

縮期血圧 110〜140 mmHg の 3 つの目標で降圧を行い，それぞれの群を比較したRCT（ATACH trial）がある．結果としてはいずれの群においても，死亡率，有害事象の想定以上の増加はみられていない[39]．
- 現時点で脳出血に対する早期の降圧治療の目標，期間，治療による予後改善に関してのエビデンスはないが，上記 2 つのパイロット RCT で脳出血に対しての早期降圧が安全に実現可能であることが示唆され，2010 年のガイドラインにおいては早期の降圧を支持した内容となっている．
- ガイドライン発表以後のエビデンスとしては，発症 6 時間以内の脳出血患者を対象に，収縮期血圧 140 mmHg 以下に 1 時間以内に降圧した群と，ガイドラインの推奨どおりに 180 mmHg 以下に降圧した群を比較した大規模 RCT（INTERACT-2）が行われている．結果として，発症 6 時間以内に急激に降圧することは安全ではあるが，死亡と主要な障害の減少に関しては統計学的な有意差はなかった[40]．
- ATACH-2 では，収縮期血圧が 180 mmHg 以上であった患者を対象として，収縮期血圧 110〜139 mmHg を目標とする積極的降圧療法と，収縮期血圧 140〜179 mmHg の標準的降圧療法を比較したが，転帰不良の割合に差がないという結果であった[41]．

aSAH
☐ 出血のリスクと ICP の維持のバランスをとるために，血圧は調整可能な薬物によってコントロールするべきである（Class Ⅰ，level of evidence B）．
☐ 再出血のリスクを減らすための血圧コントロールの重要度ははっきりしていないが，収縮期血圧 160 mmHg 以下に降圧することは妥当である（Class Ⅱa，level of evidence C）[10]．
☐ 脳動脈瘤の再出血は極めて高い死亡率を伴い，再出血は発症 2〜12 時間で最もリスクが高く，24 時間以内での合併症は 4〜13.6％ 程度と報告されている[42〜45]．
☐ **aSAH 発症後に動脈閉塞まで急性の高血圧をコントロールすることは妥当だが，血圧コントロールのための指標ははっきりしていない**．使用可能な降圧薬は多く，特に臨床的な予後の差は示されてはいないが，ニカルジピンはラベタロールとニトロプルシドと比べてより円滑に降圧することができるかもしれない[10, 46, 47]．

低血圧

脳梗塞
☐ 急性脳梗塞では，入院時 SBP＜100 mmHg 以下の患者はわずか 0.6〜2.5％ であり[48, 49]，不整脈，虚血性心疾患，大動脈解離，ショックなどの別の原因の可能性がある[3]．
☐ 脳梗塞急性期では中枢性の自己調節能が阻害されているため，脳は低血圧に対して脆弱であり[4]，入院時の低血圧は予後不良因子であることが示唆されている[48, 49]．
☐ 実臨床においては低血圧には個別化した対応が必要であり，脳の障害を最小限にするために緊急で評価を行い，低血圧の原因を解決することが必要である．**もし他に低血圧を急速に改善する手段がないのであれば，昇圧薬の使用が妥当となる**[3]．

■ 脳出血[9]
■ aSAH[10]
□ ガイドラインには推奨なし。

④ 輸液管理

■ 脳梗塞
□ AHA/ASA ガイドライン 2013 では，低張液による輸液は脳の浮腫を増悪させる危険性があるため，生理的食塩液などの等張液を用いることを推奨している。
□ 脳梗塞患者は大抵 euvolemic か hypovolemic である。hypovolemia は低灌流になりやすくなり，虚血性の脳障害を増悪させ，腎障害の原因となり，血栓傾向を促進する。また hypervolemia は虚血性の脳浮腫を増悪させ，心負荷を増大させる可能性がある。それゆえ理論的には euvolemic が最も望ましい血管内容量となる[3]。
□ 観察研究では，脳卒中（90％は脳梗塞）発症から7日間の浸透圧の上昇（＞296 mOsm/kg）と，3か月以内の死亡率には関係があることが示唆されている[50]。ただし，脱水の補正によって臨床的予後が改善するかは現時点では不明である。
□ 上記より，患者が euvolemic であれば維持輸液をすべきであり，hypovolemic であれば急速に足りない血管内容量を補うべきである[3]。

■ 脳出血[9]
□ ガイドラインには推奨なし。

■ aSAH
□ ガイドラインでは以下を推奨している[10]。

- aSAH 後の低張液の大量投与と血管内容量の減少は推奨されない（Class Ⅲ, level of evidence B）。
- aSAH の患者における volume の評価は，中心静脈圧，肺動脈楔入圧，輸液バランスのいくつかを組み合わせて行うことが妥当である。volume 減少時の治療は，晶質液もしくは膠質液を用いるべきである（Class Ⅱa, level of evidence B）。

⑤ 血糖管理

■ 脳梗塞
□ ガイドラインでは以下を推奨している[3]。

- 急性脳梗塞の患者では，発症24時間以内の持続する高血糖は，正常血糖と比較して予後不良因子である。それゆえ，血糖値140〜180 mg/dL の範囲を目指して高血糖を治療することと，低血糖を防ぐために継続的にモニタリングすることは妥当である（Class Ⅱa, level of evidence C）。
- 急性脳梗塞患者の低血糖（＜60 mg/dL）は正常血糖を目標に治療すべきである（Class Ⅰ, level of evidence C）。

□ 高血糖は脳梗塞急性期にはよくみられる。観察研究では，脳梗塞患者の40％以上，

特に糖尿病の既往のある患者で入院時の血糖値上昇がみられる[51, 52]。入院からの高血糖は，正常血糖に比べて臨床的な予後不良との関係が示唆されている[53, 54]。

▶エビデンス
- 脳梗塞急性期における高血糖治療の効果を検討した大規模 RCT は，2007 年に行われた 1 つのみで，発症 24 時間以内の脳梗塞患者 933 人に対し，24 時間インスリンで血糖コントロールした群と生理食塩液群とを比較している。90 日後の死亡と機能的予後に関しては両群で有意差はなかった[55]。
- ただしこの試験は本来 2,355 人登録予定で，早期中断となり統計学的パワーが足りなくなっている。また患者のほとんどが非糖尿病患者のため，治療群と非治療群で血糖値にそれほど差がなく，治療プロトコル開始が遅かったなどの limitation があった。
- よって，脳梗塞急性期の高血糖の是正が有用ではないと言い切れず，早期からの厳格な血糖コントロールが予後を改善するかどうかの早期介入のパイロット研究が行われているが[56〜58]，現時点では結論には至っていない。

☐ 現時点では，脳梗塞急性期において予後改善につながり得る至適な血糖範囲はわかっていない。そのため現行のガイドラインでは，近年米国糖尿病学会で推奨されている内容に従い[59]，すべての入院患者で血糖値 140〜180 mg/dL の範囲でコントロールすることが妥当とされている[3]。

☐ 重度もしくは遷延した低血糖は，永続的な脳障害の原因となり得る。それゆえ脳梗塞患者でも早急に血糖フォローを行い，低値であればすぐに補正するべきである[3]。

■ 脳出血
☐ ガイドラインでは以下を推奨している。血糖値をモニタリングし，正常血糖を維持することが推奨される（Class Ⅰ，level of evidence C）。
☐ 脳出血患者では糖尿病の有無にかかわらず，入院時の高血糖は死亡を含めた予後不良のリスク因子である[60〜62]。
☐ 現時点では脳出血における高血糖のマネジメントは確立されていないが，低血糖は避けるべきである[9]。

■ aSAH
☐ ガイドラインでは以下を推奨している。aSAH の患者の重症疾患管理の一部として，厳格に低血糖を避けた注意深い血糖コントロールが考慮される（Class Ⅱb，level of evidence B）[10]。
☐ 平均血糖値 110 mg/dL と 140 mg/dL の群を比較した観察研究から，aSAH 後に血糖コントロールをすることによって，神経予後不良のリスクを減らせる可能性が示唆されている[63]。

（岡本 賢太郎）

第11章
脳神経外科周術期の一般的な注意事項

脳出血（高血圧性脳出血を中心に） Ⓖ

脳出血の内科的治療[1~4]

▶日米ガイドラインの推奨度
　□脳卒中治療ガイドライン 2015 のグレード

A	行うよう強くすすめられる（1 つ以上のシステマチックレビューか RCT）
B	行うようすすめられる（1 つ以上の RCT）
C1	行うことを考慮してもよいが，十分な根拠はない
C2	科学的根拠がなく，すすめられない
D	行わないようすすめられる

　□AHA/ASA ガイドラインの Class

I	治療や介入が有効とするエビデンスがある
IIa	治療や介入が有効とするエビデンスが無効とするエビデンスを上回る
IIb	無効とするエビデンスが有効とするエビデンスを上回る
III	無効とするエビデンスや有害事象が多い

☐診断後速やかに**降圧**を開始し，収縮期血圧を 140 mmHg 以下に維持する（日：C1，米：I）。
☐**降圧薬**としては，カルシウム拮抗薬のニカルジピンが，2011 年より日本の薬物添付文書で使用可能となった[1]。硝酸薬についても，脳血流を増やすおそれから使用が控えられていたが，脳血流への影響はカルシウム拮抗薬と同等とのことで使用頻度が増えている。
☐60 mg/dL 以下の**低血糖**は早急に補正を行う（日：A）。
☐誤嚥性肺炎のリスクを軽減するために，経口摂取を始める前には**嚥下評価**を行う（日：B，米：I）。
☐血小板低下や凝固機能異常を認める場合には，病態に応じて**血小板，プロトロンビン複合体，新鮮凍結血漿**を補う（日：C1，米：I）。
☐間欠的空気圧迫法での **DVT 予防**を行う（日：B，米：I）。AHA/ASA ガイドラインでは，入院時より予防を行うことを推奨している。

- 高齢，重症などのリスク因子を有する脳出血症例では，**潰瘍予防**を考慮する（日：C1）。
- **痙攣予防**については，日米とも，抗てんかん薬の予防投与はすすめられないとされる（日：C2，米：Ⅲ）。
- 日本のガイドラインでは，急性期においては8〜10日間体温を35℃に保つmild hypothermiaが有効である（C1）という記述があるが，根拠は明らかではなく，一般的な治療ではない。
- AHA/ASAガイドラインでは具体的に言及しておらず，引用されている文献[5]からは，発症3日間は37.5℃以下にすることが神経予後良好因子として挙げられている。
- ASA/AHAガイドラインでは，ICUやSCUで神経集中治療を専門とする医療スタッフでのモニタリングや治療を開始すること（Ⅰ）や，患者のベースラインの重症度を評価する（Ⅰ），といった記述がある。

脳出血の外科的治療

手術適応

- 手術適応となるのは，早期の機能改善，もしくは救命を目的とする場合に分けられる。
- 部位に関係なく，血腫量10 mL未満，または神経学的所見が軽度の場合は，手術はすすめられていない（日：D）。
- 意識レベルが深昏睡（JCSで300）の症例に対する血腫除去は，科学的根拠がない（日：C2）。
- **被殻出血**では，神経学的所見が中等症，血腫量が31 mL以上でかつ血腫による圧迫所見が高度な場合に，手術を考慮する（日：C1）。特に入院時JCSⅡ-20〜30の意識障害を伴う場合に，定位的脳内血腫除去術が機能転帰の改善の点からすすめられる（日：B）。
- **視床出血**では，手術による機能転帰の改善を得ることは難しく，血腫除去はすすめられないが（日：C2），脳室内穿破による脳室拡大が強いものには，生命予後改善の目的で脳室ドレナージ術を考慮する（日：C1）。
- **小脳出血**では，最大径3 cm以上で神経学的症状が進行しているもの，脳幹を圧迫し水頭症をきたしているものは手術を考慮する（日：C1）。AHA/ASAガイドラインでは，神経学的増悪，あるいは水頭症の有無にかかわらず脳幹の圧迫がある場合は，可及的速やかに手術による血腫除去をすすめている（Ⅰ）。
- **皮質下出血**では，脳表からの深さが1 cm以下の場合に手術を考慮する（日：C1）。
- **脳幹出血**では，血腫除去術は無効とされる（日：C2）。脳室内穿破が主体で脳室拡大の強いものは脳室ドレナージを考慮する（日：C1）。
- 成人の**脳室内出血**は脳血管の異常（脳動脈瘤，脳動静脈奇形）による可能性が高く，血管撮影などで出血源を検索する（日：C1）。急性水頭症が疑われる場合は脳室ドレナージを行う（日：C1）。AHA/ASAガイドラインでは，脳内出血に対する手術の有用性は不明確である（Ⅱb）としながらも，神経学的症状の増悪を認めるテント上血腫（Ⅱb）や，内科的治療を行うもmidline shiftが進行しICPが高くなる場合（Ⅱb）では，手術を検討する。

- □**脳動静脈奇形の出血**は再出血が多く，特に深部局在，深部静脈への流出，脳動脈瘤の合併例では再発のリスクが高いため，外科的治療を考慮する。

■ 手術時期

- □8時間以内に行うことで良好な神経学的転帰（良好：野外で自立できる状態を指す）が得られるとするメタ解析がある（OR 0.59, 95%CI 0.42～0.84, $p=0.003$）[6]。ただ，超急性期の4時間以内に手術を行う群は12時間以内に手術を行う群に比べて，24時間以内の再出血のリスクを上げる傾向がある（40% vs. 12%, $p=0.11$）とする報告もある[7]。

術後管理

- □**体位**については脳外科術後管理の一般論として，超急性期は約30°程度までのギャッチアップが推奨される。術後の過剰なギャッチアップは空気塞栓を誘発するので注意する。
- □**血圧管理**に関して術後に重要なポイントは，脳灌流圧（CPP）を60～70 mmHg に維持することと，術後出血を防ぐことである。血圧は正常血圧を目標とするが，疾患，病態により目標血圧を変更する。

　　脳灌流圧（CPP）＝平均血圧（MAP）－頭蓋内圧（ICP）

- □**体温管理**について，脳障害患者の発熱は感染および脳障害自体に由来する。体温上昇に伴い脳代謝が亢進し，さらに ICP 亢進につながるという悪循環を生む。
- □頭部外傷，脳梗塞の場合の低体温療法のエビデンスは確立されていないが，脳出血では**体温**を 35～37℃ に維持する常温療法や，ICP 亢進が疑われる場合は 33～34℃ の低体温療法を行う場合がある。

くも膜下出血（脳動脈瘤破裂を中心に）[1~3, 8]

くも膜下出血の初期治療

- □約 85% が脳動脈瘤破裂によるくも膜下出血であり，その他には脳動静脈奇形，脳動脈解離などが原因となり得る[1]。
- □初期治療の目的は，再出血の予防と ICP の管理および全身状態の改善である。再出血は発症 24 時間以内に多く発生し，その予防のためには，十分な鎮痛，鎮静と積極的な降圧薬の投与が必要である[3]。
- □調節が容易な降圧薬（例：ニカルジピン）を用い，収縮期血圧を 160 mmHg 未満にすることが提案されている（米：Ⅱa）。ICP が亢進しているような重症例では，不用意な降圧は ICP の低下をまねき，脳虚血を増悪させる場合があるので，注意が必要である。
- □重症度分類には，WFNS 分類 **(表 2-11-1)** や Hunt and Kosnik 分類 **(表 2-11-2)** が用いられる。
- □脳動脈瘤の検出には 3D-CTA や脳血管造影を行う。初回の脳血管造影での出血源同定率は 60～80% 程度[9]とされるが，検査機器の進歩により同定率は上がっている[10, 11]。入院時検査で出血源となる血管異常を認めなかった場合，時間を空けて再度出血源検

表2-11-1 WFNS（World Federation of Neurological Surgeons）分類

	GCSスコア	Motor deficit
Grade I	15	なし
Grade II	13, 14	なし
Grade III	13, 14	あり
Grade IV	7〜12	あり/なし
Grade V	3〜6	あり/なし

表2-11-2 Hunt and Kosnikの重症度分類

Grade	Criteria
Grade 0	未破裂脳動脈瘤
Grade I	意識清明で，無症状か，ごく軽度の頭痛，項部硬直のあるもの
Grade Ia	意識清明で，急性期の脳症状や髄膜症状はないが，固定した神経脱落症状のあるもの
Grade II	意識清明で，中等度か強い頭痛，項部硬直はあるが，脳神経麻痺以外の神経脱落症状のないもの
Grade III	意識は傾眠状態で，錯乱，あるいは軽度の局所脳神経症状のあるもの
Grade IV	意識は昏迷状態で，中等度から重篤な片麻痺がある．早期の除脳硬直や自律神経障害のあることがある
Grade V	深昏睡状態で除脳硬直を示し，瀕死の様相を示すもの

重篤な全身性疾患，もしくは脳血管撮影における重度の血管攣縮があれば重症度を1つ上げる．

索を行うことを考慮してもよい（日：C1）．

くも膜下出血の治療法の選択

- 破裂動脈瘤では再出血の予防がきわめて重要であり，予防的処置として開頭による外科的治療あるいは開頭を要しない血管内治療を行うよう強くすすめられる（日：A）．
- 重症でないGrade I〜IIIでは，発症72時間以内に再出血予防処置として，開頭による外科的治療あるいは開頭を要しない血管内治療を行う[12]（日：B）．
- 比較的重症であるGrade IVでは，年齢，動脈瘤の部位などを考え，治療の適応の有無を判断する．急性水頭症や脳内血腫を同時に治療することで状態の改善が見込める場合には，積極的に外科的治療を選択する[12]（日：C1）．
- 深昏睡状態で除脳硬直を示すような症例（Grade V）では，原則として再出血予防処置の適応はない．しかし，急性水頭症や脳内血腫によるICP亢進によって意識障害が生じており，外科的治療（開頭血腫除去術や脳室ドレナージ術）によって症状の改善が見込まれる場合には，再出血予防処置を行う場合もある[13]（日：C1）．
- 治療方法の選択について，開頭クリッピング術と血管内コイル塞栓術の長期治療成績を比較したところ，無障害生存率の有意差は認められていない[14,15]．個々の症例に応じて治療法を決定する．

血管内コイル塞栓術の良い適応がある	開頭術でアプローチ困難な部位の動脈瘤（傍前床部，後方循環系），全身状態が不良な症例（重症例，全身合併症を有する患者，高齢者など），多発性，動脈瘤の形（嚢状で dome/neck 比が 2 以上），大きさ（10 mm 以下），脳内血腫を伴わない場合，など[15〜17]
開頭クリッピング術が積極的に検討される	中大脳動脈瘤，巨大な血腫を伴う症例，動脈瘤サイズが 3 mm 以下の微小動脈瘤，頸部の広い動脈瘤や大型および巨大脳動脈瘤など[16, 18〜20]

□外科的治療が選択された場合には，原則として出血後 72 時間以内の早期に行うようすすめられる（日：B）。

くも膜下出血の術後管理

□くも膜下出血の合併症

再出血	初回出血後 24 時間以内，特に 6 時間以内に多い。
脳血管攣縮	破裂後 4〜14 日に生じる。
中枢性塩類喪失症候群（CSWS）	出血後 7〜9 日に発症することが多い。
水頭症	破裂後 14 日以降に正常圧水頭症の発症に注意する。

□くも膜下出血後の脳血管攣縮は，脳血管撮影上では 30〜70% で確認され，症候性の脳血管攣縮はくも膜下出血全体の 20〜30% に生じる[21]。
□くも膜下出血の重症度やくも膜下腔の血管周囲の血腫量と脳血管攣縮は相関する[22]。
□脳血管攣縮の症状

非局所神経症状	新たに出現した頭痛，増強していく頭痛，傾眠傾向など意識レベルの変化，見当識障害など
局所神経症状	運動麻痺，感覚障害，失語症状，皮質症状など

□脳血管攣縮の補助的診断法として，経頭蓋ドプラ（transcranial Doppler：TCD，または transcranial color flow imaging：TCCFI）は有用である。患側の側頭部にエコーを当てて，表層から深さ約 4〜7 cm にある中大脳動脈水平部の血流を評価する。
□中大脳動脈の平均血流速度は一般的に，120 cm/sec 以下では正常，120〜200 cm/sec では軽度の脳血管攣縮，200 cm/sec 以上では重度の脳血管攣縮と相関する。また，1 日に 50 cm/sec 以上の上昇は，脳血管攣縮を示唆する所見である[23]。
□脳血管攣縮に対する管理

脳血管攣縮を症候性にしない管理	・まず周術期には，循環血液量，血清 Na，血清蛋白濃度を正常範囲に保つことが重要である。 ・予防的に hypervolemia にすることはすすめられていない。 ・早期手術の際，脳槽ドレナージを留置して脳槽内血腫の早期除去を行うようすすめられる（日：B）。 ・全身的薬物療法として，塩酸ファスジル[24]やオザグレルナトリウム[25]の静脈内投与が強くすすめられる（日：A）。 ・ファスジルと nimodipine（日本未承認）は有効性は同等であるとされる[26]。

表 2-11-3 SIADH と CSWS の鑑別と治療法

	SIADH	CSWS
頻度*	69%	6.50%
血管内水分量	正常から増加	低下
脱水徴候	なし	あり
BUN/Cr	正常	上昇
ナトリウムバランス	さまざま	マイナスバランス
尿中 Na	増加（↑）	著増（↑↑）
尿量	正常からやや増加	著増（↑↑）
治療	水分制限	外液投与
	高張生理食塩液	高張生理食塩液
	フロセミド	ミネラルコルチコイド

* Sherlock M, et al. The incidence and pathophysiology of hyponatraemia after subarachnoid haemorrhage. Clin Endocrinol (Oxf) 2006 ; 64 : 250-4.　　　　　　　　　　　　PMID : 16487432

症候が出現したときの治療	・脳血管攣縮に対する血管内治療として，塩酸パパベリンの動注[27]や塩酸ファスジルの動注[28]が行われることがある。 ・血圧については，遅発性脳虚血の場合，脳灌流圧を上昇させるため，昇圧薬を開始して血圧を上昇させること（Induced hypertension）が推奨されている。 ・hypervolemia にするのではなく，euvolemia であることを保証するため，細胞外液の 500〜1,000 mL ボーラス投与を検討してもよい[29]。

- 日本のガイドラインにある脳槽ドレーンの留置，塩酸ファスジル，オザグレルナトリウムに関しては世界的には一般的な治療ではなく，AHA/ASA ガイドラインでは記述はない。
- 頭蓋内病変（特にくも膜下出血）では，約 30% の症例で低 Na 血症を合併する[30]。
- 多尿をきたし体内水分量の評価に難渋することもあり，抗利尿ホルモン不適合分泌症候群（SIADH）と中枢性塩類喪失症候群（CSWS）について特に鑑別を要する（表2-11-3）[31]。
- 水分管理については，遅発性脳虚血を予防するための水分管理として以前は hypervolemia が推奨されていた[32]が，現在は euvolemia が推奨されている（米：I）。また，脳浮腫を惹起するため，低張度輸液は避けるべきとガイドラインで明記されている（米：Ⅲ）。
- 過剰輸液については，血管攣縮や神経学的な予後不良との関連が指摘されている[33]。過剰輸液によって心不全に代表される心疾患の合併や，遅発性脳虚血の割合が増えるといった報告も散見される[34, 35]。
- くも膜下出血の周術期の管理として具体的な輸液量に言及した論文に，triple H 療法（hypertensive, hypervolemic, haemodilution），つまり過剰輸液を行った群（4〜5 L/日）と euvolemia で水分管理を行った群（3 L/日）とでは神経学的予後には影響が

なかったが，血腫，心不全や不整脈といった合併症は過剰輸液群で有意差をもって多かったという報告がある[36]。

脳梗塞[2, 37〜39]

脳梗塞の内科的治療

□急性期の内科的治療としては，血栓溶解療法，抗血小板薬，抗凝固薬，抗脳浮腫薬などがある。
□rt-PA 静注療法は，発症から4.5時間以内の患者に強くすすめられる（日：グレード A）。「rt-PA（アルテプラーゼ）静注療法 適正治療指針 第二版」に従って適応を判断する[37]。
□発症 48 時間以内の脳梗塞患者には，アスピリン 160〜300 mg/日の経口投与を行う（日：A）。
□抗血小板薬 2 剤（アスピリンとクロピドグレルなど）は，発症早期の非心原性脳塞栓症もしくは一過性脳虚血発作患者の亜急性期までの治療としてすすめられる（日：B）。
□ICP 亢進を伴う大きな脳梗塞の急性期には，グリセロールやマンニトールを用いる場合がある（日：C1）。

脳梗塞の血管内治療

□8 時間以内の前方循環の近位主幹脳動脈閉塞（内頸動脈，中大脳動脈近位部）で，rt-PA の無効/適応外の症例に対し，血管内治療による血栓除去が検討される[38]。
□AHA ガイドラインでは，以下の項目を満たせば血管内治療を推奨する[39]（米：Ⅰ）。

発症前 modified Rankin Scale 0〜1
発症 4.5 時間以内に rt-PA を投与
IC（内頸動脈）もしくは MCA（中大脳動脈）近位（M1）の狭窄
18 歳以上
NIHSS≧6 点
ASPECTS≧6 点
発症後 6 時間以内に治療が開始できる

□脳卒中評価スケール（NIHSS）は，意識，視野，眼球運動，顔面，神経麻痺，四肢筋力，失調，知覚，言語などの 15 項目からなり，各項目の素点を合計すると 0〜42 となる。
□rt-PA 静注療法を含む内科治療に加えて，ステント型血栓回収デバイス（Solitaire リトリーバー，Trevo リトリーバー）を用いた血管内治療を施行することにより，内科治療単独よりも 90 日後の日常生活自立度が有意に改善した[40〜42]。

脳梗塞の外科的治療

□脳梗塞急性期に対する外科的治療には，急性期血行再建術（頸動脈内膜剥離術/ステ

ント留置術）と開頭外減圧療法，血行再建術（浅側頭動脈-中大脳動脈バイパス術）がある。
- □ 中大脳動脈灌流域を含む一側大脳半球梗塞において，下記の適応を満たせば，発症48時間以内に硬膜形成を伴う外減圧術が強くすすめられる（日：A）。

18～60 歳
NIH stroke scale≧15
NIH stroke scale 1a が 1 以上の症例
CT にて，前大脳動脈もしくは後大脳動脈領域の脳梗塞の有無を問わないが，中大脳動脈領域の脳梗塞が少なくとも 50% 以上あるか，MRI の拡散強調画像で脳梗塞の範囲が 145 cm^3 を超える場合
症状発現後 48 時間以内の症例

▶脳梗塞急性期の日米の推奨の違い
- □ オザグレルナトリウム 160 mg/日の点滴投与は，急性期（発症 5 日以内に開始）の非心原性脳塞栓症に対して推奨[43]（日：B）/AHA ガイドラインでは記載なし
- □ 発症 48 時間以内で最大径が 1.5 cm を超すような脳梗塞（心原性脳塞栓症を除く）には，選択的トロンビン薬であるアルガトロバンを用いることがある[44]（日：B）/現時点ではアルガトロバンの有用性は確立していない（米：Ⅱb）
- □ 脳保護作用が期待されるエダラボンは脳梗塞患者にすすめられる[45]（日：B）/現時点では脳保護作用が期待される薬で効果を示されたものはない（米：Ⅲ）

頸動脈狭窄症

頸動脈内膜剝離術（CEA）および頸動脈ステント留置術（CAS）の適応

- □ CEA の適応は，狭窄率（NASCET 法）により**表 2-11-4** のように推奨されている[46,47]。
- □ 狭窄率の測定方法は，NASCET 法のほかに，ECST 法，area stenosis がある（**図 2-11-1**）。狭窄率は area stenosis≧ECST 法≧NASCET 法の順に大きい値となる。
- □ 低輝度プラークは，不安定プラーク，mobile プラークとして脳梗塞発症のリスクが高い。
- □ 狭窄部位の血流速度は，150 cm/sec 以上で NASCET 法で 50% 狭窄，200 cm/sec 以上で 70% 狭窄と診断する。near occlusion では血流速度は低下する。
- □ 症候性 50% 以上，無症候性 80% 以上の狭窄率（NASCET 法）の頸動脈狭窄症で，CEA のリスク因子をもつ症例には CAS がすすめられている[48]。
- □ CEA のリスク因子は，心臓疾患（うっ血性心不全，冠動脈疾患，開胸手術が必要など），重篤な呼吸器疾患，対側頸動脈閉塞，対側喉頭神経麻痺，頸部直達手術，または頸部放射線治療の既往，CEA 再狭窄例，80 歳以上である[49]。

表 2-11-4　頸動脈狭窄の治療について（脳卒中ガイドライン2015）

頸動脈狭窄	症候性			無症候性	
	50％以下	50％以上	70％以上	60％以下	60％以上
治療	内科治療[*2]	内科治療＋手術[*1]（Grade B）	内科治療＋手術[*1]（Grade A）	内科治療[*2]	内科治療＋手術[*1]（Grade B）
内科治療：抗血小板薬と脂質異常症改善薬を含む最良の内科的治療					
Grade A：行うよう強くすすめられる					
Grade B：行うようすすめられる					
[*1] 手術および周術期管理に熟達した術者と施設において推奨される。					
[*2] 頸動脈プラークの不安定化や潰瘍形成が認められる場合は，頸動脈内膜剝離術を行うことは考慮してもよいが，それを行うことに十分な科学的根拠はない。					

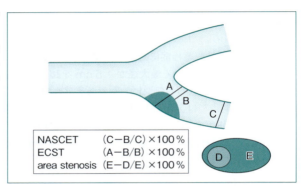

図 2-11-1　NASCET/ECST/area stenosis
NASCET：North American Symptomatic Carotid Endarterectomy Trial，ECST：European Carotid Surgery Trial

頸動脈狭窄症の術後管理

- □CEA と CAS の共通の術後合併症として，脳梗塞と過灌流症候群（HPS）がある。術直後から意識レベル，神経徴候を十分に観察し，異常出現時にはこの2つを考え，頭部 CT を速やかに施行し，原因を精査する。

■ 脳梗塞
- □脳梗塞の原因として，低灌流による血行力学的脳虚血と頸動脈操作による塞栓症が挙げられる。早期発見により再治療が行われる場合がある。

■ 過灌流症候群（HPS）
- □内頸動脈の狭窄による脳灌流の低下を補うため，脳血管は慢性的に拡張している。狭窄の解除により脳灌流が改善することで，正常では自動調節能により脳血管は収縮するが，慢性的に拡張状態が続いていると脳血管の収縮ができず，脳血流が増加をきたす。このために過灌流が生じる。
- □症状として，頭痛，不穏，痙攣，大脳半球局所症状などがあり，くも膜下出血や脳内出血（1％で発症，致死率は50％）を起こすことがある。
- □術前評価の脳血流 SPECT でのアセタゾラミド反応性の低下や，灌流 CT や灌流 MRI

□ での脳血液量の増加が，術後過灌流の予測に用いられることがある[50]。
□ 過灌流の予防は周術期の血圧管理が重要である[51]。また，血圧を低下させるだけではなく，最低限の脳灌流圧を保つことも重要である。目標血圧に明確な推奨はないが，周術期の収縮期血圧を 140～160 mmHg，平均動脈圧を 60 mmHg 以上とするもの[51]，収縮期血圧を 180 mmHg 以下，平均血圧を 100 以下とするもの[52]などがある。
□ 周術期管理での血圧目標を 120～140 mmHg 以下とすることが多い日本の感覚からは，これらの目標は高いように感じられるが，一定の目標を支持するエビデンスは存在せず，「各患者の普段の血圧を考慮に入れた血圧目標設定」が重要である可能性がある。
□ 圧だけではなく，脳灌流自体を低下させることが重要なため，降圧薬として最も適当なのはβ遮断薬とされるが，日本では Ca 拮抗薬が最も用いられている。
□ HPS と診断されれば，収縮期血圧が 140 mmHg 以下になるよう厳密に降圧を行う[51]。HPS の症状が消失するまで降圧を行うという報告もある[53]。
□ HPS が疑われる場合や，術前からリスクが高いと判断される場合には，術後に降圧を継続するとともに，気管挿管のうえ，プロポフォールで深鎮静を行う。鎮静により脳代謝の低下と脳保護作用が得られる。
□ HPS の脳血流変化を局所酸素飽和度の変化としてリアルタイムにとらえることができる近赤外線酸素モニター装置（NIRS）の有用性がいわれている[54]。
□ CEA 後の HPS は通常術数日後（ピークは第 6 病日）に生じるのに対し，CAS 後の HPS は術後 12 時間以内に発症する[55]。
□ CEA 後の HPS における頭蓋内出血はすべて脳内出血であるが，CAS 後の HPS では脳内出血以外にくも膜下出血もきたす[55]。
□ CAS 後の HPS における頭蓋内出血発生に対して，厳密な血圧コントロールを行っても CAS 後頭蓋内出血の発生は予防できない可能性が示唆されており，術前に HPS の高リスクと考えられる症例には CEA を選択すべき[55]とする意見もある。

術後の身体所見（観察すべき重要な項目とその対応）

瞳孔所見

□ 瞳孔不同と対光反射の確認が重要である。
□ 新たな瞳孔不同，対光反射消失が出現し，頭蓋内に問題がある場合には，頭部 CT での評価を必要とする。
□ 鎮静前，術前の瞳孔所見を必ず確認する（眼科疾患，眼科手術，点眼，麻酔，鎮静時の薬物の使用により，瞳孔異常が出現または消失することもあるため）。

脳ヘルニア

□ 表 2-11-5 に示す所見を確認する。

意識障害患者でチェックする主な神経所見

□ 神経所見を念入りにとる必要はなく，意識レベル，眼位，瞳孔所見，運動麻痺は最低

表 2-11-5 テント切痕ヘルニアの症状と局在診断

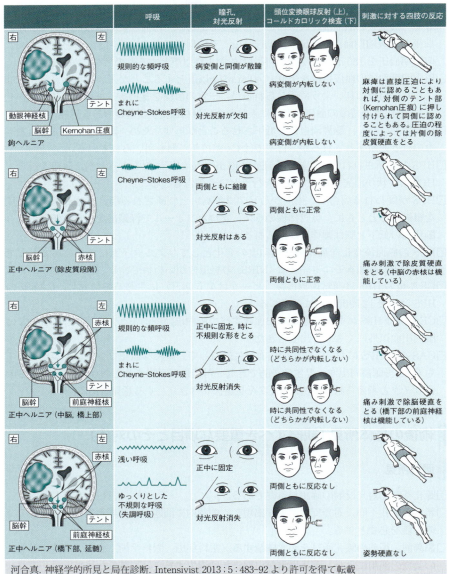

河合真. 神経学的所見と局在診断. Intensivist 2013；5：483-92 より許可を得て転載

限確認する。脳ヘルニア徴候も観察する。
□ 神経所見で GCS 8 点以下，2 点以上の急速な悪化，瞳孔不同，片麻痺などを認めた場合，切迫した脳ヘルニアを疑う。

表 2-11-6　意識障害，原因診断のための補助診断

意識レベル，神経所見	新たな神経所見の出現
頭部 CT	頭蓋内に新たな変化が起きた可能性がある場合
血液，生化学検査	血算，血糖，電解質，Cr，BUN，肝機能など
血液ガス検査	pH，$PaCO_2$，PaO_2 など
尿検査	尿糖，尿蛋白，尿電解質，ケトンなど
胸部 X 線	心不全，肺炎所見などの確認
心電図	心循環系の異常が否定できない場合
髄液検査	髄膜炎などが疑わしい場合
脳波検査	てんかん発作などが疑わしい場合
脳 MRI，脳血管撮影	新しい脳梗塞，脳血管攣縮などが疑わしい場合

- 意識レベル（GCS，JCS など）
- 瞳孔所見（瞳孔の大きさ，対光反射）
- 眼球の位置：特に共同偏視では非痙攣性てんかん重積発作を念頭におく。
- 眼球頭位変換反射
- 顔面の対称性の観察
- 眼瞼持ち上げ試験（eyelid lifting test）
- 睫毛反射，角膜反射
- 運動系
- 自発運動の左右差
- arm dropping test（上肢落下テスト）
- foot dropping test（下肢落下テスト）
- 痛み刺激による顔，四肢の動き（姿勢，肢位の確認）
- 感覚系
- 痛み刺激による顔，四肢の動き（痛みに対する反応の有無）
- 反射
- 腱反射（減弱，亢進，左右差の確認）
- Babinski 反射，Chadock 反射，Gordon 反射など
- Hoffmann 反射，Tromner 反射など
- 髄膜刺激症状

意識障害，原因診断のための補助診断

□ 術後などに意識レベルの悪化がみられたとき，バイタルサインを確認し，気道確保（A），呼吸の保全（B），循環維持（C）を確認および対応しながら，**表 2-11-6** の項目について必要な検査を行う。頭蓋内疾患が原因なのか，その他の問題なのかを判断する。

（内田 一好，山内 崇弘，藤井 修一，津久田 純平）

第12章

重症頭部外傷の治療一般
（急性硬膜下血腫，急性硬膜外血腫，脳挫傷）

■ 外傷初期診療ガイドライン（JATEC）[1]

□急性期における手術の主な目的

①ICP亢進の制御（血腫除去，内減圧，外減圧，髄液ドレナージなど）
②ICPセンサーの挿入
③出血部位の確認および止血

□来院時意識清明でも，進行性に意識障害を呈する場合（talk and deteriorate）があり，repeated CT が重要である。
□脳幹機能が完全に停止して長時間経過した場合は，通常，手術は行わない。
□**急性硬膜下血腫**では，以下の場合に可及的速やかに開頭血腫除去術が行われる。切迫している場合は先に緊急穿頭術を考慮してもよい。外減圧術に関しては効果は定かでない。

血腫の厚さが 1 cm 以上の場合
意識障害を呈し正中偏位が 5 mm 以上ある場合
明らかな mass effect（圧迫所見）がある場合
血腫による神経症状を呈している場合
神経症状が急速に進行する場合

□**急性硬膜外血腫**では，血腫の厚さが 1～2 cm 以上の場合，血腫量が 20～30 mL 以上の場合（後頭蓋窩は 15～20 mL 以上），合併血腫の存在時には，可及的速やかに手術を行う。
□**脳挫傷**では，mass effect を有し，進行性に神経症状が悪化する場合，ICP のコントロールが困難な場合に，挫傷脳除去，血腫除去が行われる。
□**びまん性脳損傷**など，ICP 制御が必要な場合は，以下などの適応に基づき ICP センサーを挿入する。

GCS 8 点以下
収縮期血圧 90 mmHg 以下
CT 所見で正中偏位の存在
脳槽の消失
バルビツレート療法や低体温療法を行う場合

術後管理

■ 重症頭部外傷治療・管理のガイドライン[2]
□日本のガイドラインでは以下の推奨となっている。

頭位挙上	ギャッチアップ30°（30°以上の挙上は，脳灌流圧が低下する。）
体温	36℃前後（低体温療法の有効性は示されていない。過度の高体温は脳代謝の上昇をまねき，ICP亢進につながる。）
血圧	110～140 mmHg
ICP	20 mmHg以下
脳灌流圧（CPP）	50～70 mmHg以上：血圧の高値はICP亢進につながる。低血圧は平均血圧を下げ，CPPが低下する。
動脈血酸素分圧	PaO_2 80 mmHg以上：低酸素血症が存在している場合は，人工呼吸器使用を考慮する。
尿量	0.5～1 mL/kg/hr（一般的な術後管理と同様であるが，体内へ入る水分量や，中心静脈圧のモニタリングなどで決定される。）
過換気	$PaCO_2$ を30～35 mmHgとしてもICPが20 mmHg以下にコントロールできない場合は，$PaCO_2$ を25～30 mmHgまで下げることを考慮するが，なるべく短期間にとどめ，鎮静，筋弛緩，脳室ドレナージ，高張食塩液投与でICPが20 mmHg以下にならない場合のみ施行する。
血糖値	100～200 mg/dL
栄養	25 kcal/kg/日（34～35℃では18～22 kcal/kg/日）（受傷7日までに，腸管使用が問題なければ経鼻胃管を挿入し，目標カロリーを投与する。）

■ 重症頭部外傷（TBI）ガイドライン第Ⅳ版[3]
□国際的なガイドラインでは以下の推奨となっている。
□レベル別の推奨度

レベルⅠ	質の高いエビデンスに裏付けされている
レベルⅡA	中等度のエビデンスに裏付けされている
レベルⅡB	質の低いエビデンスに裏付けされている

- □**血圧管理**は年齢で分けられており，50～69歳では収縮期血圧を100 mmHg以上に，15～49歳および70歳以上では収縮期血圧を110 mmHg以上に維持する（Ⅲ）。
- □重症TBI患者では，**ICPモニタリング**することで2週間後の予後を改善したという報告がある[4]。その際の脳圧管理として，ICP＞22 mmHgであれば予後不良であることが指摘されており，22 mmHg以下になるよう治療介入をする（ⅡB）。
- □**CPP**については自動能にもよるが，60～70 mmHgで維持することが神経学的および生命予後が最も良いとされる（ⅡB）。その際，輸液過剰にならないように注意する。
- □重症TBI患者では，**広範囲前頭-側頭葉切除**（12×15 cm以下）のほうが部分切除よりも予後および神経学的予後が良かったという報告がある（ⅡB）[5]。
- □TBI患者における**予防的低体温療法**は，早期に短期間行うことは推奨されていない（ⅡB）。この場合の早期とは発症後2.5時間以内で，短期，つまり48時間行うことを指す。

- □ **脳室ドレナージ**は，中脳をゼロ点に持続的にドレナージを行うほうが間欠的に行うよりも予後には影響がなかったが，ICPを下げる効果は大きい（Ⅲ）[6]。また，来院時のGCSが6以上の場合，最初の12時間で脳室ドレナージを行うことで28日死亡率の改善が得られたとの報告がある（OR 5.0，95％CI 1.5〜16.7，$p<0.01$）[7]。
- □ **脳血流**は$PaCO_2$が20〜80 mmHgまでは直線的な関係性があることが知られている（TBIガイドライン）[3]。しかし過換気，つまり$PaCO_2 \leq 25$ mmHgはすすめられない（ⅡB）。特に最初の24時間以内では，脳血流も極度に減少しており避けるべきであり，何らかの脳組織酸素飽和度モニターを指標に過換気を行うことが推奨される。
- □ 脳波でのバーストサプレッションをはかる目的で**バルビツレート**をルーチンで使用することは推奨されないが，内科的・外科的治療でもICPがコントロールできない場合は使用を考慮する（ⅡB）。
- □ 頭部外傷後5日目までに，遅くとも7日目までには必要カロリーを**経管栄養**から補うことが推奨される（ⅡA）。実際，7日目までに目標カロリーまで達しなかった場合の2週間後の死亡のオッズ比は1.41（95％CI 1.12〜1.78，$p=0.004$），5日目までに達しなかった場合にはオッズ比が2.06（95％CI 1.04〜4.06，$p=0.04$）であったという報告がある[8]。

（藤井 修一，津久田 純平）

第13章

脳神経外科のドレーン

脳神経外科領域のドレーンの種類

- □ 頭蓋は解剖学的に体外から，頭皮，皮下組織，頭蓋骨，硬膜，くも膜，脳軟膜，そして脳実質に至る。
- □ 脳脊髄液（髄液）は，主に脳室に存在する脈絡叢で産生され，くも膜下腔に存在している。
- □ 脳実質は，周囲の構造物（他の脳や硬膜，血管など）とくも膜結合組織で覆われている。
- □ くも膜下腔が広がり髄液が多く存在している部位を脳槽とよぶ **(図 2-13-1)**。
- □ ドレーンの種類

脳脊髄液ドレナージ	・脳室ドレナージ ・スパイナルドレナージ ・脳槽ドレナージ
術後に留置するドレナージ	・硬膜下ドレナージ ・筋層下ドレナージ ・皮下ドレナージ

図 2-13-1　頭蓋骨および髄膜とその間隙

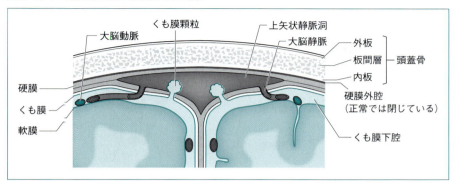

□ システムによる分類

開放式ドレナージシステム	・主に脳脊髄液ドレナージに用いられる。 ・サイフォン原理を利用した半閉鎖式回路 ・回路の高さを変えることにより髄液の流出圧の調整が可能。 ・オーバードレナージになりにくい。
閉鎖式ドレナージシステム	・主に術後に留置する硬膜下ドレナージ，筋層下ドレナージ，皮下ドレナージで使用される。 ・受動的ドレナージと陰圧吸引ドレナージがある。 ・開放式より感染予防面で優れる。 ・脳脊髄液ドレナージで使用される場合は，一方弁を使用し，バルブごとに設定された圧で流量が決まる。

脳脊髄液ドレナージ

□ 適応

脳室ドレナージ	水頭症，出血性疾患（くも膜下出血，脳室内出血，脳幹部出血），感染性疾患（髄膜炎，脳室炎），頭蓋内占拠病変（脳腫瘍-脳室内，松果体部，後頭蓋下），頭部外傷
スパイナルドレナージ	交通性水頭症，髄液漏（頭蓋底骨折，頭蓋底手術，後頭蓋下手術，脊髄脊椎手術，特発性など），脊髄の血液循環の改善（大動脈瘤手術，脊髄梗塞，脊髄損傷など）
脳槽ドレナージ	くも膜下出血手術後

脳脊髄液の産生・循環・吸収

□ 脳脊髄液は主に側脳室，第三脳室，第四脳室に存在する脈絡叢から産生される。
□ 側脳室から Monro 孔，第三脳室，中脳水道，第四脳室，Luschka 孔・Magendie 孔に到達し，髄液腔を循環する（図 2-13-2）。

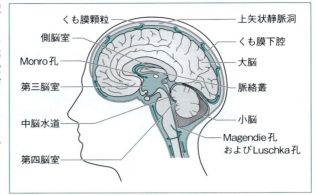

図 2-13-2　正常な脳脊髄液循環

側脳室内の脈絡叢で産生された脳脊髄液は，Monro 孔→第三脳室→中脳水道→第四脳室→Magendie 孔および Luschka 孔を通り，脳表のくも膜顆粒で吸収され静脈系に流入する。

(横堀將司. 脳室ドレナージ. Intensivist 2016；8：527-33 より許可を得て転載)

- Luschka 孔・Magendie 孔以降の髄液の灌流はさまざまであり，一部は大槽に至り，脊髄くも膜下腔を循環し，脳幹周囲槽に戻る。この過程で脊髄くも膜下腔から脊髄傍静脈に吸収される。
- 成人では脳脊髄液の全量は約 140 mL で，脳室内に 6 分の 1 が存在している。
- その 95％ が脳室内脈絡叢から，約 0.3〜0.4 mL/min の割合で分泌されている。
- 1 日の髄液産生量は 400〜600 mL で，全量が 1 日でおよそ 3 回入れ替わることになる。

ICP の動態

- 頭蓋内腔は大後頭孔を除いて頭蓋骨で囲まれており，外気圧に対して一定の圧を保っている。この圧を ICP という。
- ICP はこれらの圧を複合したものであり，正常では側臥位で 5〜10 cmH$_2$O 程度。20 cmH$_2$O を超えると ICP 亢進となる。
- ICP が亢進した状態では，少量の髄液排除で ICP を下げることが可能となる。

ドレナージの管理

圧の管理（図 2-13-3）

- ICP 管理について，日本の重症頭部外傷治療・管理のガイドラインでは，15〜25 mmHg 程度で治療を開始することが望ましいとしている。BTF の TBI ガイドライン[1]では，22 mmHg 以上を治療閾値としている。
- ドレナージシステムは大きく分けて，接続チューブ，排液チャンバー，排液バッグで構成される。
- ICP の測定を行う場合，外耳孔の位置を基準点とし，そこからドレーンチューブ内の脳脊髄液の水柱の高さを ICP と近似するか，圧トランスデューサーを用いて測定する。頭蓋内占拠性病変や脳浮腫のために脳室が圧排されている場合は，ICP と正確に近似できない場合がある。
- 圧コントロールは，排液チャンバーの高さを外耳孔を基準に設定する場合と，時間ごとに設定した量を排液する方法がある。ドリップチャンバーの高さは 0〜20 cmH$_2$O

図 2-13-3　脳室ドレナージ回路

A：模式図。外耳孔の高さ（Monro 孔の位置に相当）から排液チャンバーの大気開放部までの高さで，脳圧が規定される。すなわち ICP を 20 cmH$_2$O に管理したければ，外耳孔からサイフォンまでの高さを 20 cm とすればよい（厳密には水銀の比重は 13.6 であるから，1 cmH$_2$O≒0.73 mmHg，すなわち 20 cmH$_2$O≒14.7 mmHg となる）。
B：実際の使用例。ゼロ点はレーザーポインタを用いて外耳孔の高さに合わせている。
（横堀將司．脳室ドレナージ．Intensivist 2016；8：527-33 より許可を得て転載）

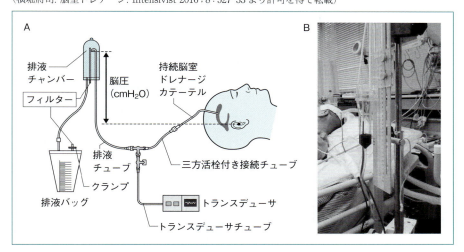

に設定することが多い。

- ドレーンが挿入された目的，留置された場所，ドレーンの固定は頭皮から何センチなのか，開放式回路の場合は何センチで設定し開放するのか，髄液量は 1 日どの程度を目標に排出するのかなどの情報を，術者らと共有する必要がある。
- サイフォン上部と排液バッグ上部にワンタッチ式クランプ（図 2-13-4）とエアフィルターが付属している。ワンタッチ式クランプは移動時にエアフィルターの汚染を防ぐために，エアフィルターは回路内の圧を大気圧と一定に保つために組み込まれている。
- エアフィルターの汚染は，髄液感染の可能性を高める。また大気との交通が正確でなくなってしまうと，サイフォン効果から髄液の大量排出につながる。汚染時は回路や排液バッグの速やかな交換を必要とする。
- ワンタッチ式クランプが閉鎖されずに，ロールクランプ（図 2-13-4）が開放されると，急速な髄液大量排液につながり，オーバードレナージによって低髄圧となり，脳ヘルニアを起こすため注意する。

ドレーン抜去のタイミング

- 水頭症が解除された場合や，ICP のコントロールが可能となった場合が抜去するタイミングである。
- ドレナージ期間が長期化すると感染率が高くなるため，できるだけドレーン留置期間

図 2-13-4　ドレナージシステム

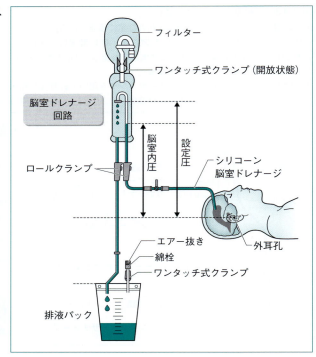

を短期間とするよう心掛ける。感染を起こした症例の平均留置期間は 9.4 日であったとされ，脳室ドレーン留置期間中の抗菌薬予防投与に意味はなかったという報告[2]があり，早期に抜去をすることが最も有効な感染予防である。最長でも 14 日間程度とする。
- 血腫の排出が行われたならドレナージ圧を徐々に上げていく。目安としてドレナージ設定圧を 20 cmH$_2$O とし，排液量が 100 mL/日以下であれば抜去を検討する。
- 抜去後に急速な水頭症悪化による脳ヘルニアを呈することもあるため，意識レベルや瞳孔所見などの神経学的所見の変化を注意深く観察する。
- 抜去時にドレーン刺入部を縫合処置するが，ICP が高い場合は髄液が漏出してくることもある。
- 水頭症が急速に進行する場合には，ドレーンを再挿入する。脳室が徐々に拡大し症候を呈する場合には，脳室腹腔シャント，腰椎くも膜下腔腹腔シャントなどが行われる。

ドレーン関連感染症

- 脳室ドレナージ留置による脳室炎や髄膜炎などの感染症合併は，5〜20% で起こるといわれている[3]。
- 原因菌としては，50% 以上でコアグラーゼ陰性ブドウ球菌（CNS）が，その他にも黄色ブドウ球菌（*Staphylococcus aureus*）やエンテロコッカス属（*Enterococcus* spp.）な

- どが挙げられる[4]。
- ドレーン感染のリスクとして，脳出血，くも膜下出血，脳室内出血，ドレーンシステムの頻回操作，髄液漏，ドレナージの期間などが挙げられる[3]。特にドレナージの期間は10日までは感染のリスクが上がるといわれており[5]，抜去の時期を毎日検討するよう心掛ける。
- 診断は，基礎疾患として頭蓋内出血があれば細胞数や蛋白の増加が認められるため，培養が最も信用できる検査であるが，すぐには結果が出ないこともある[6]。
- 髄液中の糖や白血球分画も有効な指標とはいえず[7]，新たに発熱が出現するとともに新規の神経学的異常をきたすため，髄液中の細胞数，糖，蛋白，培養，Gram染色などを総合的に判断しながら診断する[7,8]。
- 感染の予防目的にドレーン留置期間中の抗菌薬投与を行う施設があるが，ドレーン挿入直前，もしくはドレーン留置後24時間までの投与を除いて予防的抗菌薬投与は推奨されない[9]。
- 感染の診断が判明すれば，ドレーン抜去と抗菌薬治療を開始する。ドレーン抜去後は感染が落ち着くまでは再度のドレーン留置は避けることが望ましいが[10]，継続的なドレナージが必要であればこれまでの挿入部とは別の場所に挿入する。
- 抗菌薬は，バンコマイシン＋緑膿菌カバーを含むグラム陰性桿菌のカバーからセフタチジム，セフェピムやメロペネムを開始し，感受性の結果に応じてde-escalationする。
- 投与期間については明確な基準はなく，起因菌や臨床的判断で決める。CNSであればカテーテル抜去あるいは交換後5〜7日，グラム陰性菌であればカテーテル抜去あるいは交換後1〜2週間，カンジダなどの真菌感染であればカテーテルを抜去あるいは交換し，さらに培養陰性後2週間の抗菌薬投与を行う，といった報告もある[3]。

硬膜外ドレナージ，筋層下ドレナージ，皮下ドレナージ

- 脳神経外科領域の術後に用いられるドレナージであり，留置される部位によって名称が分けられる。
- 目的は術後の血液や滲出液を体外に排出することである。
- 主に閉鎖式ドレナージシステムが用いられる。
- 排液量と画像評価から判断して，数日で抜去されることが多い。
- 抜去時には縫合などの閉創処置を行う。
- 術後に排液の色が薄くなっている場合，髄液の過剰排出の場合がある。ドレナージを続けると低髄液圧になり，頭痛や硬膜下血腫につながる場合があるので注意が必要である。

（内田 一好，山内 崇弘，藤井 修一，津久田 純平）

第14章

ICUでのリハビリテーション

重症患者の障害

- 重症患者は人工呼吸器などの生命維持装置によって不活動となりやすく,身体的にも精神心理的にも廃用症候群を起こしやすい。
- さらに全身炎症性の病態によって蛋白異化は亢進しており,筋肉量の減少,筋力低下が併発している。

廃用症候群 P O

- 長期臥床や不活動は,筋・骨格系などの局所性の生理的変化および,循環器系や消化器系などの全身性の生理的変化を生じる[1]。
- 臥床による関節拘縮や筋萎縮などの局所性廃用症候群と,循環・呼吸系や精神・神経系などの全身性の廃用症候群とは,互いに負のスパイラルに陥る(図2-14-1)[1]。
- 口腔機能の廃用症候群は,呼吸機能,嚥下機能,精神機能にも影響を及ぼす。

■ 関節拘縮

- 関節拘縮は,皮膚や骨格筋,靱帯,関節包などの関節周囲軟部組織の器質的変化に由来する関節可動域(ROM)制限と定義され,特に骨格筋と関節包が関与している[2]。
- 不動による筋性拘縮には線維化や筋肉膜におけるコラーゲン線維の可動性減少などが,関節性拘縮には滑膜の線維化や癒着の発生が,それぞれ影響し,ともに不動1週間から認められる[2]。

■ 筋萎縮

- 廃用性筋萎縮は機械的刺激の減少によって生じる。また,末梢神経が損傷されて神経支配を失うことで生じる脱神経筋萎縮,老化に伴う骨格筋量が減少する加齢依存的筋量減少(サルコペニア)などでも筋萎縮が生じる[3]。

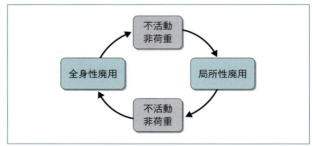

図2-14-1 長期臥床・不活動による負のスパイラル

- [ ] 安静臥床を続けると姿勢制御に必要な全身の抗重力筋は容易に萎縮し，特に下肢の抗重力筋筋力低下は著しく，1週間で10〜15％，3〜5週で約50％の筋力が低下する[1, 4]。

■ 循環系障害
- [ ] 循環系への影響は，臥床初期において循環血漿量の著明な低下が起こり，臥床3〜4日間で10〜13％減少する[1]。
- [ ] 循環血漿量の減少は，心筋の廃用性萎縮による心機能の低下，および血液凝固能の亢進から静脈血栓症を引き起こす[1]。
- [ ] 長期臥床による起立性低血圧は，循環血漿量の減少，血管調節機能障害に加えて，心筋萎縮が複合的に作用して心拍出量を減少させると考えられている[1]。

■ 呼吸系障害
- [ ] 安静臥床により横隔膜や胸郭の動きが制限され，呼吸機能の低下が起こる。その結果，肺胞の虚脱や吸気および呼気筋力の低下から喀痰力の低下を起こす[1]。
- [ ] 人工呼吸器管理下の患者での横隔膜の筋萎縮は，18時間以内に始まる[5]。

■ 口腔機能障害
- [ ] 口腔機能は，摂食・嚥下，唾液分泌，構音・会話，呼吸など多様な機能にかかわる[6]。
- [ ] 咀嚼に関連する中枢は，脳の視床下部，大脳皮質，中脳部，橋，延髄などの広範囲に及び，また大脳運動領野の40％が口腔と咀嚼に関連している[6]。
- [ ] 口腔機能の廃用症候群は，生命維持に関連する呼吸と嚥下機能に影響し，生活を豊かにするための食事やコミュニケーション，そして精神機能にも影響を与える[1, 6]。

▍ICUAW（ICU関連筋力低下） Ⓞ Ⓔ

- [ ] ICUAWとは，「重症患者に発症した筋力低下で，筋力低下の原因が明確でないもの」[7]と定義される。
- [ ] ICUAWはさらに，神経筋障害を生じているものは重症疾患多発ニューロパチー（CIP），重症疾患ニューロミオパチー（CINM），重症疾患ミオパチー（CIM）に分類される[7]（図2-14-2）。
- [ ] ICUAWの診断は，重篤な原疾患の発症後に，原因不明の対称性の筋力低下や弛緩性麻痺が体幹・四肢に起こるものとされる（表2-14-1）[7]。筋力の指標にはMRC（Medical Research Council）スコアが使用される。
- [ ] ICUAWを引き起こすリスク因子には，敗血症，多臓器不全，不活動，高血糖，神経筋遮断薬の使用[8〜11]がある。
- [ ] ステロイド使用に関しては，2014年に発表されたCochraneライブラリーでは，2013年までに出された5つのRCTから，ステロイド使用とCIP/CIMの発症には関連がない（RR 1.09，95％CI 0.53〜2.26）という結果であった[11]。

▍ICUASD（ICU関連嚥下障害） Ⓟ Ⓞ

- [ ] ICU患者に生じる嚥下障害は，誤嚥および誤嚥性肺炎の原因となり，以下の6つが原因と考えられている[12]。

図 2-14-2　ICUAW 分類

(Stevens RD, et al. A framework for diagnosing and classifying intensive care unit-acquired weakness. Crit Care Med 2009；37：S299-308 より許可を得て転載)

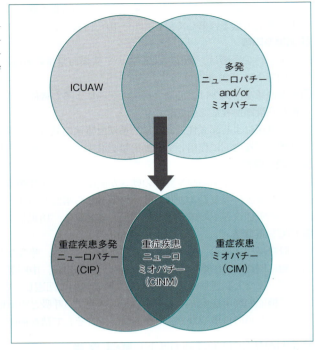

表 2-14-1　ICUAW 診断基準

① 重症疾患罹患後に発症した全身性の筋力低下
② びまん性（近位筋および遠位筋），対称性，弛緩性の筋力低下であり，一般的に脳神経は障害されない（例：顔をしかめることが完全にできる）。
③ 24 時間以上間隔をあけて 2 回以上行った MRC 合計スコアが 48 点未満，または平均 MRC スコア 4 点未満
④ 人工呼吸器の依存患者
⑤ 重篤に至った原疾患以外に筋力低下をきたす原因がない。
ICUAW 診断の最低クライテリア：①②③ または ④⑤

Stevens RD, et al. A framework for diagnosing and classifying intensive care unit-acquired weakness. Crit Care Med 2009；37：S299-308 より

気管挿管チューブや気管切開チューブによる口咽頭と喉頭の損傷
神経筋脱力
口咽頭と喉頭の感覚低下
意識障害
胃食道逆流
呼吸障害や頻呼吸による呼吸と嚥下の非同調

□次のようなリスク因子が挙げられている[12]。

嚥下障害の既往，頭頸部や食道の腫瘍・手術・放射線治療，譫妄・過鎮静・認知症，脳卒中や神経筋疾患，長期の人工呼吸管理，複数回の気管挿管，気管切開，重度の胃食道逆流，筋弛緩や重症疾患多発筋疾患，仰臥位，周術期の経食道心エコー

□気管挿管された患者の 50〜60％ に嚥下障害が生じるとされている[13]。また，気管切開チューブによって，喉頭挙上の制限，カフによる頸部食道の圧迫，気道感覚閾値の上昇，声門下圧維持不能，喉頭閉鎖における反射閾値上昇に影響する[14]。

ICU 患者のリハビリテーションの効果

早期離床・運動療法の効果 E

□2013 年に Kayambu らが発表した重症患者に対する理学療法のメタ解析では，ICU 患者の早期離床・運動療法は死亡率の改善には及ばないが，健康関連 QOL の改善，身体機能の改善，四肢筋力の改善，呼吸筋力の改善，人工呼吸器装着期間の減少，ICU 滞在期間の減少，入院期間の減少に有効であるとされた[15]。

人工呼吸器患者に対する早期離床・運動療法の効果 E

□2009 年の Schweickert らによる RCT では，ICU の人工呼吸患者に対する早期離床・運動療法は，ICU 滞在期間，入院期間，死亡率の変化には影響を及ぼさないが，退院時 ADL の改善，入院中の譫妄期間の減少，人工呼吸器装着期間を減少させる[16]と示した。

神経筋障害に対する効果 E

□2014 年の Cochrane ライブラリーによるメタ解析では，CIP/CIM に対する早期離床・運動療法の予防効果は，人工呼吸器使用期間を短縮させるが，ICU 滞在期間の短縮には有効ではなかった[11]。

□電気刺激療法（EMS）の CIP/CIM 発生や治療効果については十分なデータがなく，2014 年および 2015 年の Cochrane ライブラリーのメタ解析でも有効性はないとされる[11, 17]。

ICU におけるリハビリテーションの対象 G

□英国 NICE の，成人重症疾患後のリハビリに関する診療ガイドライン[18]では，リハビリの対象に身体的合併症および非身体的合併症を有する患者も入るとしている。

身体的合併症	筋萎縮/筋力低下，拘縮/筋骨格系障害，呼吸系障害，感覚障害，疼痛，嚥下，コミュニケーション障害
非身体的合併症	心理的問題，情緒的問題，精神的問題，認知機能障害

- □ ADLや歩行の障害，長期のICU滞在，身体的損傷または神経学的損傷，著明な認知機能障害，妄想，フラッシュバック，パニック発作のある患者は，身体的・非身体的な合併症を起こすリスクが高い[18]。

リハビリテーションのアセスメントとゴール設定 G O

- □ 包括的アセスメントに基づき，ゴール設定と患者ごとのプログラムを計画し，可及的速やかにリハビリを開始する[18]。
- □ NICEガイドラインでは，短期ゴールとは退院時に患者が達成する目標，中期ゴールとは退院後に患者が日常生活に復帰する際に達成する目標であると定義している[18]。
- □ 患者の病態が不安定である時期には，「今日のゴール」のように超短期間のゴールを設定することも重要である。例えば，「筆談でコミュニケーションができる」，「坐位で過ごせる」，「経口による食事を開始する」などがそれにあたる。

ABCDEバンドル[19, 20] E

- □ ABCDEバンドルは，ICU患者の早期運動療法・離床の開始および実施を検討するツールである（☞p.7）。
- □ ABCDEバンドルを活用することで，ICU譫妄とICUAWの予防・改善をはかり，認知障害や身体機能障害の予防・改善および在院期間や死亡率の低下への効果が期待される[20]。

譫妄の予防・改善
身体機能の改善
四肢および呼吸筋力の改善
QOLの改善
人工呼吸器からの早期離脱
ICU早期退室・早期退院

- □ 生命予後に対する直接的な有効性は示されていないものの，人工呼吸器管理患者においては譫妄の予防・改善，人工呼吸器からの早期離脱にも有効である。
- □ ABCDEバンドル使用により，譫妄が減少し，離床率が増加するが，自己抜管率や再挿管率に有意差はなく[21]，ABCDEバンドルの安全性も確認されている。
- □ 特にICU譫妄は独立した死亡リスクとしても知られており[22]，譫妄の発症や期間を減少させるために早期離床，早期からのリハビリが推奨されている[23]。
- □ さらに家族の介入と権限（family engagement and empowerment）を付け加えたABCDEFバンドルが，SCCMにて提示されている。ABCDEFバンドルに関する観察研究では，全項目の遵守率が10％上昇すると院内生存オッズが7％上昇したと報告された[24]。

早期離床・運動を安全に実施するための基準

- 2014年に Hodgson ら[25]は，ICU 患者の安全な離床・運動に関するエキスパートコンセンサスと推奨を発表した（表2-14-2）。この推奨は病態だけでなく治療や治療デバイス類による運動の制限も記載し，臨床的に使用しやすい形で示してある。
- また，2015年に Sommers ら[26]は，「ICU における理学療法のエビデンスに基づくエキスパートコンセンサスと推奨」（表2-14-3）を発表し，そのなかで「早期離床・運動療法を安全に実施するための基準」を，主にバイタルサインや病状を中心に併記して述べている。

ICU における早期離床・運動療法の安全性

有害事象

- Li らによるシステマティックレビュー[27]では，早期離床・運動療法における最も一般的な有害事象は低酸素血症であり，心拍数や血圧の著明な変化も報告されている。
- その他，気管挿管チューブ・動脈ライン・経鼻胃管・直腸チューブの抜去，転落，筋緊張の低下が少数例ではあるが報告されている[27]。

注意点

- ICU 患者は，気管挿管チューブまたは気管切開チューブの使用，血管作動薬や抗不整脈薬の持続点滴などが行われている場合がある。適切なリスク管理のために，適切な人員，時刻，空間に配慮した環境調整を行う必要がある。
- 具体的には，人工呼吸器と同じ側にルート類やドレーン類をまとめ，人工呼吸器の回路を十分な長さに維持するなど，人工気道の事故抜管やルート類の抜去などのアクシデントが発生しないよう努めることが大切である。

患者と医療スタッフによるチーム医療

- 患者や患者家族もチームの一員であることを忘れてはならない。治療やリハビリに取り組む患者自身のモチベーションや，家族の精神的サポートは，ICU 患者のリハビリを行ううえでは欠かせない。
- 医師は ICU におけるリハビリにおいてチームリーダーの役割を果たし，離床や経口摂取などを開始してもよい病態であるか，中止すべき病態であるかの重要な判断を行う。
- リハビリ専門職である理学療法士（PT），作業療法士（OT）の積極的関与が，ICU におけるリハビリを安全かつ効果的に進めるために推奨されている[22]。
- さらに最近では，ICU 関連嚥下障害（ICUASD）[12]も注目されており，言語聴覚士（ST）による介入の必要性も示されている。
- またリハビリに関係する職種は多岐にわたり，看護師，臨床工学技士，薬剤師や栄養

表 2-14-2　ICU における離床・運動の実施基準

印の定義
○：有害事象の発生リスクは低い。
△：有害事象の発生リスクは○よりも高いが，実施するメリットの可能性もある。しっかり検討し，注意しながら徐々に運動を進める。
■：重篤な有害事象の発生リスクが非常に高い。上級の PT や看護師を含めたコンサルテーションを行い，集中治療専門医による承認がなければ，能動的な運動はすべきではない。1 つでも■があれば，その他すべてが○であっても実施すべきではない。

運動の定義
ベッド上の運動：ベッド上で行う動作や運動（寝返り，ブリッジ，上肢運動，ベッド上での坐位など）
ベッド外の運動：ベッドの端に座ることやベッドを離れて行う運動や動作〔端坐位/タングリング，立位，歩行，足踏み（坐位，立位）など〕

			ベッド上の運動	ベッド外の運動
◎呼吸系の検討項目				
挿管	気管チューブ		○	○
	気管切開チューブ		○	○
呼吸パラメーター	$FIO_2 \leq 0.6$		○	○
	$FIO_2 > 0.6$		△	△
SpO_2	≧90%		○	○
	<90%		△	■
呼吸数	≦30 bpm		○	○
	>30 bpm		△	△
人工呼吸器モード	HFOV		△	■
PEEP	≦10 cmH$_2$O		○	○
	>10 cmH$_2$O		△	△
人工呼吸器との非同調			△	△
救命治療	一酸化窒素吸入		△	△
	プロスタサイクリン		△	△
	腹臥位		■	■
◎心血管系の検討項目				
血圧	高血圧緊急症に対する静注降圧薬治療		■	■
	平均血圧	目標値以下で有症状	△	■
		サポート（降圧薬，機械的）下でも目標値以下	△	■
		サポートなしまたは低サポートで目標値以上	○	○
		中等度サポートで目標値以上	△	△
		高サポートで目標値以上	△	■
	重症肺高血圧症またはその疑い		△	△

表 2-14-2 （続き）

			ベッド上の運動	ベッド外の運動
不整脈	徐脈	薬物療法（イソプロテレノール等）の必要性や緊急ペースメーカ植込みの待機	■	■
		薬物療法や緊急ペースメーカ植込みの必要性がない場合	△	△
	経静脈または心外膜ペースメーカ	依存リズム	△	■
		安定した自己脈	○	○
安定した頻脈	脈拍＞150 bpm		△	■
	脈拍 120〜150 bpm		△	△
	脈拍＜120 bpm		○	○
デバイス	大腿 IABP		○	■
	ECMO	大腿部または鎖骨下への挿入部位（ダブルルーメンカテーテルのシングルカニューレでないもの）	○	■
		中心静脈へ挿入されているシングルカニューレ（ダブルルーメンカテーテル）	○	△
	補助人工心臓（VAD）		○	○
	肺動脈カテーテルまたは心拍出量の持続モニタリング機器		○	△
その他	乳酸値＞4 mmol/L を伴うショック		△	△
	急性 DVT/PE および疑い		△	△
	重症大動脈狭窄症および疑い		○	△
	心筋梗塞（明らかな胸痛または明らかな心電図変化）		△	■
◎神経系の検討項目				
意識レベル	傾眠, 穏やか, 不穏（例：RASS −1〜+1）		○	○
	軽い鎮静, またはやや興奮（例：RASS −2 または+2）		△	△
	覚醒していられない, または深い鎮静（例：RASS＜−2）		△	■
	非常に興奮している, または闘争的（例：RASS＞+2）		■	■
譫妄	譫妄評価（例：CAM-ICU）にて陰性		○	○
	譫妄評価にて陽性だが, 簡単な指示に従える		○	△
	譫妄評価にて陽性で, 指示に従えない		△	△

表 2-14-2　ICU における離床・運動の実施基準（続き）

		ベッド上の運動	ベッド外の運動
ICP	ICP モニタリングによって ICP 亢進に対して積極的に管理しており，目標値にない	■	■
	ICP モニタリングしているが，ICP 亢進に対する積極的な管理をしていない	○	△
その他	減圧開頭術	○	△
	開放している腰椎ドレーン（非クランプ）	○	■
	皮下ドレーン	○	△
	脊髄保護（除去術や固定術前）	■	■
	急性脊髄損傷	○	△
	脳動脈瘤クリッピング術を施行していないくも膜下出血	○	△
	脳動脈瘤クリッピング術後の血管攣縮	○	△
	コントロールできない痙攣	■	■
◎その他の検討項目			
外科的	不安定，または固定されていない骨折（骨盤，脊椎，下肢長管骨）	△	■
	大きな開放創（胸部，胸骨，腹部）	○	■
内科的	コントロールできていない活動性出血	■	■
	活動性出血の疑い，または出血増加リスクの疑い	○	△
	身体的・薬物的な体温コントロールにもかかわらず高体温	△	△
	積極的な低体温管理	△	△
その他	ICUAW	○	○
	CRRT（大腿透析カテーテルを含む）	○	○
	大腿動脈および静脈カテーテル	○	○
	大腿血管シース	△	■
	その他のドレーン類（経鼻チューブ，中心静脈カテーテル，胸腔ドレーン，創部ドレーン，肋間カテーテル，尿道カテーテル）	○	○

Hodgson CL, et al. Expert consensus and recommendations on safety criteria for active mobilization of mechanically ventilated critically ill adults. Crit Care 2014；18：658 をもとに作成

表 2-14-3 ICU における理学療法のエビデンスに基づくエキスパートコンセンサスと推奨

早期離床や運動を安全に実施するための対象

- 理学療法の実施前，実施中において，リスクと効果を考慮するために，すべての患者に対してレッドフラッグ（絶対禁忌）と相対的禁忌をスクリーニングすべきである。
- 下記の ICU におけるベッド外での運動と活動の相対的禁忌の対象には，考慮して実施すべきである。運動や活動を行う前に集中治療医に相談する必要がある。

レッドフラッグ（絶対禁忌）：レベル 1

心拍数 ・心筋梗塞発症時 ・心拍数＜40 および 130＞ bpm	呼吸数 ・呼吸数＞40/min
血圧 ・平均血圧（MAP）＜60 mmHg および＞110 mmHg	意識レベル ・RASS スコア：－4，－5，3，4
酸素飽和度 ・≦90％	昇圧薬 ・使用量が多い場合 　ドパミン≧10 μg/kg/min 　ノルアドレナリン≧0.1 μg/kg/min
換気パラメーター ・FIO_2≧0.6 ・呼気終末陽圧（PEEP）≧10 cmH_2O	体温 ・≧38.5℃ ・≦36℃

相対的禁忌（レベル 3，4）

・外見，視診 　覚醒不良/低い意識レベル 　発汗 　顔色が悪い 　疼痛 　疲労	・不安定な骨折 ・離床を安全に行うことのできないライン類 ・神経学的な不安定性：ICP≧20 cmH_2O

心肺系と筋骨格系機能を改善するための介入方法

反応なし，または非協力的な患者
- RASS スコア＜－2（レベル 2）
- S5Q＜3（レベル 4）

受動的な介入

・受動的運動（レベル 2） 　反復：5 回/関節 　セット：1 セット 　頻度：1 日 1 回	・EMS（レベル 1，2） 　時間：60 分 　強度：45 Hz 　頻度：毎日
・ストレッチング（レベル 2） 　時間：20 分	・CPM（レベル 2） 　3×3 回　毎日
・受動的サイクリング（レベル 2） 　時間：20 分	・スプリント（固定）（レベル 4） 　時間：2 時間装着，2 時間 OFF

表2-14-3　ICUにおける理学療法のエビデンスに基づくエキスパートコンセンサスと推奨（続き）

反応よく妥当な患者
• RASS スコア ≧ −2（レベル 2）
• S5Q ≧ 3（レベル 4）

能動的な介入	
• 運動療法（レベル 4） 　強度：（レベル 4）Borg スケール 11〜13 　時間：（レベル 4） 　反復：8〜10 回 　セット：3 セット（レベル 4） 　頻度：1〜2 回/日（レベル 4） 　ステップアップ：（レベル 4） 　　Step 1　時間の延長，反復 10 回まで増加 　　Step 2　セット数を増加　1 から 3 セットへ 　　Step 3　強度を増加　Borg スケール 11 から 13 へ 　　Step 4　頻度を増加　1 日 1 回から 1 日 2 回へ	• ADL トレーニング：バランス，立位，歩行（レベル 3） • 離床（ベッドから離れて運動）（レベル 2） • サイクリング（レベル 2） 　時間：20 分 　ステップアップ：インターバルトレーニングを 20 分まで増加

質的アセスメント：
レベル A1：システマチックレビュー，レベル A2：質もサイズも良好な二重盲検による RCT，レベル B：レベル A2 の条件を満たさない比較試験，レベル C：非比較試験，レベル D：専門家の意見

推奨：
レベル 1：レベル A1 または 2 つ以上のレベル A2 の研究に基づく推奨，レベル 2：レベル A2 または 2 つ以上のレベル B の研究に基づく推奨，レベル 3：レベル B またはレベル C の研究に基づく推奨，レベル 4：専門家の意見による推奨

Sommers J, et al. Physiotherapy in the intensive care unit：an evidence-based, expert driven, practical statement and rehabilitation recommendations. Clin Rehabil 2015；29：1051-63 をもとに作成

士など，患者環境を取り巻くすべての人が一様に関係することを忘れてはならない。

▶日本の ICU リハビリ動向

　日本集中治療医学会は，2017 年に「集中治療における早期リハビリテーション〜根拠に基づくエキスパートコンセンサス〜」を発表した[28]。また，2018 年の診療報酬改定では，特定集中治療室における早期離床・リハビリテーション加算が新設された。集中治療領域におけるリハビリテーションは，標準治療介入の一部として普及してきている。

（髙田　順子）

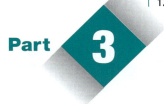

Part 3 循環器

第1章

ショック

ショックとは何か ⓟ

- ショックとは，**組織酸素代謝障害による臓器不全の臨床像**である。
- 組織酸素代謝障害＝"dysoxia"＋"cytopathic hypoxia"

dysoxia	組織血液灌流の維持機構が破綻すると「細胞レベルの酸素需給不均衡 dysoxia」が生じ，ミトコンドリアの呼吸鎖における ATP 産生が制限される[1]。
cytopathic hypoxia	エンドトキシンによりピルビン酸デヒドロゲナーゼ活性が直接抑制され，クエン酸回路の基質が欠乏することにより，ミトコンドリア機能不全をきたす[2]。この病態は組織血液灌流が維持されていても確認される。「細胞レベルの酸素利用障害 cytopathic hypoxia」と呼称される[3]。

- まったく異なる2つの過程である，dysoxia および cytopathic hypoxia を包括した概念が「組織酸素代謝障害」である。

代償期	組織酸素代謝障害により，好気的 ATP 産生の低下，代償的に嫌気的 ATP 産生が進行する。
非代償期	まもなくこの代償は破綻し，細胞内 ATP レベルは低下する。この際，嫌気性代謝の結果，細胞内に乳酸が生じる。乳酸が代謝されるべき肝細胞においても組織酸素代謝障害が存在すると，血中乳酸値は上昇し続け，乳酸アシドーシスが進行する。

表 3-1-1　ショック分類別の心臓超音波所見

	preload	pump function		afterload	コメント
	IVC	CO	心収縮	SVR	
血液分布異常性ショック	特異的所見なし	↑	過収縮	↓	
心原性ショック	呼吸性変動消失	↓	収縮低下	↑	右室梗塞 CVP↑, PCWP↓, SVR↑ 心室中隔穿孔 PAカテで右室で O_2 step up を確認 acute MR PCWP波形でGiant V波
血液量減少性ショック	虚脱	↓	過収縮	↑	
心外閉塞拘束性ショック	呼吸性変動消失	↓	過収縮	↑	タンポナーデ RAP(CVP)＝RVEDP＝PADP＝PCWP 上昇している。

※ preloadの指標としてのIVC所見についてはcontroversialである。限界を知りつつ用いるのであれば有用な指標となり得る。

□細胞内ATPレベルの低下と乳酸アシドーシスが相まって細胞機能が低下し，続いて臓器不全が成立する。この過程により生じる多彩な臨床像こそ「ショック」として広く認識されているものである。

ショックの分類

□ショックの分類[4]

血液分布異常性ショック（distributive shock）	septic shock, toxic shock syndrome, アナフィラキシーショック, 薬物/毒物/輸血/重金属中毒, 副腎クリーゼ, 粘液水腫性昏睡, 神経原性ショック, 心筋梗塞後の急性全身性炎症反応, 心肺蘇生後症候群, 体外循環後
心原性ショック（cardiogenic shock）	心筋症, 心筋梗塞, 弁膜症, 重症不整脈, 心筋炎など
血液量減少性ショック（hypovolemic shock）	出血, 脱水
心外閉塞拘束性ショック（obstructive shock）	緊張性気胸, 肺塞栓, 心タンポナーデ

□septic shock（敗血症性ショック）は，血管透過性の亢進によるhypovolemic，敗血症性心筋症によるcardiogenicの要素も合併する。
□ショック分類別の心臓超音波所見は，表 3-1-1 を参照。

図 3-1-1　ドプラ法を用いた CO, SVR の推定

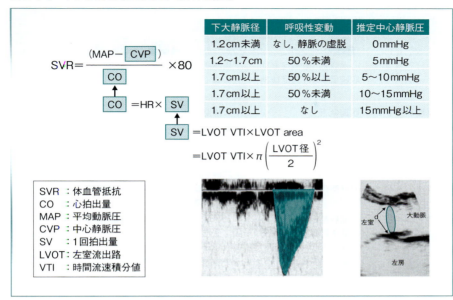

ドプラ法を用いた CO, SVR の推定（図3-1-1）

☐ 以下の手順により，超音波により測定された指標から CO および SVR を推定できる[5]。

① 非観血的ないし観血的に平均動脈圧と心拍数を測定する。
② 傍胸骨長軸像を描出し，LVOT 径を測定する。
③ 心尖部三腔像ないし五腔像を描出し，LVOT VTI を測定する。
④ 心窩部より IVC を描出し，IVC 径と呼吸性変動を測定する。
⑤ LVOT VTI と LVOT area の積から SV を求める。
⑥ SV と HR の積から CO を求める。
⑦ $SVR = (MAP - CVP) \times 80 / CO$（$[dynes \cdot sec \cdot cm^{-5}]$）

▶ RUSH exam
　　▫ RUSH exam（Rapid Ultrasound in Shock in the Evaluation of the Critically Ill）は，ショックの原因を "Pump"，"Tank"，"Pipes" の 3 つのコンポーネントに分類し，迅速かつ系統的にスクリーニングする超音波プロトコルである[6]（表3-1-2）。
　　▫ 動画での解説がウェブ上で公開されている。

表 3-1-2　RUSH exam

	Pump	Tank：IVC（volume）	Pipes
	心臓エコー	肺：胸水，気胸 チェック	大動脈，下肢静脈 チェック
血液分布異常性 ショック	心過収縮（敗血症早期） 収縮低下（敗血症後期）	下大静脈虚脱 感染巣としての胸水， 腹水	正常
心原性ショック	収縮低下 心臓拡大	下大静脈拡張 頸静脈拡張 肺水腫 胸水，腹水	正常
血液量減少性 ショック	心過収縮 心腔狭小化	下大静脈虚脱 内頸静脈虚脱 胸水，腹水（水分漏出）	腹部大動脈瘤 大動脈解離
心外閉塞拘束性 ショック	心過収縮 心嚢水貯留 心タンポナーデ 右室ストレイン 心室内血栓	下大静脈拡張 頸静脈拡張 スライディングサイン 消失（気胸）	深部静脈血栓症

<https://emergencymedicinecases.com/episode-18-part-1-point-of-care-ultrasound-pearls-pitfalls-controversies/>より作成

治療

☐ ショックの初期治療は，dysoxia の是正である。
☐ ショック初期治療の 3 つの軸

① 酸素投与	SaO_2 上昇による酸素運搬量 DO_2 の上昇，陽圧換気による酸素摂取量 VO_2 の減少
② 輸液	Frank-Starling 曲線に基づく volume status の最適化を行い，CO を増加させる。
③ 血管作動薬	酸素投与・輸液後も平均動脈圧≧65 mmHg を達成できない場合，血管作動薬の使用を検討する。

☐ 具体的な治療法

タンポナーデ	ドレナージ
気胸	胸腔ドレーン
急性心筋梗塞（AMI）	血行再建，大動脈内バルーンパンピング（IABP）
敗血症	抗菌薬，ソースコントロール
肺塞栓症（PE）	血栓溶解療法，外科的血栓除去
不整脈	電気ショックやペーシング
副腎不全（ACTH 単独欠損など）	ヒドロコルチゾン

表 3-1-3 カテコラミンの使用

	機序	SVR	CO	BP	HR
ドパミン 5 μg/kg/min 以下	ドパミン受容体刺激	↓または→	→	→	→
ドパミン 5 μg/kg/min 以上	最初 β_1 刺激，次第に α 受容体刺激	↑	↑	↑	↑
ノルアドレナリン	α_1，α_2＞β_1 刺激	↑	↑	↑	→，やや↑
ドブタミン	β_1，β_2 刺激	↓	↑	↑→↓とさまざま	↑
ミルリノン	PDE Ⅲ 阻害薬	↓↓	↑	→，↓	→
フェニレフリン	α 刺激	↑↑	→時に↓	↑	→
プロタノール	β_1，β_2 刺激	↓	↑	→時に↓	↑
アドレナリン	α_1，α_2，β_1，β_2 刺激	↑	↑	↑	↑

☐血行動態

CO の適正化	volume status の適正化（fluid challenge，輸液反応性は ☞「volume resuscitation」p.147）
SVR の適正化	カテコラミン（表 3-1-3）

☐高用量ノルアドレナリン使用にもかかわらず低血圧のときは，以下の選択肢を検討する。

① バソプレシン少量：0.01〜0.04 U/min
② ヒドロコルチゾン 100 mg IV 後，50 mg を 6 時間おきに静注
③ アドレナリンやフェニレフリンの静脈内投与

（福井 悠）

第2章

心不全と肺水腫の生理学と鑑別

肺水腫の生理学 P

- □ 目の前の肺水腫が「心原性」か「非心原性」かで，その後の治療方針は大きく異なる．時に鑑別に迷うケースや，これらがオーバーラップしているケースも見受けられる．肺水腫に至る機序を明確に理解しておくことが治療を最適化する一助となる．
- □ 正常肺では，血管内の血漿から肺毛細血管内皮細胞間隙を介して肺間質に水分が漏出しているが，この水分は肺胞上皮細胞により肺胞腔に到達することなく肺間質にとどめられ (fluid filtration)，**肺リンパ管に吸収され，再び全身循環に帰する**[1]．この過程は下記に示す Frank-Starling の法則（※1）に規定される．

$$J_v = L_p \cdot A \{(P_c - P_i) - \sigma(\pi_p - \pi_i)\} \cdots ※1$$

J_v：毛細血管における単位時間当たりの水分の移動量
L_p：毛細血管水透過係数
A：毛細血管表面積
σ：反発係数
静水圧差：毛細血管内圧(P_c)－間質液圧(P_i)
膠質浸透圧差：血漿膠質浸透圧(π_p)－間質膠質浸透圧(π_i)

- □ しかし，実際には，低アルブミンだけでは肺水腫は生じにくい．
- □ 肺毛細血管床-肺間質においてはアルブミンの透過性が高く，膠質浸透圧には圧勾配は生じないとされ[2]，次の※2が成立する．

$$J_v = L_p \cdot A \{(P_c - P_i)\} \cdots ※2$$

- □ 肺水腫の機序

> L_p，P_c の一方，もしくは両方が病的に亢進すると J_v が増大する．
> 増大した J_v が肺リンパ管の吸収による代償を超えると肺水腫を生じる．

- □ したがって，※2により，肺水腫の発症機序は以下の3つの要素に分類できる．

> 肺毛細血管透過性（L_p）の亢進
> 肺毛細血管内圧（P_c）の亢進
> 肺リンパ管機能障害

▶肺胞水腫
　血管内の水分が肺間質に漏出し，さらに進行すると肺胞腔にも及ぶ病態である。

肺水腫の発症機序

肺毛細血管透過性の亢進：非心原性肺水腫

□ 下記のような種々の原因により，肺毛細血管透過性が病的に亢進すると，やがて非心原性肺水腫に至る。

直接障害型	感染性肺炎 化学性肺臓炎 その他（脂肪塞栓，再灌流障害など）
間接障害型	敗血症 重症外傷 急性膵炎 その他
特殊なもの	輸血関連急性肺障害 痙攣重積発作 脳外傷，くも膜下出血後 再膨張性肺水腫 気道閉塞後

□ この機序で $PaO_2/FIO_2 < 300$ mmHg となると，急性呼吸促迫症候群（ARDS）とよぶ[3]。

肺毛細血管内圧の亢進：心原性肺水腫

□ 肺毛細血管内圧は，一般に，左房圧（LAP）で規定される。LAPの上昇による肺水腫は，心原性肺水腫，すなわち急性左心不全と同義である。
□ 急性心不全とは，「心臓に器質的・機能的異常が生じて急速に心ポンプ機能の代償機転が破綻し，心室拡張末期圧の上昇や主要臓器への灌流不全をきたし，それに基づく症状や徴候が急性に出現，あるいは悪化した病態」と定義される[4]。

心不全の分類

□ 心不全の病態を3つの要素に分類する。2つ以上が混在していることが多いので注意が必要である。

左心不全	左室拡張末期圧上昇→左房圧上昇→肺毛細血管床静水圧上昇→肺水腫
右心不全	右心系静水圧上昇→中心静脈圧上昇→全身の臓器浮腫
低心拍出量症候群（LOS）	心臓の器質的・機能的異常により心拍出量が低下し，主要臓器への灌流不全に基づき出現する症候群

心不全の所見

うっ血	左心不全（左房圧上昇）：肺うっ血，胸水 右心不全（右房圧上昇）：頸静脈怒張，腹部頸静脈逆流，浮腫，うっ血肝，胸水
低心拍出量	低血圧 脈圧（SBP-DBP）が小さい：(SBP−DBP)/SBP＜25％ 頻脈 意識変容 尿量低下，Cr 上昇 Cheyne-Stokes 呼吸 冷感 乳酸上昇

HFpEF

□これまで心不全といえば，心臓ポンプ機能低下によるものと漫然と考えられていたが，左室収縮能が正常，あるいは正常に近く保たれているにもかかわらず心不全症状を示す，HFpEF（heart failure with preserved EF）と呼称される病態が注目されている。
□HFpEF 患者は HFrEF 患者（後述）と同等以上の割合で存在する可能性が示されており[5]，さらに高齢化に伴い増加が懸念される病態である。
□HFpEF による左室拡張末期圧（LVEDP）上昇の機序は，血管機能異常と左室拡張障害により説明される[6]。図 3-2-1 に健常者と HFpEF 患者の圧-容積曲線を示す[7]。A は健常者の，B は HFpEF 患者の圧-容積曲線であり，①→② では輸液や交感神経緊張などによる左室前負荷の増大により，1 回心拍出量が 60 mL から 90 mL へと増加する過程を示している。

発生機序

□HFpEF の発症機序の理解には以下の 3 つの要素を押さえるとよい。

左室拡張能の低下
収縮末期スティフネスの上昇
実効動脈弾性率の上昇

□左室拡張障害の原因[8]

ストレイン依存性	医原性容量負荷，急性腎不全，慢性容量過負荷（大動脈弁逆流など），拡張型心筋症，梗塞後心筋リモデリング，貧血，肝硬変，動静脈瘻，甲状腺中毒
ストレイン非依存性	急性心筋虚血，慢性虚血性心疾患（線維化），求心性左室肥大（大動脈弁狭窄，高血圧），肥大型心筋症，心内膜弾性線維症，浸潤性心疾患（アミロイドーシス），収縮性心膜炎，右室による左室圧迫

図 3-2-1 健常者（A）と HFpEF 患者（B）の圧-容積曲線
EDV：拡張末期容積，ESV：収縮末期容積，SV：1 回拍出量
(弓岡栄治. 急性心不全の病態生理総論. Intensivist 2010；2：653-61 より転載)

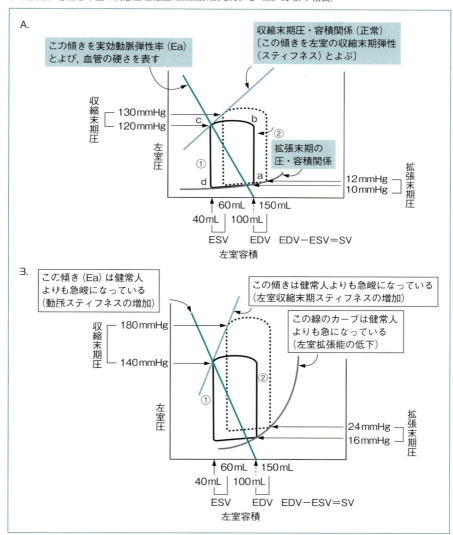

■ 左室拡張能の低下

- □ 図 3-2-1 における a 点は，左室拡張末期の圧-容積を示している。前負荷の変化によるこの a 点が描く曲線を，拡張末期圧-容積関係（EDPVR）とよび，その傾きの大きさ（グレーの曲線）は左室拡張能の低下を反映している。
- □ HFpEF 患者は加齢や高血圧症などを基礎に，左室拡張能の低下が存在しており，同

図 3-2-2 健常者（①）と HFrEF 患者（②-③）の圧-容積曲線
EDPVR：拡張末期圧-容積関係，ESPVR：収縮末期圧-容積関係

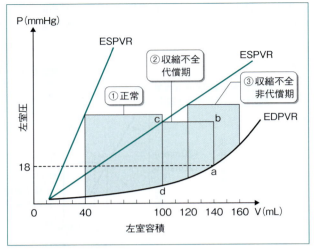

じ左室拡張末期容積でも健常者より高い LVEDP を示す（図 3-2-1 の A では 10 mmHg，B では健常者の 10 mmHg に対して 16 mmHg と高い）。さらに同様の前負荷の増加でも LVEDP は著明に上昇する（図 3-2-1 の B において 16 mmHg から 24 mmHg に上昇している）ため，容易に肺水腫をきたしやすい。

■ 収縮末期スティフネスの上昇

□ 図 3-2-2 の c 点は左室収縮末期の圧-容積を示している。前負荷の変化により，この c 点は直線を描くことが知られており，収縮末期圧-容積関係（ESPVR）とよばれている。

▶ afterload ミスマッチ
　□ 後負荷が上がるときの生体の反応として，CO を維持するために，前負荷を上げて EF を維持しようとし（Frank-Starling の法則），カテコラミンなどにより，収縮力をさらに増加させ，EF を維持する。これらは afterload にマッチした現象である。
　□ 前負荷を上げる方法には主に 2 種類あり，それぞれに特徴がある（① と ② の混合が多い）。

① 交感神経活性により末梢血管を収縮させ，心臓に血液を戻す（水分の再配分）。	● 時間がかからない。 ● バタフライシャドウが生じる。急激に肺水腫が生じる。体重は増加しない。
② レニン・アンジオテンシン，バソプレシン系を活性化させ水分を体に貯留（水分貯留）。	● 時間がかかる。 ● 体に浮腫が生じ，体重も増加する。

　□ afterload が上昇した場合，こういった代償機構を使うが，使い果たすと EF が低下する（afterload ミスマッチ）。

- □HFpEFの患者は，高血圧などの合併が多く動脈硬化も進行していることが多い。少しの血管内容量増加でも血管が硬く，血圧が上昇しやすい。前負荷上昇に伴い，COが増加すると，血管に弾力がなく急激に血圧が上昇することがある（ventricular-vascular interaction）[9]。

■ 実効動脈弾性率の上昇
- □HFpEF患者では動脈硬化により同じ心拍出量でも高い動脈圧を示す。いわゆる「動脈の硬さ」は実効動脈弾性率（Ea）として，収縮末期圧／1回拍出量で求められる。図3-2-1の容積軸（横軸）の拡張末期点とc点を結ぶ直線の傾きに相当する。
- □血圧上昇に伴う急性肺水腫の機序[10]

カテコラミン上昇→急激に血圧上昇→後負荷が上昇し，駆出率低下→それを補うために前負荷が増加→肺うっ血
わずかな水分負荷→収縮期血圧上昇→拡張末期圧上昇→駆出率は低下していないが，肺うっ血

治療

- □これら3つの要素を有するHFpEF患者において，感染や疼痛などのストレスを契機に交感神経系が緊張したと仮定する。交感神経系の緊張は，レニン・アンジオテンシン・アルドステロン（RAA）系の亢進とともに末梢血管収縮をもたらし，後負荷を増大させる。さらに静脈系収縮により体内水分は体の中心に配分され，前負荷も増大する。
- □しかし，これらの心負荷増大に対応できるだけの収縮予備能はなく，心拍出量も低下し，LVEDPは急峻に上昇して電撃性肺水腫をもたらす。肺水腫による呼吸不全で生じた呼吸苦はさらなる交感神経系の緊張をもたらし，悪循環に入る。
- □HFpEFの治療は，この悪循環の迅速な解除であると意識すべきである。すなわち，酸素投与，起坐位により呼吸苦を軽減し，血管拡張薬（硝酸薬，ACE阻害薬，hANP）の使用により，前負荷と後負荷を軽減させる。人工呼吸器を用いた陽圧換気は前負荷を軽減するだけでなく，呼吸不全の改善による呼吸苦も軽減し，速やかに血行動態を是正し得る。また，鎮痛，呼吸苦緩和，末梢血管拡張作用を有するオピオイドも有用である。水分貯留に対しては利尿薬を使用する。

HFrEF P

- □図3-2-2に，健常者（①）とHFrEF（heart failure with reduced EF）患者（②-③）の圧-容積曲線を示す。健常者に比し，HFrEF患者の圧-容量曲線は低い傾斜のESPVRと，急峻にせり上がったEDPVRの間に規定される。
- □ここで，健常者の曲線①では1回拍出量（SV）を60 mL（100 mL－40 mL）と仮定した。収縮不全の曲線②では，SVを維持しようとしてRAA系や交感神経系を亢進させ，左室前負荷を増加させることにより圧-容量曲線全体が右側へシフトしている。SVは40 mL（140 mL－100 mL）に減少しているが，LVEDP（a点）は18 mmHgにとど

まっており代償されている。
- 曲線②に後述する心不全増悪因子が加わると，左室前負荷はさらに増大し，圧-容積曲線③に遷移する。LVEDPは肺水腫を生じる18 mmHgを超えているが，心不全増悪因子の関与する過程が緩徐に進行する場合は，肺リンパ管の機能亢進により肺水腫をきたす肺静脈圧の閾値が亢進する。そのため，全身浮腫や頸静脈怒張，胸水貯留など右心不全徴候が主体となることがある。
- 心不全増悪因子が解除されず，RAA系および交感神経系の亢進が持続する場合は，体液貯留による前負荷増大と末梢血管抵抗上昇による後負荷の増大を進行させ，やがて肺水腫を発症する。

マネジメント

- 急性冠症候群（ACS）の評価と血行再建，ショックの評価と離脱，そして肺水腫の解除である。

ACSの評価と血行再建

- ACSの評価が急務である[11]。EuroHeart Failure Surveyの報告を参考にすると，新規発症の急性左心不全の42.2%がACS，そのうち約半数の19.7%はST上昇型急性心筋梗塞に起因するものであった。
- 慢性心不全の急性増悪においても23.1%がACSであり，そのうち約1/4の6.0%がST上昇型急性心筋梗塞であった[12]。
- ST上昇型急性心筋梗塞であれば，緊急冠動脈造影を要することは言うまでもない。非ST上昇型急性心筋梗塞に合併する心不全においても，初期治療に反応しない場合は来院後2時間以内の冠動脈造影による冠動脈病変の診断と，それに続く血行再建を検討すべきである[13]。

ショックの評価と離脱

- ショックの離脱は肺水腫の解除に優先して行われるべきである。心原性ショック状態ならば，虚血性心疾患の評価に並行して，心拍出量や末梢血管抵抗などの血行動態指標の測定を行い，輸液などによる前負荷増加に伴うこれらの血行動態指標の変化を参考に，至適volume statusを模索する（☞「ショック」p.125）。
- volume statusの最適化ではショックを離脱できない場合，もしくは離脱できないと予測される場合，強心薬の使用や，大動脈バルーンパンピング，経皮的心肺補助循環装置などの機械的サポートを考慮する。

肺水腫の解除

- 利尿薬，血管拡張薬，NIVの組み合わせで治療する。
- ループ利尿薬は静注後，アルブミンと結合し，腎動脈，輸入細動脈，輸出細動脈，直血管，腎間質，近位尿細管を経て尿細管腔へ分泌される。ターゲットであるNa-K-2Cl共輸送体に達し，臨床的な利尿効果を発揮するまで静注から20～30分を要する。
- 急性心不全においてはRAA系および交感神経系が過剰に活性化されており，輸入細動脈および輸出細動脈が強く収縮することにより，ループ利尿薬の薬物動態が悪影響を受け，抵抗性を示すことがある。したがって，心不全治療時は利尿効果を確認することが肝要である。

図 3-2-3　利尿薬抵抗性急性心不全に対する治療戦略の一例

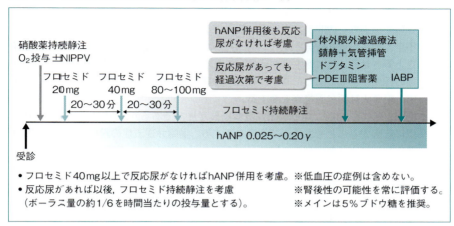

- フロセミド40mg以上で反応尿がなければhANP併用を考慮する。
- 反応尿があれば以後，フロセミド持続静注を考慮する（ボーラス量の約1/6を時間当たりの投与量とする）。

※低血圧の症例は含めない。
※腎後性の可能性を常に評価する。
※メインは5％ブドウ糖を推奨。

□ ループ利尿薬投与後，効果が乏しい場合（利尿薬抵抗性）は以下の方法を考慮する。
　図 3-2-3 に利尿薬抵抗性を示す急性心不全に対する治療戦略の一例を提示する。

① 1時間以内の間隔で用量を増量し（例：20〜40→80〜100 mg），時に持続静注（10〜40 mg/hr）を考慮する。
② 他の利尿薬の併用〔hANP（カルペリチド）〕：利尿効果，RAA系や交感神経系抑制効果のほか，輸入細動脈拡張作用も有しており，初期治療のループ利尿薬が奏効しないケースでは有用である。
③ 他の利尿薬の併用（トルバプタン）：静脈うっ滞による腎灌流圧の低下が疑われる場合はトルバプタンも有効かもしれない。
④ ドブタミン：EF低下，心拍出量・腎血流低下が原因と判断した場合，強心薬も考慮。
⑤ 体外限外濾過療法（ECUM）：このような投薬治療が奏効しないことが予測される場合には考慮する。

▶ acute pulmonary edema（5A）

□ 急激な呼吸不全の進行とともに，胸部単純写真で著しい肺胞性肺水腫を認める場合，心臓による急性肺水腫の原因として以下の5つを想起する。

Afterload ミスマッチ
ACS
Acute valvular disease（急性大動脈弁逆流症，急性僧帽弁逆流症）
Arrhythmia
Acute left atrial outflow obstruction

□ 著明な高血圧を認める症例では，いわゆるafterloadミスマッチを契機とした心原性肺水腫を想起する。肺静脈圧が急激に上昇する機序は前述のとおりである。

- 前述のとおり，ACS は拡張不全，あるいは収縮不全を引き起こし，LVEDP を上昇させ，心原性肺水腫を呈することがある。
- 外傷や感染性心内膜炎，大動脈解離による大動脈弁の破壊，もしくは人工弁機能不全（縫合不全や血栓閉塞）による急性発症の大動脈弁逆流症は，急激に LVEDP を上昇させる。これを左室が代償しきれず心原性肺水腫を呈する。大動脈弁逆流症の程度が重症であるにもかかわらず左室拡大を伴わない場合はこれを疑う。通常，緊急大動脈弁置換術を要する。
- 機序として，加齢に伴う僧帽弁腱索断裂が最多であるが，ACS や感染性心内膜炎に起因することもあるので注意を要する。僧帽弁逆流症の程度の割に左房拡大が乏しい場合は急性発症を疑う。
- 発作性心房細動や発作性上室性頻拍，心室頻拍や徐脈性不整脈など，一過性や持続性を問わず不整脈は広く左心不全の原因となる。
- まれではあるが，左房腫瘍や僧帽弁置換術後の血栓閉塞により，僧帽弁狭窄症に類似した血行動態が急峻に生じる（acute left atrial outflow obstruction）。

▶ 心不全の増悪因子 "ASPIRATE"

虚血性心筋症や高血圧性心疾患などを基礎に，拡張障害や収縮障害を有する左室に，次の増悪因子が関与することで，代償が破綻し，急性心不全を発症する。

ACS/Adherence/Anemia, Sepsis, Pulmonary embolism, Infection, Renal failure, Arrhythmia, Thyrotoxicosis, Excess（effort/salt/water）

（福井 悠）

第3章

敗血症性ショック総論

定義

- 敗血症は重篤な感染症であり，死亡率の非常に高い疾患群である。日本では重症敗血症患者の院内死亡率は 41.5% と報告されている[1]。
- 1992 年，敗血症（sepsis）は「全身性炎症反応症候群（SIRS）を伴う感染症」と定義された[2]。また，重症敗血症（severe sepsis）を「敗血症+組織低灌流もしくは臓器不全」，敗血症性ショック（septic shock）を「適切な輸液蘇生にもかかわらず低血圧が継続している状態」と定義した。
- SIRS が敗血症の病態を正確に反映していないという批判から，2001 年に定義が変更

され，敗血症は「感染症の存在の証明もしくは疑いと，それに関連する全身症状がある状態」であり，多くの項目のうち"いくつか"を示す状態とされた[3]。これは国際ガイドラインである Surviving Sepsis Campaign Guideline (SSCG) 2012[4]でも採用された。

- 2001年の定義は，項目数も多く使用しにくいことから，実臨床では「感染＋SIRS」が敗血症のイメージであった。しかし，SIRSでスクリーニングを行うと死亡率の高い重症敗血症の12%を見逃すという報告[5]もあり，敗血症の新しい定義が求められていた。
- 2016年に発表された敗血症の新しい定義（Sepsis-3）[6]では，敗血症は，以前の重症敗血症を包括する概念となり，「**感染に伴う異常な宿主反応によって引き起こされる，生命を脅かすような臓器不全**」とされた。この定義はSSCG 2016[7]でも採用されている。

敗血症	感染症＋SOFAスコアの2点以上の上昇（基礎疾患がなければ2点以上，基礎疾患がある患者はベースラインから2点以上の上昇）
敗血症性ショック	「十分な輸液をしても平均血圧65 mmHgを維持するために血管収縮薬が必要」かつ「血清乳酸値が2 mmol/L（18 mg/dL）以上」

- 臓器不全の定義としては，SOFAスコア（表3-3-1）が用いられ，2点以上の上昇が「**生命を脅かすような臓器不全**」と定義された。
- さらにSepsis-3では，ICU外で敗血症をスクリーニングするためのツールとして，quick SOFA（qSOFA）スコア（表3-3-2）が示された。qSOFAスコアは，「呼吸数22/min以上」「意識変容（GCS≦14）」「収縮期血圧100 mmHg以下」の3つを評価するものであり，**感染症に加え，qSOFAスコアを2つ以上満たす場合に敗血症と考えて早期に介入を開始すべき**とした。

表3-3-1 SOFAスコア

	0点	1点	2点	3点	4点
呼吸器 PaO_2/FiO_2 (mmHg)	≧400	<400	<300	<200 ＋呼吸補助	<100 ＋呼吸補助
凝固系 血小板数（×10³/μL）	≧150	<150	<100	<50	<20
肝臓 ビリルビン（mg/dL）	<1.2	1.2〜1.9	2.0〜5.9	6.0〜11.9	>12
循環器	MAP≧70 mmHg	MAP<70 mmHg	DOA<5 or DOB	DOA 5.1〜15 or Ad≦0.1 or NOA≦0.1	DOA>15 or Ad>0.1 or NOA>0.1
中枢神経 GCS	15	13〜14	10〜12	6〜9	<6
腎 クレアチニン（mg/dL） 尿量（mL/日）	<1.2	1.2〜1.9	2.0〜3.4	3.5〜4.9 <500	>5.0 <200

表 3-3-2　qSOFA スコア
（敗血症を早期にスクリーニングするために ICU 外で用いられる）

感染症の患者で 2 つ以上満たせば敗血症疑い
呼吸数≧22/min
意識変容（GCS≦14）
収縮期血圧≦100 mmHg

☐敗血症性ショックについては，これまでの定義に加えて「乳酸値が 2 mmol/L（18 mg/dL）以上」が加えられた．

病態生理 P

☐敗血症・敗血症性ショックにおける dysoxia は，血管内容量の低下，末梢血管抵抗の低下による血圧低下，毛細血管血流障害，ミトコンドリア機能不全，心筋傷害，組織における酸素需要の増加などによって生じる[8,9]．

▶hypoxia
　組織における酸素の需給に対し，供給が追いついていない状態．敗血症および敗血症性ショックにおける臓器・組織障害の主要因である．

▶dysoxia
　組織酸素代謝失調．ミトコンドリア機能不全で酸素が消費できず臓器障害が起きる．

☐心拍出量や末梢血管抵抗が低下して，血圧が低下すれば（macrocirculation が破綻すれば），microcirculation における循環動態も破綻する．そのため，蘇生の第一目標は macrocirculation の安定化である．

▶macrocirculation
　心臓から細動脈までの循環を示し，血圧（心拍出量×末梢血管抵抗）が表す循環動態そのものである．

▶microcirculation
　細動脈以遠の 100 μm 以下の毛細血管網を示し，そここそが組織の酸素需要に応じて実際に酸素供給が行われる場である[10]．

☐macrocirculation における血流が維持されていても，エンドトキシンやサイトカインによる microcirculation disorder および臓器障害が起こり得る[8]．
☐つまり，敗血症および敗血症性ショックの患者は，健常人と比べ，より多くの酸素（肺ではなく組織への酸素）を必要としている．

図 3-3-1　酸素供給と消費の不均衡における DO_2，VO_2，O_2ER，乳酸の意義

(Cooper N, et al. Essential Guide to Acute Care. 2nd ed. Oxford：Blackwell Publishing, 2006：103 をもとに作成)

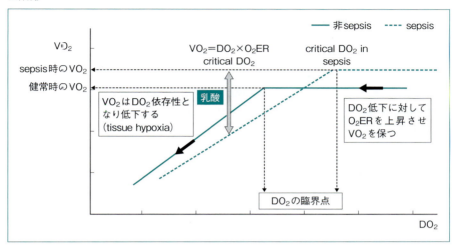

治療のゴールとしての酸素摂取率（O_2ER）

- □ 末梢組織への酸素運搬量である delivery O_2（DO_2）が一定量以下になると，組織は酸素の消費ができないために嫌気代謝，乳酸産生，臓器虚血が始まる。
- □ 嫌気代謝が始まる点は critical DO_2 とよばれ，重症敗血症においては末梢組織の酸素需要量の増加，microcirculation disorder，ミトコンドリア不全による酸素の利用障害により　この critical DO_2 が右上方シフトしている（図 3-3-1）。この図からも，重症敗血症患者の組織は健常人以上に酸素を必要としていることがわかる。
- □ 酸素摂取率（O_2ER）は酸素摂取量（VO_2）を酸素運搬量（DO_2）で割った値（VO_2/DO_2）であり，酸素が枯渇している組織にとってはこの値が低いほど有利である。
- □ ここでは割愛するが，公式から $O_2ER≈1-S\bar{v}O_2$（混合静脈血酸素飽和度）という関係が得られる。重症敗血症患者では，dysoxia を防ぐために O_2ER を 0.3 以下（つまり $S\bar{v}O_2$ を 0.7 以上）に保つような努力が行われてきた[11]。
- □ $S\bar{v}O_2$（肺動脈カテーテルから得られる肺動脈血酸素飽和度），または $ScvO_2$（中心静脈から得られる上大静脈酸素飽和度）を，6時間以内に 0.7 以上に保つ（つまり O_2ER を 0.3 以下に保つ）努力は，early goal-directed therapy（EGDT）とよばれる。
- □ $ScvO_2$ や $S\bar{v}O_2$ と同じく，嫌気代謝の産物である乳酸の値が高いということも，組織に酸素が不足していることの証拠であり，$ScvO_2$ や $S\bar{v}O_2$ の代わりに乳酸の正常化をゴールにしてもよい。
- □ 乳酸は腸管虚血など，限局的な組織の虚血でも上昇しやすい。
- □ 末期の重症敗血症では，microcirculation disorder やミトコンドリア不全などの酸素利用障害のため，$ScvO_2$ や $S\bar{v}O_2$ は高値になることがある。

- □ O_2ER を 0.3 以下に保つためには，組織の VO_2 の減少（省エネ化）および組織への DO_2 の増加が必要である。
- □ 集中治療において，組織の VO_2 を減少させるために最も効果的な方法は，人工呼吸器管理である。敗血症においては，呼吸筋により全身への DO_2 の 30% 前後が消費されており，人工呼吸器による呼吸仕事量のサポートによって，VO_2 は有意に低下することが示されている。
- □ DO_2 は，次の式で示される。

動脈血酸素含量（CaO_2）	$CaO_2 = (1.34 \times Hb \times SaO_2) + (0.003 \times PaO_2)$
酸素供給量（DO_2）	$DO_2 = CO \times CaO_2 \times 10$ (mL/min)
酸素摂取率（O_2ER）	$O_2ER = VO_2/DO_2$

- □ DO_2 の重要な決定因子は，心拍出量（CO），ヘモグロビン（Hb）濃度，動脈血酸素飽和度（SaO_2）の 3 つであり，これらの変数を適正化することが重要である。
- □ 動脈血酸素分圧（PaO_2）は，公式上で 0.003 倍されることからも推測できるとおり，DO_2 にはほとんど影響しないため，一酸化炭素中毒などの特殊な場合を除き，SaO_2 が保たれていれば，それ以上に酸素投与量や FIO_2 を増加させる必要はない。
- □ CO は前負荷，収縮力，そして後負荷で規定されている。前負荷を最適化するには輸液，収縮力を改善させるためには強心薬を考慮することになる。
- □ 輸液をどの程度するべきかについては，後述の輸液反応性の指標が参考になる。強心薬は盲目的に用いるのではなく，「低心機能により末梢の臓器不全が起こっているかどうか」を常に考慮すべきである。
- □ 後負荷としての血管抵抗のみに焦点を当てるのであれば，理論的には血管拡張薬によって心拍出量が増加するはずである。しかし，敗血症性ショックなどの血液分布異常性ショックによって血圧が保たれていないということは，重要組織に血流が不足しているということであり，実際には昇圧薬によって血圧を維持する必要がある。
- □ 血液分布異常性ショックでは静脈系も拡張しているため，昇圧薬により静脈還流量が増加し，前負荷が上昇することにより CO は増加することが多い。

early goal-directed therapy（EGDT）とは **G** **E**

- □ 2001 年，Rivers ら[11)]は単施設 RCT を行い，重症敗血症/敗血症性ショックの認知後 6 時間以内に達成すべきゴールを設定し，そのゴールを達成することで院内死亡率の 16% の絶対リスク減少を得たと報告した（介入群 30.5%，対照群 46.5%）。
- □ 早期の抗菌薬に加え，EGDT において 6 時間以内に達成すべき目標値は以下のとおりである。

① 中心静脈圧（CVP）8～12 mmHg
② 平均動脈圧（MAP）≧65 mmHg
③ 尿量≧0.5 mL/kg/hr
④ 上大静脈酸素飽和度（$ScvO_2$）≧70%，または混合静脈血酸素飽和度（SvO_2）≧65%

- □EGDTに対する比較対照群でも上記の①～③は行われており，EGDTをEGDTたらしめる介入は，輸血（Hctが30以下の場合）およびドブタミンを用いて，$ScvO_2 \geqq 70$％または$S\bar{v}O_2 \geqq 65\%$を達成することである。
- □2014年および2015年に，EGDTの有用性を検討する3つの大規模RCTが相次いで発表された（ProCESS, ARISE, ProMISe）[12～14]。結果としては，EGDT群と主治医の判断に基づく治療を行った群で，死亡率は変わらないというものであった。これはEGDTが無効というよりも，EGDTの概念が浸透し，①～④にこだわらず代用できるものは代用し，治療することができるようになったからであり，EGDTは時代的役割を終えたともいえる。
- □これらの研究を受けてSSCG 2016[7]では，EGDTの推奨そのものが消えた。

敗血症治療の3つの柱

① 蘇生 G E

- □蘇生とは 循環動態を安定させることであり，重症敗血症では輸液と昇圧薬が蘇生の基本である。

■ 輸液について
- □重症敗血症患者の初期治療において，心拍出量を増加させ，組織のhypoxiaを改善させるために，輸液は最も重要である。
- □初期輸液としては，膠質液ではなく晶質液を選択するよう推奨されている（弱い推奨，中等度のエビデンスレベル）[7]。

▶ アルブミン
  - □一般的ICU管理患者において，輸液蘇生時に4%アルブミンを投与する群と生理食塩液を投与する群で比較した大規模RCT[15]があるが，28日死亡率は両群間で差はなかった。
  - □重症敗血症/敗血症性ショック患者において，血清アルブミン値3.0 g/dL以上を目標として，20%アルブミン製剤を投与すると有効かどうかを調べたRCT[16]の結果も，有効性は示さなかった。
  - □現在のところは，敗血症においてアルブミンの有効性を示した研究はないため，合併症やコストを考えればその使用は慎重にならざるを得ない。

▶ ヒドロキシエチルスターチ（HES）
  大規模RCTにて死亡率の上昇[17]やAKIの増加[18]が指摘されており，SSCG 2016でもHESを用いないよう推奨している（強い推奨，高いエビデンスレベル）[7]。

■ 輸液の指標
- □SSCG 2016では，組織低灌流を伴う患者に対して，少なくとも30 mL/kgの晶質液の投与が推奨されている（強い推奨，低いエビデンスレベル）[7]。各患者に対して，さら

表 3-3-3　輸液反応性の指標

静的指標	圧情報：中心静脈圧（CVP），肺毛細血管楔入圧（PCWP） 容量情報：経肺熱希釈法（TPTD）による GEDV エコー：IVC 径，左室拡張末期面積，E/E'比
動的指標	・実際に輸液負荷をして，心拍出量をモニタリング（心拍出量のモニタリング方法としては，右心カテーテル，TPTD，心エコー） ・受動的下肢挙上（PLR） ・呼吸性変動による指標（SVV，SPV，PPV） ・エコーによる左室流出路の時間流速積分値（VTI）の呼吸性変動

に輸液が必要かどうかを決定するために，さまざまな指標が用いられている。
- 輸液の指標には，ある一点における圧情報または容量情報をみる静的指標と，主に呼吸による圧情報または容量情報の経時的変化を用いる動的指標がある（表 3-3-3）。
- 輸液を行う最大の目的は，心拍出量を増加させることである。そのため，輸液の指標で重要になるのは，輸液により 1 回拍出量が増加するかどうかを予測できるということである。
- 輸液をすることで 1 回拍出量が増加する状態を，「輸液反応性がある」という。
- CVP は静的指標であり，輸液反応性の指標とならないという結果が出ており[19]，SSCG 2016[7]では，輸液反応性の指標として静的指標ではなく動的指標を用いるよう推奨されている。
- 動的指標では，人工呼吸器管理中の 1 回拍出量の変化（SVV）や脈圧の変化（PPV）[20]，下肢挙上後の 1 回拍出量の変化（PLR）（こちらは自発呼吸時も使用可能）[21]といった指標の有用性が報告されている。
- さらに最近では，PiCCO や EV1000 に代表される経肺熱希釈法（TPTD）を用いた管理も注目されている[22]。
- 輸液については，過剰に行うことで人工呼吸器管理期間を延長させ[23]，死亡率を上昇させる[24]という指摘もあり，表 3-3-3 に示した指標を複数用いて適切に行う必要がある。

■ カテコラミン
- 昇圧薬については，重要臓器への血流を保つための初期目標として MAP 65 mmHg を目標として投与することが推奨されている（強い推奨，中等度のエビデンスレベル）[7]。
- 敗血症性ショックの患者を対象に，平均血圧の目標を 65～70 mmHg にする群と，80～85 mmHg にする群を比較した研究[25]では，特に死亡率に変わりはなかったものの，高血圧を有する患者群では高めの目標群で透析の必要性が減少したと報告されている。よって，65 mmHg という数字は絶対的なものではなく，患者ごとに目標を設定してもよいかもしれない。
- 昇圧薬の第一選択としては，ノルアドレナリンが推奨されている（強い推奨，中等度のエビデンスレベル）[7]。ショックに対してのノルアドレナリンとドパミンを比較する RCT[26]があり，死亡率には差はなかったものの，ドパミン群で有意に不整脈が多

いという結果であった．したがって，ドパミンについては極めて限定された患者（頻脈の低リスク患者や徐脈の患者）のみに考慮する（弱い推奨，低いエビデンスレベル）[7]．
- 強心薬であるドブタミンについては，十分な輸液負荷や昇圧薬の使用にもかかわらず，低灌流状態が持続していることが明らかな場合，考慮される（弱い推奨，低いエビデンスレベル）[7]．しかし，β_1刺激により心筋酸素需要を上げ，心筋虚血を誘発させる可能性もある[27]．したがって，虚血リスクのある患者への使用は十分注意すべきである．現在のところ，敗血症におけるドブタミンの使用で予後が改善することを証明した研究はない．

■ 難治性ショックへの対応

- 十分な輸液と昇圧薬（ノルアドレナリン）にもかかわらず血圧が安定しない患者に対して考える次の一手は，バソプレシン（弱い推奨，中等度のエビデンスレベル）[7]とアドレナリン（弱い推奨，低いエビデンスレベル）[7]である．
- バソプレシンは低血圧に反応するストレスホルモンであり，敗血症性ショックにおいてはバソプレシンが枯渇することが多く，低用量のバソプレシン投与によって血圧を上昇させることができ，ノルアドレナリンの使用量を減少させることができる[28, 29]．そのためノルアドレナリンに併用して，あくまでホルモンの補充という形で0.03 U/minを上限とする低用量バソプレシンの投与が行われる（弱い推奨，中等度のエビデンスレベル）[7]．
- ショックが改善してきた場合に，どちらから先に中止するかについては，はっきりとした推奨はないが，バソプレシンを先に中止したほうが低血圧の発生リスクが高かったという後向き研究[30]はある．
- ステロイドについても，敗血症性ショックの患者において相対的副腎不全となる患者がいることから，適切な輸液による蘇生と昇圧薬投与にもかかわらずショックが遷延する患者に対してヒドロコルチゾン 200 mg/日の使用が考慮される（弱い推奨，低いエビデンスレベル）[7]．
- 敗血症性ショック患者においてプラセボ群と比較したRCT[31]があり，ヒドロコルチゾンを50 mg 6時間おきに投与した群では，プラセボ群と比較して死亡率の改善は認められなかったが，ショックからの離脱は早いという結果が出ている．昇圧薬が不要になればステロイドを漸減していく．

② 抗菌薬 G E

- 重症敗血症/敗血症性ショックと診断した場合は，早期に適切な培養（血液培養を必ず最低2セット4本，および肺炎なら痰など各種培養）をとり，SSCG 2016では1時間以内に適切な広域抗菌薬を投与することを推奨している（強い推奨，中等度のエビデンスレベル）[7, 32]．
- 感染症の原則にのっとり，各症例において「患者背景」「感染臓器」「原因菌」の3つを考慮して適切な抗菌薬の選択を行う．患者が重症であれば，原因菌を外さないために，培養を採取したうえで，広めの抗菌薬を使用する必要があるが，リスク因子を考慮したうえで，感染があり得ない原因菌までカバーする必要はない．

表 3-3-4 感染源コントロールと適応となる代表的疾患

感染源コントロールの手法	適応となる代表的疾患
感染性液体貯留のドレナージ	縦隔炎，膿胸，腹腔内膿瘍，急性胆管炎/胆嚢炎，腎膿瘍/気腫性腎盂腎炎，閉塞性腎盂腎炎，化膿性関節炎など
感染を伴う組織のデブリドマン	壊死性筋膜炎，感染性膵壊死など
感染源たるデバイスの除去	カテーテル関連血流感染症，カテーテル関連尿路感染症など
持続的な汚染原因の除去・修復	穿孔性腹膜炎，重症 Clostridium difficile 感染症など

☐ 抗菌薬の投与量については日々変化する腎機能に応じて決定する。
☐ 培養結果により菌が判明したら，速やかに抗菌薬を変更してターゲットを絞る（de-escalation）。

③ 感染源のコントロール G

☐ 緊急の感染源コントロールが必要かどうかの解剖学的診断を可能なかぎり迅速に行い，診断がつき次第，医学的・人的・物的な治療介入を速やかに行う（best practice statement）[7]。
☐ 時間に関しては，抗菌薬の投与同様，早ければ早いほどよい（それぞれのドレナージ時期および手法に関しては成書を参照されたい）。
☐ 感染源コントロールが必要な部位について表 3-3-4 に示す。

敗血症バンドル G

☐ SSCG 2016[7]では，敗血症を認知した際に早期に達成すべき項目を集め，バンドルとして，その達成を推奨している。
☐ バンドルを早期に達成する管理を行った患者群では，死亡率が低かったという観察研究も報告されている[33]。
☐ 2018 年には，Surviving Sepsis Campaign Bundle として，敗血症を認知して 1 時間以内のより早期の達成を目指したバンドルが発表された[34]。敗血症を認知したら，ここまで解説した「敗血症治療の 3 つの柱」をできるだけ早期に達成することが求められる。

ER でトリアージされたとき，ER 以外であれば敗血症と認知されてから「1 時間以内に」

- 乳酸値を測定。最初が 2 mmol/L 以上であれば再検。
- 抗菌薬開始前に血液培養を採取。
- 広域抗菌薬を投与。
- 低血圧もしくは乳酸値≧4 mmol/L であれば，30 mL/kg の晶質液投与を開始。
- 輸液蘇生「中」または「後」も，MAP 65 mmHg を維持できなければ，血管作動薬を開始。

（片岡 惇）

第4章
volume resuscitation

どのような状況で volume resuscitation が必要になるのか？ Ⓟ Ⓔ

- 誤解を恐れずにいえば，volume resuscitation は「ショック」に必要となる。
- 血行動態からみたショックは，血液量減少性ショック，血液分布異常性ショック，心原性ショック，心外閉塞拘束性ショックと分類されている[1]が，いずれの場合も末梢循環不全や酸素利用障害をきたす。
- この状態を治療するための選択肢の1つが volume resuscitation であり，心拍出量を増やし，その結果として組織への酸素供給を改善することが目的である。

末梢循環の指標 Ⓟ Ⓔ Ⓞ

バイタルサインや身体所見

■ 血圧
- ショックの際には，収縮期血圧 90 mmHg 未満や，普段の血圧から 40 mmHg 以上の低下を低血圧とすることが多い[1,2]。
- 脈圧比の低下も末梢循環不全・臓器低灌流の所見の1つである[3]。

■ 尿量
- 乏尿も末梢循環不全・臓器低灌流の所見である[3]。
- 腎血流が他の主要臓器の灌流を保つために低下することや，有効循環血漿量の低下，その両方が原因となると考えられている[1,4]。

■ 皮膚粘膜所見
- 循環血漿量の低下による場合は，起立性低血圧や皮膚のツルゴール低下，腋窩や粘膜の乾燥を呈することが多い。
- ショックでは，末梢組織で強い血管収縮をきたすことで末梢循環が低下する。重要臓器の灌流のため，体循環へ血液の再分布が起こることで，冠循環や脳循環をはじめとした主要組織の循環を維持する。
- これに伴い，表皮に網目状の皮斑が出現し，末梢冷感が出現する。
- 血液分布異常性ショックの早期には赤みがかった皮膚を呈するが，それは血管収縮が起こる前段階にみられる[1,4]。
- 浮腫の存在は必ずしも水分過剰とは限らず（血管透過性が異常に亢進している場合など），血管内水分は不足している場合もある。

第5章 カテコラミン

カテコラミン Ⓟ

- □循環動態が不安定な患者において非常に重要な薬ではあるが，他の薬に優って臨床的アウトカムを改善したという明確なデータはなく，時にはその作用により「悪」となることを忘れてはならない。
- □カテコラミンとは，アドレナリン受容体に作用し，心拍出量を増やしたり，血圧を上昇させたりする効果をもつ薬物の総称である。
- □アドレナリン受容体にはα受容体，β受容体の2つがあり，各受容体がさまざまな作用をもつ。また，それぞれのカテコラミンによって作用する受容体とその力価が異なる（表3-5-1，3-5-2）。

ノルアドレナリン Ⓟ

- □内因性のカテコラミンであり，交感神経節後線維や副腎髄質においてドパミンから合成される。
- □主にα受容体に作用し，用量依存性に体血管抵抗（SVR）を増加させる。また$β_1$受容体にも作用して心収縮は増強するが，心拍数は減少し，心拍出量は不変または減少する。
- □血管収縮作用は臓器血流，特に腎血流の減少をもたらすが，敗血症性ショックの場合は当てはまらず，腎血流の減少を伴うことなく血圧を上昇させることができるとされている[1,2]。

臨床使用／エビデンス Ⓖ Ⓔ

- □ノルアドレナリンは，SVRを上昇させ血圧を上げる作用から，敗血症性ショックに代表される血液分布異常性ショックに好んで用いられる。
- □Surviving Sepsis Campaign Guideline（SSCG）2016[3]では，敗血症性ショックにおける昇圧薬として第一選択薬に選ばれている（グレード1B）。また心原性ショックにおいても，ドパミンよりもノルアドレナリンの使用が好まれる。
- □これらは，ショック患者におけるノルアドレナリンとドパミンを比較した大規模RCTであるSOAPⅡ研究[4]において，不整脈の発症がドパミン投与群で有意に多く，またサブ解析上で心原性ショックによる死亡率がドパミン群のほうがノルアドレナリン群よりも高いという結果であったこと，さらにその後行われたメタ解析[5]においてドパミン投与群で有意に死亡リスクが高いという結果であったことによる。
- □前述したように，高用量のノルアドレナリンはその血管収縮作用によって臓器血流を減少させ，臓器虚血を起こす可能性はある。しかし高用量で使っている時点で血圧が

表 3-5-1　アドレナリン受容体とドパミン受容体の分布と循環に対する作用

受容体	分布	循環に対する作用
α_1 受容体	血管平滑筋	収縮
	心臓	収縮力の増加
α_2 受容体	血管平滑筋	収縮
β_1 受容体	心臓	変力性増加，変時性増加
		洞房結節伝導速度の増加
β_2 受容体	平滑筋（血管，気管支，消化管，腎泌尿器）	弛緩
D_1 受容体	腎臓の血管平滑筋	弛緩

Nativi-Nicolau J, et al. Pharmacologic therapies for acute cardiogenic shock. Curr Opin Cardiol 2014；29：250-7 をもとに作成

表 3-5-2　血管作動薬のまとめ

薬	作用	治療量	BP	HR	CO	SVR
ノルアドレナリン	$\alpha > \beta_1 > \beta_2$	0.01〜1 γ	↑↑	→〜↓	→	↑↑
アドレナリン	$\beta_1 = \beta_2 > \alpha$	0.01〜0.3 γ	↑	↑	↑↑↑	↓
ドパミン（中等量）	$\beta_1 = \beta_2$	2〜5 γ	↑↑	↑	↑↑	→〜↓
ドパミン（高用量）	α	5〜20 γ	↑↑	↑↑	↑	↑↑
ドブタミン	$\beta_1 > \beta_2 > \alpha$	2〜15 γ	↓	↑	↑↑	↓
バソプレシン	V_1 受容体	0.01〜0.04 U/min	↑↑	→	→	↑↑
フェニレフリン	α_1	40〜60 μg/min	↑↑	↓	↓	↑
ミルリノン	PDEIII阻害	0.375〜0.75 γ	↓↓	↑	↑↑	↓↓

γ：μg/kg/min，BP：血圧，HR：脈拍，CO：心拍出量，SVR：体血管抵抗

Nativi-Nicolau J, et al. Pharmacologic therapies for acute cardiogenic shock. Curr Opin Cardiol 2014；29：250-7をもとに作成

低下し，臓器灌流が減少している状況であり，臓器虚血がノルアドレナリンによるのか，そもそもの血圧低下によるのかは判断がつかない場合が多い。

■ 使用例

希釈例	ノルアドレナリン 5 mg（5 mL）＋生食 45 mL
投与量	0.05〜1 γ（体重 50 kg なら 3 mL/hr＝0.1 γとなる。）

☐ ノルアドレナリンをどこまで増やせるかという問いに明確な答えはない。臨床上 1〜2 γといった高用量で用いることもあるが，臓器虚血のリスクは上昇する。高用量でも血行動態が改善しない時点で，point of no return を超えている可能性も考慮すべきである

ドパミン P

- 内因性のカテコラミンであり，神経因性物質として働くほか，ノルアドレナリンの前駆物資ともなる。
- 用量依存性に多様な受容体に作用することが知られている。
- 臨床上は，この投与量どおりで，効果発現が起こらない。

低用量（≦3γ）	・主にドパミン受容体に作用し，腎および内臓循環の血流を増加させる。 ・尿細管上皮細胞にも作用し，尿中へのNa排泄増加および腎血流量とは独立して尿量を増やす。
中用量（3〜10γ）	・主に$β_1$受容体に作用し，心収縮力および心拍数を増加させる。 ・この$β$作用については，人工心肺後の患者を対象とした研究において同量のドブタミンよりも作用が強いという報告もある[6]。
高用量（≧10γ）	・用量依存性に$α$受容体に作用し，SVRを上昇させる。

■ 臨床使用/エビデンス G E

- 心刺激作用と末梢血管収縮作用の両方が必要なときに用いられることが多いが，ノルアドレナリンと比較して催不整脈作用があることより[4,5]，最近ではその使用場面は限られている。
- 具体的には，徐脈とショックの合併（特に右室梗塞），脊髄損傷による神経原性ショック，頸動脈に対する術後などがある。
- 敗血症性ショックに関しては，SSCG 2016にてノルアドレナリンが第一選択となっているのは前述のとおりである[3]。SSCG 2016ではかなり限定された一部の患者（例えば頻脈性不整脈の危険性が低い患者や，絶対的または相対的徐脈の患者）に対してのみ，ノルアドレナリンの代替薬としてドパミンを投与することを提案している（弱い推奨，低いエビデンスレベル）。
- 前述したように，低用量ドパミンが尿量を増加させることで，急性腎障害において腎保護作用があるのではないかと考えられていたが，プラセボと比較したRCTでは，その有効性は否定されている[7]。
- 急性心不全と腎障害のある患者においても，低用量ドパミンはプラセボと比較して，うっ血や腎保護に寄与しないことが示されている[8]。

■ 使用例

希釈例	ドパミン300 mg（15 mL）＋5％ ブドウ糖85 mL（0.3％ 3 mg/mL）
投与量	1〜20γ（体重50 kgであれば1 mL/hr＝1γの投与量となる。）

アドレナリン P

- ノルアドレナリンと同じく内因性のカテコラミンであり，副腎髄質にてノルアドレナリンから合成される。
- アドレナリンは，強力な$α$受容体刺激と$β_1/β_2$受容体刺激作用を有している。$β_1$受容

体刺激によって変力・変時作用を介して心拍出量を増加させる。この作用は，他のカテコラミンと比較しても強い。そしてα₁受容体刺激によって末梢血管を収縮させる。
□さらに代謝作用として，脂肪分解，糖分解，乳酸値上昇，インスリン分泌抑制による高血糖といった作用をもつ。

■ 臨床使用/エビデンス G E

□アドレナリンが第一選択として使用される臨床場面としては，アナフィラキシーと心肺停止時がある。
□アナフィラキシーに対するアドレナリンの作用[9]

| α_1 受容体刺激による末梢血管収縮と粘膜浮腫の軽減 |
| β_1 受容体刺激による陽性変時・変力作用の増強 |
| β_2 受容体刺激による気管支拡張と肥満細胞の放出低下 |

□通常，大腿部中央の前外側に 0.01 mg/kg（最大：成人 0.5 mg，小児 0.3 mg）の筋肉内注射を，必要に応じて 5～15 分ごとに行う。皮下注射や三角筋への筋肉内注射では吸収が遅くなる[10]。
□心肺停止時については，アドレナリン投与により全身の血管を収縮させるとともに，冠灌流圧を上昇させ（アドレナリンを投与することで冠灌流圧を 30% 上昇させ，その効果は 3 分持続する）[11]，自己心拍再開を促すと考えられている。
□その使用により自己心拍再開率を上昇させるが，死亡率は改善させない[12]。実際にアドレナリンの使用と神経学的予後不良の関連を報告した日本での観察研究[13]も存在するが，現在のところその地位はゆらいでいない[14]。
□また敗血症性ショック時のアドレナリンの使用については，SSCG 2016[3]において，ノルアドレナリンに追加もしくは代用としてアドレナリンの投与を提案している（グレード 2B）。
□敗血症性ショックにおけるアドレナリンの有用性を検証した研究は，アドレナリンとノルアドレナリン＋ドブタミンを比較した CATS study[15] がある。一次アウトカムである，昇圧薬なしで MAP≧70 mmHg を 24 時間以上維持できるまでの時間と，二次アウトカムである，28 日と 90 日での死亡率について，両者で有意差は認めなかった。
□アドレナリン使用に際しては，その強い β_1 受容体刺激による心筋の酸素需要の増加，心室性不整脈の発症や，α 受容体刺激による臓器虚血を考慮する必要がある。
□ノルアドレナリンやドパミンに比べ，アドレナリンによる臓器虚血が生じやすいと考えられている[16]が，臨床的な重要性は不明である。現在のところショック時にあえて第一選択薬として使用する理由はなく，その使用はノルアドレナリン投与でも維持できない低血圧などに限定されると考える。

■ 使用例

アナフィラキシー	0.3 mg 筋注，必要に応じて 5 分ごとに繰り返し投与
心肺停止	1 mg 静注，3～5 分ごとに繰り返し投与
ショック	希釈例：アドレナリン 5 mg（5 mL）＋生食 45 mL 投与量：0.02～0.3 γ/kg/min＝0.6～9 mL/hr（50 kg）

ドブタミン P

- 他のカテコラミン製剤と異なり，ドブタミンは合成カテコラミン薬である。
- その作用の中心は β_1 受容体であり，用量依存性に心収縮を増大させる。そのため強心薬という位置づけである。
- β_2 受容体刺激により血管拡張作用をもたらすため，昇圧作用は極めて弱いとされるが，その反応は患者によりまちまちである。
- その β 作用により頻脈性不整脈を引き起こす可能性があり，また当然心筋の仕事量および酸素需要量を上げるため，特に冠動脈疾患の患者では虚血を悪化させる可能性もある。
- また，閉塞性肥大型心筋症の患者では流出路狭窄を悪化させるため禁忌である。

■ 臨床使用/エビデンス G E

- 収縮不全による低心拍出状態の心不全患者に対して用いられる。心拍出量低下による末梢循環不全をきたした状態が適応である。
- ESC のガイドライン[17]では，強心薬の適応について表 3-5-3 のようにまとめている。
- 心不全に対して用いられる薬ではあるが，予後を改善するというエビデンスはなく，むしろ予後を悪化させるエビデンスがあるということを忘れてはならない。
- FIRST 研究のサブ解析[18]では，難治性心不全（NYHA Ⅲ，Ⅳ）の患者において，ドブタミン持続投与群で有意に心事故発生率が高く，さらに 6 カ月間の総死亡率も非投与群に比して有意に高いことが示されている。

表 3-5-3 ESC ガイドラインにおける強心薬，昇圧薬の推奨

強心薬（ドブタミン，ドパミン，レボシメンダン，PDEⅢ阻害薬）	低血圧（SBP＜90 mmHg）および/または低灌流の徴候/症状のある患者において，短期間の静注は，心拍出量の増加，血圧の上昇，末梢灌流の改善，および末梢循環の維持のために考慮してもよい。（Class Ⅱb, level C）
	レボシメンダンまたは PDEⅢ阻害薬の静脈内投与は，β 遮断が低灌流による低血圧に関与していると考えられる場合，β 遮断効果をリバースするために考慮してもよい。（Class Ⅱb, level C）
	強心薬は，安全性の観点から，患者が症候的に低血圧であるか，低灌流でないかぎり推奨されない。（Class Ⅲ, level A）
昇圧薬	別の強心薬による治療にもかかわらず心原性ショックを有する患者に，血圧および重要臓器の灌流を増加させるための昇圧薬（できればノルアドレナリン）を考慮してもよい。（Class Ⅱb, level B）
	強心薬や昇圧薬を使用する場合は，不整脈，心筋虚血，レボシメンダンおよび PDE Ⅲ阻害薬使用の際の低血圧を引き起こす可能性があるため，心電図と血圧をモニタリングすることが推奨される。（Class Ⅰ, level C）
	そのような場合，動脈内血圧測定を考慮してもよい。（Class Ⅱb, level C）

Ponikowski P, et al. 2016 ESC Guidelines for the diagnosis and treatment of acute and chronic heart failure : The Task Force for the diagnosis and treatment of acute and chronic heart failure of the European Society of Cardiology (ESC). Developed with the special contribution of the Heart Failure Association (HFA) of the ESC. Eur J Heart Fail 2016 ; 18 : 891-975 より

- 必要があって強心薬を始める場合でも，予後を悪化させる可能性も考慮し，常にいつ減量・中止するかを考えることが重要である。
- また敗血症性ショックにおいても，心収縮低下による末梢循環不全がある場合のみ，その使用が考慮される（SSCG 2016[3)]では弱い推奨，低いエビデンスレベル）。

■ 使用例

1～20 γで使用，低用量（0.5～2 γ）から開始し，徐々に増量（末梢循環不全および，心拍出量をモニタリングして増量していく）。	ドブトレックス®（1A：100 mg/5 mL） ドブトレックスキット（200 mg/200 mL，600 mg/200 mL） ※ 600 mg/200 mL のキットであれば，50 kg の人で 1 mL/hr＝1 γとなる。

フェニレフリン P

- 純粋なα刺激薬であり，末梢血管の収縮によって血圧を上昇させる。そのため，特に心収縮機能低下患者では，後負荷の増大により心拍出量が低下したり，その強い末梢血管収縮作用により臓器虚血を引き起こす可能性がある（SSCG 2016 にエビデンスレベルについての記載なし）。

■ 臨床使用/エビデンス G E

- 臨床的によく使われる場面は，麻酔領域における脊髄麻酔に伴う一過性の血圧低下に対する昇圧目的である。
- 純粋なα刺激薬であるがために，心拍出量を低下させる可能性があり，持続使用で昇圧をはかる場面は臨床的にはほぼないといえる。
- 敗血症性ショック早期にノルアドレナリンとフェニレフリンを比較した臨床試験[19)]があり，両者に血行動態への影響に差は認められなかったものの，現状ではあえて敗血症性ショックの低血圧に対してフェニレフリンを選択する理由はない。
- 使うとすれば，心拍出量が多いとわかっていて，他の昇圧薬でも血圧が維持できない場合である。また，流出路狭窄を伴うたこつぼ型心筋症の低血圧にも使うことがある。β刺激で流出路狭窄が悪化するからである。

■ 使用例

一過性の低血圧に対する間欠的投与	希釈例：フェニレフリン 1 mg/1 mL＋生食 9 mL 投与量：0.1～0.2 mg（1～2 mL）ずつ静注
持続投与	0.1～0.2 mg/min で開始し，目標血圧へ向けて増量

カテコラミン以外の昇圧薬/強心薬

バソプレシン P

- 視床下部で産生され，下垂体後葉で貯蔵・分泌される，9 個のアミノ酸からなるペプチドホルモンである。
- 発現分布・作用の異なる V_1・V_2・V_3 受容体の3つが存在する。主に，腎集合体の V_2 受容体に作用して，水の再吸収を調整する抗利尿ホルモンとしての働きと，血管平滑

筋の V_1 受容体に作用して，末梢血管を収縮させて血圧を上昇させる働きがある。また下垂体前葉にある V_3 受容体を介して，ACTH 分泌を促進させる効果ももつ。
- 普段は動脈圧制御に対するバソプレシンの役割は小さいが，出血性ショックや敗血症性ショックの初期には動脈圧を維持するのに大きな役割をもつとされ，実際にその状況では血中のバソプレシン濃度が上昇している[20]。
- しかしショックが 24〜48 時間遷延すると，蓄えられていたバソプレシンが枯渇し，血中濃度が低下してくる[20]。つまり低血圧にもかかわらず，"相対的に" バソプレシン濃度が低下する状態となる。
- この病態から，ノルアドレナリン抵抗性のショックに対して，"ホルモンの補充" としてのバソプレシン投与が考慮される。

■ 臨床使用/エビデンス G E

- ショックの際に，バソプレシンの枯渇を考えて，ホルモンを補充するという目的でバソプレシンの投与が考慮される。
- 特に敗血症性ショックに代表される，血管拡張性ショックで有用である。敗血症性ショックにおけるバソプレシンの補充については SSCG 2016[3] において，「平均動脈圧を目標値まで上昇させる，またはノルアドレナリンを減量させる目的で，ノルアドレナリンにバソプレシン（0.03 U/min まで）を追加してもよい（弱い推奨，中等度のエビデンスレベル）」という記載となっている。
- 敗血症性ショックに対するバソプレシン投与の有効性を検証した大規模研究として，VASST 試験[21]があり，敗血症性ショック患者に対して 0.01〜0.03 U/min のバソプレシンをノルアドレナリンに併用した群と，ノルアドレナリン単独で治療をした群とが比較されたが，28 日死亡率には差はなかった。
- 2016 年に発表された大規模研究である VANISH 試験では[22]，敗血症性ショックに対する第一選択薬として腎保護作用を期待してバソプレシンとノルアドレナリンが比較されたが，特に優位性は示すことはできなかった。
- 現在のところ，敗血症性ショックの第一選択薬としてバソプレシンの単独使用を推奨するエビデンスはなく，0.03〜0.04 U/min 以上の高用量の投与については腎臓や肝臓，腸管などの臓器虚血との関連も報告されており，基本的には用いるべきではない。
- また，以前は心肺蘇生においてもアドレナリンの代用としてバソプレシン 40 単位の投与が推奨されていたが，RCT にて心肺蘇生におけるアドレナリンに対する優位性が示されなかったことから[23]，最新のガイドラインでは ACLS アルゴリズムから削除されている[14]。
- さらには，その強い血管収縮作用により内臓血管を収縮させ，門脈圧を低下させることから，食道・胃静脈瘤破裂の際に用いられることもある。

■ 使用例

血管拡張性ショック	バソプレシン 0.01〜0.03 U/min 希釈例：ピトレシン® 1 A＝1 mL＝20 U 3 A＋5％ グルコース 47 mL＝50 mL，0.5〜1.5 mL/hr
食道静脈瘤	バソプレシン 0.1〜0.4 U/min 3 A＋5％ グルコース 47 mL＝50 mL，5〜20 mL/hr

ミルリノン P

- ミルリノンは PDE Ⅲ 阻害薬の一種である。PDE Ⅲ は心筋細胞内の cyclic AMP（cAMP）を AMP に分解する酵素である。
- PDE Ⅲ 阻害薬は，この分解を抑制することで cAMP 濃度を増加させる。cAMP の作用として細胞内の Ca^{2+} 濃度を上げるため，結果として心収縮力増強に働く。
- カテコラミンと異なり，β_1 受容体を介さず作用するため，β 遮断薬による影響を受けない[24]。
- 一方，cAMP は血管平滑筋細胞において筋肉の弛緩をきたすため，血管拡張が生じる。結果として，末梢血管抵抗が低下するとともに，肺血管抵抗を低下させる。
- 効果の発現は速やかであり，用量依存性に血行動態に作用する。
- 腎排泄であり，腎機能低下症例では薬剤が蓄積する可能性がある。

■ 臨床使用/エビデンス G E

- ドブタミンと同様に，心収縮不全により末梢低灌流を示す患者が適応となる（表3-5-3）[17]。
- 特に重症慢性心不全患者では，心筋細胞の β_1 受容体の減少（down regulation）をきたし，カテコラミン抵抗性となっているため，β 受容体を介さずに効果を示すミルリノンが有効である可能性がある。
- 前述のように β 遮断薬内服患者でも PDE Ⅲ 阻害薬は有用である可能性がある[24]。
- ミルリノンの有用性を検討した臨床試験として PROMISE 試験[25]がある。NYHA Ⅲ～Ⅳの重症心不全患者を経口ミルリノン投与群とプラセボ群に分けて比較したが，ミルリノン投与群で予後が改善しないばかりでなく，ミルリノン投与群で NYHA Ⅳ 患者の死亡率が 58％ 増加し，入院頻度・低血圧・失神頻度が有意に増加したため，試験は途中で中止となった。
- その後，慢性心不全増悪患者に対するミルリノン投与群とプラセボ群を比較した試験[26]が行われたが，こちらに関してもミルリノン群で低血圧発症と心房性不整脈の有意な増加を認め，虚血性心疾患が関与する心不全の死亡率が有意に上昇した。
- ドブタミンと同様，ミルリノンについてもその使用で予後を改善させたエビデンスになく，その使用に際しては，予後を悪化させる可能性も考慮し，いつ減量・中止するかを常に考える必要がある。

■ 使用例

| ミルリーラ®（22.5 mg/150 mL） | 初期ボーラス：50 μg/kg 10 分間（左記希釈で 20 mL）
持続投与：0.25～0.75 γ（左記希釈で 6～18 mL/hr） |

（佐々木 昭典）

第6章

ICUでの不整脈（心房細動）

重症疾患に伴う心房細動の疫学 P G

- □ ICU で最も頻度の高い不整脈である。重症ほど頻度が高く[1,2]，死亡率が高くなる[3]。
- □ 心臓手術後の 10～65％[4]に，胸部外科手術後の 10～23％[5]に，胸部手術以外の 5～10％[6,7]に生じるとされる。内科 ICU では 10～20％[8,9]とされる。
- □ 心房細動は，重症敗血症患者の 5.9％，重症敗血症なしの入院患者では 0.65％ の発症率であった[10]。

心房細動の病態生理（集中治療の観点から） P E

通常の心房細動の機序

- □ 心房細動中の心房電位を観察すると，局所の異常興奮（自動能）の亢進（focal mechanism）と複数興奮波（multiple wavelet）の不規則な旋回運動（random reentry）がみられる。局所異常興奮は，心房性期外収縮として不整脈の引き金（trigger）になる[11]。
- □ 引き金となる心房性期外収縮の発生部位の約 90％ が，肺静脈起源（左上肺静脈が最も高頻度）であるとの報告があり，同部位からの興奮が高頻度に断続的に発生することで心房細動波形になること，その起源のアブレーションにより心房細動を根治できることを示した[12]。

心房細動のリスク因子 O

電解質異常	低 K 血症，低 Mg 血症
心房負荷	肺血栓塞栓症や ACS，たこつぼ型心筋症に代表されるストレス性心筋症，肺性心，心不全など，心房に過度の負荷がかかることも心房細動の原因
CRP	症例対照研究で，持続性心房細動は，対照群（心房細動のない）と比較して，有意に CRP が上昇していることが報告されている[13]。
昇圧薬	ICU ではカテコラミンを使用する頻度が高い。これらも心房細動発症の原因となる。ドパミンのほうがノルアドレナリンよりも心房細動発症が多い[14]。

表 3-6-1　心房細動の発生原因とリスク因子

病態	心房細動の発生原因・リスク
電気生理学的異常	自動能亢進，心房内リエントリー形成
心房・心室内圧の上昇	僧帽弁・三尖弁の機能異常 左室肥大などの心筋異常 高血圧疾患，肺高血圧 心内腫瘍，心内血栓
心房虚血	心筋梗塞
炎症性・浸潤性疾患	心膜炎，心筋炎 アミロイドーシス，サルコイドーシス
薬物	アルコール，カフェイン，喫煙
内分泌異常	甲状腺機能異常症，褐色細胞腫
交感神経調節異常	自律神経活性異常
心房壁へ浸潤する原発性・転移性疾患，およびその術後	食道腫瘍，心臓腫瘍，縦隔腫瘍
中枢神経疾患	脳出血，脳梗塞
その他の基礎疾患	糖尿病，高血圧 弁膜症，心不全 肥満，睡眠時無呼吸症候群
加齢	加齢による心房の線維化
血液検査	CRP，BNP 上昇

January CT, et al. 2014 AHA/ACC/HRS guideline for the management of patients with atrial fibrillation : executive summary : a report of the American College of Cardiology/American Heart Association Task Force on practice guidelines and the Heart Rhythm Society. Circulation 2014 ; 130 : 2071-104 を改変

カテーテルの先端位置	中心静脈カテーテルの先端が上大静脈内にとどまらず，右心房内まで挿入されている場合，その先端刺激により心房細動が惹起されることがある（カテ先には，注意が必要である）。
その他	継続されていたβ遮断薬の中断，血管内脱水，疼痛，苦痛，発熱

□集中治療特有の治療介入（例えば人工呼吸，急速輸液負荷，カテコラミン投与など）により，さらに修飾される。心房細動発生原因およびリスクを表 3-6-1 にまとめる[15]。

敗血症に伴う心房細動と脳梗塞や死亡との関連

発症頻度，脳梗塞リスク

□重症敗血症患者では，心房細動が新たに発症すると院内発症の脳梗塞が増加し（2.6% vs. 0.6%，$p<0.001$），死亡リスクも増加した（56% vs. 39%，$p<0.001$）[10]。

抗凝固療法と脳梗塞

- 敗血症に伴う心房細動患者約3万8千人の後向き解析[16]では，35％が抗凝固療法を受け，CHA_2DS_2-VASc は血栓症のリスクと関連がなかった。抗凝固療法は血栓塞栓症を減少させない（1.3％ vs. 1.4％）。もともと心房細動があった群でも新たに発症した群でも，抗凝固療法は塞栓症の予防効果はなく，出血は増加した（8.6％ vs 7.2％，RR 1.21，95％CI 1.10〜1.32）。

長期予後

- 138,722人の敗血症生存者のうち7％に新たな心房細動の発症があった。心房細動を発症しなかった人に比べ，その後心房細動が発症するリスクは増加した（55％ vs. 15.5％）。5年間で心不全入院リスク（11.2％ vs. 8.2％，HR 1.25，95％CI 1.16〜1.34），脳梗塞（5.3％ vs. 4.7％，HR 1.22，95％CI 1.10〜1.36），死亡リスク（74.8％ vs. 72.1％，HR 1.04，95％CI 1.01〜1.07）が増加した[17]。

治療 G E

- 集中治療領域における心房細動は，それ以外の場面で遭遇する心房細動とは異なる。治療に関しても多くの大規模臨床研究がなされているが，ほぼすべて院外患者を対象にすえた研究であり，集中治療領域で遭遇するところのいわゆる"acute AF"ではないため，結論を安易に引用できない[18, 19]。
- 心房細動の治療は，大きく2つに分類される。

Downstream 治療	抗不整脈薬などによる治療
Upstream 治療	不整脈を起こし得る病態への対処

- バイタルサインの変化，カテコラミンの投与，炎症，虚血（低酸素），電解質異常などのストレスが心房細動を誘発する。これらの補正や安定化は Upstream 治療の観点から重要で，日本循環器学会の心房細動治療（薬物）ガイドラインでは「心房細動の治療に際し重要なことは，不整脈以外の補正可能な病態の改善を優先すること」とされている。
- バイタルサインの安定化や炎症の速やかな改善などにより，心房細動をはじめとする不整脈発症を予防する可能性があり，「異常の早期補正と全身状態の早期改善」が重要である。

具体的な Downstream 治療の実際：レートコントロール

- 心拍数の目標については RACE Ⅱ trial で，安静時の心拍数が 110bpm 未満を目指す緩やかなコントロールがよいことが明らかとなった（非 ICU セッティング）[20]。これをふまえて 2013 年に改訂された日本循環器学会のガイドラインでは，安静時心拍数を 110 bpm 未満にすることを目指す調節法を Class Ⅱa で推奨している。
- しかし，目標心拍数の達成が良いアウトカムにつながると証明した文献はなく，自覚

表 3-6-2　心房細動のレートコントロールに用いられる代表的薬物と投与例

薬剤	投与例
β遮断薬	
エスモロール	500 μg/kg を 1 分かけて静注後、50〜300 μg/kg/min で持続投与
ランジオロール	（日本で使用される薬物）125 μg/kg を 1 分かけて静注後、心機能に応じて 1〜40 μg/kg/min で持続投与
非ジヒドロピリジン系 Ca^{2+} チャネル拮抗薬	
ベラパミル	0.075〜0.15 mg/kg を 2 分かけて静注後、5 μg/kg/min で持続投与
ジルチアゼム	0.25 mg/kg を 2 分以上かけて静注後、5〜15 mg/hr で持続投与
ジギタリス製剤	
ジゴキシン	0.25 mg を静注し、反応に乏しい場合は 1.5 mg/24hr を上限に繰り返し投与
アミオダロン（☛「ICU で使用する薬剤」p.642）	

January CT, et al. 2014 AHA/ACC/HRS guideline for the management of patients with atrial fibrillation : executive summary : a report of the American College of Cardiology/American Heart Association Task Force on practice guidelines and the Heart Rhythm Society. Circulation 2014 ; 130 : 2071-104 を改変

症状や循環動態が安定するよう心拍数の上昇を防ぐことが重要である。
- 集中治療領域でレートコントロールに使用される薬物について、具体的な特徴と一般的な使用方法をまとめる(表3-6-2)[15]。

■ Ca^{2+} 拮抗薬
- 非ジヒドロピリジン系 Ca^{2+} 拮抗薬のベラパミルとジルチアゼムが心拍数調節目的に使用される。
- 両者とも陰性変力作用があり、特にベラパミルは陰性変力作用が強く、心機能低下症例には投与すべきではない〔AHA ガイドライン[15]、日本循環器学会ガイドライン[11]（Class Ⅲ）〕。
- 両方とも主に肝代謝、半減期は 3〜4 時間。

（実際の使用方法については ☛「ICU で使用する薬剤」p.642）

■ ジギタリス（主にジゴキシン）
- ジゴキシンは細胞内の Ca^{2+} 濃度を上昇させることで、1 心拍当たりの収縮力を増大させる。また副交感神経活性化作用があり、特に房室結節に作用する。
- 心機能が低下している患者に対するジゴキシンの主な作用

左室収縮力の増加
肺動脈楔入圧の低下
安静時・労作時の心拍出量の増加
頸動脈洞の圧受容体の機能改善
交感神経活性抑制
心筋線維化の抑制作用

- 運動時、交感神経活性が高いときのレートコントロールにはあまり効果がない。

表 3-6-3　ジゴキシンの副作用

不整脈	・徐脈性不整脈 ・洞性徐脈 ・接合部補充調律 ・房室ブロック ・頻脈性不整脈 ・促進調律，接合部頻拍 ・ブロックを伴う心房頻拍 ・心室性不整脈 ・心室細動
中枢神経症状	・頭痛 ・倦怠感，脱力感 ・うつ病 ・錯乱 ・見当識障害 ・失語 ・譫妄 ・幻覚 ・視覚異常：視野が黄色，ぼやける
消化器症状	・食欲不振 ・嘔気・嘔吐
エストロゲン症状	・女性化乳房 ・乳汁分泌
その他	高 K 血症

Goldberger AL. Clinical electrocardiology: a simplified approach. 7th ed. Philadelphia: Mosby, 2006 より

- □ 効果出現時間は，投与後 2〜3 時間後である。
- □ 副作用を表 3-6-3 に示す。
- □ 血中濃度は，最終投与から 12 時間以上たってから測定し，副作用としての不整脈の頻度は血中濃度 1.7 ng/mL で 10％，2.5 ng/mL で 50％ と，血中濃度が高いほど頻度が高い。全死亡，心不全死，入院率など，血中濃度が 0.5〜0.8 ng/mL 群が最も少なく，その他の群では死亡率の増加の可能性も指摘された[21]。今のところ血中濃度を 1.0 ng/mL 以上にしないことが推奨されている。
- □ 主に腎排泄であり，半減期は腎機能正常者の場合 36〜48 時間，無尿患者の場合 3.5〜5 日である。維持量投与により血中濃度が安定化するのに要する時間は，半減期の 4〜5 倍（腎機能正常者では 7〜10 日）である。
（実際の使用方法については ☞「ICU で使用する薬剤」p.642）

■ アミオダロン
- □ レートコントロールとリズムコントロールの両方で使用される。

使用目的	レートコントロール，薬理学的除細動，除細動後のサイナス維持，電気的除細動の成功率上昇

表 3-6-4　静注用アミオダロンの副作用（添付文書より）

血圧低下	14.9%
甲状腺刺激ホルモン増加	10.6%
心電図 QT 延長	10.6%
不眠症	8.5%
ビリルビン上昇	6.4%
心不全	6.4%
徐脈	6.4%

☐ Na^+ チャネル，K^+ チャネル，Ca^{2+} チャネルを遮断し，さらには β 受容体遮断作用まで認める抗不整脈薬である。

☐ 他の抗不整脈薬に比べて催不整脈性が少なく，重症心不全の心拍出量を低下させなかった[22]。心室性不整脈だけでなく，上室性不整脈（特に心房細動）に使用されている。

☐ 脂溶性であり，単回投与後 30〜45 分以内に 10% にまで血中濃度は低下する。抗不整脈作用を発揮するには十分な初期投与量が必要となるため，効果発現までは他の抗不整脈薬より時間がかかる[23]。

☐ 約 98% がタンパクに結合するため胆汁排泄であり，腎排泄はなく透析では除去されない。重症肝不全以外は，肝機能，腎機能，高齢による量の調節は通常不要である。ただし，胎盤通過性があり，乳汁にも分泌されるため，妊婦や授乳中の患者には投与を避けたほうがよい[24]。

☐ 投与により心拍数は低下する。心筋自体の収縮は低下するが，血管拡張作用による後負荷軽減作用があり，心不全症例では心拍出量が増加する[25]。

☐ 頻度の高い副作用である血圧低下は，溶媒であるポリソルベート 80 の影響である。冠動脈への血流は Ca^{2+} チャネル遮断作用のため増加する。

☐ 静注用アミオダロンの短期間投与では，K^+ チャネル遮断作用は少ない。QT 延長にそこまでないが，投与中は K^+ と Mg^{2+} の慎重なモニタリングが必要である。

☐ さらに急性期の使用では，アミオダロンにより薬理学的除細動が起きることに注意する。急性期には十分な抗凝固が得られていない場合があり，その状況で心房細動から洞調律に復帰した場合，脳塞栓症のリスクの懸念がある。

☐ 静注用アミオダロンは経口薬と比較して重篤な副作用は少ない（表 3-6-4）。最も多いのが低血圧で 10〜30% に起こるという報告があるが，低血圧が起きた場合も投与速度を遅くする（例えば半減する）ことで改善することが多い。

☐ 洞性除脈や房室ブロックによる除脈には注意が必要である。QT 延長の頻度は 10.6% と報告されているが，torsade de pointes は 1% 未満とまれである。肝障害や発熱，嘔気・嘔吐は 5% 未満に生じるとされているが，実際は集中治療を要する重症例に使用されることが多いので，原因がアミオダロンにあるか判断に迷うことが多い。

☐ 長期経口投与で頻度の高い肺障害は，短期間の静脈内投与ではまれである。

☐ 2 mg/mL を超える濃度で末梢から投与すると静脈炎が生じる危険があり（10〜20% 程度），これ以下の濃度で使用するか，可能なら経中心静脈投与が望ましい。

（実際の使用方法については ☞「ICU で使用する薬剤」p.642）

■ 短時間作用型 β 遮断薬
- □ 集中治療領域で使用する短時間作用型静注用 β 遮断薬としてはランジオロールが挙げられる。速やかな脈拍の低下がみられる。ランジオロールの血圧への影響は少ない。
- □ ランジオロールの血中半減期は 2〜4 分と非常に短い。
- □ 非選択的 β 遮断薬は気道過敏症を有する症例には使用禁忌であるが，$β_1$ 受容体選択性の高いランジオロールでは気道過敏性を有する症例に対する使用経験が報告されるようになった。添付文書には「慎重投与」と記載されている。
- □ エスモロールは海外で使用されている。

具体的な Downstream 治療の実際：リズムコントロール

- □ 心房細動は発症 24〜48 時間以内であれば血栓はほとんど形成されず，比較的安全に除細動することができる。しかし，継続すればするほど電気的リモデリングと称されるチャネルの発現変化が生じる。
- □ 1〜2 週間程度継続すると，構造的リモデリングと称される細胞膜タンパクからコネキシンへの変化が，1 か月経過すると組織学的な変化が起こる。長期持続する場合は，次第に洞調律への回復は困難となる。
- □ 非 ICU のセッティングでレートコントロール，リズムコントロールを比較した試験では，死亡率に有意差は認められなかった[26]。
- □ 重症疾患患者での薬物使用時の留意点（表 3-6-5，3-6-6）

腎障害があるが量の調節は？	
肝障害があるが量の調節は？	
心収縮力が悪くないか？	
末梢循環が低下しているが，さらに使用する薬物で低下しないか？	
（透析していたら）透析で除去されないか？	

- □ 除細動には，**電気的除細動**と**薬物的除細動（抗不整脈薬の使用）**の 2 通りの考え方がある。

リズムコントロール治療〔電気的除細動（カルディオバージョン）〕

- □ 緊急除細動の適応（Class Ⅰ）

心不全	特にレートコントロールや利尿で安定化できないとき（血行動態が破綻し，末梢循環が悪くなっているときには躊躇してはならない。）
ショック	血圧低下，末梢循環不全
心筋虚血	虚血，胸痛があるとき

- □ 脳梗塞は心房細動患者の予後を規定する大きな因子である。脳梗塞が起こる可能性は CHA_2DS_2-VASc スコア（表 3-6-7）にあるとおり，すぐには是正できない因子によって規定される。心不全が重症化するほど心房細動による脳梗塞発症のリスクが高まることも知られている[27]。

表 3-6-5 腎・肝・心機能低下のある患者における抗不整脈薬選択・投与量と通常血液透析による透析膜通過性 (dializability)

	腎機能低下	肝機能低下	心機能低下	dializability
アデノシン	−	−	−	NA
アミオダロン	−	−	−	−
キニジン	↓治療域	↓投与量	−	−
ジゴキシン	↓投与量	−	−	−
ジソピラミド	↓投与量	−	禁忌	＋
ソタロール	↓投与量	−	禁忌	＋
フレカイニド	↓投与量	↓投与量	禁忌	−
プロカインアミド	↓投与量	↓投与量	慎重投与	＋
プロパフェノン	−	↓投与量	禁忌	−
メキシレチン	−	↓投与量	−	＋
リドカイン	−	↓投与量	↓投与量	−

伊藤大樹. 集中治療における特殊病態と抗不整脈薬の選択. Intensivist 2009；1：839-46 より許可を得て転載

表 3-6-6 各特殊病態における抗不整脈薬使用の注意事項一覧

特殊病態	注意事項
腎不全・透析導入前	腎排泄性または肝腎排泄性抗不整脈薬は使用を避けるか使用量を減らす (表 3-6-5)。
腎不全・透析導入後	腎排泄性・肝腎排泄性に加え dializability を考慮する (表 3-6-5)。
肝不全	アミオダロン以外の肝排泄性抗不整脈薬は使用を避けるか使用量を減らす (表 3-6-5)。
重症低心機能	日本で使用できる抗不整脈薬はジゴキシン，プロカインアミド (慎重投与)，リドカイン，アミオダロン，ニフェカラントに限られている。心臓専門医へコンサルトする。
ペースメーカ症例	ペーシング閾値は Vaughan-Williams 分類「Ia・Ic で上昇，Ib・III で不変，ジギタリスで低下」と覚える。心臓専門医へコンサルトする。
ICD 症例	除細動閾値は「I 群薬とアミオダロンで上昇，アミオダロン以外の III 群薬で低下」と覚える。抗不整脈薬使用によって心室性不整脈の心拍数・リエントリー回路が変化する可能性を必ず考慮する。心臓専門医へコンサルトする。

伊藤大樹. 集中治療における特殊病態と抗不整脈薬の選択. Intensivist 2009；1：839-46 より許可を得て転載

表 3-6-7　CHA$_2$DS$_2$-VASc スコア

		リスク因子		スコア
C	Congestive heart failure, LV dysfunction		心不全，左室機能不全	1
H	Hypertension		高血圧	1
A$_2$	Age≧75		75 歳以上	2
D	Diabetes mellitus		糖尿病	1
S$_2$	Stroke/TIA/TE		脳梗塞，一過性脳虚血発作，血栓塞栓症既往	2
V	Vascular disease (prior MI, peripheral artery disease, or aortic plaque)		血管疾患（心筋梗塞既往，末梢動脈疾患，大動脈プラーク）	1
A	Age 65～74		65 歳以上 74 歳未満	1
Sc	Sex category (female)		性別（女性）	1
		合計		0～9

☐CHA$_2$DS$_2$-VASc スコアと脳梗塞の年間発症率（欧州 vs. 日本）[27, 28]

0	0% vs. 0.5%	5	6.7% vs. 4.4%
1	1.3% vs. 0.5%	6	9.8% vs. 4.1%
2	2.2% vs. 1.1%	7	9.6% vs. 1.7%
3	3.2% vs. 1.4%	8	6.7% vs. 7.0%
4	4.0% vs. 1.5%	9	15.2%（欧州）

☐敗血症に伴う心房細動の脳梗塞リスクの層別化は，CHA$_2$DS$_2$-VASc ではできない。
☐全身状態が非常に悪く，心不全が重症である場合（レートコントロールによる管理が無効な場合），循環動態不安定で除細動をしなければその後の予後増悪が想定される場合は，除細動を躊躇してはならない。
☐電気的除細動による血栓症リスクは，抗凝固なしで 1～7%，2～6 週の経過で 1.32%[29]。ほとんどは 72 時間以内，遅くても 10 日以内がリスク[30]。発症後 48 時間以内なら 0.5%[31]。
☐発症後 48 時間以内ならリスクが低い[32]。

AF 持続時間	30 日以内の塞栓率	
2 日以上	0.3%（抗凝固あり），1.5%（抗凝固なし）	
2 日未満	0%（抗凝固あり），0.5%（抗凝固なし）	

☐低血圧，意識障害などで生命に危険がある場合は（たとえ発症後 48 時間以上たっている場合でも）電気ショックを行う。
☐緊急時でも，もし説明する時間があれば，本人，家族に塞栓のリスクを説明する。
■緊急除細動時の抗凝固（待機的除細動についても含む）
☐血行動態に余裕があれば経食道心エコーで血栓の有無を調べることを考慮する。
☐発症後 48 時間について，本当に 48 時間以内なのか，発作性心房細動を繰り返してい

表 3-6-8　電気的除細動時の抗凝固

	電気的除細動時	電気的除細動後
緊急除細動	ヘパリン化*1	最低 4 週間は抗凝固 その後は CHADS$_2$ 次第
明らかに発症後 48 時間以内	抗凝固なしが多い。抗凝固するかどうかは CHADS$_2$, CHA$_2$DS$_2$-VASc 次第	抗凝固するかどうかは CHADS$_2$, CHA$_2$DS$_2$-VASc 次第
発症後 48 時間以上や発症がいつかわからないとき	3 週間の抗凝固（ワルファリン INR 2～3 *2） または TEE で血栓がないのを確認して除細動。TEE で血栓がなくても抗凝固は必要*3	最低 4 週間は抗凝固 その後は CHADS$_2$ 次第

*1　超緊急時はヘパリン化の余裕がなく除細動せざるを得ないことも多い。躊躇せず電気ショック。
*2　ACUTE trial では，除細動 5 日前からワルファリンを開始し，当日 INR が治療域であることを確認している[33]。
*3　ワルファリンが Class I（AHA ガイドライン），新規抗凝固薬（DOAC）は Class IIa

るのかは判断が困難なことが多い。自覚症状に 100% 頼ることができないためである。
- 電気的除細動時の抗凝固を表 3-6-8 に示す。

電気的除細動の実際
- AHA ガイドラインでは，心房細動に対し monophasic でも biphasic でも 200 J で開始することを言及している。心房粗動はそれより低いエネルギーでもよい（例：biphasic 100 J）。
- 実際に通電を行う際は使い慣れた鎮静薬で十分に鎮静をはかり，完全に意識がなくなった段階で速やかに通電する。
- 通電の際は自己の QRS 波と同期する必要があるため，パドルを使用するときは放電ボタンを長めに押す必要がある。
- 1 回目の通電が不成功のときにはエネルギーを上げて再度試みる。
- 除細動が成功した後も塞栓症予防のため 4 週間の抗凝固療法の継続が必要である。
- 合併症

> 低 K，ジギタリス中毒，不適切な同期では致死的心室性不整脈が起きるリスクがある。
> 伝導障害があれば，電気ショック後，徐脈，心静止になることもある。経皮ペーシングを開始する準備が必要。

- ペースメーカ留置患者や植込み型除細動患者では，電気ショック後，設定が変わっていないかチェックが必要（ME に連絡）となる。

リズムコントロール治療〔薬物的除細動（抗不整脈薬の使用）〕
- 抗不整脈薬の分類はその電気生理学的特性から Vaughan-Williams 分類（表 3-6-9）が用いられてきた。心筋活動電位遷移モデルと抗不整脈薬の作用部位を理解しておく（図 3-6-1）。

表 3-6-9　Vaughan-Williams 分類

分類		主作用機序			市販薬
I群	Ia群	膜安定化作用（Na^+チャネル遮断作用）	活動電位持続時間延長	Na^+チャネルとの結合，解離 中等度	キニジン プロカインアミド ジソピラミド シベンゾリン ピルメノール
	Ib群		活動電位持続時間短縮	中等度	アプリンジン
				速い	リドカイン ジフェニルヒダントイン メキシレチン
	Ic群		活動電位持続時間不変	中等度	プロパフェノン
				遅い	フレカイニド ピルジカイニド
II群		交感神経β受容体遮断作用			プロプラノロールなど
III群		活動電位持続時間延長作用（K^+チャネル遮断作用）			アミオダロン ソタロール ニフェカラント
IV群		Ca^{2+}チャネル遮断作用			ベラパミル ジルチアゼム ベプリジル

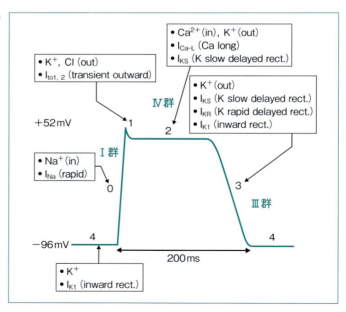

図 3-6-1　活動電位のシェーマ

■ Na⁺チャネル遮断薬

□ Na チャネル遮断薬は心機能を低下させる（例外：リドカイン）。
□ 催不整脈作用：QRS 延長。VT，VF のリスク。ブロックのリスク。Ⅰa，Ⅰc で心房細動から心房粗動へ移行することがある。Ⅰc は Brugada 症候群を誘発するリスク。

■ Ⅰa 群抗不整脈薬

プロカインアミド （アミサリン®）	・Ⅰa 群薬のなかでは心機能低下作用は比較的少ない。 ・Na⁺チャネル遮断作用と一部の K⁺チャネル遮断作用があり，上室性と心室性の頻脈性不整脈に対して適応がある。 ・他の Ⅰa 群薬に比べれば陰性変力作用は少ない。
ジソピラミド （リスモダン®）	・Na⁺チャネル遮断作用と一部の K⁺チャネル遮断作用があるが，抗コリン作用が強い。プロカインアミドよりも陰性変力作用が強く，心不全患者での使用は禁忌。 ・催不整脈作用が強い。抗コリン作用による口渇や尿閉も頻度が高く，重症筋無力症，緑内障，排尿障害のある患者での使用は慎重に判断する。低血糖を引き起こすこともある。 ・約 65％ が腎代謝で，残りが肝代謝であるため腎障害時は投与量を減量する必要がある。
シベンゾリン （シベノール®）	・Na⁺チャネル遮断作用と一部の K⁺チャネル遮断作用があり，わずかな Ca²⁺チャネル遮断作用も有している。また，弱いながらも抗コリン作用もある。上室性と心室性の頻脈性不整脈に対して適応がある。 ・約 85％ が腎代謝で，残りが肝代謝なので，腎障害症例や高齢者には投与量を調節する必要がある。 ・陰性変力作用と催不整脈性はそれなりにあり，抗コリン作用による口渇や尿閉もあるが，ジソピラミドよりも頻度は少ない。また，心房細動に使用した際に心房粗動に移行する可能性もあり注意が必要。

（実際の使用方法については ☞「ICU で使用する薬剤」p.642）

■ Ⅰc 群抗不整脈薬

フレカイニド （タンボコール®）	・Na⁺チャネル遮断作用。上室性と心室性の頻脈性不整脈に適応があるが，ほとんどの場合上室性に使用。 ・陰性変力作用があり，器質的心疾患が背景にある場合は予後を悪化させる可能性がある。 ・約 70％ が肝代謝で，残りが腎代謝であり，肝障害のある症例に対しては注意が必要。 ・脂溶性
ピルジカイニド （サンリズム®）	・Na⁺チャネル遮断作用。上室性と心室性の頻脈性不整脈に適応がある。 ・ほとんどが腎代謝である。 ・腎機能障害時や高齢者では投与量の調節が必要となるが，その場合は他の抗不整脈薬の投与を検討したほうがよい。過量となり緊急処置が必要なときには，透析性が高いことから血液透析による除去も有用。

Ⅲ群抗不整脈薬

アミオダロン (アンカロン®)	・薬理学的な特徴（前述） ・VF/VT などの重症心室性不整脈の予防目的で使用されることが多い。 ・経口薬は心房細動に対しては血行動態の悪化から致死的となる可能性のある肥大型心筋症に合併した心房細動のみで適応となっていたが，2010 年に心不全を伴う心房細動が適応に追加された。

抗凝固療法における注意事項

☐ 心房細動の分類

初発心房細動	心電図で初めて確認されたもの。真に初発とは限らない。
発作性心房細動	7 日以内に洞調律に復するもの
持続性心房細動	7 日を超えて持続するもの。1 年以上経過している場合は長期持続性心房細動とよばれる。
永続性心房細動	薬理学的，電気的に洞調律復帰ができないもの
弁膜症性心房細動	人工弁（機械弁・生体弁）置換とリウマチ性僧帽弁疾患（主に僧帽弁狭窄症）による。DOAC は使用できず，ワルファリンで抗凝固療法を行う[11]。

☐ 血栓塞栓症の頻度は心房細動の持続時間にかかわらず同等であり，心房細動管理において塞栓症（特に脳梗塞）予防の重要性は非常に高い。その軸となるのが抗凝固療法である。

☐ 心房細動の除細動には，電気的除細動と薬理学的除細動の 2 つがある。いずれも塞栓症の合併リスクは同等なので，Ⅰ群またはⅢ群抗不整脈薬における薬理学的除細動を行う場合でも，電気的除細動と同様に抗凝固療法を行うべきである。

☐ 48 時間以上経過している心房細動や，発症時期不明の心房細動に対する除細動を行う場合は塞栓症に十分に注意して行う。

☐ いずれの方法による除細動であっても，施行後には抗凝固療法を 4 週間行い，その後は CHA_2DS_2-VASc スコア (表 3-6-7) に従って抗凝固療法を継続する。

☐ 除細動時に左心耳に血栓がない場合でも，除細動後しばらくは心耳の動きが回復しないために（stunning），新規の血栓ができやすい。また，除細動により洞調律に戻ると，心耳の動きが正常化するため，左心耳に付着した血栓は剥離しやすくなる。

☐ 静注による抗凝固療法はヘパリン持続静注により行う。採血で活性化部分トロンボプラスチン時間（APTT）をモニタリングし，適宜投与量を微調整する必要があり，原則として投与初期は 6 時間ごとに採血を行い APTT が治療域に達しているかどうかを確認する。

☐ APTT の目標値はコントロール時の 1.5〜2 倍である。内服に移行する際は薬物の選択肢が多いが，原則として非弁膜症性心房細動の場合は新規抗凝固薬（DOAC）を，ワルファリンを使用する場合，治療目標は PT-INR 2.0〜3.0，70 歳以上では 1.6〜2.6 とする。個々の状況に応じて適宜内服の抗凝固薬を選択する。

☐ 中等症〜重症の僧帽弁狭窄，機械弁ではワルファリンを使用する。

その他の注意事項

- 重症患者では腎不全，肝不全，心不全を含む多臓器不全を合併していることが多い。そのような症例では，抗不整脈薬，その他の循環器用薬，抗胃酸薬，抗菌薬などが投与され多剤併用の状態となる。この状態ではいくつかの抗不整脈薬は代謝，排泄が低下するため，通常投与量でも血中濃度が中毒域まで上昇，または中毒症状を呈することがある。
- それぞれの特殊病態における抗不整脈薬の選択，投与量の決定において考慮すべき点（表3-6-5）を以下に述べる。

腎機能低下例

- 腎機能低下症例には腎排泄性の抗不整脈薬の使用はできるだけ避けるのが望ましい。ジソピラミドやフレカイニドは腎臓より排泄されるため，腎機能低下患者で使用する際は通常より少ない投与量で開始する。

血液透析による影響

- いくつかの抗不整脈薬は血液透析で除去され，透析後に血中濃度が低下してしまうことは意外に知られていない。透析除去され得る薬物は血中濃度をできるだけ一定に保つために透析直前の投与を避けるべきである。

肝機能低下例

- リドカイン，メキシレチン，ベラパミルなどを肝機能低下症例で使用した場合，代謝・排泄は遅延し，明らかに半減期が延長するため，肝機能低下の程度に応じて通常の1/3〜1/2の投与量を考慮する。
- 肝機能低下患者においても，軽度〜中等度であればアミオダロンは通常用量で使用できる。しかし，アミオダロンにより肝機能がより悪化する可能性があり，投与適応は慎重に判断し，投与時は定期的に肝機能検査を行いフォローする必要がある。

心機能低下例

- 心機能低下，非代償性心不全のある患者では，陰性変力作用が強い抗不整脈薬（ジソピラミド，フレカイニド，ベラパミルなど）の使用は不適切である。
- β遮断薬は慢性心不全・心筋症の治療薬として確立されているが，急性心不全や非代償性心不全での使用は慎重に判断しなければならない。
- 心機能低下のある患者に対し，日本のICUで使用できる静注抗不整脈としては，ジゴキシン，プロカインアミド（慎重投与），リドカイン（心室性不整脈のみ），アミオダロン，ニフェカラントがある。
- 心房細動のレートコントロール：心不全合併例はジゴキシン，アミオダロン，ランジオロール，カルベジロール，ビソプロロール（class I）[34]（ただしアミオダロン静注は保険収載されていない。）

図 3-6-2 Wolff-Parkinson-White（WPW）症候群に伴う心房細動

① wide QRS tachycardia，②リズムは絶対的不整，③Δ波が存在，より WPW 症候群に伴う心房細動である。

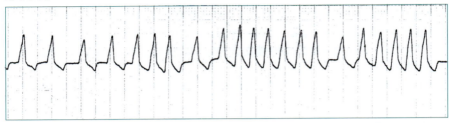

▶ Wolff-Parkinson-White（WPW）症候群に伴う心房細動

- WPW 症候群に合併する心房細動（図 3-6-2）では，副伝導路を介した房室伝導が起こりやすくなり，体表面心電図では QRS 幅の広い頻拍を呈するため，日本では偽性心室頻拍（pseudo VT）とよばれる。このとき著しく心拍数の速い心房細動から心室頻拍，心室細動へと移行することにより，突然死も起こり得る。
- Ca^{2+} 拮抗薬，ジゴキシン，ATP 製剤などをこのような患者に投与すると房室結節を抑制することから副伝導路を介する房室伝導が優位となり，心拍数が上昇し心室頻拍や心室細動を誘発することがある。
- このような症例では心拍数のコントロールや洞調律化には副伝導路の不応期を延長させる Ia 群または Ic 群の抗不整脈薬，すなわちプロカインアミド，フレカイニドなどを用いるべきであるが，電気的除細動を必要とする場合も多い。
- アミオダロンも 2014 年 AHA 心房細動ガイドライン[35]では class Ⅲ となった。

（大橋 浩一）

第7章

心臓外科術後の血行動態（総論）

心臓手術の特殊性

- 心臓外科領域の手術は，一部の手術を除いて，一時的ではあるものの人為的に患者を心肺停止状態とし，全身の臓器灌流を人工心肺（CPB）で肩代わりするという点で，他領域のいかなる手術とも一線を画している。
- この非生理的な環境が，術中・術後を通して人体に及ぼす影響を理解することは，周

- 術期管理を行ううえで非常に重要である。
- 背景疾患によって心臓の生理的な代償機構（リモデリング）が異なっているため，術後の血行動態を予測するためには背景疾患を病態生理学的な観点から把握しておくことが重要である。
- 背景疾患（弁膜症，冠動脈疾患，大血管疾患など）によって手術方法は大きく異なっている。各術式の特徴をとらえることで，術後血行動態を予測しやすくなる。
- 術後患者管理において，血行動態の厳密なモニタリングは必要不可欠である。
- 心臓大血管術後は輸液・出血・薬物・復温などによるダイナミックな血行動態変動が生じるため，複数の手段（モダリティ）を用いて的確な血行動態把握に努めなければならない。

人工心肺回路（図 3-7-1）

- 人工心肺装置は，血液ポンプ，人工肺，熱交換器，脱血回路，送血回路などの主要部品のほかに多くの構成部品が組み込まれている。
- 脱血管からの静脈血とベント回路や吸引回路から回収された血液は，ともにリザーバーに集められ，送血ポンプによって人工肺を経由し，酸素化血として送血管より全身に送られる。リザーバーは循環血液量の調節や空気・塞栓物の除去に欠かせない。
- 心筋保護回路は図 3-7-1 のように人工心肺装置のポンプを利用することも可能であるが，別個の専用装置を用いることが多い。

図 3-7-1　人工心肺回路の構成

（日本人工臓器学会ホームページ＜http://www.jsao.org/public/2.html＞より作成）

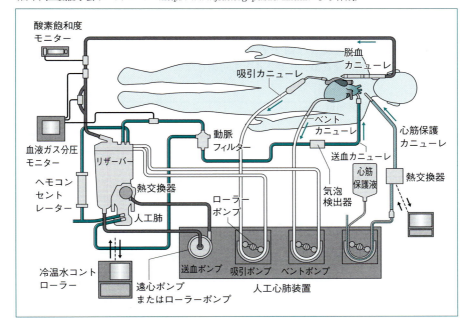

□人工心肺回路の生体への接続

静脈カニュレーション	右房脱血と上下大静脈脱血がある。そのほかには大腿静脈，内頸静脈も使用される。
動脈カニュレーション	多くの心臓血管手術では，上行大動脈に送血カニューレを挿入する上行大動脈送血が一般的である。術式や血管性状によっては，大腿動脈や腋窩・鎖骨下動脈からも送血することがある。
左室ベント	ベントとは排出口という意味であり，左室の血液を排出する回路とカニューレである。左室をベントする目的は以下の3つである。 • 左室拡張や心筋温度上昇の防止 • 無血視野の確保 • 空気の除去

人工心肺による生理的反応

- □人工心肺を用いた体外循環は，心拍動に基づく拍動流とは異なり，血液ポンプによる定常流であり，全身循環は非生理的な状態に陥る。
- □血液は希釈され，ポンプ，人工肺，回路チューブに曝露されることで，血球細胞障害が起こり免疫反応が惹起される。
- □体外循環によく用いられる中等度低体温は，生化学的反応を低下させホルモン反応を不安定にする。
- □血液希釈，各臓器血流の変動，内分泌系の変動，炎症反応への影響，凝固系への影響など，体外循環により生体で生じる病態生理を理解することは，術後管理を行ううえで重要である。

血液希釈

- □通常の体外循環では，血液を25～50％に希釈する体外循環が行われている。
- □低体温法を併用することで，図3-7-2のとおり全身の酸素消費量は減少する。その結果，体外循環灌流量を減少させることも可能となる

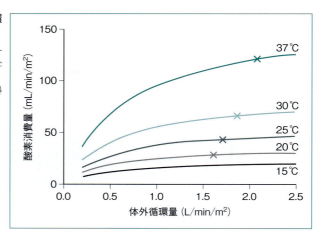

図 3-7-2 体温，体外循環量と酸素消費量の関係

（Kouchoukos NK, et al. Kirklin/Barratt-Boyes Cardiac Surgery. 4th ed. Philadelphia : Saunders, 2013 より許可を得て転載）

■ 各臓器血流の変動

脳血流	脳血流には自動調節能が存在し，脳灌流圧が 60～150 mmHg の範囲では灌流圧に影響を受けることなく血流量が一定に保たれる[1]。
肺血流	・心停止下では肺動脈血流は完全に遮断され，気管支動脈系を介するわずかな血流のみであり，この血流は肺静脈を介して左房へ還流する。 ・体外循環離脱後には再灌流後肺障害が発生する。
腎血流	・体外循環の使用と術後 AKI の発症率の相関性は明らかであり，体外循環時間の延長とともに高くなる[2,3]。 ・体外循環後 AKI の発症を抑えるための至適な体外循環中平均動脈圧に関しては，現時点で一致した見解がないのが現状であるが，目標平均動脈圧を 60 mmHg に設定し，十分な灌流量を維持することが重要であるといえる。
肝臓・消化管の血流	・体外循環は腸間膜血流を減少させ，門脈血流を低下させる。さらに低体温で肝血流は減少することが知られている。肝循環においても，体外循環灌流量の維持が重要である。

■ 内分泌系の変動

☐ 体外循環中のアドレナリンやノルアドレナリンの著明な血漿濃度上昇は，末梢血管収縮，臓器内血流シフトなどの血行動態変化を引き起こす。

副腎皮質ホルモン	体外循環中の種々のストレスにより，体外循環非使用手術よりもコルチゾールの上昇は著しいことが知られている。
バソプレシン（ADH）	体外循環使用心臓手術における血漿 ADH 値の変化は，胸骨切開および体外循環開始後から急激に上昇し，その影響は術後数時間持続する[4]。
糖代謝	体外循環開始後，血糖値は上昇する。低体温体外循環中は著しい高血糖となる。

■ 炎症反応への影響

☐ 体外循環が全身性の炎症反応を引き起こすことは，広く知られている[5,6]。

■ 凝固系への影響

☐ 人工心肺回路をはじめ，人工物の表面では凝固経路が活性化される[7]が，血管内皮細胞がないためこれに対抗する抗血栓反応が生じない。そこで体外循環では，血液が回路内の異物表面と接触する前に，抗凝固状態を確立することが必要となる。

☐ 体外循環中は，ACT を 400 秒以上に保持するようにヘパリンを随時追加投与することが推奨されている。

表 3-7-1 代表的な CCP の組成

	Na^+	K^+	Mg^{2+}	Ca^{2+}	HCO_3^-	pH	浸透圧	その他
St. Thomas No.2	110.0	16.0	16.0	1.2	10.0	7.8	324	リドカイン
Bretschneider	12.0	10.0	2.0	—	—	5.5〜7.0	320	プロカイン マンニトール

心筋保護

- 晶質液性心筋保護液（CCP）

細胞外液型 心筋保護液	・急速な化学的心停止を得るためには，高 K 液注入が基本である。 ・通常は血中 K 濃度が，10〜20 mEq/L で fast Na^+ チャネルが不活性化されることにより活動電位のスパイクが阻害され，拡張期心停止に至ることが知られている。
細胞内液型 心筋保護液	・低 Ca 液・低 Na 液を注入する方法がある。 ・低 Ca の細胞外液に灌流されることにより，L-type Ca^{2+} チャネルを介した Ca の細胞内流入が阻害される。 ・これにより筋小胞体からの Ca の流出が阻害され，筋原線維の活性化を抑制することにより心停止を誘導する。

- 代表的な CCP の組成を表 3-7-1 に示す。

■ クランプ時間と心機能

- エビデンスレベルでの報告は見当たらないが，クランプ時間（心停止時間）が長いほど術後の心機能の立ち上がりは悪く，強心薬を必要とすることはしばしば経験する。
- クランプ時間が長くなるには，理由のあることが多いため，術中経過について心臓外科・麻酔科との情報共有が重要となる。また術前から心停止時間を最小に抑えつつ，最大の治療成果が出せるような手術プランを計画することが非常に大切である。

低体温

- 低体温を体外循環に用いる目的は，臓器保護効果と循環量の安全域を得ることである。
- 常温から 10℃ 冷却した 25〜27℃ の低体温下では，全身の酸素消費量は半減する。
- 設定温度とモニタリング

常温体外循環	32〜35℃：体外循環操作に伴う自然な体温低下

- 低体温循環停止法は，全身を低体温（25〜28℃）にすることで組織代謝を抑制し，脳をはじめとする全身臓器の保護と虚血許容時間の延長を目的としている。ほとんどの場合，低体温中に循環停止を併用し，無血視野を確保する必要がある大血管手術で使用される。
- 体温と虚血に対する安全限界時間を図 3-7-3 に示す。

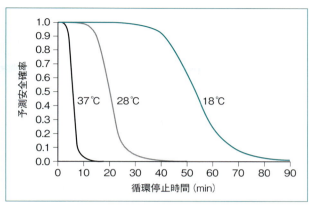

図 3-7-3 低体温循環停止における安全限界時間
(Kouchoukos NK, et al. Kirklin/Barratt-Boyes Cardiac Surgery. 4th ed. Philadelphia: Saunders, 2013 より許可を得て転載)

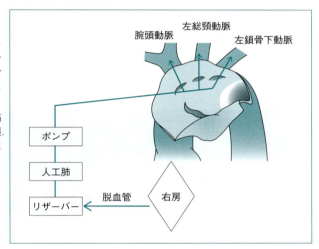

図 3-7-4 順行性脳灌流法（ACP）
本イラストは，弓部3分枝それぞれにカニュレーションする方法である．左右の鎖骨下または腋窩動脈から送血する方法もある．
(中塚大介ほか．体外循環，心筋保護，低体温循環停止と脳保護．Intensivist 2015；7：687-700 より転載)

循環停止中の脳灌流方法

☐ 順行性に送血を行うことで生理的な脳灌流を維持する順行性脳灌流法（ACP）と，二大静脈のカニューレから逆行性に送血することで，静脈圧を上昇させて脳灌流を維持し，脳虚血許容時間を延長させる逆行性脳灌流法（RCP）がある．

	利点	欠点
ACP（図 3-7-4）	・酸素化血液の生理的供給 ・循環停止時間の時間的制限が少ない． ・超低体温を必要としない． ・良好な脳代謝を維持する．	・分枝カニュレーション時の塞栓症 ・術野操作が煩雑になる．
RCP（図 3-7-5）	・分枝カニュレーションが不要． ・術野が煩雑にならない． ・頸部分枝から塞栓子を wash out できる．	・生理的循環ではない． ・循環停止時間の時間的制限がある．

図 3-7-5　逆行性脳灌流法（RCP）

ポンプを用いて上大静脈から脳へ逆行性に酸素化血を送り，脱酸素化血が弓部3分枝より戻ってくる。
（中塚大介ほか．体外循環，心筋保護，低体温循環停止と脳保護．Intensivist 2015；7：687-700 より転載）

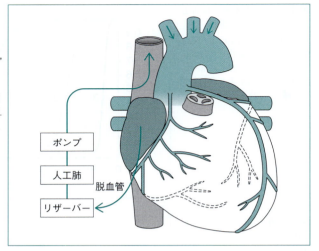

（中塚 大介，河野 裕志）

第8章

心臓外科術後の血行動態（各論）

心臓外科術後の全身管理

- □心臓外科術後の全身管理における注意事項は多岐にわたる。ここでは手術を必要とする主な疾患（**AS，AR，MR，MS，冠動脈疾患，大動脈疾患**）ごとの，特異的に予測可能な術後血行動態についてまとめる。
- □心臓外科術後の全般的な注意点については，最後に**表3-8-7**（☞p.208）としてまとめる。

大動脈弁狭窄症（AS）

心臓の代償性変化　P

- □大動脈弁尖の変性・肥厚・癒合によって大動脈弁の開放制限が生じる。
- □通常血圧が後負荷であるが，ASがあると開放制限のある大動脈弁が左室にとっての後負荷となる。代償機構が働き，心筋肥大と心筋過収縮を認めることがほとんどである。
- □厳密には，後負荷は単位心筋当たりにかかる負荷であり，壁応力 wall stress とよば

れる。以下の式で示される（∝は比例の記号）。
　　　後負荷∝壁応力＝定数×（心室内圧×心室腔直径/壁厚）
☐ AS が高度になると左室内圧が上昇し，壁応力を増大させないための代償性変化が生じる（心室腔直径/壁厚が減少するような代償）。

| 左室肥大が生じる | → | 後負荷が減る |
| 心室腔が小さくなる | → | 後負荷が減る |

☐ この代償性変化が AS の進行に適応できないと，後負荷増大により EF が低下してくる（非代償）。
☐ さらに EF を低下させる原因

心筋虚血	後負荷増加による酸素需要増加，拡張末期圧増加で，心内膜下虚血になりやすい。
動脈硬化	冠動脈疾患の合併が多い。
心房細動による影響	心肥大により左室の拡張末期容積（EDV）が小さくなる。拡張能が低下し，心房の収縮による左室への流入（atrial kick）に依存。

☐ 血管拡張薬により容易に低血圧になり得る。結果として冠動脈血流が低下し，不安定になるリスクが高い。
☐ 大動脈弁狭窄に対して有効な内科的な治療はなく，外科手術が基本である。

術式の選択

☐ 重症 AS のマネジメントについては，2017 年に改訂された ESC/EACTS のガイドライン[1]も参照されたい。
☐ AS に対する標準術式は，適切なサイズの大動脈弁置換術である。
☐ 従来の外科的大動脈弁置換術の特徴は，大動脈切開を必要とする点である。したがって，**大動脈縫合部からの出血を抑えるためには，術後の収縮期血圧の急激な上昇は避ける**べきである。また，大動脈弁輪へ縫合糸を通す際には，伝導路障害を起こさないように細心の注意を払う。

術後管理

血圧管理	大動脈縫合部からの出血を抑えるため，急激な血圧上昇は避ける。
ボリューム管理	左室充満量を維持するには十分な前負荷が必要になるため，適切な輸液を行い hypovolemia にしない。
心房細動予防	・心拍出量を維持するため，電解質やカテコラミンの使用量に注意を払って術後心房細動を予防し，洞調律を維持する。 ・心機能に余裕があれば術前から，すでに心不全を起こしていれば術後早期に，β遮断薬を導入し予防に努める。ただし very severe AS の場合，術前の導入は慎重に行わなければ低心拍出量症候群（LOS）（☞「低心拍出量症候群」p.212）を引き起こす可能性がある。 例：ビソプロロール 0.625 mg 1 錠分 1（脈拍，血圧，心不全の有無をみながら調節）

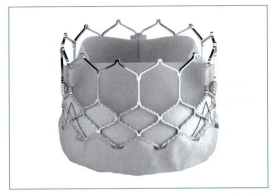

図 3-8-1　TAVR（エドワーズサピエン 3）
（画像提供：エドワーズライフサイエンス株式会社）

▶術後心房細動
- 術後心房細動が生じた場合，K，Mg を含む電解質補正と volume 評価を行い，速やかに適正化することが重要である。
- 改善がない場合はリズムコントロール目的にアミオダロンなど抗不整脈薬による薬理学的除細動，もしくは電気的除細動を first line therapy として開始する[2,3]。
- ルーチンの洞調律維持は予後を改善しなかった[4]。
- 大動脈弁近くに伝導路があるので伝導障害に注意する。
- 術中の心筋保護が適切に行われていた場合，過収縮状態の心筋では術後数時間で収縮期血圧は高くなることが多く，血管拡張薬を用いた血圧コントロールにより後負荷を軽減し，心筋酸素需要量を減らすべきである。通常，術後心拍出量維持のために強心薬（ドパミン，ドブタミンなど）が必要となる場合は少ない。ただし，肥大心筋に対する術中心筋保護液が十分でないと，術後心機能低下を引き起こすことがあり注意が必要である。

TAVR の適応

- 重症 AS に対する治療は，開胸による大動脈弁置換術がゴールドスタンダードである。しかし，高齢や併存疾患の多い高リスク患者には外科手術が適応とならない場合がある。
- TAVR は大腿動脈や心尖部などからカテーテルを用いて大動脈弁を植え込むことができ，高リスク患者に対して適応となる低侵襲治療である（図 3-8-1）。日本でも協議会が発足し，限られた施設で実施されている。
- 2014 年の AHA/ACC のガイドライン[5]では，心臓疾患を除いた場合の生命予後が 12 か月以上見込まれる，開心術高リスク AS 患者に対する TAVR は Class I の推奨となっている。
- 一般的に TAVR の適応は，従来の AVR の手術適応に加え，有症候性で，手術リスク（STS スコア 8% 以上や Euro スコア 10% 以上を目安），予後，QOL，虚弱の評価（Frailty scale 6 がボーダーライン）が必要とされ[6]，解剖学的・非解剖学的な要因を

- 総合的に心臓外科・循環器内科のチームで判断し決定する。
- PARTNER II trial[7]にて，中等度手術リスク（4%≦STS＜8%）患者においてSapien3を用いたTAVR治療が，SAVRよりも死亡率や脳梗塞の発生率において有意に優れていたことが報告され，中等度リスクにも適応が拡大されている。
- 透析治療，人工弁の機能不全によるAS，1年以上の予後が見込めない患者が適応外となる。
- ペーシングリード留置のアプローチ

経大腿動脈アプローチ（TF）	内頸静脈から右室へリード留置
心尖部アプローチ（TA）	心外膜側にペーシングリードを留置
テンポラリーペーシングリード	術後，完全房室ブロックを含む伝導障害が一過性（特に48時間以内）に生じることが多く，ペーシングリードを留置してICUに帰室する。

- 術後の抗血栓療法は，2017年に改訂されたESC/EACTSのガイドラインを参照されたい[1]。他の原因で抗凝固療法を必要としない際には，出血リスクが低い患者では，術後3～6か月間のアスピリンとクロピドグレルの2剤併用（DAPT），以降は単剤投与が推奨され，出血リスクが高ければ最初から抗血小板薬単剤を考慮する。他の原因で抗凝固療法を必要とする患者では，抗凝固療法を継続する。
- AHAガイドライン2017[8]では，出血リスクが低ければ，TAVR留置後最低3か月はワルファリン（INR 2.5）（class IIb），または6か月はアスピリン75～100 mg＋クロピドグレル75 mg，その後はアスピリン単剤を続けるとされる。

大動脈弁閉鎖不全症（AR）

心臓の代償性変化 P

- 拡張期の大動脈弁尖接合不全により血液が左室内へ逆流するため，左室に対する圧・容量負荷が生じる。慢性のARでは左室拡大と壁厚増加が生じるため，心拍出量が増加し脈圧は増大する。
- 逆流を少なくするための代償機構として，血管拡張により体循環の血管抵抗が低くなっている。
- 病態が進行すると左室への持続的な圧・容量負荷による心筋障害が進行し，びまん性の左室収縮能低下と高度左室拡大から慢性心不全に陥る。
- 冠動脈が正常でも，拡張期血圧が低い，心拍出量が多いため心筋の酸素需要量が多い，左室拡張末期圧が高いなどの理由で心筋虚血が起こりやすい。
- ARの合併症として，左室拡大による機能性MRを合併することも多い（後述）。
- 左室収縮低下による不可逆性の心筋障害が起こる前に手術を行うことが重要である。

術式の選択 O

- ARのマネジメントについては，ESC/EACTSのガイドライン[1]も参照されたい。

- □ 大動脈弁は，弁尖・弁輪・交連部・Valsalva 洞・洞大動脈接合部 sinotubular junction（STJ）からなる大動脈弁複合体であり，大動脈弁閉鎖不全の原因がどの構成要素によるものであるかを評価することが重要である。
- □ AR の原因としては，**動脈弁自体の変性，大動脈基部拡大による弁尖の接合不全，大動脈解離に伴う交連部支持組織の破綻**の 3 つが考えられる。
- □ 成因によって弁置換か弁形成のどちらを行うか決定する。

弁置換	術式は AS に対するものと変わらない。ただし，現在のところ AR に対する TAVR の適応はない。
弁形成	ほとんどの場合，大動脈弁下組織への操作を行わないため，術後伝導路障害のリスクは低い。

術後管理

- □ AS の場合と同様，大動脈弁置換の際の縫合操作による伝導障害が起こっている可能性があること，大動脈縫合部からの出血を抑えるために急激な血圧の変動は避けることに注意する。
- □ 血行動態は，手術による逆流消失で左室への圧・容量負荷は大幅に減少している。
- □ このため，拡張した左室腔充満量を維持するための十分な輸液と，場合によっては術後急性期に心機能補助目的の強心薬が必要となる。
- □ さらに，AS の術後と比較すると収縮期高血圧に対する血管拡張薬が必要になることは少なく，むしろ循環血漿量不足を補い血行動態を維持するために一時的な血管収縮薬を使用するケースが多い。

僧帽弁閉鎖不全症（MR）

心臓の代償性変化 P

- □ 僧帽弁は左室心筋・乳頭筋・腱索・弁尖・弁輪がダイナミックに連動しながら機能する，最も複雑な構造をもつ弁といえる。したがって，MR をきたす原因は多岐にわたる。
- □ 周術期管理を行うには，急性 MR と慢性 MR の病態を区別することが重要である。
- □ MR には機能性 MR と器質性 MR（僧帽弁逸脱，リウマチ性変化など）がある。
- □ 手術適応があるのは，高度の器質性 MR である。

急性 MR	・原因として，心筋虚血や心筋梗塞による乳頭筋断裂や特発性の腱索断裂，感染性心内膜炎による弁破壊などが挙げられる。 ・心臓が急激な変化に対応できないため，左房，左室に容量負荷がかかり，左房圧と左室拡張末期圧が急激に上昇する。左房への逆流による順行性の心拍出量減少も起こり，心原性ショックや急性肺水腫に陥る。 ・緊急手術の対象となる。

図 3-8-2 機能性 MR

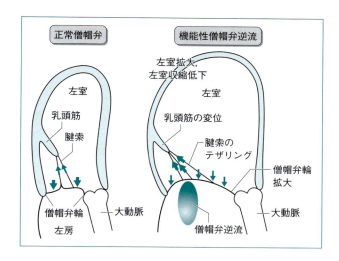

慢性 MR	・前負荷増加に対応するため左房・左室のコンプライアンスが上昇し，左室が拡大する．左室拡大が進行すると，弁輪の拡大やテザリングのために機能性 MR が悪化し悪循環が起こる（図 3-8-2）． ・左房への逆流により左室の後負荷は減少しているため，初期は EF は増加している．次第に，左室拡大による後負荷増大，心筋障害により EF が正常または低下してくる．EF 正常は MR が進行していることを示す． ・左室のコンプライアンスが高く，左房から左室への血液流入は障害されていないため心房細動による血行動態への影響は少ない．

術式の選択

☐ MR のマネジメントについては，ESC/EACTS のガイドライン[1]も参照されたい．
☐ 手術介入のタイミングを図 3-8-3 に示す．
☐ 現在のガイドラインでは，可能なかぎり弁形成術を行うことが推奨されており，弁形成術が不可能もしくは不適当な場合のみ弁置換術を行うのが標準的である[5]．

弁形成術	弁尖そのものをさまざまな手法を用いて形成し，弁輪には人工弁輪を縫い付けて逆流を制御する．
弁置換術	僧帽弁–乳頭筋（弁下組織）の連続性は左室収縮能と関連するため，僧帽弁尖と腱索を可能なかぎり温存して人工弁を植え込む方法が主流である[9, 10]．弁下組織（Mitral valve apparatus）が温存できないときは，温存できたときと比べ術後 EF は低下する．

☐ 術中の僧帽弁への到達方法はいくつかあるが，そのうちで良好な視野を確保するために用いられる経中隔アプローチでは心房中隔から左房上壁の切開を伴い，冠動脈の洞結節枝を切断することが多い．その場合，術後急性期の徐脈やブロックが生じるリスクが高くなる．

図 3-8-3　MR での手術介入のタイミング
（真鍋 晋. 僧帽弁手術. Intensivist 2015；4：733-42 より許可を得て転載）

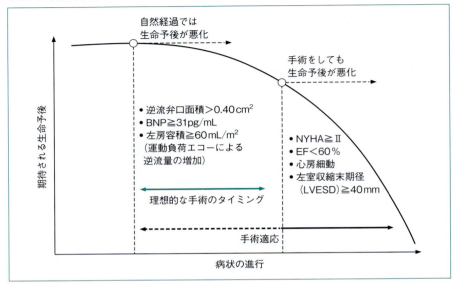

術後管理

- 僧帽弁機能不全が修復されると，逆流によって減少していた後負荷が増大し，左心不全が表在化する場合が多い。術前の心機能が保たれていても，手術による侵襲と心停止後の心筋障害も加わるため，決して油断はできない。
- 僧帽弁逆流の術後の EF 低下の原因になり得るのは，弁下部温存できなかった場合や，後負荷増大の場合である。
- 弁形成では，弁尖の接合ラインが前尖側に寄ると，収縮期前方運動（SAM）により，流出路狭窄が起きることがある。心不全発症時はエコーで確認が必要。
- CI を維持するためのモニターは，1 回拍出量，心拍数や血圧であり，強心薬，血管拡張薬を併用し，CO 上昇，SVR 低下により適正化をはかる。薬剤で補正が不十分な場合には mechanical circulatory support として IABP などを使用する。
- 急性 MR では，手術までに心臓のリモデリングが起こっていないことが多く，手術により弁機能が正常化されれば心機能は次第に回復する。
- 術前に肺高血圧を呈している場合には右室機能不全に陥るため，適切な前負荷を維持して左室充満量を確保しなければならない。
- 経中隔アプローチによる手術では，術後に自己心拍が不安定となることがある。その場合，自己心拍が回復するまで術中に留置した体外リードのペーシングを用いる。

僧帽弁狭窄症(MS)

心臓の代償性変化 P

- 成人におけるMSは,ほとんどがリウマチ熱罹患後の変化である[11]。
- リウマチ熱後の変化として弁尖の肥厚と交連の癒合を生じ,僧帽弁の開口面積が減少する。
- 左房から左室への血液流入が制限されるためEDVが減少し,心拍出量が低下する。
- 代償性の心拍出量維持のために左房圧上昇,肺静脈圧上昇へとつながり,肺高血圧を合併する。
- 肺高血圧により右室腔が拡大し三尖弁閉鎖不全を合併していることが多い。左房圧の上昇,肺動脈の収縮,肺血管床のリモデリングが原因。術後次第に改善していく[12]。
- 左室への負荷はかかりづらいため,EFは比較的保たれていることが多い。
- 持続的な左房負荷から左房拡大が生じ,高頻度で心房細動を合併する。心房細動を合併した場合,さらにEDVが減少して心拍出量低下をまねく。急激に血行動態が悪化することもある。

術式の選択

- MSのマネジメントについては,ESC/EACTSのガイドライン[1]も参照されたい。
- MRとは異なり,弁尖自体の肥厚変性という病態の特徴から弁形成は困難なことが多く,ほとんどが弁置換を要する。

▶弁下組織温存について
- 弁置換の際には,弁下組織温存が左室機能の維持に有効とされているが,MSでは必ずしもその効果が実証されていない[13]。
- 弁下組織にも病変が及んでいると温存が難しい。

術後管理

- MRの場合と同様に経中隔アプローチの場合には術後の洞機能不全に注意が必要である。狭窄が解除されると,左室への血液流入は改善するためEDV増加とともに心拍出量が増加する。左房拡大がある場合には,術後の前負荷維持のために輸液を十分行う必要がある。
- メイズなど心房細動手術を併施した場合には,心房細動予防と洞調律維持目的にアミオダロンを術直前または直後から点滴で開始し,経口で維持する[14, 15]。
- 通常は心機能が維持されているため,強心薬による心補助が必要となることは少ない。

▶僧帽弁置換術後の左室破裂
- 僧帽弁置換術後には,非常にまれであるが左室自由壁破裂が生じる。術後に心嚢ドレーンからの大量出血を認めた場合,左室自由壁破裂を疑い緊急再開胸を行う

べきである。
- 損傷部位を外科的に修復するが，その死亡率は高く，50～60％である[16]。

冠動脈疾患

心臓の変化

☐ 冠動脈血流の低下による心筋虚血が持続している，あるいはすでに心筋梗塞を起こしている心臓では，虚血領域の収縮期壁厚変化率が減少し，心機能が低下するとともに，徐々に心筋の菲薄化が進行する。また，収縮不全によって乳頭筋間の距離が開大すると弁尖のテザリングによる機能性僧帽弁閉鎖不全を引き起こす。

☐ 心収縮能の低下する領域は病変のある冠動脈の灌流域に一致し，特に後下壁の虚血では後尖のテザリングが生じる。虚血性心筋症が進行した場合，左室の著明な拡大と心機能低下を認め，心室性不整脈の発生頻度が高くなるため周術期管理が非常に難しくなる。

CABG の適応と目的[17]

☐ CABG の適応は**表 3-8-1** のとおりであり，以下を目的とする。

① 心筋虚血による狭心症症状を緩和する。
② 冠動脈閉塞による心筋梗塞を予防する。
③ 虚血による低心機能を改善する。

☐ 2014 年の ESC/EACTS のガイドライン（**表 3-8-2**）では，PCI の適応が拡大され，PCI を Class I とする病変が増えている。

表 3-8-1　CABG の適応

安定狭心症	・LMT 病変，およびそれに準じる LAD と回旋枝近位部病変 ・3 枝病変（特に駆出率 50％ 以下） ・LAD 近位部病変を含む 2 枝病変で心駆出率 50％ 以下 ・1, 2 枝病変でその領域が大きい。 ・内服治療に抵抗する労作性狭心症
不安定狭心症	・LMT 病変，およびそれに準じる LAD と回旋枝近位部病変 ・投薬に抵抗性かつ PCI 不成功例
急性心筋梗塞	・PCI 不成功例 ・解剖学的に PCI 困難例 ・ショックかつ他の治療に抵抗性 ・重症心室不整脈の併存する LMT 病変あるいは 3 枝病変
LMT：左冠動脈主幹部，LAD：左冠動脈前下行枝	

福井 寿啓. 冠動脈バイパス術. Intensivist 2015；7：775-82 より許可を得て転載

表 3-8-2 ESC/EACTS のガイドラインによる血行再建の適応

病変	CABG 推奨クラス	CABG エビデンスレベル	PCI 推奨クラス	PCI エビデンスレベル
LAD 近位病変のない 1 枝あるいは 2 枝病変	Ⅱb	C	I	C
LAD 近位病変のある 1 枝病変	I	A	I	A
LAD 近位病変のある 2 枝病変	I	B	I	C
SYNTAX score 22 以下の LMT 病変	I	B	I	B
SYNTAX score 22〜32 の LMT 病変	I	B	Ⅱa	B
SYNTAX score 33 以上の LMT 病変	I	B	Ⅲ	B
SYNTAX score 22 以下の 3 枝病変	I	A	I	B
SYNTAX score 22〜32 の 3 枝病変	I	A	Ⅲ	B
SYNTAX score 33 以上の 3 枝病変	I	A	Ⅲ	B

Windecker S, et al. 2014 ESC/EACTS Guidelines on myocardial revascularization. Eur Heart J 2014；35：2541-619 より作成

術式の選択

□CABG における術式は主に 3 つに分けられる．

心停止を伴わない off-pump CABG
心停止を伴った on-pump CABG
人工心肺を用いて心拍動下に行う on-pump beating CABG

□心拍動下か心停止下のどちらで手術を行うかは，術前心機能，併存疾患，吻合部位など各患者の複数の要素を統合して判断する（例：四枝吻合予定の心機能は良好で心停止には耐え得ると予測されるとしても，上行大動脈の動脈硬化が高度な患者には大動脈遮断に伴う脳梗塞リスクが高いため off-pump CABG を選択する，など）．

■ on-pump CABG[17]

□欧米では主流であり，日本でも 40% の症例は人工心肺を使用した方法で行われている．
□上行大動脈に送血管を挿入し，右房から脱血管を挿入し，人工心肺装置を開始する．上行大動脈を遮断し，心停止液（心筋保護液）を大動脈基部から順行性にあるいは冠静脈洞から逆行性に注入することで，心臓は弛緩性に停止する．

■ off-pump CABG[17]

□現在，弁膜症や大動脈置換などでは人工心肺装置を使用して手術が行われており，その有効性はほぼ確立されている．日本では約 60% の症例で行われている．
□on-pump CABG より，術後死亡率，脳合併症，腎機能障害，輸血率などを有意に低下させる[18, 19]とする報告も多い．
□off-pump CABG と on-pump CABG を比較した ROOBY study[20]では，off-pump

□ワルファリンへの低用量アスピリン（75〜100 mg/日）追加は，アテローム性動脈硬化症を合併している場合に考慮されることがある．（Ⅱb，C）
□適切なトレーニングと管理方法が正しく行われている場合，INRの自己管理が推奨される．（Ⅰ，B）
□冠動脈ステント留置を受けた患者では，使用されるステントの種類および臨床症状（すなわちACSまたは安定したCAD）に関係なく，アスピリン（75〜100 mg/日），クロピドグレル（75 mg/日），およびワルファリンを用いた3剤併用を1か月間考慮する必要がある．（Ⅱa，B）
□ACSまたは他の解剖学的/手技的特徴のために，高い虚血性リスクを有する患者において，アスピリン（75〜100 mg/日），クロピドグレル（75 mg/日）およびワルファリン1〜6か月の3剤併用を考慮すべきである．（Ⅱa，B）
□出血リスクが虚血リスクを上回る患者において，ワルファリンおよびクロピドグレル（75 mg/日）を含む2剤併用は，1か月の3剤併用の代替として考慮されるべきである．（Ⅱa，A）
□PCIを受けている患者では，抗血小板治療の中止は12か月で考慮されるべきである．（Ⅱa，B）
□ワルファリンに加えてアスピリンおよび/またはクロピドグレルを必要とする患者では，ワルファリンの用量は，推奨される標的範囲の下限の目標INR，および治療範囲時間を65〜70％以上を満たすよう，注意深く調整する必要がある．（Ⅱa，B）
□NOACの使用は禁忌である．（Ⅲ，B）

生体弁（TAVR含む）（Class，Level）[1]

□抗凝固療法の他の適応症を有する，外科または経カテーテル移植生体人工物留置患者の場合，経口抗凝固療法が生涯推奨される．（Ⅰ，C）
□ワルファリンを使用した経口抗凝固療法は，僧帽弁または三尖弁の生体人工物の外科的留置後最初の3か月間は考慮する必要がある．（Ⅱa，C）
□ワルファリンを使用した経口抗凝固療法は，外科的僧帽弁または三尖弁の修復後最初の3か月間考慮する必要がある．（Ⅱa，C）
□外科的大動脈生体内人工物留置もしくは弁温存大動脈術後最初の3か月間は，低用量アスピリン（75〜100 mg/日）を考慮する必要がある．（Ⅱa，C）
□抗血小板薬2剤併用は，TAVRの最初の3〜6か月間は考慮すべきであり，続いて他の理由で経口抗凝固療法を必要としない患者では，生涯単剤での抗血小板療法が行われるべきである．（Ⅱa，C）
□出血リスクが高い場合，TAVR後に単剤での抗血小板療法が考慮されることがある．（後述）
□経口抗凝固療法は，大動脈生体人工物の外科的留置後最初の3か月間考慮される．（後述）

機械弁を有する患者でPCIを施行した際の抗血栓療法

□2017年に改訂されたESC/EACTSのガイドラインが最新となる[1]．虚血リスク（臨

図 3-8-4 機械弁を有する患者で PCI を行った際の抗血栓療法

(Baumgartner H, et al. 2017 ESC/EACTS Guidelines for the management of valvular heart disease. Eur Heart J 2017；38：2739-91 より許可を得て転載)

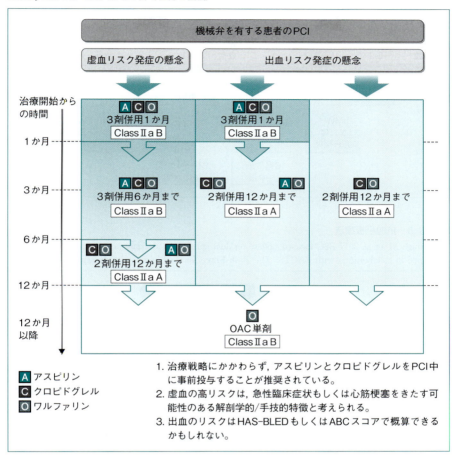

床所見，解剖学的・手技的状況）と出血リスク（HAS-BRED，または ABC score）を鑑みて，DAPT 期間を検討する**（図 3-8-4）**。

ワルファリン内服中の周術期の抗凝固療法のブリッジ方法

☐ 5 日前からワルファリンは中止し，LMWH または UFH を開始。1 日前には静注 UFH とし，手術 6 時間前に中止。術後は 12〜24 時間後に静注の UFH を開始し，ワルファリンを内服開始。術後 2 日目からは，LMWH または持続の UFH に変更し，大動脈弁なら INR が 2.0 を超えたら，僧帽弁なら INR が 2.5 を超えたらヘパリンは中止する**（図 3-8-5）**。

図 3-8-5 ワルファリン内服時の周術期の抗凝固療法のブリッジ方法

(Baumgartner H, et al. 2017 ESC/EACTS Guidelines for the management of valvular heart disease. Eur Heart J 2017；38：2739-91 より）

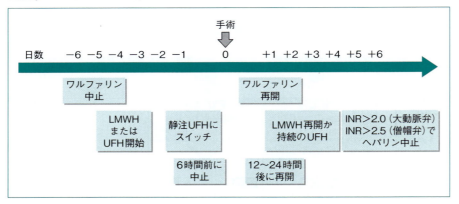

図 3-8-6 抗血小板療法

(Valgimigli M, et al. 2017 ESC focused update on dual antiplatelet therapy in coronary artery disease developed in collaboration with EACTS：The Task Force for dual antiplatelet therapy in coronary ar-

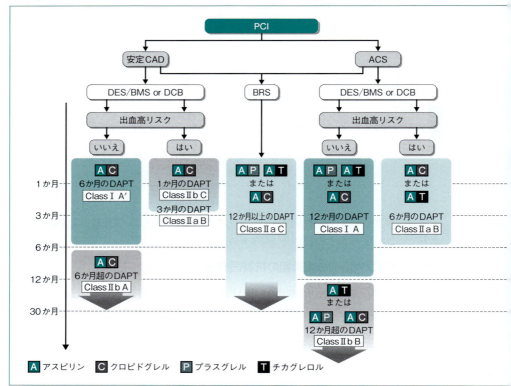

CABG

- □ CABG 単独でグラフト開存目的での抗凝固療法はルーチンで投与しない。心房細動や VTE，機械弁のような場合のみとする。

抗血小板療法

- □ 原則，CABG 術後のマネジメントは，AHA scientific statement にのっとっている[27]。
- □ CABG における DAPT に関しては，2017 年の ESC/EACTS のガイドラインを参照されたい[28]（図 3-8-6）。
- □ 安定した冠動脈疾患における CABG 術後では，DAPT は不要である。

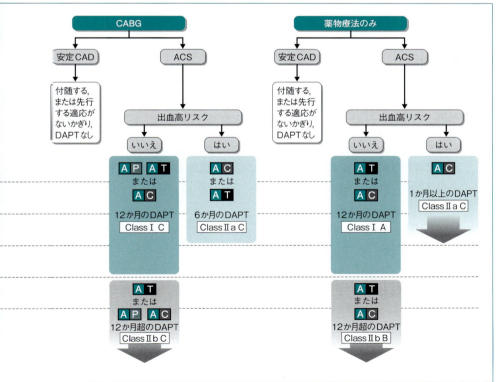

-ery disease of the European Society of Cardiology (ESC) and of the European Association for Cardio-Thoracic Surgery (EACTS). Eur Heart J 2018；39：213-60 より許可を得て転載）

CABG 後のマネジメント

- アスピリン 81〜325 mg/日は術前から投与し，CABG 術後 6 時間以内に再開すべきである．グラフト閉塞や心イベントを抑制するために永続投与が望ましい．
- 安定した冠動脈疾患では DAPT は不要だが，off-pump CABG（OPCAB）後では，グラフト閉塞抑制のためアスピリン（81〜162 mg/日）とクロピドグレル 75 mg/日の DAPT を 1 年続けるべきである．
- on-pump CABG 後，1 年間 DAPT を続けることは直近の ACS の既往があれば考慮し得るが，有用性についてははっきりしていない．
- アスピリンが使用できない場合，クロピドグレル 75 mg を投与する．

ACS での CABG 術後

PRECISE-DAPT score≧25	アスピリン＋クロピドグレル or アスピリン＋チカグレロルの 6 か月間の DAPT
PRECISE-DAPT score＜25	アスピリン＋プラスグレル/アスピリン＋チカグレロル or アスピリン＋クロピドグレル（プラスグレル or チカグレロルに忍容性がない場合）による 12 か月の DAPT が推奨され，以降はアスピリン＋チカグレロル or アスピリン＋プラスグレル/アスピリン＋クロピドグレル（チカグレロルに忍容性がない場合）の DAPT を継続

▶ PRECISE-DAPT score[29]
- ステント留置後の DAPT 維持期間に関して，出血のリスクを層別化するためのリスクスコア．5 項目（年齢，クレアチニンクリアランス，ヘモグロビン，白血球数，自然発生性出血既往）からなり，＜10 点を very low，11〜17 点を low，18〜24 点を moderate，≧25 点を high risk としている．
- Low 以下ならば，長期間の DAPT も短期間の DAPT も虚血・出血リスクは同等で，予後は変わらず，moderate では長期間のほうが虚血イベントは少なく，出血リスクは同等である．high risk では虚血リスクは同等で，出血リスクが上昇する．

大動脈疾患

心臓の変化

- 心臓血管外科領域で手術対象となる疾患は，主に大動脈解離と大動脈瘤である．どちらの疾患も原則として心臓への直接的な影響は少ない．Stanford A 型の急性大動脈解離において弁輪まで解離が及ぶと，大動脈弁複合体の機能不全が生じ，急性 AR から左心不全となる．
- しかし，大動脈解離という疾患が常に急性発症であるため，手術を行うまでの短期間に心臓のリモデリングは生じないと考えられる．

表 3-8-5 胸部大動脈瘤に対する外科治療の推奨

Class Ⅰ	最大短径 60 mm 以上（Level C）
Class Ⅱa	最大短径 50〜60 mm で痛みを伴う（Level C）。
Class Ⅱb	最大短径 50〜60 mm で痛みを伴わない（Level C），最大短径 50 mm 未満で痛みを伴う（Level C）。
Class Ⅲ	最大短径 50 mm 未満で痛みを伴わない（Level C）。
クラス分類	Class Ⅰ：手技，治療が有効，有用であるというエビデンスがあるか，あるいは見解が広く一致している。 Class Ⅱ：手技，治療の有効性，有用性に関するエビデンスあるいは見解が一致していない。 Class Ⅱa：エビデンス，見解から有効，有用である可能性が高い。 Class Ⅱb：エビデンス，見解から有効性，有用性がそれほど確立されていない。 Class Ⅲ：手技，治療が有効でなく，時に有害であるというエビデンスがあるか，あるいは見解が広く一致している。
エビデンスレベル	Level A：複数の無作為化比較試験からのデータ Level B：1 つの無作為化試験あるいは非無作為化試験からのデータ Level C：専門家のコンセンサス

髙本眞一ほか．循環器病の診断と治療に関するガイドライン（2010 年度合同研究班報告）．大動脈瘤・大動脈解離診療ガイドライン（2011 年改訂版）より作成

術式の選択

- 胸部大動脈瘤に対する外科治療の推奨を**表 3-8-5**[30]に示す。2014 年の ESC ガイドライン[31]も参照されたい。

■ 急性大動脈解離

- 大動脈解離での手術適応の詳細はガイドラインに譲るが，重要なのは，解離のエントリー閉鎖を可能なかぎり行い，真腔血流を回復することである。
- 解離腔のエントリーを上行大動脈に認める場合，通常は上行大動脈置換術を施行する。上行大動脈にエントリーを認めず，弓部大動脈にある場合には弓部大動脈置換術（**図 3-8-7**）を選択する。しかし，弓部大動脈以降にエントリーがある逆行性解離の場合に，救命を優先し，上行大動脈手術のみを選択する場合が多い。
- 遠位大動脈の偽腔は残存するため，将来的に遠位大動脈に瘤形成する可能性が高い。また，大動脈弁機能不全が生じている場合には弁置換もしくは弁形成が必要となるが，弁尖の変性が生じていないことが多く，ほとんどの場合，弁形成術が可能である。

■ 大動脈瘤

- 大動脈瘤に対する手術は，その原因が粥状硬化であるか大動脈解離であるかにかかわらず，瘤化し拡大した部分を人工血管で置換し破裂を予防することが目的である。したがって，術式は瘤の部位によって決定される。
- 直視下の人工血管置換術か，経皮的ステントグラフト内挿術（TEVAR）のどちらかを選択し，病変を人工血管で置換する。

図 3-8-7　弓部大動脈置換術

A：弓部から遠位弓部，近位下行大動脈にかけての瘤
B：頸部 3 分枝で SCP カニューレが挿入され，動脈瘤が切除された状態
C：胸部以下の循環停止，open distal anatomosis 法による末梢吻合（4 分枝付き人工血管を使用）
D：人工血管側枝から体外循環が再開されている．中枢吻合が終了し，冠灌流も再開され，左鎖骨下動脈から順番に頸部動脈を再建している．
E：弓部大動脈置換術完成図．送血用側枝は結紮閉鎖されている．
（鈴木友彰．上行大動脈置換術, 弓部大動脈置換術．Intensivist 2015；7：805-13 より許可を得て転載）

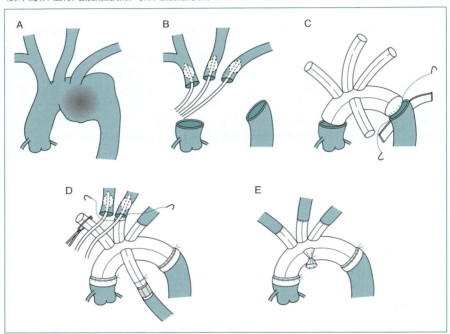

■ TEVAR/EVAR の適応

☐ 2011 年の日本のガイドライン[30]，2014 年 ESC のガイドライン[31]を参照．
☐ TEVAR/EVAR の適応は，直視下での手術適応と同じであり，異なる点としては，いかに安全にステントグラフトを目的部位に運び留置するか（アクセスルートの確保）と，いかに良好な landing zone（ステントグラフトを固定するための正常な大動脈壁の部分）を設定できるかである．
☐ そのため，シースを挿入できる血管径や，デバイスが行き来するのに適した動脈性状であること，留置部位前後に最低 1.5〜2 cm の landing zone を有することが重要となる．

▶複雑型 B 型大動脈解離

　　大動脈破裂，臓器灌流障害（脊髄虚血，腸管・腎臓・下肢等の虚血），高度な胸痛・背部痛および大動脈の急速拡大を伴う疾患とする．

表 3-8-6 脳保護に関する推奨

Class I	上行および弓部大動脈の修復術において，stroke および高次機能障害の防止対策が極めて重要である（Level B）。	
Class IIa	上行および弓部大動脈病変の修復術において，脳障害を最小限にするためには，施設ごとの経験に基づく超低体温循環停止下の選択的順行性脳灌流もしくは逆行性脳灌流の併用が望ましい（Level B）。	
Class III	上行および弓部大動脈病変の修復術において，脳保護の観点から，周術期の脳の高温は推奨されない（Level B）。	

Hiratzka LF, et al. 2010 ACCF/AHA/AATS/ACR/ASA/SCA/SCAI/SIR/STS/SVM guidelines for the diagnosis and management of patients with thoracic aortic disease. Circulation 2010；121：e266-369. および高本眞一ほか．循環器病の診断と治療に関するガイドライン（2010 年度合同研究班報告）．大動脈瘤・大動脈解離診療ガイドライン（2011 年改訂版）より作成

☐ 術後の抗血栓療法は，TEVAR/EVAR 単独では不要である。背景に冠動脈疾患・脳梗塞を有することも多く，抗血栓療法は背景疾患に準ずる。

▶ 超低体温循環停止

胸部大動脈の手術では，末梢側の吻合を行う際に視野確保を目的として超低体温循環停止法を用いる。全身の代謝を下げ，脳灌流は順行性もしくは逆行性に維持する（表 3-8-6）。

術後管理

☐ 大動脈疾患に対する単独手術の場合，術後心機能は良好であることが多い。
☐ 低体温循環停止法を使用した手術後では，全身が非生理的環境におかれたあとであり，CPB 離脱前に復温していても ICU 入室時には低体温であることが多く，凝固障害を改善するために速やかに復温する。
☐ 大動脈瘤は高度の粥状硬化を伴った高齢者に発症する傾向があるため，手術操作による塞栓症のリスクが常に存在する。
☐ 出血のリスク

> 吻合部や切離した血管の断端などからの外科的出血のリスクが高い。
> ヘパリン使用下の体外循環後であり，さらに低体温にすることで血小板機能障害，線溶系の亢進，凝固因子の低下によるリスクが高い。

☐ 1 時間に 400 mL 以上，あるいは 200 mL/hr のドレーン出血が 4 時間以上継続する場合，再開胸止血術を考慮する[32]。
☐ 必要に応じて FFP や血小板の輸血を行う。FFP は，PT 時間，APTT 時間あるいはフィブリノゲン値を測定し，凝固因子補充目的に使用する。血小板は 3 万/μL 以下の場合に考慮する[33]。
☐ 下行大動脈に対する開胸手術（下行大動脈置換術，胸腹部大動脈置換術など）の際は

前脊髄動脈の虚血による対麻痺，術中操作による左肺の虚脱，挫傷による低酸素，気管支内への出血が起こり得る。
- □ 脊髄を灌流する重要な肋間動脈である Adamkiewicz 動脈は Th9〜L2 に約 85% 存在する[34]と報告されている
- □ 解離の進展，術前の虚血や人工心肺の影響などにより腸管や腎虚血が起こり得る。術後の神経学的および臓器血流評価をこまめに行い，神経学的合併症，呼吸状態，臓器虚血の早期発見に努めることが重要である。
- □ 大動脈解離の術後では，臓器血流の維持と大動脈縫合部の離開，出血のリスクが共存しており，降圧薬や β 遮断薬を用いて適切な血圧を保つことが重要である。

▶対麻痺の対策
- □ 術後早期に麻酔から覚醒させ，対麻痺の有無を評価する。対麻痺の疑いがある場合には専門医に相談し，迅速に対策をとる。
- □ 対策例（明確なエビデンスが示されたものではない）

平均大動脈圧を 80 mmHg 以上に保つ。
血液ガス分析で酸素分圧を高めに維持する（80 mmHg 以上）。
脳脊髄液ドレナージを行う（術前未挿入例は対麻痺が疑われた時点で挿入する）。
ステロイドの投与（メチルプレドニゾロン 1,000 mg 静脈内投与）

- □ 出血のコントロールとして，復温，血圧のコントロール，臓器や脊髄の虚血の早期発見，予防（血圧，CO の維持）が重要である。特に非閉塞性腸管虚血（NOMI）を早期発見するため乳酸のモニタリングが重要である。

▶下行大動脈瘤に対する手術戦略
- □ 下行大動脈瘤に対する開胸手術は，大きな切開創が必要であり術後疼痛や呼吸器不全が問題となることが多い。
- □ 循環停止を併用した場合は，脊髄虚血から生じる下肢対麻痺のリスクが高く手術侵襲が大きい。したがって，最近の傾向として単純胸部下行大動脈瘤の治療は TEVAR が第一選択とされている。
- □ TEVAR の適応は，真性瘤では開胸手術と同様で，瘤径 50 mm 以上で手術を考慮，瘤径 60 mm 以上で絶対適応である。
- □ 大動脈解離に対する TEVAR の適応は近年拡大しており，解離のエントリー閉鎖が主体である。
- □ TEVAR で問題となるのは，ステントグラフトで閉塞される分枝にいかに血流を維持させるかである。
- □ TEVAR の特有の合併症には，エンドリーク，ステントグラフトの移動や逆行性 A 型解離などがあり，厳重なフォローアップが必要である

心臓血管外科術後 NOMI バンドル

非閉塞性腸管虚血（NOMI）

- 開心術後の 0.5～1% に発症し，その死亡率は 50～70% にも上る。
- 発症機序に関しては不明ではあるものの，何らかの要因により腸管の血管攣縮が生じ，発症すると考えられている。
- 次のようなリスク因子があるが，有効な予防策があるわけではない。［高齢，心機能低下，末梢血管・脳血管障害の既往，慢性腎臓病（特に慢性透析），術中の人工心肺時間，IABP の使用など］
- 高リスク患者に対してより積極的な循環モニタリングと酸素供給維持を行うことで，NOMI を予防するため，また NOMI が疑われた際に早期診断・治療を行うための NOMI バンドルがある。
- バンドルの対象は，例えば以下に当てはまる開心術患者である。

① 70 歳以上の AS かつ EF＜50% or 腹部動脈石灰化
② 透析患者の人工心肺使用

- 個々の症例によって NOMI バンドルの適応は拡大し得る。

NOMI バンドル

- 周術期管理

肺動脈カテーテルを挿入してモニタリングを行う。

ペーシングによる 1 回拍出量減少の防止に効果があると考えられれば，右室ペーシングではなく左室ペーシングまたは心房ペーシングを挿入する。

術中・術後の組織灌流圧を保ち，酸素受給バランスを適正化する。
下記を目標として，輸液や輸血，強心薬，ペーシングを調整する。
- Hb＞8.0 g/dL
- MAP＞65 mmHg
- $S\bar{v}O_2$＞65%
- CI＞2.5 L/min/m^2
- 乳酸値＜36 mg/dL

- 酸素受給バランスの維持のために，Hb が 8.0 g/dL 以上でも輸血を必要とすることはある。
- ノルアドレナリンなど，血管収縮作用のある薬物はできるだけ使用しない。
- 東京ベイ・浦安市川医療センターのプロトコル（図 3-8-8）と，エキスパートオピニオンを示す。

表 3-8-7　心臓外科術後の全般的な注意点

心臓血管外科領域の手術侵襲が人体に及ぼす影響は大きく，術後に起こり得る合併症の種類・頻度はさまざまである．合併症が生じないように手術・周術期管理を行うことは重要であるが，

合併症	リスク因子	原因
神経学的合併症[A]	・血管性状（粥状硬化） ・脳血管病変の存在 ・脳梗塞の既往 ・糖尿病 ・低心機能 ・心房細動 ・腎機能低下 ・高齢	・大動脈遮断（部分遮断含む） ・微小血管塞栓（粥腫，空気） ・CPB 中の脳低灌流
呼吸器合併症[B, C] ※ prolonged（>48 時間）ventilation	・70 歳以上 ・FEV_1<70% ・低心機能（EF<30%） ・腎機能障害 ・緊急手術 ・CPB	・無気肺 ・肺炎 ・横隔神経損傷（特にバイパス術後）
腎障害（AKI）[D, E]	・術前腎機能障害 ・緊急手術 ・高齢 ・糖尿病 ・高血圧	複合的な要因による腎血流障害（CPB 時間，微小塞栓，出血，低体温など）
低体温	患者背景としては特記事項なし	・長時間手術による体表面からの熱放散 ・CPB 中の低体温*
不整脈	・術前不整脈の既往 ・低心機能	・心筋虚血 ・既存の不整脈 ・代謝性異常（電解質/pH） ・手術による伝導路障害** ・低体温 ・薬剤 ・脱水
心囊液貯留（タンポナーデ）	患者背景としては特記事項なし	・出血 ・術後心膜炎
周術期心筋梗塞（PMI）[F~I]	・冠動脈病変の存在 ・糖尿病 ・高齢 ・緊急手術 ・大動脈手術	・不十分な心筋保護 ・急性グラフト閉塞 ・空気/脂肪塞栓 ・心筋酸素需要供給バランスの破綻
低心拍出量症候群（LOS）[J~L]	・低心機能（EF<40%） ・長時間の CPB ・緊急手術 ・高齢 ・女性 ・腎機能障害	・心筋の虚血/再灌流障害 ・不整脈
弁機能不全	患者背景としては特記事項なし	・血栓弁（機械弁置換後） ・弁周囲逆流

第8章　心臓外科術後の血行動態（各論）

万が一問題が生じたときに適切な診断を下し，早期治療介入することが患者予後の改善につながる．

所見	診断	治療
・意識障害遷延 ・覚醒後の構音障害や麻痺など	・頭部 CT/MRI	・脳神経外科コンサルト
・聴診での呼吸音減弱やラ音 ・発熱，喀痰増加 ・片側もしくは両側横隔膜挙上 ・P/F ratio 低下（呼吸器は同条件で）	・胸部 X 線 ・胸部 CT	・肺胞リクルートメント ・肺理学療法 ・抗菌薬治療
・乏尿 ・Cr 上昇	・Cr 上昇（AKI の診断基準）	・血管内水分量適正化 ・Hb 補正 ・CRRT（※現時点で予後改善効果なし）
・中枢温の低下 　→催不整脈，SVR↑，凝固能障害	・中枢温測定	・加温点滴 ・ベアハガー™ ・Arctic Sun®
・心房細動/心房粗動（Af/AF） ・心室性不整脈（PVC/VT/VF） ・上室性頻脈 ・房室ブロック	・心電図モニター ・12 誘導心電図	・電解質/pH 補正 ・心房オーバードライブ ・原因薬剤の中止 ・抗不整脈薬 ・復温 ・除細動
・頻脈 ・血圧低下 ・食思不振	・経胸壁心エコー ・胸部 CT	・再開胸止血 ・心囊穿刺
・虚血症状 ・ST 変化もしくは異常 Q 波 ・新規壁運動異常	・トロポニン I ・心電図 ・心エコー ・冠動脈造影	・心筋酸素需要供給バランスの是正 ・PCI ・CABG
・四肢冷感 ・乏尿 ・代謝性アシドーシス ・血圧低下	・収縮期血圧＞90 mmHg，もしくは心拍出量＞2.2 L/min/m² を維持するための昇圧剤の使用	・強心薬補助 ・前負荷/後負荷適正化 ・不整脈治療 ・IABP
・弁開放音の減弱もしくは消失 ・新たな心雑音の出現 ・溶血性貧血	・心エコー ・血液検査（Hb, Bil, LDH の異常）	・再弁置換

表 3-8-7 心臓外科術後の全般的な注意点（続き）

* CPBを使用する際には，全身臓器の代謝抑制のためにCPB中は中等度～高度低体温で維持し，CPB離脱時に36℃以上に復温するが，その後，中枢温度は低下（afterdrop）する[M]。ICU帰室時には体温は36℃以下であることが多い。
** 手術による物理的な伝導路障害が生じることがあり，大動脈弁置換の際のR-N cusp間にある房室結節下伝導路損傷や，僧帽弁手術においてsuperior trans septal approachを用いた場合の洞結節枝切離などがある。

図 3-8-8 NOMI疑いプロトコル

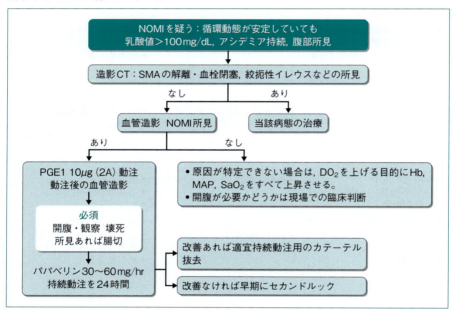

乳酸上昇・アシドーシス進行・バイタル維持困難→NOMIを疑う。
造影CTで，血栓閉塞や物理的閉塞を除外。
アンギオでNOMI所見ありなら，PGE1 1～2A動注。
PGE1動注前後でアンギオを比較。
パパベリン30～60 mg/hr，血圧が良ければ最大量
パパベリン24～48時間持続動注を開始。
腹部所見あれば原則開腹（動注しながら）。
腸管断端残存側粘膜面は必ず観察。
24～48時間で腹部所見・バイタル・ラボデータの改善があれば，CTまたはアンギオ→改善がない，または腹部所見あればセカンドルック。

（河野　裕志）

第9章 心臓血管外科術後管理の心得とショックへの対応

心臓血管外科術後管理の心得

- 予定手術患者の多くは「心臓血管手術を受けられるほど健康」であり，大半が順調な術後経過を示すが，慢性透析患者や術前から心機能が低下した患者などの高リスク患者，緊急に手術が必要になった患者では術後に不安定になることは決して珍しくない。
- 患者が重症になる原因は単純ではなく，血行動態的にも個人差が大きい。「不安定な心臓血管外科術後患者の管理」においては，RCTなどで証明されたエビデンスを用いる余地は少ない一方，幅広い生理学的知識，術後合併症についての知識，そしてある程度の経験が重要となる。
- 実臨床では心原性ショック，心外閉塞拘束性ショック，血液分布異常性ショック，血液量減少性ショックという明確な分類ができないことは珍しくないため，分類にこだわる必要はない。血腫による心タンポナーデなど，**単純な「術後の一過性の心機能低下」以外の心拍出量低下および臓器障害の原因を鑑別に挙げ，診断できることが重要である。**
- 「止血に難渋した」「ポンプを降りるときに収縮期前方運動（SAM）が生じた」など，**術者および麻酔医からの申し送りが心拍出量低下の鑑別診断に直結することが多く，極めて重要である。**
- 心臓血管外科ではなく，麻酔科医や集中治療医が術後管理を行う場合，有意な事象が起こった際に，**時間帯に関係なく心臓血管外科医と密な連絡をとること，そしてどのような判断によってどのようなアクションを起こしたかを詳細に記録しておくこと**が，各科間の信頼関係を保つうえで必須である。

心臓血管外科術後の血液分布異常性ショック

- 血圧は「心拍出量×末梢血管抵抗」で表される。つまり血圧が低い原因は，心拍出量が少ないか，末梢血管抵抗が低いか，またはその両方か，に大別される。
- 術中の人工心肺や手術侵襲による炎症反応，および復温による血管の自己調節機能不全（vasoplegia）が起こることは珍しくなく，術後の20〜45％の症例で異常な末梢血管の拡張，5〜10％で血液分布異常性ショックが発生しているとする報告がある[1〜3]。
- 特に長時間にわたる人工心肺，術前からの低心機能，術前からのACE阻害薬，β遮断薬，アミオダロンの使用が術後血液分布異常性ショックのリスク因子とされる[4,5]。
- 心拍出量が保たれているにもかかわらず血圧が低い場合，つまりSVRが低い場合（1,200 dynes・second/cm^{5}以下であることが多い），血液分布異常性ショックとしての治療を開始する必要がある。十分な輸液と昇圧薬が治療の中心である。

☐ 術後の血管透過性亢進および血管拡張は一過性であり，ほとんどの場合，24〜48時間以内に改善する．血管拡張により昇圧薬が必要な状態が遷延する場合は，敗血症や副腎不全など，ほかの原因を考えるべきである．

低心拍出量症候群（LOS）

文献的な定義

☐ 低心拍出量症候群 low cardiac output syndrome（LOS）と，cardiogenic shock（心原性ショック）は，文献的にはほぼ同義であり，次のいずれかに定義されることが多い[6, 7]．日本ではLOSの略語が使用されている．

十分な前負荷にもかかわらず，心拍出量 2.0 L/min/m^2 以下かつ収縮期血圧 80 mmHg 以下である状態
十分なカテコラミンやIABPによる補助にもかかわらず，心拍出量 2.2 L/min/m^2 以下かつ収縮期血圧 90 mmHg 以下である状態

☐ 同様の病態が，開心術後心原性ショック postcardiotomy cardiogenic shock（PCCS）と表現されることがある．この用語に明確な定義はないが，特にメカニカルサポートを必要とする開心術後の心原性ショックを表すことが多い[8]．

より実用的な定義

☐ 文献的なLOSの定義には，「低心拍出量かつ低血圧」が条件とされているところに落とし穴がある．血圧は「心拍出量×末梢血管抵抗」であるため，昇圧薬により強力に血管を収縮させれば，たとえ後負荷が上昇したことにより心拍出量がさらに低下し，臓器灌流が不足している状態でも，最低限の血圧を維持することは可能である．しかし，血圧が保たれているという理由でこの状態を放置すれば，腸管虚血，急性腎障害，無石性胆嚢炎，肝障害，四肢の虚血などの多臓器不全が進行する．

☐ よって，数字上の定義にこだわることは危険であり，LOSは，**低心拍出によって低血圧または臓器不全が生じている状態**ととらえるほうが，より実用的かつ安全である．

頻度，予後，リスク因子

☐ 心臓血管外科術後におけるLOSの発生頻度は下記に依存する．

患者の病態（術前の心収縮力など）
選択する術式
心筋の過度な伸展や手技による直接の心筋障害
術中経過（不十分な心筋保護や大動脈遮断時間の遷延など）

☐ 例えば，Toronto病院での冠動脈バイパス術後患者全体におけるLOSの発生頻度は 9.1%（$n=412$）であり，死亡率はLOS合併例および非合併例でそれぞれ 16.9% および 0.9%（$p<0.001$）であった．術後LOS合併の術前リスク因子は，EF＜20% の低左

心収縮能（OR 5.7），再手術（OR 4.4），緊急手術（OR 3.7），女性（OR 2.5），糖尿病（OR 1.6），年齢＞70 歳（OR 1.5），左主幹動脈の狭窄（OR 1.4），最近の心筋梗塞（OR 1.4），3 枝病変（OR 1.3）であった[6]）。

□開心術後にメカニカルサポートを必要とした PCCS の頻度は，0.2〜6％ と幅広い報告がある[8]）。PCCS を合併した患者の退院時生存率は 16〜76％ と幅広いが[8]），軽症にもメカニカルサポートを使用すれば PCCS として報告する生存率は高くなるため，解釈に注意が必要である。

□PCCS を合併した患者で自宅に退院できた割合はわずか 25％ であった[9, 10]）とする報告がある。

LOS 対応の原則

□LOS の対応は 3 つの過程を意識しながら進める。

①LOS を疑い診断する。
②心拍出量を増加させる（③ と同時進行）。
③LOS の鑑別診断と原因除去

❶ LOS を疑い診断する

心臓血管外科術後の所見や数値の解釈が困難な理由

□心臓血管外科術後患者の LOS を診断することは容易ではない。理由の 1 つは，次のように術後数時間は，通常参考にしているさまざまな所見や数値が当てにならず，盲目に近い状態で判断を下す必要があるからであろう。

自覚症状・意識状態	挿管・鎮静されているため不明。
冷たい四肢	低体温後の影響の可能性があり，LOS とは限らない。
尿量	人工心肺に用いるマンニトールや術中の低体温の影響で，LOS による腎障害があっても尿量が維持されやすい。
乳酸アシドーシス	現在の LOS ではなく，術中の組織低灌流（Type A 乳酸アシドーシス）または高用量のカテコラミンの影響（Type B 乳酸アシドーシス）の可能性がある。
心拍数	伝導障害のため，LOS でも頻脈にならないことが多い。
経胸壁エコー図検査	複数のドレーンや縦隔内の空気によりエコー画像の描出が困難。
$S\bar{v}O_2$，$ScvO_2$	以下の状態では LOS でも正常〜高値のことがある[11〜14]）。 • 重症の僧帽弁逆流 • 高用量のカテコラミン使用時 • ウェッジした肺動脈カテーテルから採血した場合 • 低体温後で酸素消費量が抑制されているとき • 動静脈シャントがある透析患者 • 左右シャントがある患者

動脈圧心拍出量モニター（フロートラックシステム）	以下の条件では正確ではない可能性がある[15,16]。 • 低左心機能 • 昇圧薬使用時など，血管抵抗が一定していない場合 • 大動脈弁閉鎖不全症 • 心房細動などの不整脈 • IABP使用時 • カテーテルの狭窄または折れ曲り

□ ただし，これらのパラメータは，その限界をふまえたうえで使用すれば有用な参考所見になり得るため，その使用を否定するものではない。

▶ カテーテルの狭窄または折れ曲り

日本では慣習的に，動脈ラインとして静脈用のコシがないカテーテルを用いることが多い。しかし，動脈圧心拍出量モニターは動脈圧波形を心拍出量の算出に用いており，いわゆる「なまった」り，手首の角度によって圧波形が変わるようなラインを用いているときには，正確な数値が期待できない。

LOSを疑うきっかけとなる術後経過

□ LOSを疑うには，ある1点での所見や数値よりも，術後の時系列的な経過が重要な情報になり得る。術前の患者の状態や術式により多少の幅はあるが，特に予定手術には心臓血管外科患者の「順調な術後」の典型的な経過があり，術後管理医が「何かがおかしい」と考え，LOSを含む術後合併症を疑うきっかけになるのは，多くの場合，それから逸脱した場合である（表3-9-1）。

□ 例えば，乳酸値の上昇が止まったとしても高いままである，ということは，現在も組織の虚血が進行していることを意味する。これを意識することは重要である。

□ 緊急手術は個々の症例によってまったく異なる経過をたどるため，表3-9-1の時間軸は適用できない。ただし，緊急手術であっても，術後に各パラメータが悪化し続けるときは何らかの介入が必要である可能性が高い。

術後経過と合わせて，特にLOS診断の決め手になる指標[17]

• 心エコー（経胸壁，経食道）による低心機能または心拍出量を低下させる原因の描出
• 肺動脈カテーテル（cardiac Index＜1.8～2.2 L/min/m^2）
• $S\bar{v}O_2$＜55％

かつ
• 臓器障害の所見（乳酸アシドーシス，乏尿など）

▶ 心臓外科術後患者における心エコーによる心機能評価の修飾因子

□ 心収縮能は，さまざまな因子によって修飾されて描出される。原則として，前負荷軽減，後負荷軽減または陽性変力作用によって収縮能は一見良好に描出され，

表 3-9-1 典型的な心臓血管外科患者の「順調な術後経過」(予定手術)

予定手術(予定 CABG,弁置換術,弁形成術,大動脈置換術)の場合の例。必要となる輸液量など,施設によって大きく異なるパラメータが含まれているため,具体的な数値は各施設で適宜変更して使用していただきたい。

		「順調な術後経過」の典型例	「順調な術後経過」から逸脱している可能性がある例
帰室時〜POD1の朝	神経:意識と神経所見	・術後6時間以内に覚醒。 ・脳保護のために大量の鎮静薬使用時は24〜48時間かかることがある。	・術後12時間以上覚醒しない。 ・瞳孔不同 ・片麻痺 ・痙攣
	循環:輸液バランス	術後24時間で3〜6Lプラス(術中も含めて)	血圧維持や乳酸の上昇に対して大量輸液をし続ける必要がある。
	昇圧薬,強心薬	術後から徐々に減量し,術後24時間以内に中止できる。	・術後に必要量が増えていく。 ・術後12時間経過してもまったく減量できない。
	乳酸値	・上昇したとしても術後3〜6時間以内にピークアウトする。 ・ピークは5 mmol/L (45 mg/dL) 以下	・術後6時間以降も上昇し続ける,または高値のまま低下しない。 ・ピークが5 mmol/L (45 mg/dL) 以上
	cardiac index	・>2.2 L/min/m^2 ・術後12時間以内に改善。	・<2.2 L/min/m^2 ・術後12時間経過しても改善しない。
	SvO$_2$	・$>60\%$ ・術後12時間以内に改善。	・<55〜60% ・術後12時間経過しても改善しない。
	ScvO$_2$	・$>65\%$ ・術後12時間以内に改善。	・<60〜65% ・術後12時間経過しても改善しない。
	血清心筋逸脱酵素	術後一過性に上昇するが12〜24時間以内にピークアウト。	術後24時間以降も上昇し続ける。
	心エコー	・術前からある所見 ・気絶心筋による全周性の壁運動低下 ・輸液負荷と気絶心筋による機能的僧帽弁逆流	・術前に認められなかった部分的な壁運動低下 ・術前に認められなかった機能的僧帽弁逆流以外の弁逆流
	心電図	・心膜の機械的刺激によるびまん性のST上昇 ・数日以内に正常化。	・部分的なST-T変化 ・頻発する心室性不整脈
	ドレーン(心囊,胸骨下,胸腔)	ACT,APTT,INR,血小板,低体温,高血圧などが正常化すれば1〜2時間以内に100 mL/hr以下へ減少。	ACT,APTT,INR,血小板,低体温,高血圧などが正常化しているにもかかわらず100 mL/hr以上が2時間後も持続。

表 3-9-1　典型的な心臓血管外科患者の「順調な術後経過」（予定手術）（続き）

		「順調な術後経過」の典型例	「順調な術後経過」から逸脱している可能性がある例
	呼吸	4〜12 時間程度で抜管可能。	● 酸素化不良 ● 気道内圧高値
	腎臓：尿量	● on-pump（マンニトール使用時）や復温後であれば術後 3〜6 時間多尿 ● その後尿量低下するが，0.5 mL/kg/hr 以上は継続。	0.5 mL/kg/hr 以上を維持できない。
	血清クレアチニン値	術後一過性に上昇することもあるが，1〜2 日以内にピークアウト。	術後 3 日以降も上昇し続ける。
POD1 の朝〜POD2 の朝		輸液中止	
POD1 の夜から尿量増加（または利尿薬への反応がよい。）		● 食事開始 ● 輸液中止 ● 早い施設では一般病棟に転棟，中心静脈カテーテル，肺動脈カテーテル，動脈カテーテル，ドレーン類抜去	
POD2 の朝〜POD3		● 一般病棟に転棟。 ● 中心静脈カテーテル，肺動脈カテーテル，動脈カテーテル抜去。 ● 排液量が 100〜200 mL/日以下でドレーン類抜去。 ● 利尿がついてトータルバランスがプラス 1,000〜3,000 mL 程度に。	

POD：post operative day

自治医科大学附属さいたま医療センター 麻酔科の飯塚悠祐先生の協力で作成した．則末泰博．心臓血管外科術後のショック．Intensivist 2016；8：117-27 より転載

　前負荷増大，後負荷増大，陰性変力作用によって収縮能は低下して描出される。
□ 心臓血管外科術後患者はこれらの因子が特に多く，心機能の経時的変化を評価するときには，以下の修飾因子を考慮に入れる。

心収縮能を過大評価しやすい因子	血管拡張薬による後負荷低下，カテコラミンの陽性変力作用，hypovolemia，IABP による後負荷減少，陽圧換気による前負荷および後負荷減少，僧帽弁逆流（僧帽弁術後に心機能が著明に低下したように見える。）
心収縮能を過小評価しやすい因子	カテコラミンの血管収縮作用による後負荷増大，β遮断薬，hypervolemia

- 極端な hypovolemia で左室の十分な拡張が得られない場合は，逆に心機能を過小評価する場合があることに注意する。

▶心臓血管外科術後の肺動脈カテーテル使用についての是非
- 肺動脈カテーテルの使用は心臓血管外科術後患者の予後を改善させないということ，および肺毛細血管楔入圧（PCWP）は輸液反応性の指標にはならないということが指摘されてから久しい[18〜20]。
- ほとんどの患者は何事もなく，肺動脈カテーテルから得られる数字の解釈をする必要もないまま ICU を通り過ぎていく。しかし，ひとたび術後に合併症が発生した場合，その病態は極めて多様であり，血行動態が不安定になっている症例では原因の鑑別が特に重要である。
- 通常の術後経過から逸脱し，血行動態が不安定な患者において，右心系の圧，肺動脈圧，PCWP など，肺動脈カテーテルから得られるさまざまな生理学的情報がその鑑別に有用ではないと考えるほうが不自然である。また，肺動脈カテーテルにより経時的に，動脈圧心拍出量モニターよりも信頼性のある心拍出量および $S\bar{v}O_2$ をモニタリングすることができる。
- 安定した心臓血管外科術後患者に対してルーチンに肺動脈カテーテルが必須であるとはいえないが，ショックの原因が不明な場合，そして LOS が疑われる場合は積極的な肺動脈カテーテルの使用を考慮すべきである。

LOS であると結論づける前に必ず確認するべきこと

- □ 低心拍出による臓器障害を疑った場合でも，循環血漿量が十分であることを確認するまでは LOS であるとはいえない[21]。
- □ 心臓血管外科術後に hypovolemia になりやすい理由

| 人工心肺，循環停止によって生じる全身性炎症反応症候群（SIRS）による血管外漏出 |
| 術後出血 |
| 術中の低体温や人工心肺にマンニトールを使用したことによる多尿（術後数時間持続） |

- □ 血管外漏出した水分については細胞外液で補う必要があり，マンニトールや低体温による過剰な利尿に対しては，少なくとも尿量分を細胞外液の輸液で追いかける必要がある。また「尿量を維持するために」手術室でラシックスが投与されている可能性もある。

何を指標に hypovolemia ではないことを確認するか

- □ 輸液によりさらに1回拍出量が増加するかどうか（輸液反応性）は大きなテーマである。次のようなパラメータを用いて総合的に判断する。（☛「volume resuscitation」p.147）

エコーによる下大静脈，頸静脈，心腔の所見
自発呼吸がない状態で肺動脈カテーテルや動脈圧心拍出量モニターから得られる SVV，そして血圧モニターから得られる SPV または PPV
自発呼吸がない状態で心エコーから得られる VTI の呼吸性変化
経肺熱希釈法によって得られるパラメータ
Hct 値や Hb 濃度（輸血なしで上昇していれば血管内脱水の可能性）
急速輸液負荷試験前後での各パラメータの変化

▶ 急速輸液負荷試験（rapid fluid challenge）
- 患者にまだ輸液が必要かどうかは，実際のところ輸液をしてみないとわからないことが多いため，一定量の輸液をする前後でその効果を判定することにより，ボリュームステータスを判断する[22]。
- 心臓外科術後では hypovolemia になりやすく，LOS が疑われるときは，よほど前負荷が不足しているという確信がないかぎり，細胞外液 500〜1,000 mL を輸液負荷する。
- 輸液負荷が患者に対して良いことか悪いことかを確認するため，輸液負荷前に必ず各パラメータ（血圧，心拍数，心拍出量，エコーの VTI，$S\bar{v}O_2$，乳酸値，尿量など）を記録し，輸液負荷後と比較する。
- 輸液が必要かどうかを判断するための輸液負荷試験は，診断的な意味が重要である。1〜2 時間かけて 500 mL を投与していたのでは，その間に起こり得ること（他の薬物が効いてきた/切れてきた，患者が麻酔から覚めてきた，不穏になったなど）と，輸液と血行動態の変化の因果関係がわからないうえに，判断が遅れることになる。
- 急速輸液負荷試験は，細胞外液を短時間で投与するべきである[22]。ただし，試験によって方針が決まれば，その後の輸液は必ずしも全開である必要はない。

心臓血管外科術後 LOS おける「うっ血」対応の注意点

- ICU における重症患者では，1 回心拍出量が最大限になる循環血漿量が，肺水腫を起こす循環血漿量とオーバーラップするということが珍しくない[23]。つまり，肺水腫があるからといって輸液が不要であるとは限らない。
- 心不全を考えるとき，うっ血による症状と低心拍出による症状をそれぞれ右心と左心に分けて考え，どの部分の治療を優先させるべきかを明確にする必要がある。

	うっ血	低心拍出
右心	・四肢，顔面，体感の浮腫 ・肝うっ血による肝酵素上昇 ・重症ではうっ血性肝不全やうっ血性腎不全などの臓器障害	左心系に血液が拍出されないことによる低左心拍出，ショック，臓器不全
左心	・肺水腫 ・低左心拍出，ショック，臓器不全	重症では肺高血圧症からの右心不全

□ 原則として，**挿管されている急性期の心臓血管外科術後患者はうっ血ではなく低心拍出の治療が優先される。**

❷ 心拍出量を増加させる

□ 十分な輸液にもかかわらず，低心拍出とショックまたは臓器障害が進行する場合，LOSとして早急な介入が必要である。
□ 敗血症性ショックの治療の場合，十分な輸液，感染源のコントロール，早期の抗菌薬投与を行ったうえで「あとは昇圧薬で血管を締めて待とう」という場面が多くある。しかし，低心拍出によるショックまたは臓器不全の場合はあてはまらない。
□ これは，**昇圧薬による血管抵抗上昇により見かけの血圧が保たれていたとしても，心拍出量および臓器灌流は低いままであり，臓器障害は進行していくからである。**
□ LOSを診断した場合，早急に心拍出量を増やすための介入をして再評価し，臓器障害が続いていればすぐに次の介入をして再評価をする，という一連の作業を短時間で行わなくてはならない。

▶ 心臓血管外科術後の心不全と内科的な心不全に対する姿勢の違い
　□ 慢性的な心不全から非代償性心不全および低心拍出になった患者に比べ，心臓血管外科術後患者の心不全および低心拍出は一過性であることが多く，予後も有意に良好である[24]。
　□ 内科的な末期心不全患者の治療とは違い，少なくとも術後急性期においては「これ以上の侵襲的な治療が本当に患者のためになるのだろうか？」という迷いは忘れて積極的に次の一手を講じていくべきである。

心拍出量を増加させる具体的な方法

□ 病態に特異的ではない方法（後述の「❸ LOSの鑑別診断と原因除去」を同時進行する。）

① β遮断薬やカルシウムチャネル拮抗薬を使用していれば中止。
② もし一過性の心房細動，心室粗動などの頻拍性不整脈があれば，アミオダロンのローディングおよび持続静注と除細動。
③ ペーシングレートを90〜100/minに上げる。右室ペーシングによる心室の非同調や頻脈による拡張不全で逆に血圧や心拍出量が低下する場合，レートを下げる，または自己脈に戻すなどの調整を行い，血圧やcardiac outputが最も高く維持されるペーシングの条件を探す。
④ ドブタミン（心房細動や心房粗動の問題がなければ）やミルリノンなどの陽性変力作用のある薬物の開始，または増量。
⑤ 血圧が保たれていれば，後負荷軽減による心拍出量増加を目的とした短時間作用性血管拡張薬（ニトログリセリン，ミルリノンなど）

⑥ 上記 ①〜⑤ を施行しても心拍出量および臓器障害の改善が認められない場合，IABP，さらに必要であれば VA ECMO または VAD によるメカニカルサポートを行う[25]。経皮的に大腿動脈から挿入したカテーテルによって持続的に左室内から大動脈へ血液を吸い上げて心拍出量を増加させる Impella® というデバイスが普及しており，メカニカルサポートの大変有用な選択肢の1つになることが予想される。

□ メカニカルサポート開始基準案を表 3-9-2 に紹介する。これはあくまでもメカニカルサポートの開始を迷っている術後管理医の背中を押すための「手遅れ防止」を目的としたものである。さらに早期にメカニカルサポートを考慮するべき場合も多くあることに留意する必要がある。

表 3-9-2 東京ベイ・浦安市川医療センターのメカニカルサポート開始基準案

① 心エコーまたは胸部 CT で機械的合併症や心タンポナーデを除外し，著明な左室壁運動の低下（ビジュアル EF＜25%）を認める。
② 十分な容量負荷，カテコラミンの投与（ノルアドレナリン＞0.1 µg/kg/min またはドブタミン＞5 µg/kg/min，または量にかかわらずアドレナリンの持続投与）を行っても，収縮期血圧 80〜90 mmHg 以下または肺動脈カテーテルで心係数 1.8 L/min/m² 以下
③ 十分な容量負荷，カテコラミンの投与（ノルアドレナリン＞0.1 µg/kg/min またはドブタミン＞5 µg/kg/min，または量にかかわらずアドレナリンの持続投与）を行っても，循環不全が進行する場合（乳酸値 60 mg/dL 以上で帰室後 2〜4 時間改善なし）
「開始基準」：上記の ① から ③ すべてを満たす場合
「（積極的）開始検討基準」：上記 ①＋② または ①＋③

❸ LOS の鑑別診断と原因除去
（病態に特異的な方法による心拍出量改善）

□ この過程は極めて重要であり，術後管理医の腕の見せ所でもある。
□ 鑑別診断のために特に確認するべき情報

術前情報	基礎疾患，術前の心エコー所見
手術情報	術式，術中経過，体外循環時間および大動脈遮断時間
身体所見	胸部聴診所見，腹部所見
各種モニター，検査	ドレーンの量の推移，気道内圧，12 誘導心電図（できればペーシングのバックアップレートを下げて自己脈下で），胸部 X 線，心筋逸脱酵素，動脈または静脈ガス分析，CVP，RAP，RVP，PVR，PCWP，腹圧（特に腹部大動脈術後），術直後の心エコー図検査所見，現在の心エコー図検査所見

□ 原因を診断するにあたって「心拍出量をサポートしていれば時間が解決するもの」と「それ以外に早急な介入が必要なもの」のどちらであるかを判断することが重要である。一定の頻度で遭遇する可能性が高いものを以下に説明する。

心拍出量をサポートしていれば時間が解決するもの

気絶心筋 myocardial stunning
☐ 術中の心停止や一過性の虚血により心機能が一過性に低下する状態である．安易に気絶心筋と決めつけず，常に「新規の虚血はないか？」を考え，除外する必要がある．
☐ ヒントおよび所見
- 急性の虚血に対して血行再建を行った場合，虚血があった心筋の範囲に一致する収縮能の低下があるが，徐々に回復．
- 全周性の壁運動低下
- 肥厚した左室壁や AR など，心筋保護が不十分になりやすい条件
- 長時間の大動脈遮断時間（3～4時間以上）

心拍出量のサポート以外の早急な介入が必要なもの

現在進行形の心筋虚血による心拍出量低下
☐ ヒントおよび所見
- 冠動脈バイパス手術後（グラフト閉塞や攣縮の可能性）
- 大動脈弁置換術後または大動脈基部置換術後（冠動脈入口部の閉塞や冠動脈のねじれ）
- 僧帽弁手術後（回旋枝の損傷の可能性）
- 頻発する心室性頻脈
- 冠動脈の支配領域に一致した新しい ST 上昇（心膜性の変化ではない．）
- 冠動脈の支配領域に一致した新しい壁運動低下（気絶心筋ではない．）
- 12～24時間以内にピークアウトせずに上昇し続ける心筋逸脱酵素（通常の術後心筋逸脱酵素上昇ではない．）
- 術後経時的に低下する壁運動

☐ 可能性が高いと思われたときの次のアクション
- 心臓血管外科および循環器内科コール
- 橈骨動脈使用時など，グラフトの攣縮が疑われれば冠動脈拡張薬（ニトログリセリン，カルシウムチャネル遮断薬，ニコランジル）を試す．
- 血行動態が安定していればカテーテル検査，IABP を考慮．
- 血行動態が不安定であれば直接手術室へ．

心タンポナーデ
☐ ヒントおよび所見
- 術中の止血困難
- ドレーンからの排液が急激に減少したあとからの心拍出量低下（ドレーンの詰まりや凝固した血腫による心臓の圧迫）
- 胸部 X 線における縦隔陰影の拡大

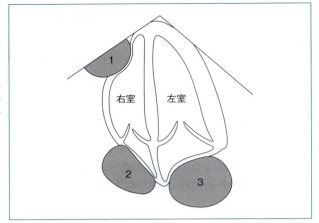

図 3-9-1　血腫の好発部位（経胸壁心エコー図検査による四腔断面像）
1：右室の前〜側面，2：右房自由壁周囲，3：左房後面
(Sidebotham D, et al. Cardiothoracic Critical Care. Philadelphia：Butterworth-Heinemann, 2007：xiv, 651 を参考に作成)

- 正中切開創の上下端の膨隆または血液のしみ出しの増加
- 脈圧の低下

☐全周性の心タンポナーデの場合
- CVP，RAP，RVP，PAP，PCWP の上昇
- 心エコーによる全周性の心嚢液貯留，心室腔の狭小化，拡張期の右室圧迫所見

☐部分的心タンポナーデの場合（図 3-9-1）
- CVP，RAP の上昇，その他の圧は血腫の部位次第
- 心エコーによる血腫所見（不均一なエコー輝度）

☐全周性，部分的タンポナーデにかかわらず，急性の場合，心嚢液の増加する速度と血腫の部位が重要であり，量が少なくても血行動態は破綻し得る。経胸壁エコーでの除外は困難なため，疑わしいときは経食道心エコーまたは胸部 CT が必須である。
☐右房や右室前面の血腫は経食道心エコーでは描出が困難なため，経食道心エコー施行後も心拍出量が低下している原因が不明なときは CT が必要である。ただし，血行動態が破綻しているときは CT を待たずに開胸することを考慮する。
☐可能性が高いと思われたときの次のアクション
- 心臓血管外科をコールして再開胸の検討
- ドレーンのミルキング
- 経食道心エコーまたは胸部 CT

図 3-9-2 僧帽弁前尖の収縮期前方運動

僧帽弁形成術直後に経食道心エコー図で SAM が観察された。経食道心エコー図長軸像の収縮早期では僧帽弁接合部は左室流出路から距離があるが（A），収縮中期には SAM により接合部が偏位し（B 矢印），カラードプラ法で軽度の僧帽弁逆流を認める（C）。
（柴山謙太郎．僧帽弁手術後にエコーで見るべきポイント．Intensivist 2015；7：744-6 より許可を得て転載）

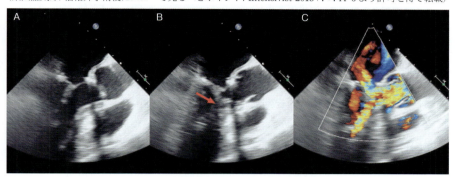

▍SAM による左室駆出路閉塞と僧帽弁逆流（図3-9-2）

☐ ヒントおよび所見

- 僧帽弁形成術後（特に後尖が大きい症例）
- 大動脈弁狭窄症に対する大動脈弁置換術後や TAVR 後など，肥大した心筋に対して不釣り合いに後負荷が低下した状態
- 人工心肺離脱後，一時的にでも SAM がみられた場合（ボリュームが少ないと SAM が起きるという証拠になる。）
- 肺動脈カテーテルにて PCWP の上昇および顕著な v 波
- 心エコーにより狭小化した心腔および肥厚した中隔，新たな重症 MR，僧帽弁前尖の前方運動

☐ SAM は心機能が亢進している状態，心腔が狭小化している状態で起こりやすいため，治療は前負荷および後負荷の増加と亢進した心機能の抑制であり，いわゆる**「心不全と反対の治療」**と覚える。

☐ 可能性が高いと思われたときの次のアクション

- 心臓血管外科に報告
- 急速輸液負荷
- ドブタミンおよびミルリノンの中止，血管拡張薬の中止，IABP の中止
- 改善しない場合，昇圧薬開始または増量による後負荷の増加

■ 右心不全の治療戦略

☐ 右心不全は，**収縮能低下による右心不全，容量負荷による右心不全，圧負荷による右心不全**に分けて考えると治療方針を決定しやすい。

■ 収縮能低下（気絶心筋または虚血）による右心不全
□ ヒントおよび所見

- 逆行性心筋保護単独法など，右心の心筋保護が不十分になりやすい条件
- 術中の右冠動脈空気塞栓所見についての申し送り（右冠動脈は前面に位置しているため，重力の関係で空気が混入しやすい。）
- 心電図で右冠動脈領域に一致するST上昇
- 心エコーによる右室と左室下壁の収縮能低下
- 長時間の大動脈遮断時間（3〜4時間以上）
- CVPおよびRAPの上昇，RVPとPAPの脈圧低下，正常〜低値のPCWP[26]
- 急性の右冠動脈虚血に対して血行再建を行った後の，右冠動脈閉塞領域に一致する収縮能の低下

□ 可能性が高いと思われたときの次のアクション

- 心臓血管外科コールおよび循環器内科コール
- 右室の収縮力が弱くても静水圧較差のみで右心から左心に血液が移動できるように，十分な輸液で右心系の圧を上昇させる（CVP 12〜15 mmHg）[27]。
- ドブタミンまたはミルリノンによる右心収縮力改善
- 肺血管抵抗を低下させるために，PEEPなどの気道内圧を低めに保つ。
- 肺血管抵抗を低下させるために低酸素血症および高二酸化炭素血症を避け，アシドーシスを補正する。
- 原因が気絶心筋または空気塞栓であれば，循環動態のサポート下で経過観察。
- 原因として右冠動脈やバイパスの閉塞が疑われれば，緊急カテーテル検査。

■ 容量負荷による右心不全
□ ヒントおよび所見

- 術中術後の過剰な輸液
- 右心系および弁輪の拡大による三尖弁逆流（functional TR）
- 高いCVP，RAP，RVP，PAP，PCWP
- 心エコーで，右心系の拡大と心室中隔の左方偏位による左室腔の圧排と狭小化

□ 可能性が高いと思われたときの次のアクション

- 心臓血管外科へ報告。
- 右心系の拡大によるfunctional TRおよび右室による左室の圧排が顕著な場合は，輸液を中止。
- ドブタミンまたはミルリノンによる右心収縮力改善
- 肺血管抵抗を低下させるためにPEEPなどの気道内圧を低めに保つ。
- 肺血管抵抗を低下させるために低酸素血症および高二酸化炭素血症を避け，アシドーシスを補正する。
- 必要であれば注意深く利尿や除水。

▶輸液の中止
- それ以上の輸液が害になる場合でも「血管内はhypoである」という魔法の言葉によって輸液が際限なく続けられることがある。
- 輸液過剰を疑っているが確信がもてない場合，500 mLほどの細胞外液で急速輸液負荷試験を行い，前後でパラメータ（心拍出量，VTI，TRの程度，血圧，$S\bar{v}O_2$，乳酸値など）がどのように変化するかを記録し，輸液が良いことをしているのか悪いことをしているのかを確認する必要がある。

▶利尿や除水
- 右心系の拡大によるfunctional TR，および右室による左室の圧排が顕著であったとしても，LOSやショックの際に，利尿や除水を行うことは勇気のいることである。
- まずはこれ以上の輸液が害になることを確認したうえで，慎重な利尿や除水の前と後でパラメータ（心拍出量，VTI，TRの程度，血圧，$S\bar{v}O_2$，乳酸値など）が改善するかどうかを確認する必要がある。

■ 圧負荷による右心不全
☐ヒントおよび所見

- 術前からの肺高血圧症の指摘
- 術前からの肺疾患（COPDや間質性肺炎など）の指摘
- DVTの既往（急性，慢性肺塞栓症の可能性）
- TR
- 非常に高いTRPG
- 高いCVP，RAP，RVP，PAPおよび正常～低いPCWP（高い肺動脈血管抵抗）
- 心エコーで，右心室の拡張と心室中隔の左方偏位による左室腔の圧排と狭小化，心室中隔の奇異性運動

☐可能性が高いと思われたときの次のアクション

- 心臓血管外科へ報告。
- 循環器内科コール
- 急性肺塞栓症除外のため胸部造影CTを考慮。
- 右心系の拡大によるfunctional TRおよび右室による左室の圧排が顕著な場合は，輸液を中止。
- ドブタミンまたはミルリノンによる右心収縮力改善
- 肺血管抵抗を低下させるためにPEEPなどの気道内圧を低めに保つ。
- 肺血管抵抗を低下させるために低酸素血症および高二酸化炭素血症を避け，アシドーシスを補正する。
- 循環器内科に相談してプロスタグランジン製剤や吸入一酸化窒素 nitric oxide（もし使用できる環境であれば）などの肺血管拡張薬の使用を検討。
- 必要であれば注意深く利尿や除水。

図 3-9-3 東京ベイ・浦安市川医療センターの心臓外科術後ショック,LOSアルゴリズム
(Stephens RS, et al. Postoperative critical care of the adult cardiac surgical patient : Part Ⅱ : Procedure-specific considerations, management of complications, and quality improvement. Crit Care Med 2015；43：1995-2014 を改変した,則末泰博.心臓血管外科後のショック.Intensivist 2016；8：117-27 より転載)

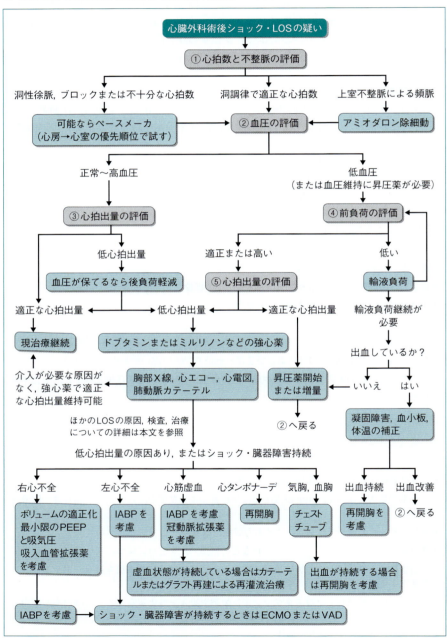

頻度は高くないが，LOSの原因になり得るその他の病態

緊張性気胸
腹部コンパートメント症候群（腹部大動脈瘤破裂術後にみられる。）
大量血胸による心臓の圧迫
長時間に及ぶ手術侵襲と大量の輸液から生じた縦隔浮腫による心臓の圧迫（gross thoracic edema）
autoPEEP
弁置換後または形成後の弁機能不全（弁形成後の弁尖縫合離解や人工腱索の断裂など，弁周囲逆流，patient-prosthesis mismatch，血栓による stuck leaflets など）

アルゴリズム

□Critical Care Medicine 2015[28]に掲載されている，心臓外科術後の低血圧，心原性ショックのアルゴリズムをアレンジしたものを図 3-9-3 に紹介する。

（則末 泰博）

第10章　補助循環装置

総論

□補助循環装置に共通した主要な合併症は，下肢虚血，塞栓症，脳梗塞，感染，溶血である。
□デバイスごとに特徴が大きく異なる。血行動態への影響を表 3-10-1 に，その他の特徴を表 3-10-2 に示す。

大動脈内バルーンパンピング（IABP）

□IABP は，1968 年に市場に導入されて以来，最も使用されている補助循環装置である。

特徴（表 3-10-1，3-10-2）

■ 場所
□先端は下行大動脈近位部，通常左鎖骨下より 1 cm 遠位に，遠位端は腹腔動脈を塞がないように注意する。
□ヘッドアップすると位置が変わり，左鎖骨下動脈を塞ぐ可能性がある（1〜4.5 cm）[1]。

表 3-10-1 補助循環装置の血行動態への影響

	IABP	ECMO	TandemHeart™	Impella®	iVAC®
後負荷	↓	↑↑	↑↑	→	→
LV stroke volume	↑	↓↓	↓↓	↓↓	↓↓
冠動脈血流	↑	不明	不明	↑	↑
左室前負荷	↓	↓↓	↓↓	↓	↓
肺動脈楔入圧	↓	↓↓	↓↓	↓	↓
末梢組織循環	→	↑	↑	↑	↑

Werdan K, et al. Mechanical circulatory support in cardiogenic shock. Eur Heart J 2014；35：156-67 より作成

表 3-10-2 各補助循環装置の特徴

	IABP	ECMO	Tandem-Heart™	Impella® 2.5	Impella® 5.0	iVAC 2L®
カニューレサイズ	7.9 Fr	静脈：17〜21 Fr 動脈：16〜19 Fr	静脈：21 Fr 動脈：12〜19 Fr	12 Fr	21 Fr	17 Fr
流量補助	0.5〜1.0 L/min	>4.5 L/min	4 L/min	2.5 L/min	5.0 L/min	2.8 L/min
挿入部位	大腿動脈→下行大動脈	大腿動脈, 大腿静脈→右房	大腿動脈, 大腿静脈→左房	大腿動脈→左室内	大腿動脈→左室内	大腿動脈→左室内
挿入に要する時間	+	++	+++	++	++++	++
下肢虚血のリスク	+	+++	+++	++	++	++
溶血	+	++	++	++	++	++
推奨使用期間	14 日	〜7 日	〜14 日	10 日	10 日	〜21 日
管理の煩雑さ	+	+++	++++	++	++	++

Werdan K, et al. Mechanical circulatory support in cardiogenic shock. Eur Heart J 2014；35：156-67, および Thiele H, et al. Management of cardiogenic shock. Eur Heart J 2015；36：1223-30 より作成

■ バルーンの大きさ
□ 30 mL, 35 mL, 40 mL がある (直径はいずれも 16 mm)。
□ 左鎖骨下動脈, 腹腔動脈にかからないような長さを選択する。患者の身長が 150 cm 以下で 30 mL, 150〜160 cm で 35 mL, 160 cm 以上で 40 mL が目安となる。

■ バルーン拡張, 収縮のタイミング (図 3-10-1, 3-10-2)
□ 心周期に同期して, 拡張期にバルーンを急速に膨張させ, 収縮期の直前に収縮させる。バルーンの膨張により冠動脈灌流圧が上昇する。
□ 通常は心電図同期, どうしても心電図に同期しないときは動脈圧同期とする。

図 3-10-1　大動脈内バルーンパンピング（IABP）の圧波形

A：収縮期直前の圧は，バルーンをしぼませることで，IABP非駆動時に比較して低下する。
B：Aの結果，収縮期血圧は低下する（後負荷軽減）。
C：dicrotic notch（大動脈弁が閉鎖するポイント，拡張期の始まり）

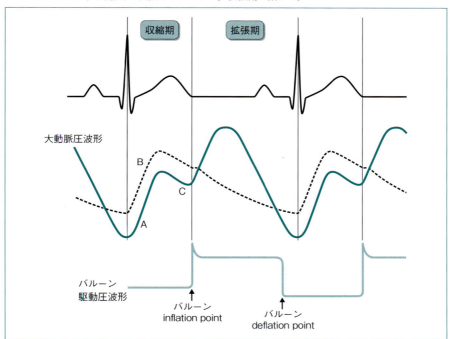

■血行動態への影響

後負荷軽減
左室前負荷軽減，肺動脈楔入圧低下
収縮期血圧（SBP）低下，拡張期血圧（DBP）上昇（diastolic augmentation），平均動脈圧（MAP）上昇
心拍出量増加（1 L/min 程度まで増加することがある。）
冠動脈血流増加
心筋酸素消費量減少

■抗凝固

□ヘパリンを使用しなくても四肢虚血率は変化せず，出血率は低下する[2]。

図 3-10-2 大動脈内バルーンパンピング (IABP) における inflation point, deflation point の調節と圧波形

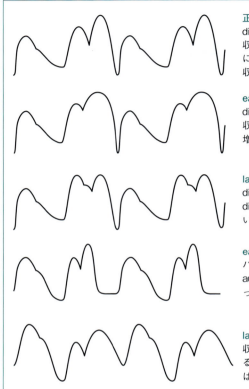

正常波形
dicrotic notch から開始
収縮期直前圧が最低になる拡張期末期直前に終了 (deflation point)
収縮期血圧は自己脈のときより低下

early inflation
dicrotic notch より前に開始
収縮期にバルーンが広がることで，後負荷が増大

late inflation
dicrotic notch より遅れて開始し，
diastolic augmentation の時間が短くなっている

early deflation
バルーンが早くしぼみすぎ
augmented peak systolic pressure が低くなっていない

late deflation
収縮期開始後にバルーンがまだ広がっているので，augmented peak systolic pressure は上昇

■ トリガー

通常	心電図で
心肺蘇生中	圧で (IABP 先端圧を使用すること)
心静止＋経皮的心肺補助 (PCPS)	internal trigger
ペースメーカに乗っているとき	ペースメーカトリガー (ペーシングスパイク)

■ ウィーニング
□ 通常 1:1→1:2 と比率を落とし，問題がないことを確認する。
□ ウィーニング成功クライテリア

① 末梢循環不全がない。
② 心拍出量 (CO) ＞2.0 L/min/m^2，20% 以上減少しない。
③ 肺毛細血管楔入圧 (PCWP) が 20% 以上上昇しない。

④ 尿量（UOP）＞0.5 mL/kg/hr
⑤ 心拍数（HR）＜100 bpm
⑥ 強心薬は最少量（例：ドブタミン＜5γ）

□エコーの指標

左室流出路時間速度（VTI），CO，体血管抵抗（SVR）
僧帽弁閉鎖不全症（MR）
E/A
E/E'
中心静脈酸素飽和度（ScvO$_2$）も良い指標[3]

□バルーンボリュームを次第に減らす方法もある[4]。例：100％→80％→60％→40％→中止。IABPにその機能がついている施設では，もし出血のリスクがあり，ヘパリン不使用の場合，こちらの方法がよいかもしれないが，エビデンスはない。

エビデンス

- IABP-SHOCK II Trial

□急性心筋梗塞による心原性ショック患者〔実際はSBP 90，MAP 70程度，半分程度は左前下行枝（LAD），10％は左主幹部（LMT）の患者〕を対象としたRCT。
□30日死亡率は両群とも40％程度で差がなく[5]，その後に発表された12か月後の死亡率も有意差はなかった[6]。

ガイドライン

□2012年のESCガイドライン[7]ではIIbB，2013年のACCF/AHAガイドライン[8]ではIIa(B)に推奨度が下がっている。
□大動脈弁狭窄症（AS）心不全でIABPでCOが増加する。
□MRでIABPでCOが増加する。

適応と禁忌

適応	心原性ショック	心室性不整脈，心筋梗塞の機械的合併症（心室中隔穿孔，乳頭筋断裂），大動脈弁置換術が予定されているAS，心臓外科手術の人工心肺離脱困難
	心筋虚血	高リスク冠動脈インターベンション（PCI），難治性狭心症
禁忌		高度の大動脈弁閉鎖不全症
		大動脈解離
		臨床的に問題になる大動脈瘤
		コントロール困難な敗血症や出血
		重症の下肢動脈疾患

図 3-10-3　VA ECMO

脱血カニューレは大腿静脈から挿入され，先端は右房に留置される。送血カニューレは大腿動脈から挿入される。
膜型人工肺で酸素化が行われる。流量は最大 4.5 L/min。目的は，循環補助と酸素化改善である。
(百瀬直樹．デバイスの原理とその進化．Intensivist 2013；5：285-92 より作成)

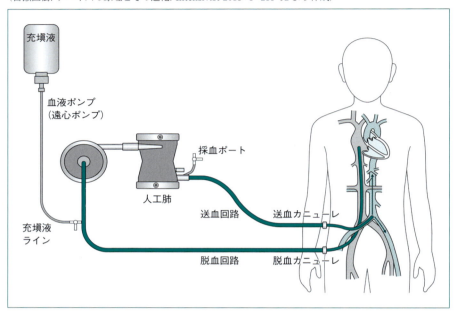

VA ECMO（図3-10-3）

特徴（表 3-10-1, 3-10-2）

□血行動態への影響

左室：前負荷軽減
左室：後負荷増加→酸素需要増加
末梢循環改善，酸素化改善

適応

□心原性ショックで回復までのブリッジ，補助人工心臓（VAD）や移植までのブリッジ。
表 3-10-3 のような potential indication の場合。

表 3-10-3　VA ECMO の potential indication と，その根本的治療

potential indication	根本的治療
急性心筋梗塞	PCI などの血行再建で，stunning から回復するのを待つ。
劇症型心筋炎	回復，VAD，移植までのブリッジ
	リンパ球性：自然回復を待つ。
	巨細胞性心筋炎：免疫抑制や VAD，移植
	好酸球性（薬剤性も含む）：ステロイド
急性僧帽弁閉鎖不全症，AS ショック	先に IABP を開始することが多い。
	手術などで回復するまでのブリッジ
	AR は，VA ECMO により心筋が傷害されるため，相対的禁忌。
慢性心不全の急性増悪	虚血性なら血行再建。
	拡張型心筋症，肥大型心筋症などは，さらなる加療（VAD，移植）をしないなら通常は適応外。
難治性の不整脈	
開心術後の心不全	
薬剤性	心機能を低下させる薬剤の半減期を待つ。
	薬剤性心筋炎ならステロイド
難治性心停止	ECPR（ついでに低体温療法もできる。）
重症肺血栓塞栓症（心停止，ショックで考慮）	PCPS，肺動脈主幹部の肺塞栓症なら，その後，t-PA や手術で血栓除去を。

AR：大動脈弁閉鎖不全症，ECPR：体外循環式心肺蘇生，PCI：冠動脈インターベンション，PCPS：経皮的心肺補助，t-PA：血栓溶解療法，VAD：補助人工心臓

禁忌

■ 絶対禁忌
□ 回復の可能性がなく，VAD や移植もしない人。

■ 比較的禁忌
□ 治療域量の抗凝固薬が禁忌の人（出血しているなど）。
□ 高度大動脈弁閉鎖不全症（AR）：純粋な AR ショックは適応にならない。より AR がひどくなり　心筋が傷むため。〔体外循環式心肺蘇生（ECPR）では導入せざるを得ない。その場合，すぐに手術（AVR）を考慮〕。
□ 大動脈解離：心停止時の ECPR の場合，解離があるかどうかはわからず，開始せざるを得ない。
□ 多臓器不全（VV or VA ECMO）：ECMO 管理を行っても予後が非常に悪いため[9, 10]。
□ 人工呼吸器管理期間＞7～10 日（VV or VA ECMO）：ECMO 管理を行っても予後が非常に悪いため[9, 10]。

■ 欠点
□ 左室後負荷の増加（心臓に逆行性に送血するため）：心筋の酸素消費量が増加し，心保護には不利になる[11]。

- □カニューレのサイズが大きいため，下肢虚血や出血合併症が多い。
- □もともと AR があれば，より逆流量が増加する。
- □膜型人工肺の寿命が短い。機器の管理が煩雑である。

■ 合併症の割合[12]

下肢虚血	16.9%
コンパートメント症候群	10.3%
下肢切断	4.7%
脳梗塞	5.9%
出血	40.8%
感染症	30.4%

エビデンス

- □ECMO の有用性を検証したメタ解析や，死亡率をエンドポイントとした RCT は存在しない。
- ●単施設で後向きに検証した研究[13]
- □ECMO 群（2002〜2009 年）と非 ECMO 群（1993〜2002 年）を比較。患者：急性心筋梗塞による心原性ショック。
- □30 日生存率：ECMO 群 60%，非 ECMO 群 35%（$p = 0.003$）。
- ●SAVE-J[14]
- □院外心停止患者：心室頻拍（VT）/心室細動（VF）で蘇生しても洞調律にならず ER に来院した患者を対象に，ECMO 群と非 ECMO 群を比較（観察研究）。
- □良好な神経学的予後（ECMO 群 vs. 非 ECMO 群）：13.7% vs. 1.9%（1 か月，$p < 0.0001$），12.4% vs. 3.1%（6 か月，$p = 0.002$）
- ●PCPS＋IABP 群 vs. PCPS 単独群
- □PCPS の欠点：後負荷増加，定常流になる。IABP はその両方を補うことができる。冠動脈バイパス術（CABG）後のグラフトへのフローは，IABP で増加する[15]。
- □心原性ショック患者において，PCPSからの離脱成功率がIABPで増加（68% vs. 42%）。ただし死亡率は変わらない（68% vs. 72%）[16]。

ガイドライン

- □日本循環器学会の ST 上昇型急性心筋梗塞（STEMI）ガイドライン[17]：血行再建前の STEMI 患者の治療抵抗性 VF，無脈性 VT に対して，心肺蘇生をしながら PCPS（VA ECMO）などで体外循環を確立させ，PCI を行う（クラスⅡbB）。

（神尾 恭弘，平岡 栄治）

第11章 ペースメーカ

ペースメーカの基本

□ 通常よく使うのは，VVI と DDD である。
□ 記載の順番は，ペーシング，センシング，応答の順になっている。

	1文字目	2文字目	3文字目
意味	ペーシング場所	センシング場所	応答
記号	A：心房 V：心室 D：心房＋心室	A：心房 V：心室 D：心房＋心室 O：なし	T：同期 I：抑制 O：なし D：同期＋抑制

□ ペーシングとは，HR をコントロールする（ペースする）ことであり，センシングとは，患者の電流（刺激）を感知する（センスする）ことである。
□ 設定では，ペーシング，センシングのチャンネルは，反時計回りにダイヤルをシグナルの拾えなくなる方向へ動かす（図 3-11-1～3-11-3）。

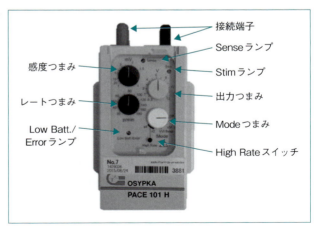

図 3-11-1　電極カテーテルの接続（本体側）

図 3-11-2 ペーシング出力の調節
オスピカは低電圧型（低電圧型は，電極カテと心筋の接触抵抗により，心筋に通電される電流値が変化する。）

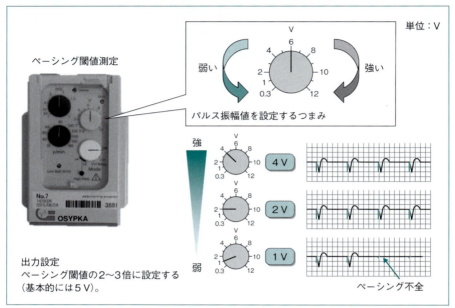

経皮ペーシングの方法

① 経皮パッド装着部位の清拭
② 経皮パッドの装着：右前胸部にマイナス極，左側胸部にプラス極を装着（右前胸部にデバイスがある場合は 10 cm 離す）。
③ 除細動器の心電図ケーブルを患者へ装着。
④ ペーシングモードの設定：フィックスかデマンドか（自己脈があればデマンド）
⑤ ペーシングレートの設定：通常 60〜80 ppm
⑥ ペーシング出力の設定
⑦ ペーシング開始：ペーシング on/off ボタンを押す
⑧ Capture failure，デマンドなら Sensing failure がないか ECG モニターで確認

図 3-11-3 センシング感度の調節
センシング閾値の設定は，患者自身のレートが数分間，血行動態的に維持できるときにのみ行うことができる。

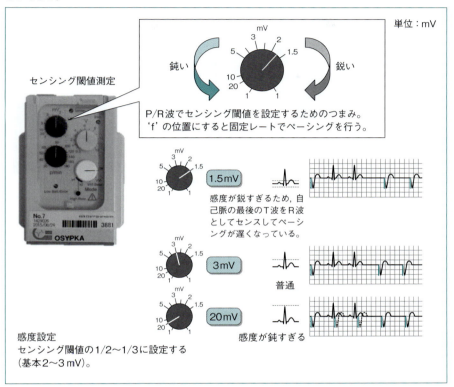

テンポラリーペースメーカの適応

適応

失神，低血圧，心不全など症状のある徐脈，torsades de pointes 型心室頻拍に対する高頻拍ペーシング，**心**臓血管外科術後のバックアップペーシング，心房細動予防目的の心房ペーシング

手技

☐ 内頸静脈，鎖骨下静脈，大腿静脈など（右内頸静脈が第一選択）から静脈穿刺法によりリードを右室心尖部に挿入する。右室心尖部は特に心筋が薄いので穿孔に注意する。心室性期外収縮が出たら，リードをそれ以上無理に進めない。

図 3-11-4　テンポラリーペーシング

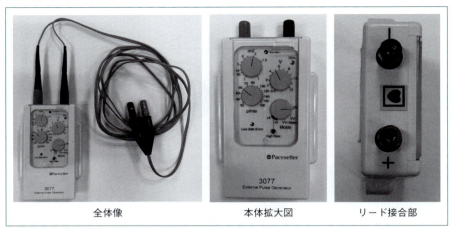

全体像　　　　　本体拡大図　　　リード接合部

☐ そのまま恒久的ペースメーカなどの植え込みが予想される場合は左鎖骨下静脈を避ける．透析患者のシャント側の鎖骨下静脈も避ける．
☐ 大腿静脈では起き上がれなくなることから，リハビリなどを考慮すると内頸静脈からの挿入が多い．穿刺は中心静脈カテーテル挿入と同様であるが，カテーテルの先端にはバルーンが付いており，これにより心尖部に容易にそして安全にカテーテルを留置できる．LAO view（透視左斜位像）でリード先端が右室 free wall や冠静脈洞の方向を向いていないかを確認するとよい．留置したらバルーンは deflation しておく．留置後に inflation するとリードが移動してしまうので注意する．

テンポラリーペーシングの設定（図3-11-4）

☐ ペーシングリードは双極リードで1本．
☐ 接続部はプラス極とマイナス極の2本に分かれている．
☐ 近位電極はプラス極に，遠位電極はマイナス極にそれぞれ接続する．
☐ VVI は V リードのセンスとアウトプットと心拍数の3つの設定からなる
☐ 簡潔に言うと，センスは，心電図波形を最初に感知すること，そしてアウトプット（ペーシング）で，電気刺激を加える．最後に自分の設定する HR にする．

Sensitivity（センシング感度）（図3-11-3）

☐ 自己脈がある場合はまずセンシング感度を調整する．
☐ センスアンプが点滅しているかを確認する．
☐ 最高センシング感度から徐々に感度を下げていき（反時計回り），5 mV まで自己脈を感知できれば 2.5 mV に設定する．
☐ 数値が低いものが高感度である．

□ センシングの測定方法は，感度は 0.3 mV→5 mV へ数字を上げていく，感度は実際のセンシング値から少なくとも 2 倍のマージンを見込んで設定する。ただし，感度は 2～3 mV より鈍くしない（急性心筋梗塞後や期外収縮が出た際に，自己心拍の波高が小さくなり，アンダーセンスすることがあるため）。
□ 5 mV で自己脈を感知できなければリードの位置を変える（再留置は循環器内科と相談）。また，穿孔のリスクなどを考えて，リードの位置を変えずにペーシングレートを上げてペーシングに完全に乗せることもある。急性心筋梗塞後などでは R 波の波高が小さく，アンダーセンスして R on T となることもある。

Output (ペーシング出力) (図 3-11-2)

□ ペーシング閾値の測定を行う。自己脈がある場合は HR を自己脈 + 10 ppm にして，自己脈がない場合は HR 60 にしてペーシング閾値の測定をする。
□ ペーシング出力を 5 V から徐々に下げていきながら心筋を捕捉 (Capture) できなくなるペーシング出力（ペーシング閾値）を求める。
□ 理想的なペーシング閾値は 1.0 V 以下で，安全なところで 3 V の設定から初めてみる。5 V のペーシング出力でペーシング不全を認める場合はリードの位置を変えたり，穿孔のリスクがある場合はリードの位置を変えずに Output を 10 V まで上げることがある（機種によるが，新しい電池なら 5 V でペーシングし続けても 1 か月はもつこともあり，各メーカーの取扱説明書を確認のこと）。
□ ペーシング閾値は電圧とパルス幅からなる。VVI のテンポラリーペーシングの場合，パルス幅は固定されている。

Heart Rate (ペーシングレート)

□ HR 設定は疾患により異なる。

高度徐脈	HR 60
SSS のバックアップ目的	HR 50
心室性不整脈予防	自己脈以上の HR

合併症

穿孔，タンポナーデ，横隔膜や横隔神経刺激によるしゃっくり様症状 (twitching)，右室ペーシング→左室の desynchrony→心拍出量の低下→心不全

心拍数が下限心拍数より遅い

ペーシング不全(図 3-11-5)

原因	リードとケーブルの接触不良やプラス極マイナス極の逆接続, 電極の接触不良・移動や穿孔, 局所心筋の閾値上昇(電解質異常や代謝性アシドーシス)など
対処	・出力を上げて心拍を確保する(10Vまで出力を上げて, 無理ならリードが浮いているか接続不良・穿孔・断線を疑う). ・テンポラリーの注意点として, コードと本体の接続不全がないかを必ず確認(ネジを回す, 引っ張る, ペースが乗るか). ・ペーシング閾値を確認(ペーシング閾値の上昇があれば, 心臓超音波で心嚢液を経時的にフォローしたり, 胸部X線でリード位置を確認したり, 胸部CTでリードの位置や心嚢液の評価を行う). ・オーバーセンシングがないか確認.

センシング不全

□オーバーセンシング(図 3-11-6)

原因	T波や筋電位などの雑音によるオーバーセンシングで, 実際には自己心拍がないのにあるものと間違えてペーシングされないために, 設定下限心拍数を下回るのにペーシングされない. 心停止もあり得る.
対処	心室リードのセンシング感度を下げる. アンダーセンシングに注意する. 2〜3 mVに設定されていたらオーバーセンスの可能性は低い.

心拍数が設定心拍数より速い

□アンダーセンシング(図 3-11-7)

原因	自己心拍の感知がされず, 自己心拍に同期せず設定心拍数以上でペーシングされる.
対処	・センシング閾値の確認, センシング感度を上げることで対処する. ・解決できない場合, 電極の接触不良や移動を考えてテンポラリーペーシングの再留置を早期に検討する. 循環動態が不安定な場合は緊急でテンポラリーペーシング再留置を行う.

ペースメーカ関連合併症

急性期	血気胸, リード脱落, リード穿孔, 血腫
亜急性期〜慢性期	ポケット感染, リード脱落, リード損傷, 鎖骨下静脈閉塞
症状	呼吸困難, 胸痛, 徐脈, 頻脈, 血圧低下, しゃっくり

図 3-11-5　ペーシング不全
（アボットメディカルジャパン提供データより作成）

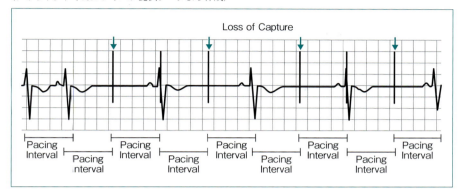

図 3-11-6　オーバーセンシング
（アボットメディカルジャパン提供データより作成）

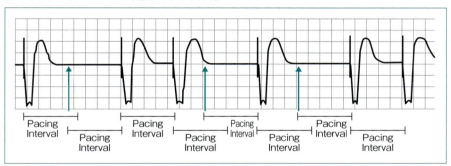

図 3-11-7　アンダーセンシング
（アボットメディカルジャパン提供データより作成）

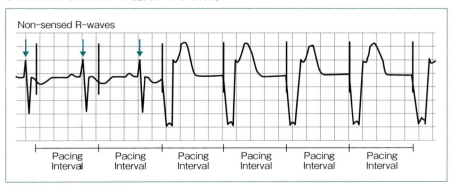

□対処

呼吸困難，胸痛	気胸はないか胸部X線やCTでチェック
徐脈，頻脈	ペーシング不全，リード脱落がないか
血圧低下，頻脈	心タンポナーデがないか胸部X線や心エコーでチェック，閾値などペースメーカチェック
しゃっくり	リード位置移動，リード穿孔がないか胸部X線やCTでチェック，閾値などペースメーカチェック

心臓外科術後のハートワイヤーを用いたペーシング

目的

心臓血管外科術後の不整脈（特に徐脈性不整脈）のバックアップ（問題なければ数日で抜去）
低心機能の患者の心拍出量を増やす（心拍数 80 bpm で心房ペーシングを行うことがある）。
心房細動予防目的の心房ペーシング

□継続的にペーシングが必要な場合は経静脈的ペーシングに変更する（時間経過とともにペーシングリードの感度閾値の低下，刺激閾値の上昇を認めるため）。

モード

- VVI ペーシング
- 右房・右室にリードを留置する DDD
- 同期不全や低左心機能の場合は左室にもリードを留置することがある（心臓再同期療法：CRT）。

□DDD 本体（図 3-11-8）のダイヤル部で，心房・心室のセンス・アウトプット・AV delay 設定と心拍数設定を，下部のボタンでモードを選択できる。電源を入れて，lock/unlock キーを押す。ペーシングモードを選択（①）して，心室および心房のセンシング感度を設定する（②，③）。表示が ━━ になると非同期モードになる。心拍数を設定した後に，大きいダイヤルを回して心室および心房の出力を設定，最後に AV delay を設定する。

□Emergency ボタン（④）

緊急ペーシングプログラム	モード：VOO，レート：80 ppm，出力：12 V，パルス幅：0.75 ms

□心外膜リードは双極リードであっても接続部が 2 本に分かれており，接合部は心房リード（A）と心室リード（V）のそれぞれ 2 本ずつの合計 4 本の接続となる（図 3-11-9）。
□リード先端の針は，針より近位部の電極が心筋に縫い付けられたら切り取られる。

図 3-11-8　テンポラリーペーシング（DDD）

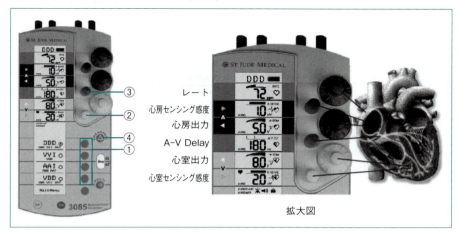

拡大図

図 3-11-9　テンポラリーペーシング本体リード接続部

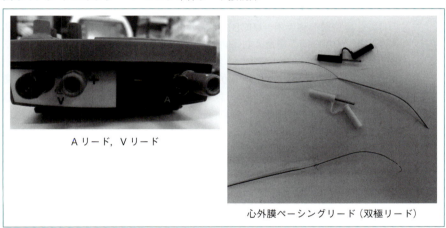

Aリード，Vリード　　　　心外膜ペーシングリード（双極リード）

心外膜ペーシングと術式

□ 心外膜ペーシングリードは（単房）・単室リードによるペーシング（両室リードは入れていない）で，個々の病態に合わせてリードを選択するが基本的には以下となる。

Maze 術	A pace＋V pace
弁置換	V pace
on-pump	全例 V pace
CABG	なし（少なくとも予定の OPCAB では不要）[1])

図 3-11-10　心外膜リードの体表での位置の一例

(Elmistekawy E, et al. Clinical and mechanical factors associated with the removal of temporary epicardial pacemaker wires after cardiac surgery. J Cardiothorac Surg 2016；11：8 を参考に作成)

この文献では心外膜リード抜去の方法や合併症について述べているが，いずれの症例も正中開胸の手術では外科医の好み（surgeon preference）により左側からリードを出しており，体表リードの位置は施設により異なる

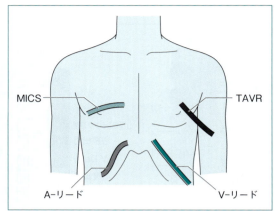

▶体表でのリードの位置の一例（図 3-11-10）

- 正中切開の場合→両側季肋部である。解剖学的に考えて右側に心房リード，左側心尖部側が心室リードになる。
- このほか，低侵襲心臓手術（MICS）の場合は右側開胸術のために右前胸部にリードが出る。TAVR 術の場合は左側開胸術のために左前胸部にリードが出るので注意する。
- 心外膜リードは双極リードを用いるが，心房と心室ともに近位電極と遠位電極間での区別はしなくても大きな問題にはならない。ただし，心房の双極リードと心室の双極リードを本体の接続部に逆に接続した場合，循環動態が破綻することがあるので注意を要する（図 3-11-11，3-11-12）。
- メイズ術後は，徐脈や頻脈（発作性心房細動や心房粗動）やブロックになることがある。
- 上室性頻脈では，心房リードからの rapid pacing で頻脈を停止することもある。
- 設定 HR：心拍数 60 bpm なら許容して自己脈で見ている（自己の刺激伝導系による心収縮を優先）こともあるが，心拍 40〜50 bpm 台ならペーシングする。
- 低心機能の場合には，心房リードを植え込んで心拍数を上昇させることにより心拍出量を増やしたり，術中に左室にパーマネントの心外膜リードを植え込んでポケットに留置しておくことがある。同様に，徐脈の患者の場合は術中に心房リードをポケットに留置しておき，後日ジェネレータにつなぐことがある。ペーシングリードは経過にもよるが，術後 3〜4 日でドレーンと一緒に抜去することが多い。

図 3-11-11　SSSでAリードとVリードを逆に接続してしまった場合
AペースでQRS波が出て，AV-delay間隔の後にVペースでP波が出る。

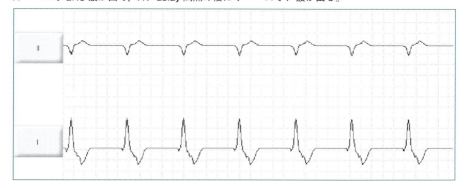

図 3-11-12　AVブロック 心房80-心室30でAリードとVリードを逆に接続してしまった場合
心房リードで心室収縮を心房波としてセンス，AV delayの後に心房リード時から心室ペーシングしている（2番目のQRS）。

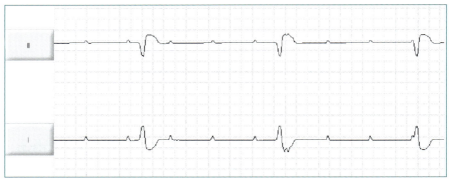

心外膜ペーシングの合併症

出血	ペーシングリードを留置した部位から出血をきたすことがあり，場合によっては心嚢液が貯留することがある。
横隔膜ペーシング	・右室リードは右室下壁または前壁に留置されるため，横隔膜を直接刺激してしゃっくり様症状を伴うことがある。 ・同様に，右房表面には横隔神経が走行しているために，右房リードの位置によっては右室リードと同様，横隔膜神経を刺激することによりしゃっくり様症状を呈することがある。
リード感染	体表からつながる人工異物であり，術後の不整脈がなければ数日で抜去する。

恒久的ペースメーカ procedure 時の注意点

procedure 時の注意点：ペースメーカ

自己脈がない場合	VOO モード
自己脈がある場合	設定変更不要

- □ DDD の設定で電気メスなどを使用した場合，ペースメーカが電気的ノイズを感知して自己脈が出ていると判断するとデマンド機能が働き，ペーシングが適切に行われない可能性がある。
- □ ペーシング抑制がかかると，自己脈がない場合には心停止になるが，VOO はノイズに関係なくペーシングを入れるので手術中の患者の心拍数を一定に保つことができる。
- □ 反対に自己脈がある場合には，ペーシングが仮に抑制されても自己脈が数秒後には回復する。むしろ R on T やそれに続く心室細動のリスクが常につきまとうために同期モードのままに設定しておくことが多い。
- □ 最近のペースメーカでは電気的ノイズをしっかり識別する機能（非同期モードに切り替わるノイズリバージョン機能）が付いているものが多い。その他の注意点として，手術部位と対極板の間にペースメーカを挟まないように，対極板の装着部位を調整する。

procedure 時の注意点：ICD，CRT-D，CRT-P（図 3-11-13）

ICD 設定	off＋経皮ペーシングパッド装着
ペースメーカ設定	ペースメーカに準じる。

- □ CRT-D など電気ショック治療が行われるデバイスが電気的ノイズを危険な不整脈と判断した場合は誤作動を起こすことになる。
- □ VT や VF が起こったときのために経皮ペーシングパッドを装着して，いつでも電気的除細動や経皮ペーシングが行えるようにしておく。ペースメーカの設定は，自己脈がない（徐脈性など）場合は VOO モードに，自己脈がある場合は設定変更不要である。
- □ 特に両室ペーシングを行っている患者の設定などは循環器内科医と相談のうえ決定する。

procedure 時の注意点：MRI 対応ペースメーカ

- □ 基本的に通常のペースメーカと対応は同じ。

図 3-11-13 各デバイスの設定変更
(里見和浩. 植込み型除細動器, ペースメーカの周術期の取扱い. Hospitalist 2016；4：272-6 より許可を得て転載)

CRT：心臓再同期療法，ICD：植込み型除細動器
*1 AAI モード：ペーシング部位：心房，センシング部位：心房，センスに対する反応：抑制
*2 VVI モード：ペーシング部位：心室，センシング部位：心室，センスに対する反応：抑制
*3 DDI モード：ペーシング部位：心房＋心室，センシング部位：心房＋心室，センスに対する反応：抑制
*4 VOO モード：ペーシング部位：心室，センシング部位：なし，センスに対する反応：なし

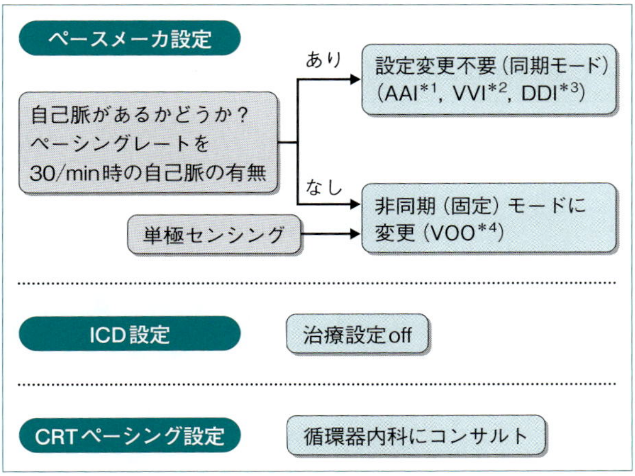

ペースメーカ設定

自己脈があるかどうか？
ペーシングレートを30/min時の自己脈の有無
- あり → 設定変更不要（同期モード）(AAI*1, VVI*2, DDI*3)
- なし → 非同期（固定）モードに変更 (VOO*4)

単極センシング

ICD設定 治療設定 off

CRTペーシング設定 循環器内科にコンサルト

▶ MRI 対応ペースメーカの MRI 撮影の注意点
  □ 下記サイトで撮影可能な施設・条件やペースメーカの組み合わせが確認できる．

不整脈デバイス患者の MRI 検査情報サイト	https://cieds-mri.com/jadia/public/top/index
MRI 対応植込み型不整脈治療デバイス患者の MRI 検査実施条件	www.radiology.jp/content/files/1384.pdf
MRI 対応機種組み合わせ検索	https://cieds-mri.com/jadia/public/mri-combi_search/index

（米田 道嗣）

心臓血管外科術後の心肺停止蘇生プロトコル：Code Heart

☐ 術後急変の原因は出血，心タンポナーデの可能性もあり，開胸を要する場合もある。胸骨圧迫をできれば避け，**胸骨圧迫の前に可能であれば電気ショック，ペーシングすべきものは試す**ことがまず重要である。

☐ Code Heart（図A）の適応は，心臓手術，胸部大血管手術，胸骨切開なしのMICS（低侵襲心臓外科手術），TAVRの術後3か月以内である。下行大動脈以下の大動脈手術，ステントグラフト手術は除く。

図A Code Heart プロトコル

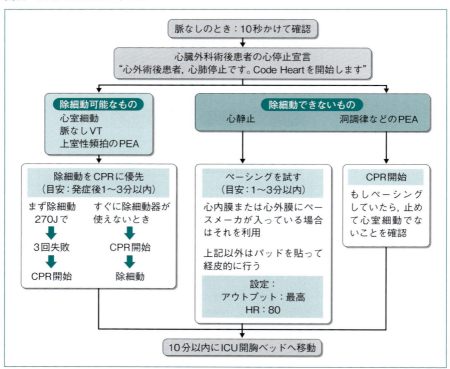

☐ 除細動もペーシングも1分以内（遅くとも3分）に行うことが原則で，それ以上かかるようであれば通常のCPRとしての心臓マッサージを開始する。

☐ 心拍再開の有無によらず緊急開胸を要する場合がある。**10分以内にICU内の開胸可能設備があるベッドに搬送する。**

☐ なお，欧州ガイドラインを一部改変して作成している東京ベイ・浦安市川医療センター独自のものであり，一般的に使用されているものではない。

（☞QR「心臓血管外科術後の心肺停止蘇生プロトコル：Code Heart」）

（森川 大樹，平岡 栄治）

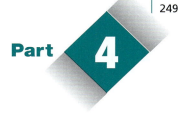

呼吸器

第1章

呼吸不全のメカニクス

低酸素血症 P

定義

- □ 低酸素血症は，一般的に動脈血酸素分圧（PaO_2）を指標にして考える[1,2]。正常値は年齢によって異なるため明確には定義されていないが，$PaO_2 \leq 60$ mmHg がしばしば用いられる[1,2]。
- □ 多くの場合，PaO_2 は動脈血酸素飽和度（SaO_2）と対応しているため[2]，パルスオキシメータを用いて測定した経皮的末梢動脈血酸素飽和度（SpO_2）により，PaO_2 を間接的に推定することができる（低酸素血症の診断に動脈血液ガス分析は必ずしも必要ではない）。

病態生理

- □ 低酸素血症は，大きく分けると以下の4つの原因で起こる[1~4]。

換気血流比不均等（以下，$\dot{V}/\dot{Q}$ ミスマッチとする。）
シャント
拡散障害
肺胞低換気

図 4-1-1 $\dot{V}/\dot{Q}$ ミスマッチ
(則末泰博. ベッドサイドで使える低酸素血症の呼吸病態生理学. Intensivist 2013；5：695-704 より転載)

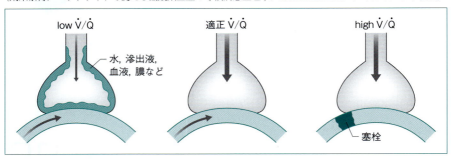

- □ 吸入酸素分圧低下も低酸素血症の原因であるが，気圧の低い高山などで起こる現象であり，ICU では原則的に認められない。

■ $\dot{V}/\dot{Q}$ ミスマッチ (low $\dot{V}/\dot{Q}$ と high $\dot{V}/\dot{Q}$)(図 4-1-1)
- □ 低酸素血症のほとんどは，肺における $\dot{V}/\dot{Q}$ ミスマッチの結果であり，事実上あらゆる呼吸器疾患がこの範疇に含まれ得る[1,3]。
- □ $\dot{V}/\dot{Q}$ ミスマッチには，low $\dot{V}/\dot{Q}$ と high $\dot{V}/\dot{Q}$ の 2 方向のミスマッチがあり，同一患者の肺においても，その領域によって low $\dot{V}/\dot{Q}$ の部分と high $\dot{V}/\dot{Q}$ の部分が混在している[5]。
- □ low $\dot{V}/\dot{Q}$ は，血流 ($\dot{Q}$) に対して換気 ($\dot{V}$) が相対的に少ない状態であり，究極的にはシャント（後述）に行き着く[5]。
- □ low $\dot{V}/\dot{Q}$ の原因は，肺胞内が水，血液，膿，滲出液など空気以外の何かによって埋められた病態，すなわち心不全，肺胞出血，肺炎，ARDS などである[5]。
- □ high $\dot{V}/\dot{Q}$ は，換気 ($\dot{V}$) に対して血流 ($\dot{Q}$) が相対的に少ない状態であり，究極的には死腔換気に行き着く[5]。
- □ high $\dot{V}/\dot{Q}$ の原因は，典型的には，肺塞栓症により血流が途絶えた領域，肺気腫により肺胞の毛細血管が破壊された領域，1 回拍出量減少による肺内血流再分布などがある[5]。
- □ high $\dot{V}/\dot{Q}$ がある病態で低酸素血症が生じる主な機序は，high $\dot{V}/\dot{Q}$ の部分では換気を無駄にしていること，そして同一肺内で low $\dot{V}/\dot{Q}$ の部位が生じていることによる。

■ シャント
- □ シャントは，換気が行われない，すなわち酸素化されない血流が存在している領域である[5]。
- □ シャントには，肺動脈圧上昇時における卵円孔開大や中隔欠損，肺動静脈奇形，肝肺症候群など，解剖学的に右左シャントがあるような場合（anatomical shunt）(図 4-1-2) と，無気肺や心不全，肺炎，ARDS のように肺胞内が空気以外の何かによって埋め尽くされた場合（capillary shunt）(図 4-1-3) の 2 通りがある。
- □ capillary shunt は，low $\dot{V}/\dot{Q}$ の究極的な状態である（換気が少しでもある low $\dot{V}/\dot{Q}$ と，まったくないシャントでは，酸素化能に大きな差があるため，区別すべきである）[5]。

図 4-1-2 anatomical shunt
(則末泰博. ベッドサイドで使える低酸素血症の呼吸病態生理学. Intensivist 2013；5：695-704 より転載)

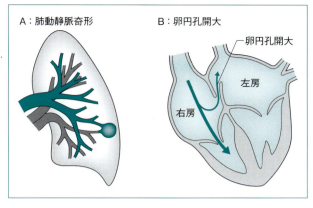

図 4-1-3 capillary shunt
(則末泰博. ベッドサイドで使える低酸素血症の呼吸病態生理学. Intensivist 2013；5：695-704 より転載)

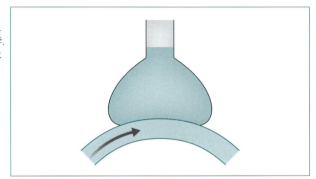

- □ シャントによる低酸素血症は，高濃度酸素に反応しづらい[5]。

■ 拡散障害（図 4-1-4）

- □ 拡散障害は，間質性肺炎や心不全のように，肺胞上皮と肺胞毛細血管を隔てる肺胞間質に異常が起こり，肺胞内からの肺胞毛細血管への酸素の拡散が妨げられた場合に起こる[5]。

■ 肺胞低換気

- □ 肺胞低換気は，肺胞内に吸入した空気が出入りしないために肺胞内酸素分圧が減少し，結果的に血中の酸素化が障害される病態である[5]。
- □ 肺胞低換気は，呼吸運動が障害されるさまざまな病態から生じ，原因として中枢神経障害，オピオイドなどの薬物，神経筋疾患，気道閉塞/気道狭窄，呼吸筋疲労，胸郭異常，電解質異常（低P血症，Mg欠乏），肥満低換気症候群などが考えられる[2,3,5]。
- □ 肺胞低換気における神経筋疾患の鑑別は，呼吸神経筋機能のどこに異常があるかを考えるとわかりやすい[3]（表 4-1-1）。
- □ 呼吸不全を呈する他のすべての病態により，長時間の頻呼吸に曝された結果として，最終的に呼吸筋疲労を起こして肺胞低換気を起こす可能性がある[5]。

図 4-1-4　拡散障害

(則末泰博. ベッドサイドで使える低酸素血症の呼吸病態生理学. Intensivist 2013; 5: 695-704 より転載)

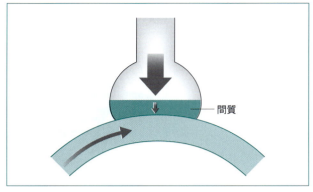

表 4-1-1　肺胞低換気における神経筋疾患の鑑別

呼吸中枢からの指令の異常	薬物中毒，脳梗塞/出血，肥満低換気症候群
神経伝達の障害	脊髄損傷，Guillain-Barré症候群，ボツリヌス，重症疾患多発ニューロパチー
呼吸筋の異常	重症筋無力症（神経筋接合部の異常），低P血症，重症疾患ミオパチー，呼吸筋疲労

図 4-1-5　血液が静脈から動脈へ動いたときに$\dot{V}/\dot{Q}$異常が酸素分圧異常に与える影響と，さらに混合静脈酸素分圧（$P\bar{v}O_2$）低下が加わった際の影響

PO_2：酸素分圧

〔Marino PL. The ICU Book. 4th ed. Philadelphia: Lippincott Williams & Wilkins, 2014（稲田英一監訳. ICUブック. 第4版. 東京：メディカル・サイエンス・インターナショナル, 2015）より許可を得て転載〕

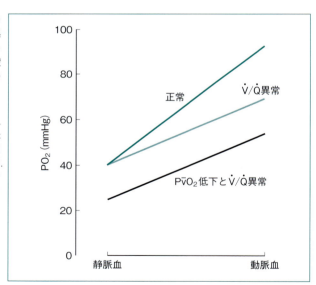

■ 混合静脈血酸素飽和度減少（図4-1-5）

- □ 低酸素血症を増強させる要因として，心拍出量低下や組織酸素消費量増加による混合静脈血酸素飽和度の減少（low $S\bar{v}O_2$）がある[1,5]。
- □ 重症心不全による心拍出量低下により，血液が全身をゆっくり循環している間，また

は，重症敗血症などによる組織酸素消費量増加により，血中酸素が全身の組織で吸い尽くされて酸素飽和度の低い血液（low $S\bar{v}O_2$）が心臓に帰ってきた場合，肺で酸素化しきれないことがある[5]。
- □ $\dot{V}/\dot{Q}$ ミスマッチやシャントや拡散障害などの他の病態がある場合には，low $S\bar{v}O_2$ による低酸素がさらに顕著になりやすい。

■ 偽性低酸素血症
- □ 高度の白血球増多や血小板増多を示す血液悪性腫瘍患者において，実際には低酸素血症ではないにもかかわらず，採血管でこれらの異常増多血球による酸素消費が起こることにより，見かけ上の低酸素血症が認められることがある[3,6]。この場合，患者の体内では実際には低酸素血症がないため，パルスオキシメトリーでは SpO_2 は正常である。

高二酸化炭素血症 Ⓟ

定義
- □ 一般的に，呼吸不全を表す血中二酸化炭素濃度は $PaCO_2 \geqq 46$ mmHg と考えられているが，PaO_2 と同様に明確な絶対値が設定されているわけではない[1,2]。
- □ $PaCO_2$ は以下の式で示される[3]。
  $PaCO_2 = \kappa \times (VCO_2/V_A)$
  $VCO_2 =$ 炭酸ガス産生量（mL/min）
  $V_A =$ 肺胞換気量（L/min）＝分時換気量（V_E）－死腔換気量（V_D）

病態生理
- □ 高二酸化炭素血症は，上記の式からわかるように，CO_2 の排出能の限界が産生量を下回ったときに生じる[5]。
- □ CO_2 の排出能の低下は，肺胞低換気や $\dot{V}/\dot{Q}$ ミスマッチ，シャントが原因で起こる[1,2]。
- □ $\dot{V}/\dot{Q}$ ミスマッチやシャントのある患者において，高二酸化炭素血症が認められない場合が多いのは，ほとんどの患者が過換気によって CO_2 の排出能の低下を代償しているからである[5]。
- □ このように，何らかの呼吸不全を呈する病態により長時間の頻呼吸に曝された結果として，最終的に呼吸筋疲労を起こして肺胞低換気を起こし，高二酸化炭素血症を生じる可能性がある[5]。
- □ 発熱などによる代謝亢進や過剰栄養により，CO_2 産生量が増加するが，通常は分時換気量増加により代償され，高二酸化炭素血症の原因にはなり得ない。しかし，肺胞低換気や $\dot{V}/\dot{Q}$ ミスマッチが背景にある場合は，代償できずに高二酸化炭素血症を起こす[2]。

コンプライアンスとレジスタンス (P)

コンプライアンス（図 4-1-6）

- □ コンプライアンスとは，すなわち伸展性または膨張しやすさであり，胸郭コンプライアンスというと胸郭（肺と胸壁）の伸展性のことである。
- □ 胸郭コンプライアンス（呼吸器系全体のコンプライアンス）は，肺と胸壁のコンプライアンスからなる[3]。一般的に我々が人工呼吸器で評価できるのは，胸郭コンプライアンスである。
- □ 肺気腫の患者では，肺の正常構造が破壊されているために肺コンプライアンスは増加している[2]。また，加齢による肺弾性組織の変化によっても肺コンプライアンスは増加する[2]。
- □ 肺線維症，心原性肺水腫，ARDS，肺炎などの肺胞/間質に病変がある場合，肺コンプライアンスは低下する[2,3]。
- □ 肥満，腹腔内圧の上昇（大量腹水，消化管穿孔，膵炎，腹部大動脈瘤破裂），胸水貯留，胸郭外傷などにより，胸郭コンプライアンスは低下する。
- □ 挿管中の患者で，どのくらいの圧の変化で換気量をどのくらい確保できるのかについて，以下の式で胸郭の静的コンプライアンスを求めることができる。

　　静的コンプライアンス（C_{stat}）＝1 回換気量（VT）/$P_{plateau}$－呼気終末陽圧（PEEP）

- □ 肺疾患のない挿管中の患者では，C_{stat} は 50〜80mL/cmH_2O であるが，肺水腫やARDS などの患者では低下し，10〜20mL/cmH_2O となることも珍しくない[3]。
- □ 自発呼吸下では，正確なコンプライアンスを測定することはできない。C_{stat} の測定は，自発呼吸ではなく，受動的に人工呼吸を受けているときにのみ行うべきである[3]。

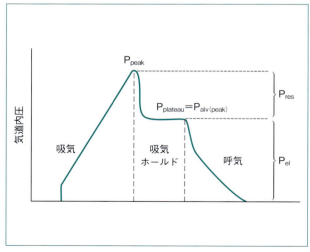

図 4-1-6　定常流の量制御換気で短時間の吸気終末閉鎖（吸気ホールド）を伴う場合の気道内圧波形

$P_{alv(peak)}$：吸気終末最高肺胞内圧，P_{el}：肺胸郭弾性収縮力に起因する圧，P_{peak}：最高気道内圧，$P_{plateau}$：吸気終末閉鎖圧，P_{res}：気道抵抗に起因する圧

〔Marino PL. The ICU Book. 4th ed. Philadelphia：Lippincott Williams & Wikins, 2014（稲田英一監訳. ICU ブック. 第 4 版. 東京：メディカル・サイエンス・インターナショナル, 2015）より許可を得て転載〕

レジスタンス（気道抵抗）

- 気道抵抗（R_{insp}）は，気流の抵抗に打ち勝つのに必要な圧較差（$P_{res} = P_{peak} - P_{plateau}$）と最大吸気速度（$V_{insp}$）の比として求められる[3]。

  気道抵抗（R_{insp}）＝（$P_{peak} - P_{plateau}$）/最大吸気速度（V_{insp}）

- 気管支喘息や COPD，分泌物による閉塞，気管チューブの屈曲，患者が気管チューブを嚙んでいる状態などでは，気道抵抗が増加する[2]。

気道内圧からみるコンプライアンスとレジスタンス

- コンプライアンスは肺とその周りの胸郭の軟らかさを反映し，レジスタンスは空気が肺胞に到達するまでの空気の通り道（挿管チューブ，気管，気管支，細気管支）の狭さを反映する。
- P_{peak} は肺胞に空気を押し込むのに必要な圧である。
- $P_{plateau}$ は肺胞に空気をとどめておくのに必要な圧である。
- コンプライアンスが低下している（肺や胸郭が硬い）場合，肺胞に空気を押し込むにもとどめておくにも高い圧を必要とするため，P_{peak} と $P_{plateau}$ の両方が上昇する。
- レジスタンスが上昇している（空気の通り道が狭い）場合，肺胞に空気を押し込むには高い圧が必要である一方，肺や胸腔が硬いわけではなく，空気を中にとどめておくには高い圧を必要としないため，P_{peak} は高くなり，$P_{plateau}$ は正常である。
- 高い気道内圧でアラームが鳴った場合，$P_{plateau}$ をはかることで問題が肺や胸腔にあるのか，それとも挿管チューブや気管などの空気の通り道にあるのかを区別することができる（☛「人工呼吸器のアラームとトラブルシューティング」p.287）。

（原谷 浩司，片岡 惇）

第2章
低酸素の鑑別方法

病態生理と鑑別

- ベッドサイドにある情報から，低酸素血症に最も大きく関与している病態生理を認識し，さらに治療につなげることができる。
- 病態生理から，①肺胞低換気，②拡散障害，③$\dot{V}/\dot{Q}$ ミスマッチ（high $\dot{V}/\dot{Q}$, low $\dot{V}/\dot{Q}$），④シャント〔low $\dot{V}/\dot{Q}$ が悪化したシャント（capillary shunt），解剖学的シャント（anatomical shunt）〕に分けて鑑別を行う（表 4-2-1）[1]。

表 4-2-1 病態生理に基づいた低酸素血症の鑑別表

			V/Q ミスマッチ		シャント	
	肺胞低換気	拡散障害	high V/Q	low V/Q	low V/Q が悪化したシャント	解剖学的シャント
代表的疾患例	・オピオイド投与過剰 ・肥満低換気症候群 ・神経筋疾患 ・喘息重積発作 ・COPD 急性増悪	・間質性肺炎 ・心不全による間質の浮腫	・肺塞栓 ・肺気腫	・心不全 ・ARDS ・肺炎	・心不全 ・ARDS ・肺炎 ・無気肺	・肺動静脈奇形 ・肺動脈圧上昇時の卵円孔開大および心房中隔欠損
呼吸音	・浅い呼吸または徐呼吸 ・wheeze	crackles	正常または減弱	crackles または減弱	減弱または気管支呼吸音	正常
A-a O$_2$ gradient	正常	開大	開大	開大	開大	開大
PaCO$_2$	↑	→	過換気で代償できなければ↑	過換気で代償できなければ↑	過換気で代償できなければ↑	過換気で代償できなければ↑
酸素に対する反応性	↑	↑	↑	↑	→	→
体位(異常側が上)に対する反応性	→	→	不明	→または↑	↑	↑
PEEP に対する反応性	→または↑	→	→または↓	↑	・含気が改善すれば↑ ・含気が改善しなければ→または↓	→または↓
胸部 X 線	正常	ほぼ正常	ほぼ正常	異常	異常	正常
胸部 CT	正常	異常	異常	異常	異常	正常
心エコーによるマイクロバブルテスト	正常	正常	正常	正常	正常	異常

則末泰博. ベッドサイドで使える低酸素血症の呼吸病態生理学. Intensivist 2013;5:695-704 より転載

呼吸音

肺胞低換気	・呼吸は浅いか徐呼吸である。 ・喘息重積発作や COPD により，気管支が狭窄することで肺胞低換気が生じている場合は wheeze を聴取する。 ・呼吸音だけではなく呼吸様式を観察することもヒントになる。
拡散障害	両側に fine または late phase の crackles が聴取されることが多い。
high $\dot{V}/\dot{Q}$ ミスマッチ	肺気腫では呼吸音は減弱する。
low $\dot{V}/\dot{Q}$ ミスマッチ	異常側に coarse または pan-inspiratory の crackles が聴取される。
low $\dot{V}/\dot{Q}$ が悪化したシャント	・異常側に含気がないため呼吸音が減弱しているか，気管支呼吸音 (bronchial breath sound) とよばれる異常呼吸音が聴取される。 ・気管支呼吸音は首に聴診器をあてたときに聴取される呼吸音に類似している。
解剖学的シャント	呼吸音は正常である。

A-a O_2 gradient（A-aDO_2）（肺胞気動脈血酸素分圧較差）

□ A-aDO_2 は肺胞内の酸素分圧と動脈血の酸素分圧の差である。
□ 肺胞に酸素が届いた後，血液を酸素化するどこかの過程で障害されていれば，A-aDO_2 は大きくなる。つまり，理論的には A-aDO_2 が正常であれば低酸素血症の原因は肺胞低換気ということになる。
□ しかし実際の臨床では，肺胞低換気のある患者も無気肺を伴っていることが多く，A-aDO_2 が正常であることは少ない。
□ そもそも FIO_2（吸入気酸素飽和度）を上げることで，A-aDO_2 は上昇する（FIO_2 が10% 上昇するごとに，A-aDO_2 の正常値は 5〜7 mmHg 上昇する）。これは低酸素性肺血管収縮がなくなり，肺内シャントが増えることが原因と考えられている[2]。

A-aDO_2 の求め方[2]

□ A-aDO_2 は FIO_2，PaO_2，PCO_2 の 3 つの数値があれば以下の式で求められる。
正常値：4＋年齢/4
$$A\text{-}aDO_2 = PAO_2 - PaO_2$$
$$= PIO_2 - (PaCO_2/RQ) - PaO_2$$
$$= FIO_2(PB - PH_2O) - (PaCO_2/0.8) - PaO_2$$
$$= FIO_2(760 - 47) - (PaCO_2/0.8) - PaO_2$$

PIO_2＝吸入気酸素分圧，RQ＝respiratory quotient（呼吸商），$PaCO_2$/RQ＝二酸化炭素と交換された酸素分圧

$PaCO_2$

□ 低酸素血症を生じるほどの低換気があれば，$PaCO_2$ は必ず上昇する。

図 4-2-1 FIO₂ と PaO₂ との関係に対するシャント率の影響
(Gammon RB, et al. Interpretation of arterial oxygen tension. UpToDate Web Site, 2006 より作成)

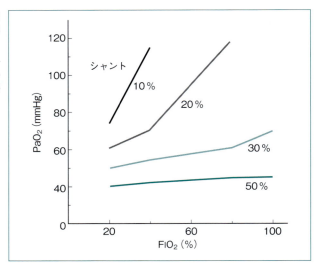

□それ以外の場合，過換気で代償できていれば，$PaCO_2$ は上昇しない。

酸素に対する反応性

□low $\dot{V}/\dot{Q}$ が悪化したシャント，解剖学的シャントでは，酸素に対する反応性はきわめて悪く，シャント率（Qs/Qt）が 50% を超えると 100% 酸素を投与しても酸素化は改善しなくなる[2]（図 4-2-1）。

体位（異常側が上）に対する反応性

□low $\dot{V}/\dot{Q}$ ミスマッチや low $\dot{V}/\dot{Q}$ が悪化したシャントでは，異常側を上にすることで健側肺への血流が増えるため，酸素化されずに肺を通過する血液量（シャント）が減少し，酸素化が改善する。

PEEP に対する反応性

□PEEP は，虚脱した肺胞を開き，換気（$\dot{V}$）を増加させることで low $\dot{V}/\dot{Q}$ およびシャントを改善する[3]。
□PEEP によって酸素化が悪化したときは，PEEP による以下の状態を考える必要がある。

> 解剖学的シャントがある：肺胞が引き伸ばされることにより肺血管抵抗が上昇し，より抵抗の少ないシャント路への血流が増えるか，もともと左右シャントであったとしても，肺血管抵抗が上昇して右左シャントになってしまう場合
> PEEP を高くしても虚脱した部分の含気が変わらず，正常な肺の領域のみが引き伸ばされている：正常な肺の部分の血管抵抗が上昇し，異常肺の部分へ血流が増えてしまい，シャントが増える場合
> PEEP により心臓への静脈還流量が低下し，心拍出量が低下した

胸部 X 線

- □ low $\dot{V}/\dot{Q}$ ミスマッチや low $\dot{V}/\dot{Q}$ が悪化したシャントでは，換気がない部分が「白く」見える。
- □ high $\dot{V}/\dot{Q}$ では，重症の肺気腫や肺塞栓の場合，血流のない部分が「黒く」見えることがある。

胸部 CT

- □ low $\dot{V}/\dot{Q}$ ミスマッチや low $\dot{V}/\dot{Q}$ が悪化したシャントでは，換気がない部分が「白く」見える。
- □ 拡散障害は，X 線では異常が明瞭に見えないことが多いが，CT では間質影の異常がわかる。
- □ high $\dot{V}/\dot{Q}$ では，肺気腫であれば気腫性変化，肺塞栓症であれば肺動脈の造影の欠損が見える。

心エコーによるマイクロバブルテスト

- □ もし解剖学的なシャントがあれば，agitated saline を静注すると肺にトラップされなかった micro bubble が左心側に現れる。micro bubble が右心系に見られてから 3 拍出以内に左心系に現れれば心臓内シャントであり，それ以降に現れれば心臓外（肺内）シャントである。

（片岡 惇）

第3章

気道管理

気管挿管の適応

□気管挿管の適応は **MOVES** の語呂で覚える。

Mental status, **M**aintain airway	・意識状態が悪い状態，特に GCS 8 点未満の場合（舌根の沈下，咳嗽不全による気道分泌物や嘔吐物による窒息のリスクがあるため） ・急性喉頭蓋炎，気道熱傷，血管浮腫，大量吐血などで上気道閉塞が疑われる場合
Oxygenation	・低酸素，特に酸素飽和度を保つのにリザーバーマスクを必要とするような場合
Ventilation	・呼吸筋疲労で換気不全になっている場合（シーソー呼吸があれば考える。） ・COPD で NPPV を試しているにもかかわらず，呼吸困難感や高 $PaCO_2$ 血症が改善しない場合
Expectoration, **E**xpected course	・神経筋疾患で気道の分泌物を喀出すること（expectoration）ができない場合 ・今は大丈夫でも，今夜にでも挿管が必要になりそうな場合（expected course）
Shock	・循環動態が不安定で，高用量のカテコラミンや大量輸血・輸液などが必要になる場合

気管挿管前の評価と準備

□**ABC-SOAPMD** という語呂を用いることで，漏れがなく気管挿管の準備ができる。
□ABC は評価とプランニング，SOAPMD は物品の準備を表す。

Assessment

□HOP，MOANS，LEMON によるリスクの評価を行い，鎮静薬の種類や量および筋弛緩薬を用いるかどうかをここで決定する。

□生理学的予備能評価：**HOP**

Hypotension	もともと血圧が低い場合，陽圧換気や高用量の鎮静によって低血圧が助長される可能性がある。	プランの例：フェンタニルを使用しない，ケタミンを使用する，輸液や昇圧薬を用意しておく。
Oxygenation	もともと酸素化がぎりぎりの場合，鎮静/筋弛緩で自発呼吸が弱くなり，かつ用手換気がうまくできなければ低酸素が一気に増悪し得る。	プランの例：筋弛緩薬を使用しない，挿管直前までNPPVで酸素化を最大限に高めておく。
pH ↓	代謝性アシドーシスを呼吸で代償している場合，鎮静薬/筋弛緩薬の使用で換気が低下すると急激にアシデミアが進行する。	プランの例：筋弛緩薬を使用しない，または筋弛緩薬使用後に多めに用手換気を行う。

□挿管困難評価：**MOANS**（Mに疑問があれば絶対に筋弛緩薬を用いてはならない。その他は症例ごとに決定する。）

Mask seal	髭や顔面の変形，血液や吐物でマスクフィットが困難になる。
Obesity/**O**bstruction	高度の肥満，解剖学的な気道閉塞，異物による気道閉塞
Age	高齢は換気困難のリスクとなる。
No teeth	歯がないとマスクフィットが困難になる。
Stiff lung	喘息などで気道抵抗が高いと換気は困難になる。

□挿管困難評価：**LEMON**

Look externally	パッと見た印象：高度の肥満，顔面/頸部の腫瘍など
Evaluate	3-3-2 rule〔開口制限，頤-舌骨間距離，舌骨-甲状軟骨間距離が短くないか（図4-3-1）〕
(**M**allampati)	緊急の挿管では評価できないことが多い
Obstruction/**O**besity	解剖学的な気道閉塞，高度の肥満
Neck mobility	関節リウマチ，外傷での頸椎カラー装着，強直性脊椎炎など

図4-3-1 挿管困難評価における3-3-2 rule

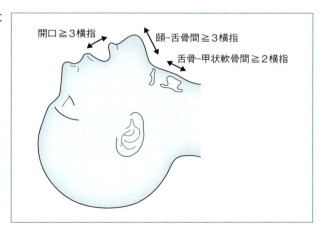

Back-up-plan
□ 1回目の方法で挿管が失敗した場合の次のプランBとCを用意する。
□ ブジー，ビデオ喉頭鏡，気管支鏡，喉頭外デバイス，輪状甲状靱帯穿刺/切開などがプランBとCになり得る。

Call-for-help
□ 挿管に習熟した上級医，麻酔科医をコール，輪状甲状靱帯切開が必要になる可能性が高い場合には，例えば外科または耳鼻咽喉科をコールする（自分よりも緊急の輪状甲状靱帯切開に慣れている科）。
□ 気道管理は人手が多いほうが安全であるため，できるだけ3人以上で行うようにする。

Suction
□ 細くて柔らかい吸引カテーテルではなく，ヤンカー型吸引カテーテルが望ましい。

Oxygenation
□ バッグマスクの接続は正しくできているか，酸素ボンベに酸素はあるか，前酸素化はできているか，を確認する。

Airway-equipment
□ 挿管チューブのカフ，スタイレット，潤滑剤の塗布を確認する。
□ 喉頭鏡（通常の喉頭鏡，エアウェイスコープ®，C-MAC®，McGRATH®MAC など）の作動を点検する。

Pharmacy
□ 挿管の際に使用する薬物を準備する。

Position
□ 仰臥位，側面から見たとき，oral axes（OA，口腔から咽頭後壁へのライン），pharyngeal axes（PA，咽頭から食道へのライン），laryngeal axes（LA，喉頭から声帯へのライン）の3本のラインがどのように位置されているか，それぞれの体勢でどのように変化するかがポイントとなる（図4-3-2）。
□ triple maneuver とは，開口，項部後屈，頤挙上を行うことであり，従来この方法が気道確保の体位として強調されてきた。
□ triple maneuver を行うと舌根沈下は解除されるが，項部後屈が強調されすぎると，OAとPA/LAの角度が大きくなり，バッグマスク換気や喉頭展開には向かない体位である。
□ 下顎挙上，sniffing position は，3本のラインがほぼ直線上に並ぶため，バッグマスク換気，喉頭展開を行う場合に最も適した体位である。
□ ポイントは，ear-sternal-notch（外耳孔と胸骨切痕の高さ）が同じ高さになるように

図 4-3-2　体勢と OA，PA，LA のライン

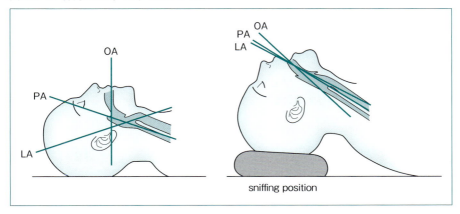

頭の高さを調節すること，顔面が天井と平行となる角度，またはわずかに後屈する程度に頭の角度を調整することである。
- sniffing position は後頭部の下に数枚の折りたたんだタオル，または円座を敷くことで得られることが多いが，特に肥満患者の場合は頸部が前屈してしまうことがあり，そのようなときは肩の下にも数枚のタオルを敷いて肩を挙上し，前胸部面が天井と平行になるように調節するとよい。
- 成人の場合，あくまでも頭部の挙上が基本であり，肩枕のみを敷いて頸部を後屈させてはいけない。

Monitor

- 血圧，SpO_2，心電図はモニターされているか確認する。

Denture

- 入れ歯または差し歯はないか，ぐらついた歯はないか，を確認する。

挿管

- ABC-SOAPMD で評価と準備をした後は，以下のように実際の挿管に進む。

前投薬（気管挿管の 3 分前に投与）

- 以下の病態で前投薬の投与を考慮するが，質の高いエビデンスはなく，前投薬は必ずしも必要ではない。

Asthma（喘息）	リドカイン 1.5 mg/kg
Brain（脳圧上昇），Cardiovascular（心血管リスク）	フェンタニル 2～3 μg/kg

- リドカインは，咳嗽反射の軽減と気管支攣縮を減らすという報告がある[1]。

- □ 喉頭操作に伴うICP（頭蓋内圧）上昇に対して，リドカインが緩和できるかについて質の高いエビデンスは存在しないが，アレルギーや高度房室ブロックなどの禁忌がなければ使用を考慮してもよい。
- □ 喉頭操作での血圧の上昇やICP亢進で心血管イベントが懸念される場合，交感神経刺激を抑えるためにフェンタニルの使用を考慮する。
- □ ショック患者や高齢者では，フェンタニル投与によりさらなる血圧低下が起こる可能性があるため，もし投与するとしても少量が望ましい。

鎮静薬

	投与量（mg/kg）	onset/持続時間	注意点
プロポフォール	1.5	15～45秒/5～10分	低血圧
ケタミン	1.5（静注）	45～60秒/10～20分	喉頭痙攣のリスク 高血圧，ICP亢進では禁忌
ミダゾラム	0.1～0.2	60～90秒/15～30分	onsetが遅い
チオペンタール	3	30秒/5～10分	喘息で禁忌 低血圧

- □ プロポフォールはonsetと持続時間の短さのため便利であるが，降圧作用が強くショック/プレショック患者では使用するべきではない。
- □ ケタミンは交感神経賦活作用があり，血圧低下をきたしにくいため，ショックでも使いやすい。
- □ 頭部外傷や脳出血などでICPが上昇している患者では，ケタミンの使用によってICPがさらに上昇するため添付文書上は禁忌とされているが，脳圧が上昇した患者での使用でも神経学的予後，死亡率などに影響を与えなかったとする報告もある[2]。

筋弛緩薬

- □ 筋弛緩を用いる場合は，鎮静薬を投与した直後に筋弛緩薬を投与する。
- □ onsetと持続時間の短さからはサクシニルコリンが使いやすい。しかしICUでは禁忌に該当する病態が多いため，ロクロニウムを用いることが多い。

	投与量（mg/kg）	onset/持続時間	注意点
ロクロニウム	1	60秒/40～60分	
ベクロニウム	0.1	75～90秒/60～75分	onsetも持続時間も長い。
サクシニルコリン	1.5	45秒/6～10分	禁忌：悪性高熱，高K，神経筋疾患，急性期熱傷，廃用症候群

マスク換気

- □ 酸素飽和度が90%以下に低下すれば，必ずマスク換気を行う必要がある。
- □ 挿管ができなくても，換気ができていれば患者が死に至ることはないため，慌てる必

要はない．
- □ 本当にマスク換気ができない症例はごくわずかであり，適切な sniffing position と下顎挙上，エアウェイの使用，2人法などにより，ほとんどの場合はマスク換気が可能である．
- □ 換気を1人で行う場合，「OK」グリップまたは「EC法」が基本だが，介助者がいるならば1人がマスクフィットを行い，もう1人がバッグを揉む，2人法を選択すべきである．
- □ 2人法には，両手で「OK法」を行う方法や，母指球法がある．
- □ 母指球法はマスクをフィットさせる力が大きく，手技者にとっても疲れにくい．
- □ 母指球法は坐位の患者にも行える．
- □ 忘れがちであるが，換気が困難な場合はエアウェイを積極的に使う．
- □ 咽頭反射が残っている場合，経口エアウェイは嘔吐を誘発するため，経鼻エアウェイを用いる．
- □ 頭蓋底骨折が疑われる場合には，経鼻エアウェイは迷入のおそれがあるため行わない．
- □ 経口エアウェイは口角から下顎角まで，経鼻エアウェイは鼻孔から耳朶下端までの長さを選択する．

▶ミニコラム「集中治療医にとって最も重要な手技」

米国での集中治療フェローシップ開始直後，著名な集中治療医であるプログラムディレクターとの面接があり，「集中治療医にとって最も重要な手技を3つ挙げてみろ」と言われた．挿管，中心静脈ライン留置，チェストチューブなど，思いつくままに挙げてみたが，「違う，1番目はマスク換気，2番目もマスク換気，3番目もマスク換気だ」と言われたことを覚えている．2人がかりでしっかりとマスク換気を行えば換気できていたはずの症例で，低酸素脳症を起こしたり，いたずらに緊急輪状甲状軟骨切開が行われる患者が散見される．　　　　　　　　　　　（則末 泰博）

喉頭展開および気管挿管

- □ 何も考えず，何も確認せずにいきなりブレードを奥まで突っ込んだ場合，まず確実に食道内部しか見えない．
- □ 喉頭鏡は，ブレードを少しずつ進めながら，舌，硬口蓋，軟口蓋，口蓋垂，喉頭蓋を，順番に確認していくべきである．
- □ 自分がどこにいるかを確認しながらブレードを徐々に進めていき，喉頭蓋を見つける方法を progressive visualization という．
- □ 喉頭蓋を見つけることが初めのゴールである．喉頭蓋が見つかれば，Macintosh 型ブレードの場合は喉頭蓋の前面（喉頭蓋谷）にブレードの先を滑り込ませる．
- □ ブレードが正中からずれている場合は喉頭蓋がうまく持ち上がらないことがあるため，できるだけブレードが喉頭蓋の正中に位置するように意識する．
- □ 声門が同定できたら目を外さずに挿管チューブを挿入する．
- □ ビデオ喉頭鏡を用いると，良好な視野が得やすく，第三者と視野の共有が可能となる

ことから，通常の喉頭鏡と比べると安全性が極めて高い。
- ☐ 挿管困難が予想されるとき，患者の循環動態に余裕がないとき，人手が少ないときは積極的にビデオ喉頭鏡を用いる。
- ☐ エアウェイスコープ，C-MAC，McGRATH MAC，King-Vision® などさまざまなビデオ喉頭鏡があるが，施設で採用しているものに慣れておく必要がある。

挿管後の確認

- ☐ 5点聴診，食道検出器，CO_2 チェッカー，$EtCO_2$ などの方法があるが，最も確実なのは CO_2 チェッカーもしくは $EtCO_2$ モニターでの呼気 CO_2 の検出である。
- ☐ 5点聴診は両側の前胸部，側胸部，心窩部を聴診するが，食道挿管でも胃泡音が呼吸音として誤って検出されることもあり，食道検出器も同様に確実な手段とはいえない。
- ☐ ACLS ガイドラインでは現在，CO_2 チェッカー，$EtCO_2$ での確認が推奨されており，可能ならこれらで確認すべきである。
- ☐ 心肺停止時や重症肺塞栓などで肺循環が極度に低下している場合には，呼気に CO_2 は検出されず偽陰性となること，炭酸飲料の摂取後は食道挿管でも CO_2 を検出し，偽陽性となることも知っておくべきである。

▶ 迅速導入気管挿管（RSI）のメリット，デメリット

- ◻ 鎮静とほぼ同時に筋弛緩薬を投与し，気管挿管を行うことを RSI とよび，米国では緊急気道挿管の第一選択となっている。
- ◻ RSI により，開口，喉頭展開が容易になるため，挿管の成功率が高くなる[3]。
- ◻ RSI により嘔吐反射が消失し，マスク換気も最小限ですむため，誤嚥性肺炎および嘔吐物により挿管が困難になるリスクが低下する。
- ◻ 日本では，まだ米国ほど標準的に行われていない。
- ◻ リスクとベネフィットを勘案したうえで適応を決めるが，特にマスク換気が困難であるリスクが高いときは基本的に筋弛緩薬を用いるべきではない。

▶ apneic oxygenation

- ◻ 十分な前酸素化を行った場合，筋弛緩による呼吸停止後に SpO_2 が 90% 以下に低下するまでの時間は，健常成人で8分，肥満患者では2分半ほどである[4]。
- ◻ 無呼吸になった状態でも，経鼻カニューレから高流量酸素を投与することで肺胞に酸素を流し，酸素飽和度が低下するまでの時間を延長することが可能で，apneic oxygenation とよばれる。
- ◻ 具体的には，経鼻カニューレから 10～15 L/min で酸素を投与しながら，通常の RSI と同じ手順で挿管を行う。
- ◻ 経鼻カニューレは細いため，マスク換気の妨げにはほとんどならない。
- ◻ 気管挿管が終了するまでの短時間であれば，高流量による鼻腔粘膜の乾燥や疼痛は問題にならないことが多い。
- ◻ 肥満患者に対してこの方法を行った場合，呼吸停止状態で SpO_2 > 95% を維持

できた時間は，介入した患者で 5.29±1.02 分，対照群で 3.49±1.33 分と，有意に長かった[5]。
- 酸素供給源がバッグバルブマスクとは別に必要になるため，計 2 つの酸素供給源が必要であり，酸素ボンベなどを適宜追加する。
- 東京ベイ・浦安市川医療センターでは，ほぼ全例で apneic oxygenation を行っている。
- 維持されるのは酸素化のみであって，換気がないため，CO_2 が貯留しアシドーシスが進行する点には注意が必要である。

挿管ができないときのバックアップ

エラスティックブジー

- 声門は見えるが，うまく挿管チューブが声門を通過しないときは最初にエラスティックブジーを挿入し，エラスティックブジーのガイド下で挿管チューブを挿入する。
- エラスティックブジーを挿入した後も喉頭展開は継続し，通常のように声門を確認しながら挿管チューブを挿入することが重要である。
- 喉頭展開をせずに盲目的に挿管チューブを挿入しようとした場合，喉頭蓋または声門の下角に挿管チューブが引っかかり，チューブをそれ以上奥に進めることができないことが多い。

喉頭外デバイス

- 声門上部を覆い，換気を可能にするラリンジアルマスクと，食道の上部を閉鎖することで換気するコンビチューブやキング LT などがあり，総称として喉頭外デバイス（extraglottic-device）とよばれる。
- 挿管換気困難症例では，一時的に酸素化を改善するために非常に有効な手段である。
- 通常の挿管チューブと比べ，リークが多くなること，気道確保の安定性に欠けることにより，換気に高圧が必要な場合や長期間の人工呼吸器管理には向かないため，できるだけ速やかに気管挿管に切り替えるべきである。

輪状甲状靱帯穿刺/切開

- 輪状甲状靱帯穿刺/切開は，挿管困難かつエアウェイ，喉頭外デバイスなどでも換気ができない場合に選択される。
- **挿管も換気もできない CVCI（cannot ventilate, cannot intubate）は超緊急事態**であり，低酸素脳症を起こす前に速やかにこれらの手技を行う必要がある。
- 大出血や声帯の損傷など，重篤な合併症が起こり得るため，用手的なマスク換気と酸素化が可能であれば他の方法で気管挿管を試みるべきである。換気ができているにもかかわらず安易に行う手技ではないと同時に，本当に換気ができないと確信した場合は躊躇せずに施行するべきである。

（東 秀律，内藤 貴基）

第4章

ICUでの胸部X線

□ 縦隔陰影の解剖と，肺の胸部X線上の区域を図4-4-1に示す。

▶ シルエットサイン陽性
縦隔臓器や横隔膜などの境界が不鮮明になること。境界が不鮮明になった部位によって，浸潤影の部位を特定できる(図4-4-2)。

ICUでの胸部X線写真の特徴 E

立位ではなく臥位である

□ 臥位での撮影であり，吸気時の息止めもできないことが多いため，画質がよくない[1]。
□ 立位の写真と比べて横隔膜の高さが異なる。腹部臓器が骨盤内に落ち込まず，横隔膜への腹圧がかかりやすい臥位では横隔膜が十分降下しない。そのため，観察できる肺野が狭くなる[2]。
□ 立位では肩甲骨を外側にずらすことが可能であるが，臥位では肩関節を十分に移動できないため，肩甲骨が肺野と重なり，肺野の評価がしづらくなる。

X線の撮影方向が異なる

□ 臥位ポータブル写真では，立位撮影時とは反対の前後方向のX線曝射である。
□ 胸郭の前半分にある心臓はX線源（ターゲット）に近づき，フィルム面から離れるため，心臓は幾何学的に拡大され，横隔膜の挙上と相まって大きく写し出される。
□ 通常の胸部単純X線写真を並べて心胸郭比（CTR）を評価する場合には注意を要する[2]。

患者の体位保持が困難

□ ベッド上のため，正面像といっても若干斜位がかかることがしばしばあり，心臓や大血管の大きさを評価するときに思わぬ誤解を生むことがある[2]。
□ 左前斜位にすると上大静脈は大きく見え，右前斜位では心臓が大きく見える。

読影の順序 O

□ いつも一定の順序で，見逃しやすい順に見るとよい。
□ 読影の順序の一例

図 4-4-1　縦隔陰影の解剖と肺の胸部X線上の区域

左第1弓：大動脈弓（AA），左第2弓：肺動脈（MPA），左第3号：左心耳（LA），左第4号：左心室（LV），右第1号：上大静脈（SVC），右第2号：右心房（RA）
肺尖野：鎖骨より上部，上肺野：鎖骨と第2前方肋骨の間，中肺野：第2～4前方肋骨の間，下肺野：第4前方肋骨より下部

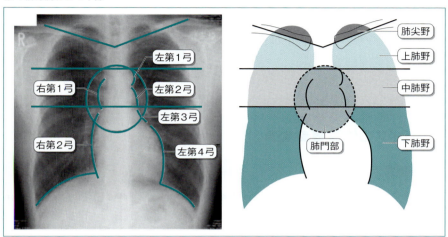

図 4-4-2　シルエットサイン

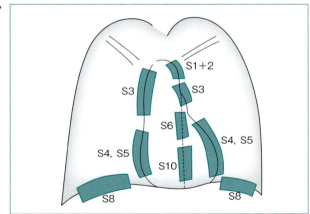

① カテーテルやチューブなどのデバイスの位置が正しいか
② 横隔膜陰影の下（下肺野の一部と腹部）
③ 縦隔
④ 肺野

☐ 必ず以前の画像と比較する。

図 4-4-3　頸椎の状態とデバイスの位置

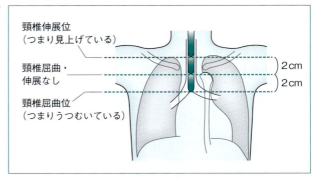

デバイスの位置 🇪 🇴

気管挿管チューブ

- □ 顎が下に向いたり上に向いたりで（図 4-4-3），まっすぐに向いた位置から上下 2 cm ずつ移動し得る[3]。
- □ 気管分岐部に近すぎた場合，うつむくと片肺挿管になる。よって気管分岐部から 3〜5 cm 上に先端があればよい[1]。
- □ 椎体を利用して評価するのであれば，チューブ先端が T3 または T4 椎体レベルにあればよい。多くの人では気管分岐部は T5 と T7 の間に位置するためである。

中心静脈カテーテル

- □ 末梢静脈内に中心静脈カテーテルが留置されると，中心静脈内投与の薬物や高カロリー輸液により静脈炎，穿破，血栓症や高浸透圧液による化学的軟部組織炎をまねく可能性がある。
- □ 心臓内に先端があれば心破裂，タンポナーデ，不整脈のリスクがあるため，カテーテル先端が右第 1 弓（SVC）と右第 2 弓（RA）の接点を越えない位置であることを確認する（図 4-4-4）。
- □ 先端が気管分岐部から上下 2 cm 以内にあればよい。
- □ 中心静脈カテーテル留置後には，先端の位置の確認だけでなく，気胸の有無の評価も重要である[1]。

末梢挿入型中心静脈カテーテル（PICC）[1]

- □ 上肢の血管から穿刺し，上大静脈に留置する。
- □ 通常の中心静脈カテーテルと比べ，頸静脈などに迷入しやすい。
- □ 先端が気管分岐部から上下 2 cm 以内にあればよい。

肺動脈カテーテル

- □ 先端は正中線（middle line）から両側 3〜5 cm 以内，縦隔影内にあることが望ましい。

図 4-4-4 中心静脈カテーテルの先端位置

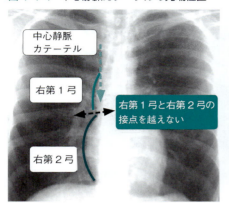

図 4-4-5 肺動脈カテーテルの先端位置

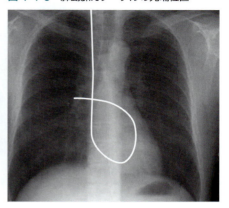

図 4-4-6 IABP の先端位置

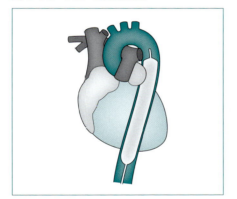

図 4-4-7 IABP の先端位置（胸部 X 線）

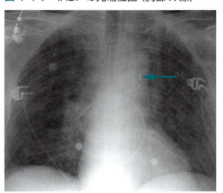

肺動脈の末梢に入りすぎると，肺動脈塞栓症や肺動脈破裂のリスクになる（図 4-4-5）。

動脈内バルーン（IABP）

- IABP のバルーン先端は，下行大動脈内の鎖骨下動脈の起始部より遠位に留置する必要があり，典型的には先端は大動脈弓の遠位である（図 4-4-6）。
- 胸部 X 線では，IABP の先端が必ず左鎖骨下動脈の遠位で，椎体の T2〜T5 の間に位置していることを確認する（図 4-4-7）。
- より中枢側では鎖骨下動脈や頸動脈の閉塞を起こし，より末梢側では腸骨動脈や腎動脈の閉塞を生じ得る。
- IABP は動き得るので，繰り返しの X 線での再評価が必要となる。

胸腔ドレーン

- 必ず側孔が胸腔内に入っていることを確認する。

図 4-4-8 胸腔ドレーンの側孔

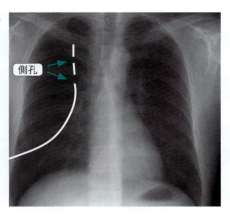

表 4-4-1 X線画像の解釈における 10 か条

経鼻胃管の正しい位置を確認するために①～⑩をチェックする。
① チューブは見えているか？
② チューブは食道に沿っているか？
③ **チューブが気管分岐部を二分しているのが見えるか？**
④ チューブが正中で横隔膜に直行しているのが見えるか？
⑤ チューブはその後すぐに左にそれているか？
⑥ **チューブ先端が左横隔膜下にはっきり見えるか？**
⑦ チューブが食道にあるとすれば、チューブは進められるか？
⑧ チューブが咽頭や食道の高い位置でとぐろを巻いているか？
⑨ 挿入したチューブの長さは胃に到達する程度か？
⑩ X線画像はチューブがはっきりと見える程度に横隔膜下まで十分含んでいるか？　あるいは撮り直しが必要か？

Lamont T, et al. Checking placement of nasogastric feeding tubes in adults (interpretation of x ray images): summary of a safety report from the National Patient Safety Agency. BMJ 2011; 342: d2586 より許可を得て転載

- 側孔はチューブにマークしてある直線が途切れている部分である (図 4-4-8)。
- 胸腔内でなく，皮下組織，葉間，まれに肺実質に入っている可能性がある。それらが疑われるときの評価は X 線よりも CT のほうが優れている。

胃管チューブ

- 英国の National Patient Safety Agency が，成人経鼻胃管留置後の位置確認の X 線画像の解釈について，ガイドラインを公開している。経鼻胃管の正しい位置を確認するためにチェックする「X 線画像の解釈における 10 か条」(表 4-4-1)[4] が参考になる。
- なかでも実臨床では，チューブが気管の走行とは無関係に気管分岐部を二分するように下に向かっていること，横隔膜より下に先端があることに，まず最低限注意する (図 4-4-9)。

図4-4-9 気管に留置された経鼻胃管チューブ
(Kawati R, et al. Malpositioning of fine bore feeding tube: a serious complication. Acta Anaesthesiol Scand 2005;49:58-61 より許可を得て転載)

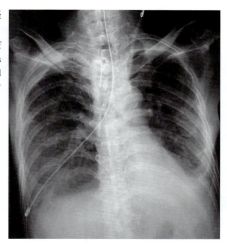

各病態での胸部X線

気胸[2] E

- 立位では胸腔内に漏れ出た空気は胸腔の肺尖,外側部に溜まるため,臓側胸膜の陰影を見いだすことは容易だが,臥位における気胸の位置は胸腔の前内側部が38%,肺下部が26%もあり,肺尖,外側部の22%より多いという報告もある。特に軽症の気胸は空気が前方に集まってX線ではわからなくなる[2]。
- 胸腔内側部,肺下部に空気が入り込むと,心陰影,横隔膜の明瞭化が認められることがある(図4-4-10)。
- 肺底部外側に空気が溜まると,肋骨横隔膜角が下方にえぐれる deep sulcus sign が認められる(図4-4-11)[5]。
- 陽圧換気されている患者では,気胸を放置しておくと緊張性気胸になることがあるため,胸部X線で判断がつかないときは速やかに胸部CTを施行する必要がある。

胸水[2] E

- 立位では胸水は最も低い位置となる肋骨横隔膜角に貯留するため,肋骨横隔膜角の鈍化として容易に診断できるが,臥位では胸水は背側に1層となって存在する。少量の胸水ではしばしば見逃される。
- わずかな肺野全体の透過性低下,肺野外側部の透過性低下として描出される。

無気肺 E

- X線像では,特徴的な領域性の均等影となる(図4-4-12)。
- 無気肺は容量縮小性の変化であり,周囲の構造を引っ張ることが最大の特徴である。

図 4-4-10　心陰影，横隔膜の明瞭化
（画像提供：聖マリアンナ医科大学 救急医学 松本純一先生）

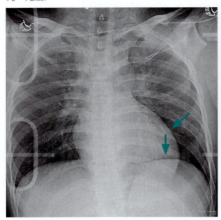

図 4-4-11　deep sulcus sign

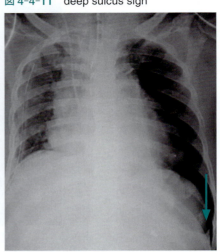

図 4-4-12　無気肺の部位と画像所見

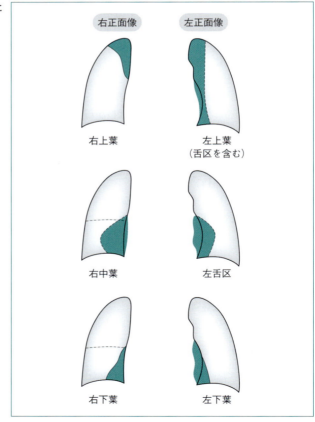

図 4-4-13　VPW

(Milne EN. A physiological approach to reading critical care unit films. J Thorac Imaging 1986；1：60-90 をもとに作成)

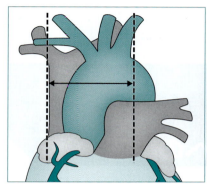
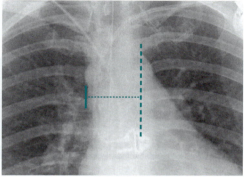

□ 無気肺を疑わせる牽引性の所見

| 葉間裂の偏位 |
| 患側横隔膜挙上 |
| 縦隔（気管，心陰影）の患側への偏位 |
| 肺門偏位（挙上，下垂） |

水分バランスの評価 E

- □ ポータブル写真による体液量の評価は，主に胸水や肺野の血管陰影を中心に行われる。
- □ 以下にそれ以外に体液量を考慮するための指標を示す。
- □ ただし，体液量は集中治療医にとって非常に難しい問題であり，単一の指標では判断できない。

血管内水分量の指標

■ 心胸郭比
- □ 最大心臓横径／最大胸郭径で計算し，正常では立位では 0.5 以下であるが，臥位ポータブル写真では 0.55〜0.75 以下となる[6]。同一条件での時系列的変化は参考所見になり得るが，心胸郭比で血管内水分量の評価を行うことはできない。

■ VPW (vascular pedicle width)
- □ 臥位，ポータブル撮影の胸部 X 線において，血管内ボリュームの推定に役立つ可能性のある指標である。
- □ 鎖骨下動脈が大動脈から分岐するところから垂直に線を引き，上大静脈が右気管支と交わる点での距離（図 4-4-13）[6]であり，肺水腫で VPW＞70 mm なら心原性，＜70 mm は非心原性を示唆する[7]。

肺毛細血管楔入圧（PCWP）

- VPW の PCWP＞18 mmHg に対する感度は 69％，特異度は 72％ であり，VPW に心胸郭比＞55％ を合わせると，感度 54％，特異度 83％ となる[8]。

（森川　大樹，内藤　貴基）

第5章

陽圧換気の循環動態への影響

自発呼吸と人工呼吸

胸腔内圧：自発呼吸と人工呼吸の相違点

自発呼吸	陰圧換気（胸腔内圧は陰圧，つまり大気圧よりも低い圧となる。）
人工呼吸	陽圧換気（胸腔内圧は陽圧，つまり大気圧よりも高い圧となる。）

気道入口圧と肺胞圧：吸気フローが生じる機序

- 吸気とは，空気が気道の入り口（人工呼吸なら気管チューブ，自発呼吸なら口腔や鼻腔）から肺に流入することである。
- 空気は圧が高い所から低い所へと流れるため，圧が「気道の入り口＞肺内」となると肺内に空気が流入し，それが吸気となる。この空気の流れを作り出す圧の差のことを「圧較差」という。

圧較差を作る機序

陰圧換気	・吸気筋の収縮によって胸腔内圧が陰圧となることで肺内も陰圧となる。 ・結果，大気圧である口腔や鼻腔との間に圧較差が生じ空気の流入が起こる。
陽圧換気	・気道の入り口を陽圧にすることで肺内との間に圧較差を作り出し，肺内への空気の流入が起こる。 ・気道はすべて陽圧になり，圧は気道の入り口が最も高く肺胞が最も低い。胸郭内も陽圧になる。

▶ 鉄の肺（iron lung）

　　NPPV を含め，人工呼吸器による呼吸管理では陽圧換気が用いられる。鉄の肺（iron lung）という陰圧換気を利用した人工呼吸器が歴史的には最初に開発されたが[1]，利便性が悪く，現在は ICU ではほぼ用いられない。そのため，人工呼吸器管理を

するうえで陽圧換気が人体に及ぼす影響を把握しておくことが重要である。

左室に対する陽圧換気の影響 P

□左室の前負荷と後負荷を減少させる。

| 後負荷の減少 | → | 左室仕事量の低下 |
| 前負荷の減少 | → | 左室仕事量の低下，左室心拍出の減少の可能性 |

□うっ血性心不全においては前負荷，後負荷の両方を軽減する陽圧換気は非常に有効である。
□敗血症性ショックをはじめとした非心原性ショックでは，左室の前負荷低下による心拍出量の低下はショックを助長するリスクがある。

前負荷

□陽圧換気によって左室前負荷（左室に循環する血液量）は減少する。

①陽圧換気により静脈還流量の低下，肺血管抵抗の上昇により右室拍出量が減少する（後述）。
②右室の後負荷増大による右室拡大が起こり心室中隔の左室への圧排が生じ，左室容量が下がり，心拍出量低下をきたすことがある。

□一方で，陽圧換気が肺血管抵抗を上昇させ，肺血管と左房の圧較差が広がり，左室前負荷が上昇するという考え方もあった。しかし，左室前負荷が増加するほどの肺血管抵抗の上昇を得るには1回換気量が15〜20 mL/kgほど必要となり，低容量換気による肺保護戦略が主流な現在においては影響を考える必要は乏しい[2]。

後負荷

□陽圧換気によって左室後負荷は低下する。左室後負荷は駆出時に左室にかかる圧力である。
□左室収縮期圧と大動脈収縮期圧の較差によって左室から大動脈に血液は駆出されるが，この際に100 mmHgの大動脈圧に打ち勝つ圧を左室が作り出す場合を考えてみる。陰圧換気時（自発呼吸時）には，胸腔内圧が陰圧であり，収縮しようとする左室を外側から引っ張るため，左室にとってはより負荷が増す。胸腔内圧を−20 mmHgとすると，100 mmHg−(−20 mmHg)＝120 mmHgの圧を左室が作り出す必要があるのに対し，陽圧換気時には＋20 mmHgの陽圧が胸腔にかかっているため，左室の作り出す圧力は80 mmHgでよい（図4-5-1）[2]。
□つまり胸腔内圧が陽圧であることは，左室にとって駆出に必要な圧の低下，つまり左室後負荷を軽減することになる。

右室に対する陽圧換気の影響 P

□前負荷を減少させるが，後負荷は増大させる。

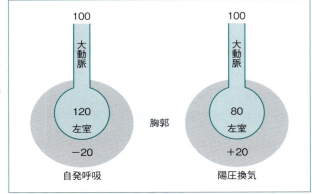

図 4-5-1　陽圧換気と左室後負荷
(Cheifetz IM. Cardiorespiratory Interactions：The Relationship Between Mechanical Ventilation and Hemodynamics. Respir Care 2014；59：1937-45 をもとに作成)

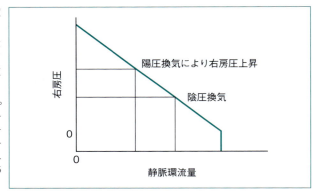

図 4-5-2　陽圧換気と右室前負荷
右房への血液の流入は上下大静脈と右房の圧較差によって受動的に行われるため，陽圧換気により右房圧が上がると圧較差が減少し流入量が減る。
(Cheifetz IM. Cardiorespiratory Interactions：The Relationship Between Mechanical Ventilation and Hemodynamics. Respir Care 2014；59：1937-45 をもとに作成)

| 後負荷の上昇 | → | 右室仕事量の増加 |
| 前負荷の減少 | → | 右室 CO の減少の可能性（右室も Frank-Starling に従うので，右肩上がりの部分にある場合は減少する。） |

前負荷（図 4-5-2）

| 陽圧換気の場合 | 胸腔内圧上昇→右房圧上昇→静脈還流量は減少 |
| 陰圧換気の場合 | 胸腔内圧低下→右房圧低下→静脈還流量は増加 |

☐ 静脈還流量の低下は右室の拍出量を低下させ，左室への十分な血流を確保できず，左室の拍出量低下・ショックをまねくことがある。
☐ 陽圧換気でショックになることがある症例
- 緊張性気胸などで胸腔内圧が上昇しているとき
- 右室梗塞や肺塞栓，肺疾患に伴う肺高血圧症

図 4-5-3　陽圧換気による血圧低下対策

(Cheifetz IM. Cardiorespiratory Interactions：The Relationship Between Mechanical Ventilation and Hemodynamics. Respir Care 2014；59：1937-45 をもとに作成)

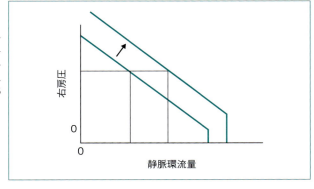

図 4-5-4　肺血管抵抗と肺容量の関係

肺内の中枢の太い血管と末梢の細い血管で肺容量に対する変化が違うため，肺血管抵抗全体としてはＵ字になる。
(Cheifetz IM. Cardiorespiratory Interactions：The Relationship Between Mechanical Ventilation and Hemodynamics. Respir Care 2014；59：1937-45 をもとに作成)

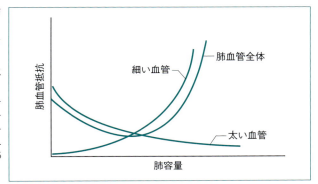

- 敗血症性ショックや，出血性ショックにより循環血漿量が減少しているとき

□陽圧換気による血圧低下対策

ボーラス点滴	図 4-5-3
必要な補液量	程度によるが，最低 5 mL/kg は必要[2]。
循環動態への悪影響が予測される患者を人工呼吸器で管理する場合	病態を把握し，あらかじめ変化を予測し介入する準備をしておく。

□ボリューム負荷をすることで静脈還流圧を上げて右房との圧較差を作り，静脈還流量を増やす。

後負荷

□右室にとっての後負荷は肺血管抵抗であり，胸腔内圧と肺血管抵抗は図 4-5-4 のような相関関係にある。

無気肺パターン	無気肺が生じると，低酸素性肺血管収縮（hypoxic pulmonary vaso-constriction）や太い肺内血管のねじれなどによる影響を受けて，肺血管抵抗は増加する（図4-5-4）。
肺の過伸展パターン	肺胞の過伸展により肺胞内毛細血管が圧縮され，肺血管抵抗は増加する（図4-5-4）。

- 全体としての肺容量と肺血管抵抗の関係はU字カーブを描く（図4-5-4）。
- 陽圧換気の血行動態への影響

陽圧換気→肺血管抵抗の上昇→後負荷の増加→右室収縮能低下→右室拍出量の低下→左室に十分な血液が送り出せず，心拍出量の低下・ショックを引き起こす可能性がある。

陽圧換気→心拍出量低下→右室心筋灌流が低下→右室収縮機能の低下が起こる可能性がある。

病態に応じた陽圧換気の影響

- 陽圧換気の循環動態への影響は，ベースとなる病態よって大きく変化する。代表的な疾患を以下に述べる。

うっ血性心不全

- 陽圧換気は，うっ血性心不全の有力な治療法である[3]。
- 左室の前負荷と後負荷が軽減して左室拡張末期圧が低下することにより，肺水腫が改善し，負荷の減少により心拍出量が増加する。
- 人工呼吸管理サポートによる呼吸仕事量の減少，鎮痛・鎮静薬による交感神経系の抑制は，心不全の悪化を防ぐ。

慢性肺疾患

- 低酸素・換気の改善，呼吸仕事量の低下に貢献するが，循環動態には悪影響を与える可能性がある[4]。
- 慢性肺疾患は肺高血圧症を合併していることがあり，陽圧換気時は注意が必要である。
- 肺性心による肺高血圧症のある患者では，右室収縮リザーブを使い果たしていることがある。
- リザーブがないため，陽圧換気による右室前負荷低下，後負荷上昇により急激な血圧低下をきたすことがある。
- 右室圧の上昇により，心囊内で左室を圧排して心拍出量が低下してしまうことがある（ventricular interdependence）[3]。心エコーや肺動脈カテーテルなどを用いて注意深い観察が必要である。
- COPDなど閉塞性肺疾患では，容易にauto PEEPがかかり胸腔内圧が上昇しやすい。慎重なモニタリング（診察，血行動態，人工呼吸器グラフィック）が必要である。

肺塞栓

- 肺塞栓も慢性肺疾患同様に，右心系から左心系に血液が流れにくく，肺動脈圧の上昇

- を伴っているため，注意が必要である。
- □肺塞栓では特に急性発症のことが多く，右室は急激な後負荷に対応しきれていないことが多い（afterload ミスマッチ）。
- □陽圧換気による少しの後負荷上昇で，ショックや心停止に陥る可能性が上がる。
- □著明な低酸素の肺塞栓に挿管をする際には，ショックや心停止に備えて，輸液ボーラスと昇圧薬の準備を行い，さらに理想的には，経皮的人工心肺をすぐに開始できるように大腿の動静脈にシースを挿入しておくことも考慮する。

腹部コンパートメント症候群

- □腹部コンパートメント症候群では，腹部から胸腔が圧迫され十分な陰圧が作り出せないため，陽圧換気が有効である。
- □PEEP をしっかり用いることで，腹部からの圧力による無気肺を防ぐことができる。

（内御堂 亮，内藤 貴基）

第6章 人工呼吸器の設定

使用頻度が高い人工呼吸器のモード P G

- □人工呼吸器のモードとは，患者にガスを送り込む方法のことである。
- □患者にガスを送り込むには，① Timing，② Target，③ Termination，の3つのTがポイントとなる（表 4-6-1）。
- □機種によってモードや圧の呼称が異なり，混乱しやすい（表 4-6-2）。

表 4-6-1 人工呼吸器の各モードと規定する因子

	Timing	Target	Termination
Assist PC	吸気努力	圧	時間
Control PC	時間	圧	時間
Assist VC	吸気努力	流速*	量
Control VC	時間	流速*	量
PSV	吸気努力	圧	流速

＊VC なので Target は 1 回換気量としたいところであるが，吸気中の任意の瞬間で人工呼吸器が何を指標に送気を行っているかといえば，設定された流速であり，設定された 1 回換気量に到達すれば送気は終了する。

表 4-6-2　一般用語と機種による呼称

	Bennett 840	Evita XL	Servo i	e360	VELA	AVEA	Hamilton G5
assist/control pressure control（従圧式）	AC-PC	BIPAP アシスト	従圧式 PC	圧制御 A/CMV	プレッシャー A/C	プレッシャーコントロール A/C	P-CMV
delta pressure driving pressure 換気圧	Pi	吸気圧－PEEP*1	PC above PEEP	圧リミット－PEEP*2	吸気圧	吸気圧	Pcontrol
assist/control volume control（従量式）	AC-VC	VC-CMV	従量式 VC	量制御 A/CMV	ボリューム A/C	ボリュームコントロール A/C	CMV
1回換気量 tidal volume	Vt	1回換気量	1回換気量	1回換気量	1回換気量	1回換気量	VT
圧補助換気 PSV	SPONT	CPAP/PS	PS/CPAP	SPONT	CPAP/PSV	CPAP/PSV	SPONT
補助圧 pressure support	PS	ΔPS	PS above PEEP	プレッシャーサポート	PSV	PSV	Psupport

*1　吸気圧 12，PEEP 5 であった場合，換気圧は 7
*2　圧リミット 12，PEEP 5 であった場合，換気圧は 7

① どのタイミングで吸気（送気）を開始するか（Timing）？

☐ 患者が呼吸努力をしなくても一定の時間間隔で送気することを**強制換気**という。患者の吸気努力に合わせて送気することを**補助呼吸**という。

Assist モード	患者が呼吸努力をしたときは補助呼吸でアシストするモード
Control モード	患者が呼吸努力をしなくても強制換気で一定以上の呼吸数にコントロールするモード
アシストコントロール（A/C）モード	患者が吸気努力をすればアシストし，一定時間吸気努力がない場合は強制換気でコントロールする Assist モードと Control モードの組み合わせ
圧補助モード（pressure support ventilation：PSV，または CPAP＋PS）	自発呼吸が必ずあることを想定し，患者の吸気努力によってトリガーされ，吸気をサポートするモード

☐ 気管挿管したばかりの患者や急性期の患者は A/C モードを用い，回復期に入り抜管を視野に入れている患者は PSV を用いることが多い。

② 何を目標にガスを送り込むか（Target）？

☐ 人工呼吸器の送気の目標は，1回換気量または気道内圧のどちらかである。これに応じた送気方法がある。

| 目標とする1回換気量を設定 | 従量式 volume control（VC） |
| 気道内圧を設定 | 従圧式 pressure control（PC）および圧補助（PSV） |

■ VC モード
- □ 1回換気量はコントロールできるが，気道内圧はコントロールできない。
- □ 患者の状態に応じて変化するパラメータは気道内圧であり，患者の吸気努力による代償がなければ，気道抵抗の上昇または肺コンプライアンスの低下によって気道内圧は高くなる。

■ PC モード/PSV モード
- □ 気道内圧はコントロールできるが1回換気量はコントロールできない。両者とも，吸気中に設定した気道内圧が保たれるように送気を行うため，送気の Target という側面では同じであり，Timing と Termination で異なる。
- □ 患者の状態に応じて変化するパラメータは1回換気量であり，患者の吸気努力による代償がなければ，気道抵抗の上昇または肺コンプライアンスの低下によって1回換気量が低下する。
- □ 患者が吸気速度を自由に変えられるため（速く吸いたければ速く送気され，ゆっくり吸いたければゆっくり送気される），VC モードと比べると患者と呼吸器の同調が良い場合が多い。

③ いつ送気を終了するか（Termination）？

■ VC モード
- □ 1回換気量が設定の容量に達したときに送気が終了する。同じ1回換気量でも，フロー（流速）を小さめに設定すれば送気時間は長くなり，大きめに設定すれば送気時間は短くなる。

■ PC モード
- □ 吸気時間そのものを医療者が決定する。

■ PSV モード
- □ 患者の吸気の流速がゆっくりになってきたら「患者はそろそろ呼気に移りたいはずである」と判断して送気を終了する。
- □ 患者の吸気流速がどれくらいゆっくりになったら送気を終了するかを，最大吸気流速（吸気の始まり）の「〇パーセント」として設定できる（吸気終了設定）。多くの場合，デフォルトで最大吸気流速（吸気の始まり）の 25％ に設定されている。

その他の比較的よく使用されるモード E

SIMV（synchronized intermittent mandatory ventilation）
- □ A/C と PSV モードの中間である。
- □ 患者の自発呼吸がない場合，または自発呼吸の回数が設定した呼吸回数よりも少ない場合は，A/C と同じである。この部分に関しては，VC と PC のどちらでも選択できる。

- 自発呼吸の回数が設定した呼吸回数よりも多ければ，それ以上の呼吸は患者の自発呼吸（CPAP±PS）となる。
- 設定する呼吸回数を減少させ，自発呼吸回数を増加させることでウィーニング効果を期待して開発された。
- SIMVによるウィーニングは，PSVで徐々にPSを減少させていく方法や定期的な自発呼吸テストなどの他の方法と比べると，呼吸器離脱までの時間は遅くなることがわかっており，日常診療でSIMVを用いなければならない状況はない[1,2]。

PRVC（pressure regulated volume control）

- 1回換気量の目標値を設定し，目標の1回換気量が達成されるように人工呼吸器が吸気圧を自動で変化させるモードである。
- 人工呼吸器のメーカーによってはVC＋，AutoFlowなどともよばれる。
- 自発呼吸がない状態では，気道内圧が高いときまたは肺のコンプライアンスが低いときに吸気圧が高くなる。
- 患者の吸気努力が強く，1回換気量が目標値よりも大きくなれば人工呼吸器は吸気圧を下げるため，患者は苦しいのに吸気サポートが少ないという不適切な状態になり得る。
- 呼吸不全の急性期には用いないほうが安全である。

酸素化と換気の設定

酸素化

- 酸素化に関与する因子としてFIO_2とPEEPがある。
- **FIO_2（fraction of inspired oxygen）[3,4]**
- 通常の目標SpO_2は92〜94％以上，慢性の2型呼吸不全があれば88％以上とされることが多い。
- ARDS患者では，ARDS Networkを参考に，PaO_2 55〜80 mmHgもしくはSpO_2 88〜95％を目標としている。
- 複数の動物実験により高濃度の肺毒性が証明されており，FIO_2 0.60以上は48時間以内に限るべきであると報告されている。
- FIO_2は目標のSpO_2を保つために，必要最低限の値にするように常に心掛けるべきである。

▶吸収性無気肺

気管支末梢でのガス交換が分泌物などで障害されている場合は，窒素をほとんど含まない高濃度酸素は血液に拡散し，それに見合うガスの充填もなく，肺胞が虚脱し，無気肺をきたした状態となる。

表 4-6-3　ARDS Network による FiO₂ と PEEP の設定

低 PEEP の対応表

FiO_2	0.3	0.4	0.4	0.5	0.5	0.6	0.7	0.7	0.7	0.8	0.9	0.9	0.9	1.0	1.0	1.0
PEEP	5	5	8	8	10	10	10	12	14	14	14	16	18	20	22	24

高 PEEP の対応表

FiO_2	0.3	0.3	0.4	0.4	0.5	0.5	0.5～0.8	0.8	0.9	1.0
PEEP	12	14	14	16	16	18	20	22	22	22～24

ARDS Network. Ventilation with lower tidal volumes as compared with traditional tidal volumes for acute lung injury and the acute respiratory distress syndrome. N Engl J Med 2000 ; 342 : 1301-8 より

■ PEEP（呼気終末陽圧）

- □ 呼気終末時に，気道内圧を外気圧と同じ 0 cmH₂O まで下げることなく陽圧を保つための圧．
- □ 酸素化改善の原理としては，より多くの肺胞を拡張させ機能的残気量を増加させることで肺胞のガス交換（Low $\dot{V}/\dot{Q}$ ミスマッチ）を改善する．
- □ PEEP には肺胞の虚脱を防ぎ，atelectrauma を防止する効果もある．
- □ 心不全では，PEEP による胸腔内圧の上昇により前負荷および後負荷が減少し，酸素化と循環動態が改善する．
- □ 日本の ARDS 診療ガイドラインでは，PEEP 値はプラトー圧が 30 cmH₂O 以下となる範囲内および循環動態に影響を与えない範囲内に設定すること，さらに中等症以上の ARDS には高めの PEEP を用いることが提案された（GRADE 2B，推奨の強さ「弱い推奨」/エビデンスの確信性「中」）．
- □ PEEP の値を FiO_2 と対応させて決定する方法が一般的である **(表 4-6-3)**[5]．
- □ 病態生理学に基づき，PEEP を高めに保ったまま FiO_2 を先行させて下げたい症例（心不全など）や，逆に FiO_2 より PEEP を下げたい症例（高い平均気道内圧が循環動態に影響を与えている場合）などがあるため，個々の症例で柔軟に決定する必要がある（☞「VALI」p.304）．

■ 換気量の設定

- □ 患者の分時換気量は，1 回換気量（tidal volume：VT）×呼吸数（換気回数）で求められる．
- □ 分時換気量が増えれば，より多くの CO_2 が排出されて血液ガス中の $PaCO_2$ は低下し，分時換気量が減れば血液ガス中の $PaCO_2$ は増加する．
- □ VALI を生じないための 1 回換気量を設定した後は，$PaCO_2$ が 35～45 mmH₂O になるように呼吸数で分時換気量を調整する．
- □ 通常の肺と CO_2 産生量であれば，「体重/10」L/min 程度の分時換気量が必要となる（例えば 60 kg であれば 6 L/min）．
- □ 人工呼吸器管理中の患者での 1 回換気量は理想体重で決定される．肥満の患者でも肺

- は大きくないことに注意する。
- ARDS Network および日本の ARDS 診療ガイドラインでは，1 回換気量を 6～8 mL/kg（理想体重）に設定することが推奨されている（GRADE 1B，推奨の強さ「強い推奨」/エビデンスの確信性「中」）。
- ARDS Network では，pH が 7.15～7.30 になるように，必要に応じて呼吸数を 35/min まで増加させることを推奨している。
- 呼吸努力が強い場合に 6～8 mL/kg の 1 回換気量に制限しようとしても，鎮静薬や鎮痛薬の使用にかかわらず，VC ではバッキングや 2 段トリガーを起こすか，PC ではどれだけ吸気圧を下げても 1 回換気量を制限できないことがある。このような場合に筋弛緩薬を用いるかどうかは個々の症例で決定する必要がある。
- ARDS 以外の患者でも，6～8 mL/kg の 1 回換気量に設定したほうが望ましいことが証明されてきている[6]。

初期設定例

A/C～VC の初期設定例

1 回換気量：6～8 mL/kg（理想体重）の範囲で設定
流速：40～60 L/min
波形パターン：あれば漸減波
換気回数：12～16 回（$PaCO_2$ に合わせて変更する。）
PEEP 5～10 cmH_2O
FIO_2 100% から開始して SpO_2 が 94% 以上を保てる範囲で徐々に下げる。

A/C～PC での初期設定例

吸気圧：5～15 cmH_2O で開始し，1 回換気量が 6～8 mL/kg（理想体重）となるように設定を変更する。吸気圧＋PEEP（プラトー圧）≦30 cmH_2O になるように設定する。しかし，吸気のフロー曲線がまだ基線に戻っていない場合は，肺胞の圧がまだ設定の吸気圧に達していないことを意味しており，1 回換気量を増やすためにまず行うべきは，吸気時間を延長させることである。
吸気時間：0.8～1.5 秒
換気回数：12～16 回（$PaCO_2$ に合わせて変更する。）
PEEP 5～10 cmH_2O
FIO_2 100% から開始して SpO_2 が 94% 以上を保てる範囲で徐々に下げる。

PSV での標準設定例

サポート圧（PS）：5～15 cmH_2O で開始し，患者の吸気努力や呼吸回数，1 回換気量を観察して，適切なサポートになるように変更する。
吸気終了設定：25%，呼吸器によっては 25% で固定されているものもある。
PEEP 5～10 cmH_2O

FiO₂ 100%から開始してSpO₂が94%以上を保てる範囲で徐々に下げる。

（大高 俊一，内藤 貴基）

第7章
人工呼吸器のアラームとトラブルシューティング

人工呼吸器アラーム

□人工呼吸器のアラームは以下を警告する[1]。
- 人工呼吸器/回路自体の不具合
- 人工呼吸器/回路と患者との非同調
- 患者の病態生理学的な変化

□アラームの分類[1,2]

救命的アラーム	直ちに生命を脅かす危険を警告（低電圧，ガス供給圧低下，無呼吸，換気量低下，気道内圧低下）
合併症予防アラーム	生命を脅かす可能性を警告（気道内圧上限，分時換気量上限，1回換気量上限，呼吸回数上限）

□低電圧，ガス供給圧低下のアラームは通常，製造業者によって事前設定されている。その他は医療スタッフによって適切にアラーム設定することが重要である。

□アラームの設定幅が狭すぎると，頻回の誤ったアラーム音や意味をなさないアラーム音により，騒音になるだけではなく実際に事態が発生した際に気がつかなくなってしまう[1]。

□人工呼吸器アラームの初期設定（表4-7-1）の後には，患者の病態，人工呼吸器設定，目的に合わせてアラーム設定値を適宜再調整する。

□従量式のモードを使用している場合は，**1回換気量は保証されるが気道内圧が変化する**ため，気道抵抗の上昇またはコンプライアンスの低下は最高気道内圧アラームが鳴ることで反映される[1]。

□従圧式のモードを使用している場合は，**最高気道内圧は保証されるが1回換気量は変化する**ため，気道抵抗の上昇またはコンプライアンスの低下は1回換気量低下アラームに反映される。

□自発呼吸があるときで，1回換気量が低下した場合は呼吸数で代償する可能性があるため，分時換気量よりも1回換気量下限アラームに注目するのがより適切である[2]（表4-7-2）。

表 4-7-1　アラームとバックアップ換気の初期設定
具体的な設定方法に関するガイドラインは発表されていないが，目安となる初期設定を示す。アラーム初期設定の後には，患者の病態，人工呼吸器設定，目的などに合わせてアラームの設定値を調整する。

呼吸数（上限）	30/min，またはベースラインとなる呼吸数＋10 回
呼吸数（下限）	10～12/min
1 回換気量（上限）	1,000 mL，またはベースラインとなる 1 回換気量の 200％
1 回換気量（下限）	250 mL，またはベースラインとなる 1 回換気量の 50～75％
分時換気量（上限）	10～12 L/min，またはベースラインとなる分時換気量の 150～175％
分時換気量（下限）	2～5 L/min，またはベースラインとなる分時換気量の 150～175％
最高気道内圧（上限）	30～40 cmH$_2$O，またはベースラインとなる最高気道内圧より 5～10 cmH$_2$O 高い値
最高気道内圧（下限）	ベースラインとなる最高気道内圧より 5～10 cmH$_2$O 低い値
PEEP/CPAP（下限）	PEEP より 3～5 cmH$_2$O 低い値
無呼吸時間	20 秒
バックアップ換気設定	FiO$_2$ 100％ でフルサポートに相当する 1 回換気量と呼吸数（1 回換気量 8～10 mL/kg，呼吸数 10～12/min）

表 4-7-2　従量式モードと従圧式モードにおけるアラーム設定の例

	従量式モード（圧をモニター）	従圧式モード（量をモニター）
自発呼吸なし	気道内圧上限アラーム＝最高気道内圧の平均＋5 cmH$_2$O	1 回換気量および分時換気量下限アラーム＝1 回換気量および分時換気量の平均値の 50％
自発呼吸あり	気道内圧上限アラーム＝最高気道内圧の平均＋10 cmH$_2$O	1 回換気量下限アラーム＝1 回換気量の平均値の 50％

突然の呼吸状態悪化に対する DOPE アプローチによるトラブルシューティング

☐ 呼吸の予期せぬ緊急事態においては，とりあえず用手換気を行う。
☐ 「チューブのずれ」「チューブの閉塞」「気胸」「機器の不具合」が，すぐに解決すべき 4 つの主な原因であり，**DOPE** の語呂で示される[3]。

Displacement of the tube（チューブのずれ）
Obstruction of the tube（チューブの閉塞）
Pneumothorax（気胸）
Equipment failure（機器の不具合）

☐ アラームの原因検索は，DOPE の順に確認する必要はなく，時間をかけずにすぐに判断できるものから行うのがよい。

① 用手換気をする。これで解決すれば「E：機器」の問題とわかる。
② 用手換気をしながら聴診と視診を行い，胸郭の挙上の程度と左右差を確認する。「D：チューブのずれ」つまりチューブが抜けかかっていて空気が口元から漏れていないか，深すぎて片肺換気になっていないか，「P：気胸」がないかを確認する。
③ 用手換気で抵抗がある場合や空気の戻りが悪いときは，分泌物や患者が噛んでいることによる「O：チューブの閉塞」を疑う。患者が噛んでいる場合はバイトブロックを挿入するか鎮静薬を用いる。分泌物が疑われれば吸引チューブやブジーを挿入し挿管チューブの開存性を確認する。気管支鏡を用いてもよい。ブジーでは閉塞していた痰などを押し込むリスクがあることに留意する。チューブの閉塞が解決できないときは抜管してマスク換気を行い，再挿管の準備をする。
④ チューブが固定されている位置を確認する。固定されている位置が適切であるにもかかわらず，空気が口元から漏れる場合は，カフ圧が低すぎるか，カフが破けている可能性がある。カフの破損が疑われる場合は抜管してマスク換気を行い，再挿管の準備をする。挿管困難例であれば，ブジーなどで入るかを検討する。
⑤ 胸部X線写真でチューブの位置と気胸，肺野の異常を確認する。

多少余裕がある場合の，モニタリング値とグラフィックを利用したトラブル認識

回路のリーク（1回換気量低下のアラーム，分時換気量低下のアラーム）

☐ 換気量の波形において，呼気の波形が最終的にベースラインに戻らない場合，リークの存在を示す（図4-7-1）。
☐ リークが原因でオートトリガーを起こすこともあり，自発呼吸がないにもかかわらず呼吸数や分時換気量が上昇している場合もある。
☐ リークは，気管チューブのカフ周囲，回路接続部，ウォータートラップの破損やキャップ外れ，胸腔ドレーンからの過剰なリークなどによって起こる。

肺または胸郭コンプライアンスの低下（1回換気量低下アラーム，最高気道内圧アラーム）（図4-7-2〜4-7-4）

☐ コンプライアンスが低下する病態には，肺炎，心不全，ARDS，気胸，血胸，片肺換気，重度の肥満，腹部コンパートメント症候群，腹水などがある。
☐ 従量式モードで吸気ポーズを行うと，自発呼吸がない場合はプラトー圧（$P_{plateau}$）および最高気道内圧（PIP）の両方が上昇している。
☐ 従圧式モードでは，自発呼吸がない場合は1回換気量が低下する。
☐ 呼気のフロー波形はベースラインに戻るのが速くなる。
☐ コンプライアンスが低下するような病態の悪化には，診断と治療介入そのものが問題解決となる。

図 4-7-1　回路のリーク（PC-AC）

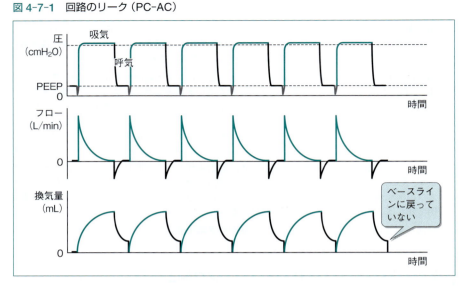

図 4-7-2　呼吸メカニクスと圧の関係

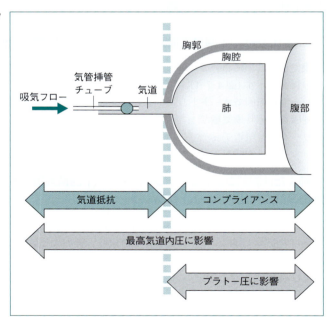

気道抵抗上昇（1回換気量低下アラーム，最高気道内圧アラーム）
（図 4-7-2～4-7-4）

□気道抵抗が上昇する状況には，分泌物の貯留，気管攣縮，挿管チューブの閉塞/狭窄

図 4-7-3 従量式モードにおける呼吸メカニクス異常のパターン

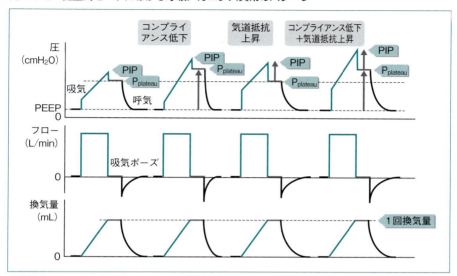

図 4-7-4 従圧式モードにおける呼吸メカニクス異常のパターン

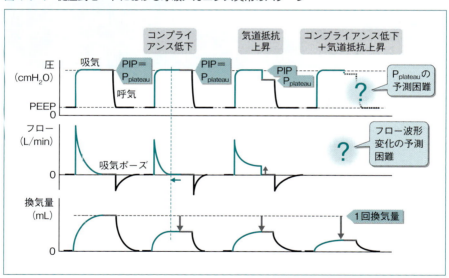

などがある。
- 従量式モードで吸気ポーズを行うと，自発呼吸がない場合は最高気道内圧は上昇しているがプラトー圧は正常である。
- 従量式モードにおける呼吸メカニクス異常の鑑別診断

	気道抵抗上昇	コンプライアンス低下
最高気道内圧（PIP）	↑	↑
プラトー圧（$P_{plateau}$）	→	↑

□従圧式モードでは，自発呼吸がない場合は1回換気量が低下し，プラトー圧が下がる。
□従圧式モードであっても，吸気フローがベースラインに戻るまでは（回路と肺胞の圧が平行に達するまでは），気道の最高気道内圧は肺胞の圧よりも高く，最高気道内圧＝プラトー圧にはならないことに注意する。
□呼気のフロー波形はベースラインに戻りにくくなり，auto PEEPが発生する。
□チューブの閉塞が原因の場合は，分泌物の除去やチューブの交換を行う。
□気管攣縮による気道抵抗の上昇の場合，呼気時間が長くなるように設定し（吸気時間を短くする，1回換気量を少なくする，呼吸数を少なくする，など），短時間作用性気管支拡張薬を投与する。

（髙田 順子，内藤 貴基）

第8章

ARDS総論

ARDSの定義 G

□1967年のAshbaughらによる12症例の報告で，「何らかの侵襲に対する肺の病的反応」としての急性呼吸促迫症候群（ARDS）の概念が世に知られるようになった。1994年の米国と欧州のエキスパートコンセンサスによりARDSの定義が発表された[1]。
□AECCの定義に対し，急性の定義が曖昧で，P/FはFIO$_2$やPEEPに影響を受けるはずだが規定がない，肺動脈カテーテルはすでにあまり使われなくなっているが診断基準に入っている，ALIというカテゴリーがわかりづらく，軽症で予後が良いなどとの誤解を生みやすい，などの批判があった。
□2012年，ESICMからBerlin定義が新たに提唱され，ATS，SCCMからも支持された。両者の比較を表4-8-1に示す[2]。
□Berlin定義で更新された主な内容は，1週間という期間の明確化，不明瞭なALIという分類の削除，新たなP/F比による重症度分類，心原性肺水腫と非心原性肺水腫の共存の可能性の受容である。
□その原因が，例えば，急性好酸球性肺炎，びまん性肺胞出血，特発性器質化肺炎，間質性肺炎の急性増悪などのものをARDS mimickerとしてARDSと区別する考え方があるが，Berlin定義に従えばすべてARDSと診断される。

表 4-8-1　ARDS の定義

	Berlin 定義	AECC
発症	何らかの侵襲または新しい（新たに悪化した）呼吸器症状から 1 週間以内	急性
酸素化	$PEEP≧5\ cmH_2O$ で 軽　症：P/F 比 201〜300 中等症：P/F 比 101〜200 重　症：P/F 比≦100	ALI：P/F 比 201〜300 ARDS：P/F 比≦200
胸部画像	胸水，無気肺または小結節影のみでは説明のつかない両側浸潤影	両側浸潤影
	肺水腫の原因：心不全や輸液過剰のみでは説明がつかない肺水腫。疑わしい場合はエコーなどの客観的指標を用いて評価する必要がある。	肺毛細血管楔入圧：PCWP＜18 mmHg または左房圧上昇の所見なし

ARDS の病態生理

ARDS の原因，分類

□原医は直接損傷と間接損傷に分けることができる[3]。死亡率には差がないとされている[4]。

直接損傷	肺炎，誤嚥，外傷（肺挫傷），有毒ガス吸入など，直接肺を障害する機序によって起こるもの
間接損傷	肺以外に起こった病態によって生じた炎症性サイトカインによる肺損傷（主な原因は敗血症で ARDS の原因の最多を占めるほか，重症熱傷，急性膵炎，大量輸血など）

□肺炎などで直接損傷がある場合も，肺炎によるその後の炎症性サイトカンの増加が肺の正常部位の損傷を引き起こすこともあり，直接損傷を 1st-attack，炎症性サイトカインによる間接損傷を 2nd-attack とよぶこともある。

□特に肺の直接損傷による ARDS の場合，どこまでが 1st-attack（原疾患）で，どこまでが 2nd-attack（炎症性サイトカインに対する反応）かを判別することは不可能であり，個々の症例は図 4-8-1 のような左右のスペクトラムのどこかに位置する。常に，1st-attack の治療（原疾患の治療）と 2nd-attack の治療（肺をこれ以上悪くしないための呼吸器管理）を意識することが大切である。

肺水腫の病態

□肺水腫は心原性か非心原性かに分けられるが，ARDS は定義から後者である。

□心不全や輸液によって生じる心原性肺水腫では，左室拡張末期圧の上昇により肺静脈を介して肺毛細血管の静水圧が上昇するため，間質への水分移動が起こり，肺水腫を呈する。

□ARDS での非心原性肺水腫は，毛細血管透過性が亢進することで間質および肺胞へ

表 4-8-2 低 PEEP と高 PEEP の対応表

低 PEEP 群に採用された対応表

FiO_2	0.3	0.4	0.4	0.5	0.5	0.6	0.7	0.7	0.7	0.8	0.9	0.9	0.9	1.0	1.0	1.0	1.0
PEEP	5	5	8	8	10	10	10	12	14	14	14	16	18	18	20	22	24

高 PEEP 群に採用された対応表

FiO_2	0.3	0.3	0.4	0.4	0.5	0.5	0.5〜0.8	0.8	0.9	1.0
PEEP	12	14	14	16	16	18	20	22	22	22〜24

は低い PEEP よりも酸素化を改善させるが，死亡率を改善させることは示せなかった．しかし，中等症以上の ARDS に限っていえば死亡率の改善が期待できる[7,8]．

- 日本の ARDS ガイドラインでは，1 回換気量は 6〜8 mL/kg，ATS/ESICM/SCCM ガイドライン（2017）[9]では，4〜8 mL/kg が推奨されている．
- 低 PEEP と高 PEEP の対応表を表 4-8-2 に示す．
- 日本の ARDS ガイドラインでは，中等症以上の ARDS に対しては高めの PEEP を用いることが提案されている（GRADE 2B，推奨の強さ「弱い推奨」/エビデンスの確信性「中」）．
- ATS/ESICM/SCCM ガイドライン（2017）[9]では，中等症〜重症の ARDS 患者に対しては低めの PEEP ではなく，高めの PEEP を用いることが推奨されている（conditional recommendation, moderate confidence）．
- 具体的な呼吸器設定の方法については ARDS Network で用いられたプロトコルが参考になる（表 4-8-3）[10]．このプロトコルを用いることで，院内死亡率を 39.8% から 31% まで減少させることができたとされる（NNT 11）．

■ permissive-hypercapnea　E

- ARDS は死腔換気量も多く，1 回換気量を減らすと高二酸化炭素血症になりやすいが，VALI の予防のためにはある程度まで呼吸性アシドーシスを許容しようという考え方を permissive-hypercapnea という．
- ただし，脳血管拡張による頭蓋内圧亢進，肺血管収縮による肺高血圧，アシデミアに伴う不整脈などの副作用があるため，患者の状態によって注意が必要である．
- ARDS Network では，前述のように pH 7.30 を目標として呼吸数を設定するが，血行動態が許容できるのであれば，pH 7.15 まで許容している．

③ 呼吸器によらない治療

■ dry-lung 戦略

- ARDS は前述のとおり，肺水腫が病態の中心にある．そのため輸液を制限したほうが肺のためにはよいのでは，という考え方である．
- 循環動態が安定した患者に対し，利尿薬と輸液制限により中心静脈圧 4 mmHg 未満あるいは肺動脈楔入圧を 8 mmHg 未満の水分制限する群と，制限をかけない群での

表 4-8-3 ARDS Network における呼吸器設定のプロトコル

治療ゴール：1回換気量 6 mg/kg（予測体重），ピークプラトー圧＜30 cmH$_2$O，pH 7.30〜7.45

男性：50.0＋0.91×（身長－152.4）
女性：45.5＋0.91×（身長－152.4）

1： モード：何でもよい。なるべく自発呼吸に同調させるためアシストコントロールがよいか。
2： 初期1回換気量を 8 mL/kg（予測体重）に設定。
3： 呼吸数 15/min，PEEP 5〜7 で開始。
4： 1回換気量を 1〜3 時間おきに 1 mL/kg ずつ下げ，ゴールは 6 mL/kg に。
5： 6 mL/kg に達したらピークプラトー圧を測定，30 cmH$_2$O 以上ならさらに 1 回換気量を下げる（4 mL/kg 以下にならないように）。
6： 血液ガス測定
   pH 7.15〜7.30 では呼吸数を増加させる（pH＞7.30 または 35/min まで）。
   pH＜7.15 では，呼吸回数を 35/min まで増加　それでも 7.15 以下なら 1 回換気量を 1 mL/kg ずつ増加させる。
7： SpO$_2$ がゴール設定値（PaO$_2$＝55〜80 mmHg または SpO$_2$＝88〜95％）になるまで FiO$_2$ を下げる。FiO$_2$ を下げられない場合，PEEP を増加させる。

FiO$_2$ と PEEP の対応表　推奨されたもの

FiO$_2$	0.3	0.4	0.4	0.5	0.5	0.6	0.7	0.7	0.8	0.9	0.9	0.9	1.0
PEEP	5	5	8	8	10	10	10	12	14	14	14	16	18	18〜24

RCT では，60 日死亡率では差はなかったが，肺以外の臓器障害を増やすことなく 28 日間における人工呼吸使用期間（12.1±0.5 日 vs. 14.6±0.5 日，p＜0.001），ICU 入室期間（11.2±0.4 日 vs. 13.4±0.4 日，p＜0.001）を短くすることができた[11]。

☐ 原疾患（敗血症や急性膵炎など）の輸液治療が優先される急性期では，dry-lung 戦略を考える必要はない。ショックなのに ARDS のために輸液を制限することがあってはならない。

☐ 日本の ARDS ガイドラインでは，ARDS 患者に対して水分を制限した管理を行うことを提案している（GRADE 2A，推奨の強さ「弱い推奨」／エビデンスの確信性「高」）。

④ 低酸素血症の rescue（rescue だけではなく生存率改善の可能性もある治療も含む）

prone-position（腹臥位）

☐ 仰臥位の状態では，重力の影響を受け背側の肺に特に無気肺を起こしやすくなるため，腹臥位にすることで酸素化を改善するとともに，肺保護を行い，予後を改善させようという治療である。最近の多施設研究によってその有効性が示されており，今後は低1回換気量と並んで標準的な治療となっていく可能性が高い[12]（図 4-8-3，表 4-8-4）。

☐ 腹臥位と仰臥位を繰り返すことで，重力による肺の含気の不均一な分布がより均一になり，含気の多い部分では過膨張による肺障害，その他の部分では無気肺による肺障

図 4-8-3 腹臥位の手順
(今泉 均ほか. 腹臥位換気を自施設で始めるための体制整備と方法. Intensivist 2015；7：86-91 より許可を得て転載)

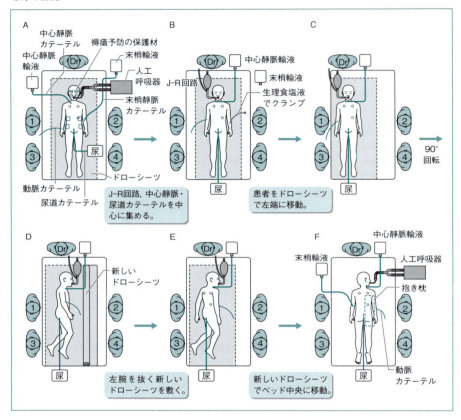

害という「不均一性による肺障害」が軽減できる可能性が示唆されている。
- 挿管 36 時間以内の ARDS，P/F 比＜150 の重症患者で，prone 16 時間＋仰臥位 8 時間の間欠的腹臥位治療を施行した群では，対照群に比べ 28 日生存率は 32.8％（95％ CI 26.4～38.6）vs. 16.0％（95％CI 11.3～20.7）と有意に改善することを示した。この研究では早期に ARDS を診断し，早期に prone を行うことの重要性を説いている。晩期 ARDS に prone が有効かどうかはまだ結論が出ていない。
- 日本の ARDS ガイドラインでは，中等症以上の患者に対して腹臥位を行うことを提案している（GRADE 2C，推奨の強さ「弱い推奨」/エビデンスの確信性「低」）。
- ATS/ESICM/SCCM ガイドライン（2017）[9] では，重症の ARDS に対する腹臥位は強い推奨となっている（strong recommendation, moderate-high confidence）。
- 腹臥位を行う場合は，顔面の褥瘡や挿管チューブのトラブルなどに対して細心の注意を払うべきであり，施設としての経験が重要である。

表 4-8-4　腹臥位の手順

① ベッドの両側に患者を回転させる者を最低 1 名ずつ配置し，ベッドの頭側には中心静脈カテーテルと気管チューブが脱落したり，捻れたりしないように気道管理担当者を 1 名配置する。
② 必要に応じて，気管や口腔，鼻腔を吸引する。
③ 人工呼吸器をいったんはずし，頭側の気道管理担当医が 100%O_2 の Jackson-Rees（J-R）回路で換気する。中心静脈カテーテル，尿道カテーテルを中心軸に集め，末梢静脈は生理食塩液でクランプする（図 4-8-3B）。
④ 側臥位で背中側になるベッドの端に，ドローシーツで患者の体を平行移動する（図 4-8-3C）。
⑤ 側臥位の顔側に新しいドローシーツを，患者側を丸めた状態で敷く。
⑥ 患者の体を log-rolling で回転，側臥位にし（図 4-8-3D），心電図パッドを腹側から背側に貼り替える。
⑦ 下になるほうの腕を胸郭の下を通してゆっくり廻す（図 4-8-3E）。同側に動脈カテーテルが入っている場合は，一緒に胸郭の下をくぐらせる。
⑧ 回転を継続し，新しいドローシーツ上で患者の体をベッド中央に移動する（図 4-8-3F）。
⑨ 人工呼吸器のある方向に顔を傾け，気管チューブを出す。
⑩ 回転時に気管チューブが捻れたり，右気管支に先進しないかを J-R 回路でコンプライアンスや気道抵抗を確認，加圧聴診する。必要に応じて気管吸引を行う。
⑪ J-R 回路から人工呼吸器に戻し，1 回換気量と分時換気量，ピーク圧，プラトー圧を再評価し，肺保護戦略を継続する。
⑫ 眼窩や眼球に直接パディングなどが当たらないように，額や下顎，肩の下に C 型のクッションを置く。
⑬ 患者が快適なように腕を置く。患者とコミュニケーションができない場合，腕神経叢損傷につながる可能性のある腕の過伸展を避ける。
⑭ すべてのチューブの接続具合をチェックし，きちんと機能するかを再評価する。
⑮ 逆 Trendelenburg の頭高位とし，ときおり少し（20～30°）横に傾ける。少なくとも 2 時間ごとに左右の顔の向きを変える。
⑯ 特に体重負荷，腹側の皮膚アセスメントをシフトごとに評価する。

Messerole E, et al. The pragmatics of prone positioning. Am J Respir Crit Care Med 2002；165：1359-63 より作成

■ リクルートメントマヌーバー

□ 高い圧で虚脱した肺を再度広げることを目的とする。例えば 40 mmHg の圧を 40 秒間かける方法は 40/40 とよばれている。酸素化は改善するが，ルーチン使用での死亡率の改善は不明，メタ解析では死亡率，入院日数，圧損傷の発生率改善は確認できなかったと報告されている[13]。どのくらいの圧がいいのかのコンセンサスはない。
□ 高い PEEP とリクルートメントマヌーバーにより，死亡率が増加したことを示した ART trial[14]では，吸気圧を 15 cmH_2O に固定し，PEEP を 25, 35, 45 cmH_2O と徐々に上げていく方法を用いており，プラトー圧が 60 cmH_2O になるような過激なリクル

ートメントマヌーバーは害である可能性が高いということはいえる。
☐ 40/40 の方法は以下のとおりである。

① 十分な鎮静・鎮痛が行われているかを確認する。
② モードを pressure support ventilation（CPAP モード）に変更する。
③ 手技中に強制換気が入らないように，無呼吸設定時間（無呼吸のときに強制換気になるまでの時間）を長めに（例えば 60 秒）に変更する。
④ 吸気圧（pressure support）を 0 cmH$_2$O，PEEP を 40 cmH$_2$O にする。
⑤ 血圧が低下しないかを慎重にモニターし，元の設定に戻す準備をしながら 40 秒間待つ。
⑥ 40 秒経過したら元の設定に戻す。血圧が低下したらその時点で元の設定に戻す。

☐ ATS/ESICM/SCCM ガイドライン（2017）[9]では，成人の ARDS に対して条件付きでリクルートメントマヌーバーを行うことが提案されている（conditional recommendation, low-moderate confidence）。
☐ チューブ交換や CT 室でのベッド移動などで，一時的にチューブを呼吸器から外したときに無気肺による低酸素が起こりやすく，その場合の対処法の 1 つになり得る。
☐ 胸腔内圧の上昇により著明な血圧低下をきたすことがあるため，必ず熟練者の監督下で行う。

■ 筋弛緩
☐ 人工呼吸器との非同調を改善することで酸素化が改善することがある。
☐ 自発呼吸を消失させることで経肺圧を低下させ，VALI を軽減できるのではないかと考えられている。
☐ RCT で 90 日死亡率が低下[15]，メタ解析でも 48 時間と，短時間の筋弛緩薬使用は入院死亡率を低下させた[16]。
☐ 海外で ARDS 患者に対して使用されている cisatracurium は日本では未認可であり，日本で使用できる筋弛緩薬であるベクロニウムやロクロニウムで同様の効果が得られるかは不明である。
☐ ベクロニウムやロクロニウムはステロイド環を有しているため，cisatracurium と比べて合併症としての筋力低下をきたしやすいのではないかとの懸念がある。
☐ 中等症以上（例えば P/F＜150）の ARDS 患者には筋弛緩薬の使用を考慮してもよいかもしれないが，できるだけ投与期間を短くするように心掛けるべきである。
☐ 日本の ARDS ガイドラインでは，PEEP≧5 cmH$_2$O で P/F 比≦200 の患者に対し，発症早期に 48 時間以内に限定した筋弛緩薬の使用を提案している（GRADE 2B，推奨の強さ「弱い推奨」/エビデンスの確信性「中」）。
☐ SSCG 2016 では，敗血症関連で P/F 比≦150 の ARDS 患者に対し，筋弛緩薬を用いることを弱く推奨している（GRADE 2B）。
☐ ATS/ESICM/SCCM ガイドライン（2017）[9]では，筋弛緩薬に対する記載はない。
☐ 筋弛緩後に適正な 1 回換気量を得るためには，従量式に変更するか，従量式を維持するのであれば，患者が行っていた吸気努力の分を陽圧換気で補えるように，吸気圧を大幅に増加させる必要がある場合が多い。

図 4-8-4　APRV に特徴的な 4 つのパラメータ

(竹内宗之ほか. APRV. Intensivist 2015；7：113-23 より許可を得て転載)

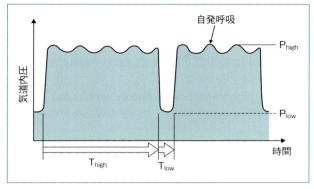

表 4-8-5　APRV の設定

P_{high}	通常の人工呼吸中のプラトー圧と同じ圧に設定（20～35 cmH$_2$O）
P_{low}	0 cmH$_2$O
T_{high}	4～6 秒
T_{low}	0.2～0.8 秒（呼気流量がその最大値の 50～75％ 以下にならないように設定）

Habashi NM. Other approaches to open-lung ventilation：airway pressure release ventilation. Crit Care Med 2005；33（3 Suppl）：S228-40 をもとに作成

■ APRV（airway pressure release ventilation）

- □ APRV とは，定期的に短時間の間欠的な気道内圧の開放を行う高い圧設定を用いた CPAP のことである（図 4-8-4，表 4-8-5）．
- □ APRV は酸素化を改善する可能性はある．ピーク圧を減らし，肺胞を開いて背側の肺の換気と酸素化を改善することが複数の観察研究で示されているが，死亡率を改善するかどうかはまだ結論が出ていない．
- □ APRV により，人工呼吸器管理期間および ICU 滞在日数が減少する[17]という報告がある．

■ ECMO（体外式膜型人工肺）

- □ ECMO により酸素化と換気が保たれるため，肺を休ませることができるという点で，ECMO は究極の肺保護戦略である．
- □ ECMO が生命予後を改善することを示した RCT として，インフルエンザ H1N1 がアウトブレイクした年の CESAR trial[18]が有名であるが，コントロール群の人工呼吸器管理方法が標準的ではなかったとの批判的吟味がある．
- □ 侵襲性の高さとコスト，看護サイドの労力などを鑑みて，慎重にその適応を見極めなければならない．
- □ 使用せずに十分乗り切れたはずの患者に対して安易に ECMO を使用し，その合併症で患者を死亡させるようなことがあってはならない．
- □ ATS/ESICM/SCCM ガイドライン（2017）[9]では，ECMO に対する推奨を行うにはさ

- らなる研究が必要であるとしており，明確な推奨はない。
- □ VV ECMO を開始すること自体はそれほど困難ではないが，VA ECMO と異なり，その管理が長期にわたることが多く，トラブルシューティングや回路交換など，施設としての経験が重要であるため，適応があると判断した場合は速やかに ECMO センターに相談するべきである。

■ HFOV (high frequency oscillatory ventilation)
- □ 毎分数百回の低容量換気で，PEEP を保ちながら肺の虚脱を起こさない呼吸器モードである。
- □ 入院中死亡率を改善するという結果を導いた研究はあるが[19,20]，質の良い研究では有用性が否定されている[21,22]。
- □ 日本の ARDS ガイドラインでは，ARDS 患者に対して HFOV を行わないことを提案している（GRADE 2C，推奨の強さ「弱い推奨」/エビデンスの確信性「低」）。
- □ ATS/ESICM/SCCM ガイドライン（2017）[9] では，中等度～重症の ARDS に対して，ルーチンに HFOV を用いないことを強く推奨している（strong recommendation, moderate-high confidence）。

■ 吸入一酸化窒素（NO）
- □ 含気のある（NO が届く）肺胞に接する血管のみを拡張させることにより，$\dot{V}/\dot{Q}$ ミスマッチを改善させる作用があるため酸素化が改善するが，死亡率や人工呼吸器管理期間の減少は示せなかった[23]。
- □ 腎機能障害の合併症が報告されており[24]，現在ではルーチンに使用する治療法ではない。

過去に検討されたが効果が示されなかった治療法

■ シベレスタットナトリウム
- □ 前述のとおり，ARDS の 2 nd-attack は，炎症性メディエータを介した反応である。
- □ 好中球からの好中球エラスターゼが細胞外基質を分解し，直接的な組織障害と凝固線溶系活性化，炎症性サイトカインの産生にも関与している。
- □ シベレスタットナトリウムはこの好中球エラスターゼを阻害する。

▶日本での研究[25]
- ◦ SIRS＋ALI 患者 230 人を対象とした，二重盲検比較試験。
- ◦ 0.2 mg/kg/hr の群のほうが肺機能（PEEP，P/F 比，胸部 X 線，肺コンプライアンス）は改善。人工呼吸器離脱が早い。ただし，死亡率は両者で変わりなし。

▶海外での研究[26]
- ◦ ALI 患者 492 人
- ◦ プラセボ vs. シベレスタット（0.16 mg/kg/hr）を人工呼吸器管理中＋24 時間 max 2 週間
- ◦ すべての患者は低容量換気で治療。
- ◦ プライマリアウトカム：28 日死亡率は改善せず。P/F 比も改善せず。

- 180日死亡率はシベレスタット群のほうが悪い（40% vs. 31%, $p=0.006$）。
- いずれの研究も症例数は多くないため結論づけるのは難しいが、すべてのARDSに対して予後を改善するわけではなく、場合によっては有害になり得ることを示唆している。
- 日本のARDSガイドラインでは、ARDS患者に対して好中球エラスターゼ阻害薬を侵用しないことを提案している（GRADE 2C、推奨の強さ「弱い推奨」/エビデンスの確信性「非常に低」）。

■ ステロイド
- 急性好酸球性肺炎、特発性器質化肺炎、薬剤性肺炎、血管炎によるびまん性肺胞出血など、ステロイドに反応性の肺疾患がいくつか存在するが、これらの原疾患をARDSと診断してステロイドを投与した場合、劇的な改善が期待できる。
- AECCの定義やBerlin定義に基づいたARDSに対するステロイドの作用を検討した今までの研究には、ステロイドが効果を示す疾患群と示さない疾患群が含まれていることに留意する。
- 特に肺の直接障害によるARDSでは、「ARDSに対するステロイドは効果があるか？」という考え方ではなく、「この原疾患はステロイド反応性の疾患か？」という観点が重要である。
- 複数のメタ解析でガス交換能の改善、人工呼吸器の期間の減少、ICU入室日数の減少の効果が示されたが、それぞれの研究の患者群が不均質で数も少なく、死亡率に対しての効果は示されていない[27]。
- 副作用として、重症患者関連多発神経症/筋症、および感染症があるため、原疾患によらずルーチンで使用すべき治療法ではない[28]。
- 14日以後に投与された群では死亡率の上昇が示されており[29]、少なくともARDS発症14日以後には投与すべきではない。
- 日本のARDSガイドラインでは、メタ解析の結果、ステロイド投与により人工呼吸器に依存しない日数が延長したことに着目し、メチルプレドニゾロン1～2 mg/kg/日相当のステロイドの投与が提案されている（GRADE 2A、推奨の強さ「弱い推奨」/エビデンスの確信性「高」）。

■ スタチン
- 敗血症関連のARDSでのロスバスタチンとプラセボのRCTでは60日死亡率、呼吸器依存日数は差がなく腎機能障害、肝障害がスタチン投与群で多かった[30]。
- また、ARDSに対してのsimvastatinとプラセボとのRCTも行われたが、死亡率、人工呼吸器管理期間、呼吸器以外の臓器障害、合併症の発生率いずれも有意差はなく、効果は否定された[31]。
- 現時点ではその有効性は否定されている。

（東 秀律、内藤 貴基）

第9章

人工呼吸器関連肺損傷（VALI）

VALI とは何か

- 1967 年，人工呼吸器管理をした患者の剖検で，びまん性の肺胞浸潤とヒアリン膜が形成されていることがわかり，「respirator-lung」と称されたのが VALI（ventilator-associated lung injury）の概念の始まりである[1]。
- 近年 ARDS の研究に伴って理解が深まり，人工呼吸器管理によって惹起される炎症細胞の浸潤，ヒアリン膜の形成，肺血管透過性亢進，肺浮腫が特徴とされる肺損傷のことを VALI（人工呼吸器関連肺損傷）とよぶようになった。

VALI の病態生理

- VALI の肺損傷の機序は，① **volutrauma**，② **barotrauma**，③ **atelectrauma**，④ **biotrauma** に大きく分類することが可能である。

VALI と圧-容量曲線の関係

- 虚脱した肺を想定したとき，陽圧をかけていくと肺の虚脱が解除される 1 つ目の変曲点が LIP（lower inflection point），さらに陽圧をかけていくと容量が増えにくくなる 2 つ目の変曲点が UIP（upper inflection point）である（図 4-9-1）。
- UIP 以上に圧をかけると肺胞に対して過伸展（overdistention）による損傷と圧による損傷を与えるが，これがそれぞれ ① volutrauma と ② barotrauma である。
- LIP 以下は無気肺を意味し，無気肺と再膨張の繰り返しから肺胞に対して剪断力（shearing-force）による傷害が発生する。これが ③ atelectrauma である。
- いずれの損傷でも，肺胞上皮細胞への傷害，肺胞毛細血管透過性亢進，TNF-α，IL-6 などのサイトカイン放出が起こり，さらに肺損傷が進む（④ biotrauma）。
- 実際は，肺の含気や無気肺の程度は肺の部位によって異なる（均一ではない）ため，同じ圧でも含気の多い部分の肺胞（仰臥位では腹側）には volutrauma と barotrauma が，無気肺のある部位の肺胞（仰臥位では背側）には atelectrauma が生じている（不均一性による肺損傷）。

VALI の予防

- 肺保護換気とは VALI を起こさないことを目的とする。
- ATS/ESICM/SCCM ガイドライン（2017）[2]では，volutrauma を予防するために 1 回

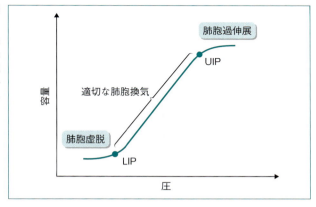

図 4-9-1 肺における圧-容量曲線

(Vargas M, et al. PEEP role in ICU and operating room : from pathophysiology to clinical practice. Scientific World Journal 2014 ; 2014 : 852356 をもとに作成)

換気量を制限し（4〜8 mL/kg），barotrauma を予防するためにプラトー圧を 30 cmH_2O に制限することが推奨されている。
- 適切な PEEP の使用により atelectrauma を予防し，無気肺の部分を減少させることにより不均一性による肺損傷を予防する。
- ドライビングプレッシャー（$P_{plateau}$ − PEEP，つまり ΔPi または above PEEP）が高いほど死亡率が高くなることが示されており[3]，1 回換気量，プラトー圧に代わり，今後は経肺圧やドライビングプレッシャーを制限することが推奨される可能性がある。
- 腹臥位は，含気と無気肺の分布の不均一性を改善することで VALI を軽減すると考えられている。

経肺圧（transpulmonary pressure）P O

- 経肺圧とは，**肺胞圧−胸腔内圧**という式で表される「実際に肺胞にかかる圧力」と考えることができる。
- 胸腔内圧は食道内圧と近似することがわかっており，日常臨床では食道内圧モニターを挿入することにより，胸腔内圧を推定して経肺圧を算出する。
- 経肺圧測定を考慮する主な病態は，① 例えば腹部コンパートメント症候群や高度肥満などで胸腔内圧が高いために，高い PEEP や高い吸気圧が必要と考えられる場合，および ② 重症 ARDS 患者で吸気努力が極めて強く，吸気による陰圧により，さらなる肺傷害の危惧があるときである。

① 胸腔内圧が上昇している場合

- 吸気に着目すると，胸腔内圧が上昇しているため，胸郭を押し広げる高い圧が必要となる。人工呼吸器のプラトー圧が高くても実際の経肺圧は低く，理論的にはさらに高いプラトー圧を許容できる可能性がある（図 4-9-2A）。
- 呼気に着目すると，PEEP よりも胸腔内圧が高い場合は経肺圧がマイナスとなり，無気肺が生じている可能性が高く，理論的には少なくとも経肺圧が 0 cmH_2O 以上にな

図 4-9-2　腹腔内圧の上昇
A：吸気，B：呼気，C：吸気

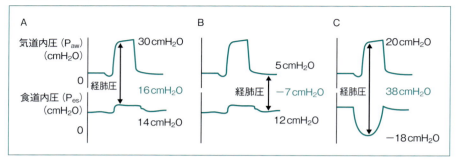

るようにさらに PEEP を上げる必要がある (**図 4-9-2B**)。
□経肺圧 0 cmH₂O 以上を指標にし続けると，いつまでたっても PEEP を下げられず，抜管できないことがある。ある程度肺疾患および酸素化が改善した後は，経肺圧がマイナスになったとしても PEEP を下げていく必要があることもある。

② 呼吸努力が非常に強い場合

□ARDS 患者は呼吸困難感のために強い呼吸努力を呈している場合は珍しくないが，強い吸気努力の結果として胸腔内圧は著明な陰圧になる。
□例えば胸腔内圧が陰圧で $-18\,\mathrm{cmH_2O}$ であった場合，吸気時の気道内圧が $20\,\mathrm{cmH_2O}$ であったとしても経肺圧は $20\,\mathrm{cmH_2O} - (-18\,\mathrm{cmH_2O}) = 38\,\mathrm{cmH_2O}$ となり，肺胞は大きな圧を受けているため (**図 4-9-2C**)，場合によっては経肺圧を低下させるために筋弛緩薬を考慮するきっかけとなる。
□動物実験からは経肺圧が VALI と強い関連があることが指摘され[4,5]，理論的には肺の過伸展の指標としてプラトー圧や決められた 1 回換気量よりも優れている可能性は示唆されるが，この点についてはさらなる研究が必要である。
□エキスパートコンセンサスを参考に，経肺圧についてのポイントをまとめる。ただし生理学的には理にかなっているが，経肺圧を指標にした人工呼吸器管理の効果についてはまだデータが不足しているため，あくまでもエキスパートオピニオンである[6]。

- 経肺圧は，気道内圧と胸腔内圧の差である。
- 経肺圧は，肺胞にかかっている圧を表している。
- 胸腔内圧が高い場合，経肺圧は設定した気道内圧に比べて著明に低い場合がある。
- 経肺圧が陰圧である場合，無気肺が生じている可能性が高い。
- 患者の吸気努力が強い場合，経肺圧は設定した気道内圧に比べて著明に高い場合がある。
- 呼気終末の経肺圧は 0 cmH₂O 以上が望ましい
- 吸気終末時の経肺圧は，20〜25 cmH₂O 以下が望ましい。
- 吸気に必要な経肺圧は，10〜12 cmH₂O 以下が望ましい。

（東　秀律，内藤　貴基）

第10章 人工呼吸器離脱

人工呼吸器離脱に伴う身体への生理学的影響 Ⓟ

□抜管によって陽圧換気下から陰圧換気下に変わることで，全身状態は大きく変化する。
□挿管チューブ自体が身体へ影響を及ぼしている影響も考えておくべきである。

人工呼吸器離脱による身体の変化

呼吸器系

肺血管外水分量の増加	抜管によって胸腔内圧が低下すると静脈還流量は相対的に増加し，胸腔内水分バランスが増加する。低心機能の患者や輸液が過剰であった場合，肺血管外水分量が増加し[1]，酸素化の低下および呼吸仕事量の増加が生じる[2]。
機能的残気量の変化	PEEPによって肺胞が拡張できていた病態が改善していなければ，肺胞は再び虚脱し，肺内シャントの増加により酸素化が悪化する[3]。

循環器系

□人工呼吸器管理から離脱し，胸腔内圧が陽圧から陰圧に変化すると，静脈還流量の増加による前負荷の増大と収縮期左室壁内外圧差（transmural left ventricle systolic pressure）の上昇による後負荷増大が起こり，肺うっ血または心拍出量低下が起こることがある[4]。
□鎮静薬，鎮痛薬の中断による内因性カテコラミン分泌が起こり，頻脈，血圧上昇，不整脈を起こすことがあり，さらに心負荷を引き起こす要因となり得る[5]。

挿管チューブによる身体への影響

喉頭浮腫

□抜管後喉頭浮腫は，抜管後に発生する上気道狭窄で，狭窄部位で発生する喘鳴で診断される。
□Françoisらは，軽症を「治療介入を必要とした喘鳴の存在」，重症を「24時間以内に発生した再挿管を必要とした重症呼吸困難」と定義し検討したところ，抜管後喉頭浮腫の発生頻度は22%，そのうち82%が抜管後30分以内に出現していたと報告している[6]。

反回神経麻痺

□気管挿管が原因と考えられる反回神経麻痺は，挿管チューブと甲状軟骨の間で神経が圧迫されるか，神経走行周囲の組織に浮腫性変化が起こり，圧迫されて生じることが

多い。
- □ 片側性（左＞右）と両側性は，ほぼ同等の頻度で発生し，症状としては嗄声，喘鳴がある。
- □ 自然回復することがほとんどである[7〜9]。
- □ 両側性で，両方の声帯が吸気時に閉じた状態となってしまう場合では，抜管後すぐに再挿管が必要になる場合が多い。

■ 嚥下障害
- □ 抜管後約半数の患者が，一時的なものも含め嚥下機能に異常をきたすと報告されている。
- □ 嚥下障害のリスクは，挿管期間が長期に及ぶほど上がるといわれている[10]。
- □ 原因として，カフによる食道の圧迫，声帯運動低下による喉頭防御機能の低下，嚥下に関する筋肉の廃用などが報告されている。
- □ 予防のためには，適切な太さのチューブの選択と，カフ圧を上げすぎないことが重要である[11]。

離脱タイミングの同定と評価 G E

- □ 人工呼吸器管理を長期間行うことは，人工呼吸器関連肺炎（VAP），人工呼吸器関連肺損傷（VALI），副鼻腔炎，気道損傷，深部静脈血栓症（DVT），譫妄などのリスクを上昇させ，患者予後に対する独立したリスク因子でもあるため[12, 13]，全身状態が安定しているのであれば人工呼吸器離脱は早期であることが望ましい。
- □ タイミングを見誤って，身体が抜管に対応できない状態で抜管すると，再挿管のリスクが上がり，肺炎，不整脈，無気肺，心筋梗塞，脳血管障害などの合併症が発生する[14, 15]。
- □ 再挿管による死亡のオッズ比は 5.18 と報告されている[16]。

MOVES を評価する

- □ 抜管できるかを評価する際には，そもそも挿管適応となった以下の MOVES を1つ1つクリアしているかを考えていけばよい。もちろんその前提として，人工呼吸器管理となった原疾患が改善している必要がある。

■ Mental status, Maintain airway
- □ 抜管後は気道を自ら確保し，咳嗽によって誤嚥を防ぐことが必要となるため，意識状態が悪く，GCS 8 点未満では再挿管リスク上昇因子との報告がある。
- □ 意識が保たれていても従命が入らない患者（例えば認知症患者）は多くいるため，覚醒していれば，従命が入らなくても抜管してはならないわけではない。
- □ 頭部外傷患者では GCS が 8 点未満であったとしても，追視あり，飲み込み反射あり，年齢＜40 であれば（VISAGE score≧3），抜管失敗のリスクは高くなかった[17]と報告している。

■ Oxygenation
- □ 酸素化の改善：酸素化については単一の指標があるわけではなく，一般的には FIO_2

を 0.4，PEEP を 8 cmH$_2$O 程度まで下げても酸素化が保たれている場合に抜管を考慮する。

■ Ventilation

- □ 抜管後に換気を行うことができるかを予想する1つの指標として rapid shallow breathing index（RSBI）がある。呼吸数（/min）/1回換気量（L）で計算され，f/TV ratio とも表現される。RSBI のカットオフ値を 100/min/L とすると，LR＋1.66，LR－0.11，感度 97％，特異度 68％ であり，比較的信頼性が高いと報告された[18]。
- □ RSBI はその他の報告ではばらつきが大きく，また挿管チューブの太さや換気モードなどの因子にも影響されるため，2001年に発表されたメタ解析において，単一の予測因子としては推奨しないと報告された[19]。
- □ 分時換気量も重要なパラメータである。健康な成人の安静時分時換気量は，およそ5〜6 L/min であるが，分時換気量が 10〜15 L/min を超える場合には，正常の2倍以上の呼吸仕事量を必要とするために，呼吸器離脱に失敗する可能性がある[19]。
- □ 分時換気量の増大をみたときは，その原因として，代謝性アシドーシスの代償，呼吸中枢の問題（過換気），CO$_2$ 発生量の増加，死腔換気量の増大を鑑別し，原因に対して対処する必要がある。

■ Expectoration, Expected course

- □ Maintain airway にも通じるが，抜管を成功させるためには気道の分泌物を十分に喀出できること（Expectoration）が必要である。抜管成功に対して咳の強さは正の相関を示し，気道分泌量（吸引の頻度）が負の相関を示すという報告がある[20, 21]。現在，咳の強さを示す単一の指標はない。
- □ Expected course とは，予想される近い未来のことであり，「今は大丈夫そうでも，夜には血管内に水分が戻ってきて溢水になりそう」であれば，今日除水してから明日抜管をトライするという判断になるかもしれない。

■ Shock

- □ 高用量のカテコラミンが必要になるような循環動態では，抜管に対して慎重になるべきである。
- □ 抜管前には脈拍コントロール，心機能の改善，不整脈のコントロールなど循環動態の安定が必要となる。カテコラミンを使用していれば抜管してはならないわけではなく，少量で漸減できているのであればよい。

SBT（自発呼吸トライアル）

- □ MOVES のうち，O と V を評価するのが SBT である。
- □ 1995年，スペインの Esteban らは，初回の人工呼吸器離脱法として，毎日 SBT を行う群と，PSV を用いてウィーニングを行う群，SIMV を用いてウィーニングを行う群を比較した多施設共同 RCT を発表し，SBT を用いれば PSV より2倍，SIMV より3倍早く離脱でき，SBT は1日1回でも1日2回以上でも成功率は変わらない，と報告した[22]。
- □ 呼吸器離脱を検討する際は，徐々に呼吸器のサポートを下げていく「ウィーニング」するのではなく，1日1回 SBT を行う方法が現在推奨されている。

- 特に人工呼吸器管理が長期になった場合や高齢者では，呼吸筋の萎縮により本当に「ウィーニング」が必要な患者がいることに注意する。
- 2001年にACCP，AARC，ACCMが合同で作成したガイドライン[23]，2005年にInternational Consensus Conference in Intensive Care Medicineで作成されたコンセンサス[24]，ARDS Network[25]，そしてATS/ACCPガイドライン（2017）[26]などで，複数のSBTの開始基準および方法が提唱されてきた。

■ SBTの開始基準
- 下記にSBTの開始基準の一例を示す[23〜25]。

呼吸不全の原因は改善傾向か？
$FIO_2≦0.4$，$PEEP≦8 cmH_2O$ で，$SpO_2≧92\%$？（前日と比較して悪化していないか？）
循環動態は安定しているか？
カテコラミンは少量もしくは中止できているか？
$HR≦140/min$，$SBP≧90 mmHg$ か？

■ SBTの方法
- SBT開始基準を満たした場合，以下の方法でSBTを行う。
- 換気モードには大きく分けて，**Tピース，CPAP（持続的陽圧法），CPAP＋PS，ATC（automatic tube compensation）**の4種類がある。
- Tピースは実際に呼吸器を外し，吹き流しの酸素を挿管チューブより投与する方法である。
- Tピースが不適切な場合として，挿管チューブが細い場合（7mm以下だと気道抵抗が高くTピースだと呼吸努力増加），COPD（内因性PEEPが発生しやすくTピースだと呼吸努力増加）などが挙げられる。
- CPAP，CPAP＋PSは，挿管チューブによる死腔の増加，気道抵抗の増加，呼吸器の吸気弁を開放するための吸気努力の増加を補助するために必要な圧を考慮したSBTである。研究により異なるが，CPAP（PEEP）は$5 cmH_2O$前後，PSにて設定される圧は$5〜10 cmH_2O$前後に設定されることが多く，ATS/ACCPガイドラインでは$5〜8 cmH_2O$が推奨されている[26]。
- ATCとは，チューブ抵抗を補正して理論的に非挿管状態と同じ状態にするモードである[27]。これは挿管チューブ径，患者の体重などを呼吸器に入力すると，人工呼吸器で自動的に計算される。
- 各研究で採用している換気モードの詳細が若干異なるため，正確な比較は困難であるが，TピースはCPAP＋PSとの比較で有意にSBT成功率が低い報告があり[14]，また，ATCはCPAPと比較して，SBT成功率に有意差は認められないものの，高い傾向があるとの報告がある[28,29]。ATCモードを採用していない呼吸器もあるため，各施設の状況と患者状態に合わせて選択すべきである。

■ SBTの施行時間
- 今までのガイドラインでは30〜120分と幅があった。しかし30分と120分を比較した2つの報告では，SBT成功率，48時間以内再挿管率，ICU/院内死亡率に明らかな差はなく[30,31]，SBT失敗例では20分程度で失敗基準に該当することが多いことを考

えると，再挿管の低リスク患者については評価時間は 30 分でも十分かもしれない。

■ SBT の成功基準
□ SBT の成功基準として，ACCP の基準[23]，ARDS Network の基準[25]などがあるが，コンセンサスを得られているものは存在しない。
□ 大事なことは，SBT を行っても患者が安定していることを，臨床医がベッドサイドで観察および確認することである。
□ 下記のうちいずれかを認めた場合，SBT 失敗とし，疲労した呼吸筋の回復を待つために人工呼吸器を full support に戻し，24 時間は呼吸筋を休ませる。

$SpO_2<92\%$，または $PaO_2<60$ mmHg
$pH<7.3$，または $PaCO_2$ が 10 mmHg 以上増加
呼吸数≧30/min
心拍数>140/min または前値の 20% 以上の変化あり
錯乱，冷汗，不安
呼吸努力の増加：補助呼吸筋の使用，胸腹部の奇異性運動

▶ 人工呼吸器離脱の分類[24]
  □ 2005 年に 5 つの学会による国際会議で，人工呼吸器離脱を以下の 3 つに分類した。

simple weaning	最初の SBT で人工呼吸器から離脱する患者
difficult weaning	最初の SBT では不成功（最大 3 回までの SBT），あるいは最初の SBT から人工呼吸器離脱までに最長 7 日間かかる患者
prolonged weaning	4 回以上の SBT，あるいは最初の SBT から人工呼吸器離脱までに 7 日より長くかかる患者

  □ 過去の文献から全体の 70% が simple weaning，残り 30% が difficult weaning，prolonged weaning であると予測されている。

■ SBT の失敗の原因
□ 失敗するには理由があり，下記のようなものが考えられる[24]。これらの原因を改善させて，再度 SBT を施行するのが望ましい。
□ 呼吸負荷

呼吸仕事量の増加：不適切な人工呼吸器設定
コンプライアンスの低下：VAP，心原性または非心原性の浮腫，肺の線維化，肺出血，びまん性肺浸潤
気道，気管支収縮
抵抗負荷の増大
SBT 施行中：挿管チューブ
抜管後：声門浮腫，気道内分泌物の増加，喀痰の貯留

- □心臓負荷

既存の心機能障害
心機能障害につながる心仕事量の増加：動的過膨張，代謝要求の増加，敗血症

- □神経筋

呼吸中枢ドライブの低下：代謝性アルカローシス，人工呼吸中の鎮静薬，鎮痛薬
換気指令伝達の障害：呼吸器系の神経筋の障害
周辺機能障害：神経筋疾患，重症疾患神経筋障害

- □精神状態

譫妄，不安，うつ

- □代謝

代謝障害，高血糖

- □栄養

肥満，低栄養，人工呼吸器誘発性横隔膜機能不全

- □貧血

抜管前に確認すること

- □SBT が成功しても，患者が気道を自分で守れるか（つまり **MOVES** の M と E）は保証されていない。
- □少なくとも以下の事項を確認する。

咳嗽が十分に強いか？
分泌物が多くないか？
舌根が沈下するほどの意識障害はないか？
水分の In/Out バランスと心機能（心機能が低下している患者では，SBT が成功したとしても利尿や除水を行ってから抜管を行ったほうがよいことが多い。）

離脱前後でできること E

喉頭浮腫のリスク同定と発生予防

- □約 20% の確率で抜管後喉頭浮腫が発生すると報告されている。
- □発生してしまうと，呼吸不全になり得るうえに再挿管が非常に困難となるため，その発生リスクの同定と予防は非常に重要である。

■ リスク因子[6, 26, 32〜34]

- 高齢（＞80歳）
- 挿管期間（≧35時間）
- 外傷
- 女性
- 太い挿管チューブ（男性＞8 mm，女性＞7 mm）
- 挿管時の気道損傷
- 胃管チューブ
- 気管支喘息
- 誤嚥

■ カフリークテスト

- 抜管検討時の喉頭の狭窄具合を調べるためのテストである。
- カフを膨らませた状態としぼめた状態での換気量を比較することで，カフをしぼめた状態でのリークが十分にあるか，すなわち上気道と挿管チューブの間に「隙間」ができているかを調べる検査である。
- 全例に行う必要はないが，上気道狭窄が原因で挿管された患者，何らかの理由で抜管後に喉頭浮腫が予想される患者に対しては，結果次第で①抜管を取りやめる，または②抜管後に喉頭浮腫が起こったときの準備をしておく，という判断が可能になる。
- 具体的方法を以下に示す[35]。

Step 1	誤嚥予防のため事前に口腔内，カフ上，気管内の分泌物を吸引しておく。人工呼吸器設定を容量換気モードにする。
Step 2	カフに空気が入っている状態での1回換気量を測定する。
Step 3	カフの空気を抜き，患者の呼吸状態が安定した時点で6サイクル分の1回換気量（呼気量）を測定する。
Step 4	Step 3の低いほうから3サイクルの平均値を測定する。
Step 5	Step 2で測定した吸気時1回換気量とStep 4で測定した呼気時1回換気量の差をカフリーク量として算出する。

- カフリーク量が110 mLをカットオフ値とすると，抜管後喘鳴に対する陽性適中率0.80，陰性適中率0.98であったという報告と[35]，カフリーク率10％をカットオフ値とすると陽性適中率0.64，陰性適中率0.94であったという報告があり[36]，いずれかを満たす場合は抜管延期および予防的ステロイド投与を考慮し，抜管する場合は挿管困難を考慮に入れた再挿管の準備を行ったうえで抜管を行う。

■ 喉頭浮腫予防のためのステロイド投与

- カフリークテストにて抜管後喉頭浮腫のリスクがあると考えられた場合は，予防のためのステロイド投与を行う。
- 12時間前から4時間おきにメチルプレドニゾロン20 mgを反復静注投与し，4回目投与終了直後に抜管を行う。

- □ ステロイドを投与した場合，2 回目のカフリークテストは不要である。
- □ 本方法は 2007 年に RCT にて検討された方法であり，抜管 24 時間以内の喉頭浮腫の発生率，再挿管の頻度を両方とも有意に低下させた[6]。

AEC (airway exchange catheter) を残した抜管

- □ 再挿管のリスクが高い，または再挿管困難と判断した場合の 1 つの対策として，AEC を留置した抜管の方法がある。
- □ AEC は全長の長い中空の管であり，AEC をガイドとして挿管チューブを挿入できるとともに，中空であるため，コネクタを使用すれば AEC を通して酸素投与が可能である。
- □ 具体的な方法[37]。

Step 1	抜管前に AEC を挿管チューブと同じ深さ（確認困難な場合は気管支鏡で確認しつつ，気管分岐部を越えない深さ）まで挿入する。
Step 2	挿管チューブ抜管時に AEC のみ留置し，口角などにテープで固定する。多くの場合，留置したままでも咳嗽，会話は可能である。
Step 3	慎重に経過観察を行い，再挿管のリスクが低いと判断された時点で（例えば抜管後 20～60 分程度），AEC を抜去する。
Step 4	もし再挿管が必要となった場合，AEC をガイドワイヤーのように用いて盲目的に挿管をするのではなく，通常の挿管のように必ず喉頭展開をしたうえで AEC をガイドにして挿管チューブを再挿入する。

▶ エビデンス
- □ 抜管後の非侵襲的換気（NIV）のエビデンス（☞「NIV」p.316）
- □ 抜管後のネーザルハイフロー（HFNC）の使用については，2016 年に 2 つの RCT が発表されている。
- □ 再挿管リスクが低い患者に対して，抜管後の HFNC と酸素投与を比較検討した RCT では，HFNC が有意に再挿管を防ぐという結果であった（NNT 14）[38]。
- □ 再挿管リスクが高い患者に対して，抜管後の HFNC と NIV を比較検討した RCT では，再挿管予防について HFNC は NIV に非劣性という結果であった[39]。
- □ まだガイドラインでの推奨はないが，上記エビデンスからは抜管後の再挿管予防に HFNC 使用を検討してもよいと考えられる。特に再挿管リスクが高く，NIV への忍容性がない場合には有用である。

（本間 洋輔）

第11章 予定外抜管

予定外抜管の疫学 E

- 挿管患者に発生する合併症の1つに，医療者側が意図しない予定外抜管（unplanned extubation）がある。
- 予定外抜管は挿管患者の3～16％に起こると報告されており[1,2]，患者が自ら意図的に抜管をする自己抜管（self extubation）と，意図しない事故抜管（accidental extubation）に分類される。
- 予定外抜管のリスク因子の例

経口挿管＞経鼻挿管
チューブ固定が不十分
チューブの位置が浅い
不十分な鎮痛・鎮静
抑制が必要な状態（譫妄など）

- 経鼻挿管と比較して経口挿管の患者で発生率が高い傾向にあり[1,3]，興奮している患者で起こりやすい[1,3]。
- 譫妄は自己抜管のリスク因子である[4]。過活動性の譫妄と判断された場合，何らかの身体抑制をされることが多いが，身体抑制をされていても自己抜管は起こり得る。31件の自己抜管のうち，86％は身体抑制が行われていたにもかかわらず発生している[5]という報告もある。

予定外抜管後の再挿管 E

- 予定外抜管となった患者のうち再挿管となる患者は約半数であり，その多くが12時間以内に再挿管を要する[1,6]。
- 再挿管が必要であること自体が予後不良の因子となり，また再挿管が遅れることで死亡率の増加につながるという報告もある[7]。
- Chevronら[3]は，意識障害（GCS＜11点），事故抜管，酸素化不良（PaO_2/FIO_2比＜200）が予定外抜管後の再挿管のリスクであったと報告している。
- 人工呼吸器からの離脱の段階にある患者では再挿管が不要となる傾向があり，慎重な経過観察が可能となる[8]。言い換えれば，再挿管を必要としないということは，不必要な挿管・人工呼吸器管理であった可能性があるということである。
- 予定外抜管が起きてしまった場合は，すぐにバッグバルブマスクと再挿管の準備をし

ながら再挿管が必要かどうかを見極めるために，落ち着いて患者を観察する．挿管の適応であるMOVES（☞「人工呼吸器離脱」p.307）に立ち返り，適応を満たす場合は再挿管を行う．

予定外抜管の予防 E

☐ Boulain[1]は予定外抜管を予防するため，以下を推奨している．

- 興奮の強い患者に対する適切な対応
- 挿管チューブの位置を最低でも1日1回確認
- 挿管チューブの強固な固定
- 1日1回の抜管考慮

☐ 身体抑制に関しては予定外抜管のリスクとされているが[5]，それは適切な鎮痛・鎮静（具体的にはRASS −2〜0）がなされていない可能性が示唆され，抑制を必要としない程度の鎮痛・鎮静管理が理想的である[9]．

☐ 譫妄そのものが自己抜管のリスクであり[4]，CAM-ICU，ICDSCなどのアセスメントツールを用いて譫妄を見逃さない（特に低活動性譫妄）．積極的なリハビリや薬物治療などで譫妄のコントロールを行うことが重要である（☞「譫妄」p.41）．

☐ 適切な鎮痛・鎮静，譫妄のコントロールに加えて，意識清明である患者には現在の状況を十分に認識させる必要がある．例えば，鏡を用いて挿管チューブを説明するなどである．

☐ 患者が意図的に抜管した場合，再挿管率が低いことからも[10]，呼吸器を離脱し抜管できないかを常に考えることが，予定外抜管を防ぐうえで重要であろう．

☐ 人工呼吸器管理患者全例を自動的に身体抑制するのではなく，鎮静レベル，譫妄の有無，現状認識ができているか，予定外抜管が起きた場合の再挿管の可能性などを加味して，身体抑制の必要性を多職種で話し合ったうえで（抑制カンファレンス），個々に判断を行うとよい．

（坂本 貴志）

第12章

非侵襲的換気療法（NIV）

NIVの総論と適応 P G O

☐ 気管挿管をせずに特殊なマスクなどを用いて上気道から陽圧換気を行う方法を，非侵

襲的陽圧換気療法（NPPV/NIPPV）とよぶ。
- □侵襲的換気療法と比べて，開始，中止，再開が容易であることが最大の長所である。
- □限られた急性呼吸不全患者において，侵襲的換気療法と比較して生存率や人工呼吸器関連肺炎（VAP）などの合併症の減少が確認されており[1]，緊急気管挿管の絶対適応がなく NPPV に有効性が確認されている病態で，明らかな禁忌がない場合には試してみる価値が高い[2]。
- □NIV は，侵襲的換気療法（気管挿管）の適応である **MOVES**（**M**aintain airway, **M**ental status, **O**xygenation, **V**entilation, **E**xpectoration, **E**xpected course, **Sh**ock）のなかの，O と V のみに適応があり，それ以外の場合は気管挿管を行うべきである（☞「気道管理」p.260）。
- □急性呼吸不全における一般的な適応[3,4]。

高度の呼吸困難感
頻呼吸
呼吸仕事量の増加，呼吸補助筋使用，奇異性呼吸
急性換気不全（ないしは慢性疾患の急性増悪）による高二酸化炭素血症（$PaCO_2>45$ mmHg），呼吸性アシドーシス（pH<7.35）
低酸素血症（P/F 比<200）で酸素・薬物療法への反応不良

- □非常によい適応となる疾患[1]

COPD の急性増悪時，人工呼吸器管理からのウィーニング
急性心原性肺水腫

- □免疫不全患者の急性呼吸不全も NIV のよい適応とされることが多いが，急性呼吸不全の原因別に適応を考えるべきであり，免疫不全患者というだけで NIV を用いるべきではない。
- □術後患者や抜管後患者，終末期患者の症状緩和目的などにも使用されることがある。それぞれの推奨度を**表 4-12-1** に示す[4]。
- □NPPV 装着時には以下の禁忌事項につき十分な検討が必要である[4,5]。

自発呼吸がない。
マスクがフィットしない（頭蓋顔面の手術や外傷，変形など）。
気道の開通を保てない（気道閉塞）。
嚥下障害を有し誤嚥リスクが高い。
分泌物過多で排出困難。
意識障害や不穏状態で協力を得られない。
患者の状態が不安定，呼吸器以外の臓器障害（血行動態不安定，コントロールされない不整脈，重症上部消化管出血など）
最近の上気道ないしは上部消化管手術
長期間の人工呼吸器管理が予測される。

- □禁忌事項が１つでも該当する場合には NIV をトライするべきではなく，速やかに気

表 4-12-1　NIV の適応

Level 1 evidence	・COPD 急性増悪
	・COPD 患者のウィーニング・抜管
	・心原性肺水腫
	・免疫不全患者*
Level 2 evidence	・挿管を希望しない code の患者
	・末期患者の緩和ケア
	・COPD ないしは心不全からの抜管失敗（予防）
	・COPD 患者の市中肺炎
	・術後呼吸不全（治療・予防）
	・喘息患者の呼吸不全予防
Level 3 evidence	・神経筋疾患
	・上気道狭窄
	・胸部外傷
	・喘息患者の呼吸不全治療
Level 4 evidence	・75 歳以上の高齢者
	・肺線維症
	・肥満による低換気

*免疫不全患者に対する早期の NIV 導入は，28 日死亡率を低下させなかったとする報告[6]があり，今後は低いエビデンスレベルに位置づけられる可能性がある。

Nava S, et al. Non-invasive ventilation in acute respiratory failure. Lancet 2009；374：250-9 をもとに作成

管挿管し侵襲的気道管理に移行する。

NIV がもたらす生理学的効果 P

☐ IPAP（pressure support 圧）および EPAP（PEEP 圧）により，呼吸筋にかかる負荷（呼吸仕事量）軽減と換気改善をもたらす[7]。

心不全の場合

☐ 陽圧により水浸しになった肺胞が開き，$\dot{V}/\dot{Q}$ ミスマッチの改善が起こるために酸素化は改善する。
☐ 陽圧による胸腔内圧の上昇により前負荷が減少し，肺うっ血が改善する。
☐ 陽圧による胸腔内圧の上昇により後負荷が減少し（胸腔外に血液が流れ出やすくなるため），心拍出量が増加する[8]。

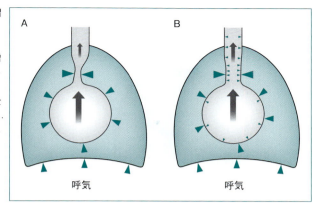

図 4-12-1　COPD 急性増悪による NIV の役割
A：COPD 急性増悪における換気不全，B：COPD 急性増悪による NIV の役割（イメージ図）
（仁科有加ほか．急性呼吸不全の鑑別とマネジメント Part 1. Intensivist 2013；5：879-85 より許可を得て転載）

COPD の場合

- すでに過膨張の状態からさらに吸気を行うためには多くの呼吸仕事量を必要とするが，陽圧により吸気がサポートされるため，吸気における呼吸仕事量が減少する。
- 過膨張のために高い圧がかかり，脆弱な気管支壁がつぶされて閉塞を起こしている呼気状態において，気道内から陽圧で気管支壁を押し返すことで気道が開くため，呼気が行いやすくなる（図 4-12-1）。

マスクの選択

- 患者の気道と人工呼吸器をつなぐインターフェイスには主に 6 つのタイプがある（図 4-12-2）。
- 急性疾患においては，フェイスマスク（フルもしくはトータル）が用いられることが多い。
- フェイスマスク（図 4-12-2A または B）の長所および短所[4,5]

長所	エアリークが少ない。
短所	嘔吐による誤嚥，閉所恐怖症，皮膚トラブル，会話と咳嗽困難

- ネイザルマスク（鼻のみをカバー）（図 4-12-2C）の長所および短所[4,5]

長所	会話や飲水が可能，咳嗽が可能，誤嚥による窒息のリスクが低い，患者の忍容性が高いことが多い。
短所	口からのエアリークが多い（開口または口呼吸をしている状態では効果がない），鼻の皮膚トラブル，鼻腔の確実な開通を要する。

- 高二酸化炭素血症を合併した COPD 急性増悪に対して，フェイスマスク，ネイザルマスク，ネイザルピローを比較した研究では，フェイスマスクにおいて最も生理学的改善が認められ，ネイザルマスクが最も患者にとって耐え得るデバイスであった[9]。

図 4-12-2 マスク

(Nava S, et al. Non-invasive ventilation in acute respiratory failure. Lancet 2009；374：250-9 より許可を得て転載)

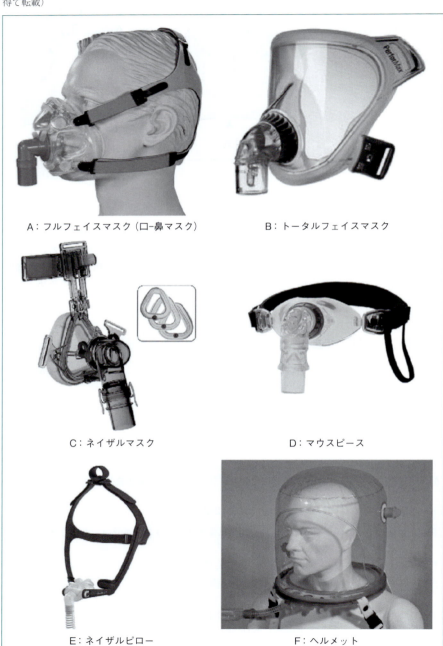

A：フルフェイスマスク（口-鼻マスク）
B：トータルフェイスマスク
C：ネイザルマスク
D：マウスピース
E：ネイザルピロー
F：ヘルメット

- □ フルフェイスマスクで治療に失敗した急性呼吸不全患者で，トータルフェイスマスクに変更することで改善を示した研究[10]や，ネイザルマスクで開始しエアリークのためフェイスマスクに変更することで改善を示した研究[11]などがある。
- □ 実際には，自らが従事する医療施設において使用可能な最も使い慣れたデバイスから開始し，患者の反応をみながら適宜変更する必要がある[5]。

合併症

- □ NIV の一般的な合併症は主に鼻腔咽頭症状，インターフェイスによる合併症，陽圧に伴う合併症の 3 つに分けられる。
- □ 鼻腔咽頭症状で最も多いものは鼻閉感や鼻漏増悪などで，これらは炎症性メディエータの影響と吸入する空気の乾燥によるため，加湿や局所スプレー薬（ステロイドやイプラトロピウム）により症状の改善が得られる。
- □ インターフェイスによる合併症には皮膚トラブルやエアリークによるものがあり，皮膚トラブルは非常に一般的である。クッションを挟んだり，間欠的にネイザルピローや酸素マスクに切り替える時間を設けるなどして対処する[5]。
- □ マスクのフィッティング不良やネイザルマスク使用時の口からのエアリークが起こると，目的の圧が得られず治療の失敗につながり，また不眠症の原因や眼球方向へのリークが結膜炎・角膜損傷の原因となり得る。
- □ 高い気道内圧による，特に呼気時の胸部・耳の不快感や気胸・鼓膜損傷の発生に留意する必要がある[1]。その他，誤嚥や閉所恐怖症などインターフェイスごとに特有の合併症があり，前述のとおりである。

実際の使用方法

導入

- □ NIV に患者がリラックスし，装着への心の準備ができたときにベストの効果を示すことを念頭におき，患者に口頭でよく説明を行う。
- □ NIV 開始前にベースの動脈血液ガスを採取しておく。
- □ 頭部挙上を行う。
- □ インターフェイスのサイズに注意する。初めはストラップを締めずに手で顔にマスクを軽く押し当て，低圧から徐々に上げていき，呼吸仕事量と呼吸ドライブをゆっくりと和らげていくように心がける。
- □ 患者が耐えられることを確認してから，大量リークがなくタイトすぎない程度にストラップを締める[1, 4]。
- □ マスク近傍の呼気排出孔からは常にリーク（intentional leak）を生じており，マスクのずれや鼻マスク使用時の開口による予期せぬリーク（unintentional leak）も生じるが，これらのリークを前提として圧や流量，感度を自動調整・維持できるように設計されている。

モード

- 侵襲的換気療法における人工呼吸器と同様に，従量式と従圧式に大別でき，一般的には従圧式に属するbilevel PAPという換気様式が最もよく使われる。
- 最近は，急性期ICUで使用されるクリティカルケア型人工呼吸器でもマスク換気ができる機種が増えてきており，経済的な利点は多い。ここでは従圧式に限って説明する。
- bilevel PAPとは，吸気時に吸気圧（IPAP），呼気時に呼気圧（EPAP）の2つの圧レベルをかける方式である[3]。
- IPAPとEPAPともに下限を2〜4 cmH$_2$O程度とした絶対値であり，IPAP－EPAP＝サポート圧（PS）となる。IPAPはPSではなく，絶対値であることに注意する。
- bilevel PAP方式の機種における換気モード

S（spontaneous）モード	患者が吸気努力を行っている間の自発呼吸のみを補助する，いわゆるpressure support＋PEEP（EPAP）に相当。
T（timed）モード	設定した呼吸数・吸気率での調節換気で，自動的にIPAPとEPAPが切り替わる，いわゆるpressure controlに相当。
S/T（spontaneous/timed）モード	主として自発呼吸を補助するが，一定時間自発呼吸が検出されない場合にはバックアップ呼吸が始まる。
CPAP（continuous positive airway pressure）	吸気呼気ともに一定の陽圧をかける自発換気で，最もサポートの少ないモード

- CPAPモードは同調性が良いが，呼吸仕事量の軽減がS/Tモードと比べて少ない。
- S/TモードはCPAPモードと比べて呼吸仕事量をより軽減し，換気を改善させる効果が高いが，同調性の悪さから患者の忍容性が低くなる可能性がある。
- SモードやS/Tモードは主として人工呼吸器が患者に合わせるタイプの換気形式である。Tモードは患者が人工呼吸器の送気に合わせる換気形式であり，いわゆる強制換気である。
- 開始時にはSモードないしはS/Tモードに設定し，低圧（EPAP 4 cmH$_2$O/IPAP 8 cmH$_2$O程度）から開始し，患者が慣れるに従いトリガー感度およびIPAP/EPAPを上下して調節する。
- バックアップ呼吸数は努力呼吸数より2〜4回程度少ない値に設定し，努力呼吸数の低下に伴いバックアップ呼吸数も下げていくとよい。
- 急性呼吸不全患者におけるbilevel PAPの典型的初期設定例[3]

モード	S/Tモード
EPAP	4〜5 cmH$_2$O
IPAP	8〜15 cmH$_2$O
トリガー	最大感度
バックアップ呼吸数	15/min
バックアップI：E	比1：3

- □ 同調性と患者の忍容性のために，EPAP をより低めから開始し（例えば 4〜5 cmH$_2$O），徐々に増加させていくほうが実際の臨床ではうまくいく場合が多い。

モニタリング

- □ NIV 装着後，意識状態，呼吸困難感，呼吸補助筋使用，マスクの不快感，NIV との同調，換気量，リーク，SpO$_2$，呼吸数，脈拍数，血圧，心電図モニターなどのパラメータおよび合併症出現の有無をモニタリングしながら注意深く観察する。
- □ 1〜2 時間以内に血液ガスを再検してガス交換の改善を確認し，設定の調整および継続の可否を判断する[1,4]。
- □ そもそも NIV の適応外である，意識障害や喀痰の喀出困難などの有無を，経時的に注意深くモニターする。
- □ 患者の自覚症状が改善しない場合は粘らずに速やかに気管挿管を行い，侵襲的陽圧換気療法に移行する。
- □ 患者が NIV 開始後も呼吸困難感や不快感を訴えている場合は，NIV で長時間粘らずに気管挿管に移行するべきである。
- □ 明らかに不安や NIV に不慣れという理由で患者が NIV に忍容性がない場合は，プレセデックスなどを併用することで忍容性が改善することがある。
- □ ベースラインで身体機能が悪い COPD 患者（ADL が低い，呼吸器以外の合併症があるなど）では，NIV が初期治療に成功しても 48 時間以降に悪化（late failure）して挿管となることが多いため，注意を要する[12]。

代表的な適応疾患におけるエビデンス E

COPD 急性増悪

- □ NIV で初めて RCT が行われた病態であり，ICU，一般病棟，救急室などで最も多くの検討がなされている。
- □ 効果として死亡率，挿管率，ICU 滞在日数を改善することがわかっており[13]，NIV は COPD 急性増悪の治療の選択肢として不可欠なものといえる。
- □ 基本的な導入基準は前述の一般的なものと共通であるが，pH＜7.25 では失敗率は 52〜62％ と高いため[14]，ICU においては気管挿管への移行を想定した実施が必須である。
- □ 通常，意識障害は NIV の一般的な禁忌であるが，COPD 急性増悪における CO$_2$ ナルコーシスでは速やかな意識改善が期待できるため，慎重にモニタリングしながらの使用であれば検討してもよい[15]。
- □ ICU で COPD 急性増悪のため挿管して，48 時間後に T-piece trial を失敗した患者において，抜管し NIV 施行した群と挿管管理を継続した群とを比較すると，人工呼吸器装着日数・ICU 滞在日数・院内肺炎発生率・60 日後死亡率において，NIV 群で有意に改善を認め，ウィーニングとしての有効性も示されている[16]。

心原性肺水腫

- 機能的残気量増加により虚脱した肺胞が開き，酸素化改善や呼吸仕事量の減少が得られる[17]。マスクによる酸素療法と比較して，呼吸数，P/F 比，血行動態，挿管率，死亡率などにおいて改善をもたらすことが示されており[3, 18, 19]，bilevel PAP は CPAP と同等の効果をもつという報告もある[20]。
- 症状の改善は bilevel PAP でより早く，特に高二酸化炭素血症では死亡率改善に寄与するという報告がある[21]。
- 急性心原性肺水腫の呼吸管理の成功のためには，酸素投与のみではなく第一選択として早期の NIV 導入が推奨されている[3, 18]。

免疫不全患者の呼吸不全

- 肝臓・肺・腎臓などの臓器移植後の呼吸不全患者では，NIV 使用により P/F 比，挿管率，致死的合併症，ICU 死亡率の改善を認め[22]，血液悪性腫瘍患者を主とした免疫不全患者の肺炎による急性呼吸不全に対して，NIV 使用は挿管率，致死的合併症，死亡率を有意に改善した[23]。
- ニューモシスチス肺炎を合併した AIDS 患者の急性呼吸不全に対して，NIV で管理した群では ICU および院内死亡率の改善を認め，第一選択としての有用性が報告されている[24]。
- メタ解析では，免疫不全患者の呼吸不全に対して早期に NIV を導入することで，短期死亡率が改善することが報告されている[25]。
- 免疫不全患者に対する早期の NIV 導入は，28 日死亡率を低下させなかったとする報告がある[6]。

喘息

- スタンダードな治療法に反応不良な重症喘息発作はしばしば致死的となる[26]。COPD 急性増悪に対する NIV 療法の有効性を示した文献は多いが，喘息発作に対する NIV 療法の有効性を示した文献は十分ではない[3, 26]。
- メタ解析では挿管率や死亡率といったプライマリアウトカムには有意差を認めないが，入院率や ICU 滞在期間，入院期間，呼吸機能を示す各種パラメータおよび呼吸数の改善を示すとされる[27]。
- NIV を開始したとしても，呼吸状態が改善しない場合や意識障害，気道分泌物が多い場合には，決して気管挿管下の管理療法への移行を遅らせてはならない[26, 28]。現時点では，喘息に対してルーチンに NIV を使用するほどの根拠は得られていない。

抜管後

- 抜管後の患者はまず適切なデバイスを用いて酸素化をすべきで，多くの患者はネイザルないしはベンチュリーマスクで十分であるが，メタ解析において COPD 患者では抜管後の予防的 NIV 施行が，死亡率，ICU 滞在および入院期間，VAP 発生率に関して有益であることが示されている[29]。

- 術後にネイザルカニューレによる酸素投与群とNIV群を比較した研究では,NIV群のほうが再挿管率,肺炎の合併率は有意に低く,人工呼吸器に依存しない期間も長かった[30]。COPD患者や肥満患者など,慎重に適応を検討すれば,術後抜管後のNIVが有用である可能性がある[31]。
- ATS/ACCPガイドライン(2017年)[32]では,抜管後の高リスク患者への予防的NIVが強く推奨されており,主な高リスク患者は高二酸化炭素血症,COPD,そしてCHFである。
- 死亡率に有意差がないとする研究や[33],挿管の遅れにより死亡率が増加するとの報告もあり[3c)],早期の導入およびNIVの失敗時や施行前の明らかな呼吸不全発症時の早期再挿管が重要である。

終末期・緩和ケア

- NIV療法は,延命治療を望まない患者の終末期における強い呼吸苦症状などの苦痛緩和目的に対する使用が増加しており,呼吸仕事量や呼吸苦の軽減,オピオイドの使用量減少により意識低下を回避する効果が報告されている[35,36]。
- 気管挿管を望まない呼吸不全患者の最大限の治療オプションという意味合いをもち,COPD患者や心不全患者では死亡率改善に寄与する[37,38]。
- NIVの音やマスクフィットが患者にとって不快であったり,家族とのコミュニケーションの妨げになる可能性があり,患者が望まないときには速やかにマスクを外し,薬物療法による緩和を最大限行う必要がある。また,コミュニケーションがとれないほどの意識低下時もNIV療法を中止することを忘れてはならない[39]。

ARDS

- 50%以上の患者で気管挿管を回避できたことや[40,41],VAPの発生率が減少したことが報告されており[40],VALIを含め挿管合併症を回避できる可能性がある。
- NIV開始後1時間にSAPS II >34,$PaO_2/FiO_2<175$の症例はNIV失敗で挿管となる独立した予測因子とされ,注意を要する[40]。
- データの集積は十分ではなく,依然として第一選択は気管挿管であると言わざるを得ない。
- 日本のARDSガイドラインでは,成人ARDS患者の初期の呼吸管理としてNIVを行うことが提案されている(推奨の強さ「弱い推奨」/エビデンスの確信性「低」)。

(瀬田 宏哉,津久田 純平)

第13章

気管切開

気管切開の適応

- □ 気管切開が適応となるのは，気管切開とそれに伴う状況の変化が，経喉頭気管挿管の状況よりも有益と判断された場合である．気管切開と経喉頭気管挿管の長所・短所を**表4-13-1**に示す[1]．
- □ ① 人工呼吸器を短期で離脱できない，② 重度意識障害，③ 誤嚥性肺炎を繰り返す，④ 自己排痰ができない，などがわかりやすい適応例である．
- □ 具体的な疾患としては，ARDS後，呼吸筋萎縮，神経筋疾患，重度気道熱傷，顔面外傷による口腔手術，高位レベルの脊髄損傷，頭部外傷などである．
- □ 気管切開は，大きく**外科的気管切開**（surgical tracheostomy：ST）と**経皮的気管切開**（percutaneous dilatational tracheostomy：PDT）に分けられる．

表4-13-1 経喉頭気管挿管，気管切開の理論的な長所，短所

	長所	短所
経喉頭気管挿管	・手技が容易 ・緊急時の施行が可能 ・短時間で施行が可能 ・出血，感染が少ない など	・口唇，口腔，咽頭，喉頭の損傷・潰瘍 ・自己抜去時の再挿管が相対的に困難 ・ICUでの管理を必要とする ・患者の快適性に劣る ・チューブの固定性が悪い ・リハビリテーションが進みにくい など
気管切開	・呼吸仕事量の減少 ・死腔の減少 ・気道分泌物の吸引が容易 ・患者の活動性の上昇 ・患者が快適 ・鎮静薬の減量 ・発声・嚥下が可能 ・気管切開チューブ交換が容易 ・ICUを退室しても管理が可能 ・口腔内の清潔管理が容易 など	〈術中合併症〉 出血，空気塞栓，呼吸停止，窒息，近隣組織への損傷 電気メスの使用による引火，熱傷 〈術後早期の合併症〉 出血，皮下気腫，気胸，縦隔気腫，感染 チューブ事故抜去時の再挿入困難，迷入 〈術後後期の合併症〉 ・抜去時の気管狭窄 ・縦隔炎 ・気管・腕頭動脈瘻 ・気管・食道瘻 ・美容上の問題

難波義知. 離脱における気管切開の役割. Intensivist 2012；4：736-46 を参考に作成

表 4-13-2　PDT の禁忌

絶対禁忌	相対禁忌
・気道緊急症例 ・挿管困難症例 ・バイタルサインが不安定 ・上気道に解剖学的構造異常または病理学上の異常のある患者 ・小児 ・気管切開孔造設予定部位に感染症がある患者 ・気管切開孔造設予定部位に悪性腫瘍がある患者 ・解剖学的指標を確認できない患者 ・頸椎骨折患者	・甲状腺肥大の患者 ・気管切開を行う部位に手術を行ったことがある患者 ・出血傾向の強い患者（抗凝固薬，抗血小板薬を服用している場合など） ・頸部が不安定，または固定されて頸部伸展が困難な患者 ・低酸素血症 ・人工呼吸器の吸気圧，PEEP が高い設定となっている患者

□気管切開は，それに伴う状況の変化が，経喉頭気管挿管の状況よりも有益と判断された場合にのみ施行されるべきである。しかし，気管切開の有用性，施行時期，適応すべき病態など，各々議論され始めて久しいが，決着はついていない。

□経喉頭気管挿管のままで人工呼吸器を離脱できるか，気管切開が必要かどうかを考え，日々トライアンドエラーを繰り返すことが必要である。

気管切開の禁忌

□ST には気道緊急症例を除けば絶対的禁忌はない。一方で PDT には絶対的禁忌，相対禁忌が存在する(表 4-13-2)[2〜4]。

□PDT では，気管内における穿刺位置および気管切開チューブ位置の確認のため，手技の最中に気管支鏡操作を伴う場合がある。この際，気道内圧の低下や換気量の低下が起こるのが必至であるため，低酸素血症や人工呼吸器の吸気圧，PEEP の設定が高い場合は，ST のほうが好ましい。

気管切開を行う時期

□口腔からの気管挿管チューブ長期間留置により，口腔内や口腔周囲の褥瘡の発生，鎮静や抑制が必要となること，不安定な固定性などからリハビリが困難になること，患者の快適性が悪いことなど，さまざまな弊害がある。

□気管挿管チューブの留置期間は，いかに長くとも 3 週間を超えるべきではないことはエキスパートコンセンサスとしてあるが，いつ気管切開を行うべきかについてはさまざまな意見がある[5]。

□気管切開の時期についてのシステマチックレビュー[6]では，晩期気管切開よりも早期気管切開が，より高い気管切開施行率，呼吸器非装着期間の増加，ICU 在室期間の減少，長期死亡率の減少につながっていると結論づけられている。しかし，「早期」の具体的な時期を検証するには至っておらず，かつ気管切開が不要であった患者に対して気管切開が施行されていた可能性も内包されている。

図 4-13-1　皮膚切開部位

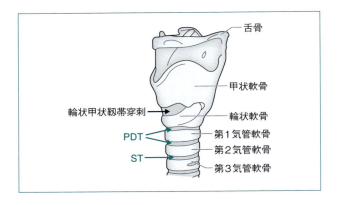

- □「早期」の定義として，研究上「挿管後 4 日以内」とされていることが多い[6]。
- □神経筋疾患，頸髄損傷，重症の ICUAW などの肺胞低換気をきたす患者においては，早期に気管切開をすることで上気道分の解剖学的死腔量（約 70 mL）の減少[7]が得られ，有効かもしれない。
- □重症頭部外傷や重症頭蓋内出血など，長期にわたって意識障害が遷延することが明らかな症例や重症の神経筋疾患などで，回復までに長期間を要することが明らかな症例などに対しては，気管切開の時期をわざわざ遅らせる必要はない。

気管切開の種類

- □ST は，輪状軟骨下縁 1 横指尾側もしくは胸骨上縁 2 横指頭側をメルクマールに，第 2〜4 気管軟骨レベル（図 4-13-1）の前頸部正中に皮膚切開を加え（縦切開または横切開），皮下・前頸筋群を分け，気管軟骨前面を露出させた後に気管フラップを利用して逆 U 字切開を行い，チューブを挿入する手技である[8]。
- □ST において，切開部位は甲状腺峡部との位置関係で，以下の 3 つに分類される。

上気管切開	甲状腺峡部の頭側で気管切開孔を造設する場合
中気管切開	甲状腺峡部を切離して，その位置で気管切開孔を造設する場合
下気管切開	甲状腺峡部の尾側で気管切開孔を造設する場合

- □PDT は Seldinger 法を応用した気管切開である。single-step dilation technique（modified Ciaglia 法）が，現在世界中で最も用いられている PDT である[9, 10]。PDT の方法を比較したメタ解析では，modified Ciaglia 法が安全面や成功率で最も信頼度が高いと報告されている[11]。
- □modified Ciaglia 法の手術操作，ならびに備考は以下のとおりである。

①適切な鎮痛，鎮静を行う。	必要であれば筋弛緩も考慮。
②人工呼吸器の設定を変更する。	AC/VC，FIO_2 1.0，気道内圧アラームの上限を最大にする。

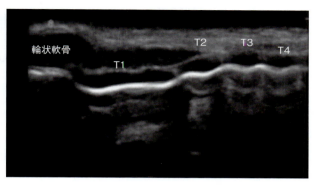

図 4-13-2　エコーでの確認
T1：第1気管軟骨，T2：第2気管軟骨，T3：第3気管軟骨，T4：第4気管軟骨
(Osman A, et al. Role of upper airway ultrasound in airway management. J Intensive Care 2016；4：52 より作成)

③仰臥位で患者の肩甲骨付近に肩枕を入れ頸部を伸展させる。	
④甲状軟骨，輪状軟骨，気管軟骨の位置を確認する。	エコーで甲状腺の位置および浅層を走行する血管を確認する（図 4-13-2）[12]。可能であれば事前に頸部 CT で確認しておく。
⑤気管軟骨の拡張部位は第1～2または第2～3気管軟骨間を目指す。	
⑥目標とする気管軟骨拡張部位の直上の皮下に局所浸潤麻酔を行い，約 1.5～2 cm の横または縦の皮膚切開を加える。	
⑦鉗子を用いて皮下組織，前頸筋群を鈍的に剝離し，気管軟骨前面に到達する。	
⑧気管挿管チューブより気管支鏡を挿入し，その先端が穿刺予定部の頭側ぎりぎりの位置にくるまで引き抜いてくる。	この際，皮膚切開部位で気管支鏡の光が透見できるので，先端の位置からどれだけの距離で切開部位に光が透見されるかを確認すれば，引き抜く距離も確定させられ，事故抜管やカフ損傷，チューブの誤穿刺のリスクを下げることができる。
⑨気管支鏡で観察しながら，試験穿刺を行い，穿刺針の外套を尾側に向けて挿入する[13]。	図 4-13-3 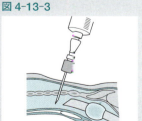

⑩ 外套内にガイドワイヤーを挿入[13]し，確実に気管分岐部に向かって進んでいるかどうかを気管支鏡で直視した後に，外套を抜去する。	図 4-13-4 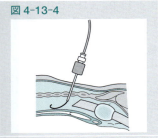
⑪ ダイレータにガイドワイヤーを通し，ガイドワイヤーに沿って進め，穿刺部を拡張する[13]。	図 4-13-5 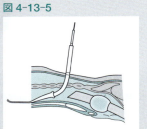
⑫ 穿刺部が十分に拡張したことを確認し，オブチュレータ付きの気管切開チューブをガイドワイヤーに沿って挿入しカフを膨らませる[13]。	図 4-13-6 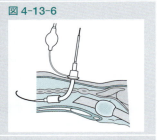
⑬ 挿入を確認できたら，気管支鏡を抜去し，気管切開チューブに人工呼吸回路を接続する。	
⑭ 適切な換気がなされているか，複数の手段で確認する。	
⑮ 一連の流れを気管支鏡から見た様子を図 4-13-7 に示す[14]。	
⑯ ST と比して，術後早期の事故抜管は再挿入困難となることがあるため，これを回避する目的で気管切開チューブのフランジを皮膚に縫合固定する。	

□ 出血がコントロールできない場合や気道を失ってしまった際には外科的介入が必須となる。外科的対応が可能な術者が手技に参加していることが望ましいが，最低限，外科医にひと声かけておく。

気管切開チューブの抜去時期は？

□ 気管切開チューブの抜去のステップ（長期人工呼吸器管理を要した場合）

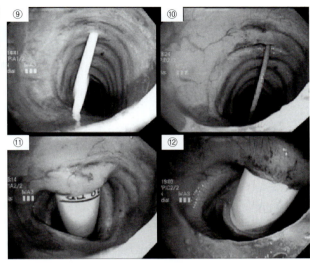

図4-13-7 気管支鏡での確認

(Hsia DW, et al. Percutaneous dilational tracheostomy. Clin Chest Med 2013;34:515-26 より許可を得て転載)

Step 1	陽圧換気が不要になった時点で，カフを脱気もしくはカフなし気管切開チューブへ変更する（カフの刺激による気道分泌物の増加，気管切開チューブ交換時の出血，食道を圧迫することによる嚥下障害の軽減，会話を可能にする，といった理由による）。
Step 2	気管切開チューブ外孔を塞ぎ，上気道が狭窄・閉塞していないかチェックする。
Step 3	気道分泌物が少なく，顕性誤嚥がなく，ある程度咳ができていると判断されれば気管切開チューブを抜去する。

▶気管切開チューブのサイズダウン

　気管切開チューブの内径で例として 7.0 mm と 8.0 mm を比較すると，前者が後者と同じ換気量を得るためには呼吸仕事量が約 70% 増えることになるため行わない（Hagen-Poiseuille の法則）。

STとPDTとの合併症の違い

- □ STとPDTに関しての合併症の比較についてはメタ解析があり[15,16]，創部感染についてはPDTで少ないが，死亡率や出血合併については差がないという結果であった。PDTで感染症の合併が少ない理由として，気管切開孔周囲の組織損傷が少なく，気管切開チューブと周囲組織が密接することが挙げられている。
- □ その他，STとPDTに関する合併症や費用などについて表4-13-3にまとめた[16]。
- □ STとPDTのどちらを選択するかは，施設スタッフがいずれの手技に精通しているか，気道緊急の対応に精通しているか，手術室へのアクセスが容易かどうか，など施設の状況によるところが大きく，一概には言及できない。

表 4-13-3 ST と PDT の比較

ST が好ましい	PDT が好ましい
デカニュレーションによる閉塞（$p=0.009$） 誤った通過（$p=0.08$） 小出血（$p=0.77$）	創傷感染（$p=0.002$） 好ましくない瘢痕化（$p=0.01$） コスト（$p<0.001$） 症例の長さ（$p<0.001$） 合併症全体（$p=0.05$） 大出血（$p=0.17$） 声門下狭窄（$p=0.19$） 死亡（$p=0.50$）

表 4-13-4 気管切開チューブの交換が必要な状況

- 気管切開術後の初回交換時（気管切開術後 7〜14 日経過後）
- 気管切開チューブのサイズを減じるとき
- 定期的な交換のとき
- 気管切開チューブの長さもしくはサイズの不適切さから生じる位置異常
- 患者–人工呼吸器の非同調
- 気管切開チューブの問題（痰によるチューブ内の汚染や狭窄が生じた場合など）
- カフリーク
- 気管切開チューブまたはフランジの破損
- 気管支鏡を通過させるとき
- 気管切開チューブのタイプを変更するとき（カフなし，スピーチカニューレなど）

気管切開後の気管切開チューブの交換のタイミング

☐ 気管切開チューブの交換が必要な状況を表 4-13-4 に示す[17]。
☐ 気管切開チューブの初回交換時期についての公式な推奨はないが，交換時にチューブが皮膚と気管の間の軟部組織に迷入しないように，少なくとも皮膚気管瘻が形成される 5〜7 日以降，かつ気管分泌物により内腔が狭くなることが多い 2 週間前後に行われることが多い。
☐ 2 回目以降のチューブ交換の時期についても公式な推奨はないが，内筒を洗浄できるタイプのものでなければ，少なくとも分泌物で内腔が狭小化し始めていることが認識された時点で交換するべきである。
☐ 交換に失敗した際は，図 4-13-8 のアルゴリズムが助けになる[17]。
☐ ST では，逆 U 字フラップを作成し，皮下や縦隔に気管切開チューブが迷入するのを防ぐことが可能であり，stay suture をあらかじめ置いておくことで，予期せぬ気管切開チューブの脱落に備えることができる。

気管切開後に気管切開チューブが抜けた場合の対応

☐ 予期せぬ気管切開チューブの脱落があった際の対応については，術後経過日数に応じた管理のアルゴリズム（図 4-13-9）が提案されている[18]。

図 4-13-8 気管切開チューブ交換失敗時のアルゴリズム

(Republished with permission of White AC, et al. When to change a tracheostomy tube. Respir Care 2010；55：1069-75 permission conveyed through Copyright Clearance Center, Inc.)

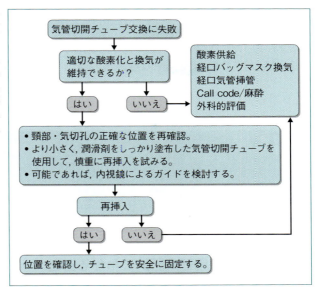

図 4-13-9 チューブが抜けた場合のアルゴリズム

(Republished with permission of O'Connor HH, et al. Tracheostomy decannulation. Respir Care 2010；55：1076-81 permission conveyed through Copyright Clearance Center, Inc.)

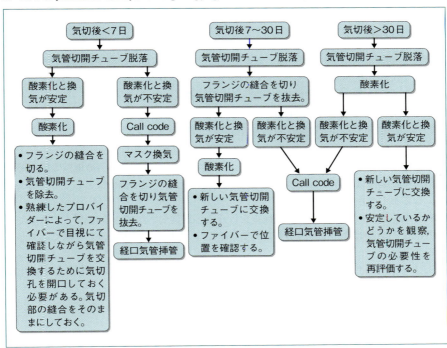

- □ 気管切開後早期の脱落（7日以内）は，基本的に通常の経口挿管を行う必要があると考えておいたほうが安全である。
- □ 脱落があった時期が早いほど，再挿入が困難かつ事態を悪化させ得るため，経喉頭気管挿管を行う心構えが必要となる。

（上松 敬吾，津久田 純平）

第14章

気管支鏡検査

通常の気管支鏡で肉眼的にわかること

- □ 気管支肺胞洗浄（BAL）を行わなくても，気管支鏡で異物の観察，肺胞出血の出血源の同定，腫瘍などの粘膜病変の観察，喀痰の量による下気道感染の有無の推定と採痰による起因菌の同定などが可能である。

気管支肺胞洗浄（BAL）でわかること

BALの方法

- □ 気管支肺胞洗浄液（BALF）は，気管支鏡にて末梢気道から細胞や細菌などを生理食塩液で洗浄した回収液である。生理食塩液を注射シリンジで50 mLずつ注入し，用手的あるいは吸引器で適度な陰圧をかけて回収する。
- □ 使用される生理食塩液は100 mL以上300 mL未満とし，回収率は30%以上が望ましい[1]とされている。回収率が30%を下回ると，BALFにおける細胞分画の信頼性が乏しくなり，10%以下の回収率では特に顕著とされる[1]。
- □ BALは決して難しい手技ではなく，免疫不全患者の呼吸不全や治療抵抗性肺炎では特に重要な検査であるため，呼吸器内科ではなくとも，集中治療医としてできるようにしておくべきである。
- □ 病変部位をあらかじめ同定して検査を行うことが推奨されているため[1,2]，事前に術者とCT〔疾患によっては高分解能CT（HRCT）〕を施行するか相談しておく必要がある。
- □ BALの施行部位は，病変がびまん性であれば，重力の関係で回収を行いやすい中葉または舌区が望ましい。
- □ 病変が限局している場合は，その部位で行う（例えば浸潤影が強い部位）。

□BAL で診断可能な感染症

Gram 染色　培養	細菌感染（原因菌の同定，耐性菌の検出含む），真菌感染
抗酸菌染色，PCR，抗酸菌培養	結核，非定型抗酸菌症
Grocott 染色など	ニューモシスチス肺炎

□BAL で診断可能な非感染症

外観	肺胞出血，肺胞蛋白症
細胞診	悪性腫瘍
細胞分画	好酸球性肺炎

BAL の適応[1]と禁忌

適応	・気管支鏡検査でわかる疾患を想定した場合 ・特発性肺線維症（IPF）の急性増悪の診断を行いたい場合（他疾患の除外） ・治療抵抗性肺炎を呈している場合
相対的禁忌	重症低酸素血症，不整脈，出血など

BAL の検体

ルーチン項目	BAL の色調，細胞分画，Gram 染色，細菌培養 （リンパ球サブセットはルーチンに提出しない）
適宜提出項目	抗酸菌培養，細胞診，特殊な抗体・PCR 検査，Grocott 染色

経気管支肺生検（TBLB）からわかること

□TBLB で診断可能な疾患

感染症	サイトメガロウイルス感染症，粟粒結核，真菌感染（Cryptococcus neoformans，Aspergillus 属，Histoplasma capsulatum など）
悪性腫瘍	原発性肺癌，転移性肺癌，悪性リンパ腫
びまん性肺疾患	特発性器質化肺炎，過敏性肺臓炎，サルコイドーシス

各疾患に対する気管支鏡の適応

□BTS ガイドラインの推奨度[2,3]

Grade A	RCT のメタ解析か，システマチックレビューに基づく
Grade B	観察研究のシステマチックレビューか，とても質の高い観察研究に基づく，またはとても質の高い RCT からの推測に基づく
Grade C	質の高い観察研究に基づく
Grade D	質の高い観察研究からの推測，症例報告，専門家の意見に基づく

感染症

■ 免疫正常患者

- □市中肺炎，人工呼吸器関連肺炎（VAP）に関して侵襲度の低い検査を最初に行い，診断がつかないときに気管支鏡による検査を追加することをすすめており，現時点で最も妥当な方法であると考えられる．特に 50 歳以上や喫煙歴のある場合は，よりすすめられる（Grade C）[2]．
- □気管支鏡により，感染の背後にある肺癌の除外，異物などによる物理的な閉塞の解除，耐性菌の診断，通常の喀痰培養では診断が困難な感染症などに対する特異的な検査が可能となる[2]．
- □レジオネラは培養が難しく，PCR 検査の感度・特異度が 100％ に近いため，BTS ガイドラインでは市中肺炎に対する気管支鏡施行時はルーチンに提出をすすめている（Grade C）[2]．
- □塗抹検査で陰性だが，臨床的に結核が強く疑われる場合にも気管支鏡を施行するべき（Grade C）[2]であり，喀痰塗抹陰性症例での BAL の感度は，塗抹検査で 23〜28％，PCR 検査で 78〜80.9％ とされる[4,5]．
- □Cochrane Database によるシステマチックレビュー[6]では，免疫不全状態でない VAP 患者を侵襲的 vs. 非侵襲的，定性 vs. 定量に無作為に割り付けて比較検討した結果，プライマリアウトカムである 28 日死亡率はいずれも有意差を認めなかった．
- □VAP に関しては，抗菌薬投与前と投与後で感度が 88％ から 70％ に，特異度が 100％ から 75％ に低下した[7]とする報告もあるため，検査前に抗菌薬が使用されている場合は解釈に注意する．
- □VAP における検体採取法と起因菌を判断する Gram 染色・菌量との関連を**表 4-14-1** にまとめる．

■ 免疫不全患者

- □免疫正常患者に比べて気管支鏡の適応は広がる．免疫正常患者がかかる肺炎に加え，元々もっている原病による肺炎，日和見感染症，さらに免疫抑制薬（メトトレキサートなど）による肺炎が鑑別に挙がる．
- □HIV 患者の細菌性肺炎で，BAL を施行することで 50％ の症例で診断が変わり，62％ で抗菌薬の変更が行われた[8]．
- □免疫正常患者に比べて BAL の重要性が示唆される．抗菌薬投与前では 91％ の陽性率も，抗菌薬投与後では 64％ まで低下する[9]．免疫不全患者で診断が確実についていない場合には，抗菌薬投与前に気管支鏡を施行するのが望ましい．

結核・非定型抗酸菌症	・免疫不全患者での喀痰塗抹陰性結核患者における BAL の感度は，塗抹検査で 10〜30％，培養検査で 52〜95％ だが[2]，PCR 検査では感度 85.7％，特異度 90.9％ であり診断に有用である[10]． ・免疫不全患者では，感度を上げるために気管支鏡後の喀痰も培養に提出するように推奨している（Grade C）[2]．

表 4-14-1　VAP における検体採取法と起因菌を判断する Gram 染色・菌量

検体採取法	Gram 染色 感度/特異度（％）	定量培養 感度/特異度（％）
通常吸引痰	89～95/56～61	50～70/70～85
BAL	67～90/49～100	55～91/63～100
Mini-BAL*		63～100/66～96
PSB**	74～88/89～97	47～87/76～100
盲目的 PSB***		58～86/71～100

*　盲目的に進めたカテーテルから生理食塩液を 50 mL だけ注入し回収
**　protected specimen brushing：気管支鏡を用いて汚染されないように保護されたブラシで擦過を行い回収
***　アプローチを盲目的に行うが手技は PSB と同様

以下の文献をもとに作成
- Ioanas M, et al. Eur Respir J 2001；17：791-801.　　　　　　　　　　　PMID：11401077
- el-Ebiary M, et al. Am Rev Respir Dis 1993；148：1552-7.　　　　　　　PMID：8256899
- Salata RA, et al. Am Rev Respir Dis 1987；135：426-32.　　　　　　　　PMID：3101559
- Sirvent JM, et al. Chest 2003；123：518-23.　　　　　　　　　　　　　PMID：12576375
- Baughman RP. Chest 2000；117（4 Suppl 2）：203S-6S.　　　　　　　　　PMID：10816038
- Cook D, et al. Chest 2000；117（4 Suppl 2）：195S-7S.　　　　　　　　 PMID：10816036
- Torres A, et al. Chest 2000；117：198S-202S.　　　　　　　　　　　　PMID：10816037

ニューモシスチス肺炎	・ニューモシスチス肺炎に対して，BAL は 90～98％ という非常に高い感度を有している[2]が，エンピリックな抗菌薬治療がすでに開始されていると 48％ まで感度が低下する[9]。 ・両側肺での BAL のほうが片側のみよりも感度が高いとされ，上葉のほうが中下葉よりも感度が高い[2]。 ・非 HIV 患者は菌体量が少なく，BAL の染色での診断感度は低く，非 HIV 患者では PCR が感度 87％，特異度 92.2％ と診断の一助になる[11]。
アスペルギルス症	BAL で菌糸が観察できるのは 34～64％，培養検査で陽性になるのは 23～85％ と低いが，PCR は感度 67～100％，特異度 96～100％ と診断に有用である[2]。
クリプトコッカス	HIV 患者におけるクリプトコッカスの診断は，TBLB 検体の塗抹検査と培養よりも，BAL と擦過を合わせた塗抹検査のほうが感度が高い[8]とされる。

びまん性肺疾患

□ びまん性肺疾患全体における気管支鏡検査の診断感度は 67～74％ とされるが[2]，実際は気管支鏡で診断可能な疾患は限られている。

□ サルコイドーシス（TBLB，BAL，経気管支的針生検の併用で，感度ほぼ 100％ の診断確率[2,12]），過敏性肺臓炎（92％ で診断に有用[2]），器質化肺炎（TBLB での病理像が

表 4-14-2　細胞分画の正常値（非喫煙者）

マクロファージ	>85%
リンパ球	10〜15%
好中球	≦3%
好酸球	≦1%
扁平上皮細胞	≦5%
線毛円柱上皮細胞	

診断に有用），好酸球性肺炎（BAL の好酸球分画>25% が診断基準）が挙げられる[2]。
- □びまん性肺疾患では BAL よりも TBLB から得られる情報が診断には有用であり，びまん性病変の 67% で診断に有用であった[13]。
- □特に有用と考えられる疾患にはサルコイドーシス，過敏性肺臓炎，器質化肺炎がある[2]。
- □検体を 5 個以上採取することで，52% から 70% まで診断への有用性を改善させる。最低 5〜6 個の検体を採取することがすすめられている（Grade C）[2]。
- □びまん性肺疾患における BAL の有用性については議論があるところであるが[2]，実際は感染症，好酸球性肺炎の除外，細胞分画の確認目的に多くの場合で施行される。
- □リンパ球サブセット分析（CD4/CD8 比）はルーチンで提出することは推奨されておらず，リンパ球疾患が疑われる場合か，BAL のリンパ球分画が増加している場合に検討される[2,14]。
- □表 4-14-2 に非喫煙者における BAL の正常値[1]，表 4-14-3 にびまん性肺疾患における診断に有用な細胞分画の異常所見[1]をまとめる。

気管支鏡の合併症と対策

出血

- □気管支鏡検査により臨床的に問題となる出血は 0.83% で起こり，生検を行うと 1.9% に増加する[15]。
- □凝固異常があると出血のリスクが 11% に増加する。出血の 90% は自然に停止，または血管収縮薬の局所投与で止血が可能で[2]，出血のリスクマネジメントのために，術前に血小板や凝固機能などを確認することが推奨されている[2]。
- □BTS ガイドラインでは，血小板が 2 万/μL 以上あれば BAL 施行を検討してもよいが，TBLB を施行する際には血小板輸血を検討することをすすめている（Grade D）[2]。
- □BAL に関しては抗血小板薬 2 剤使用下，ワルファリン使用下でも比較的安全に行えると思われるが，BTS ガイドラインでは明記されていない。

気胸

- □気胸の発生率は 0.1〜0.16% とされるが，TBLB 施行で 1〜6% に増加し，特にびまん性の病変だと 9% に増加する[2]。

表4-14-3 びまん性肺疾患における診断に有用な細胞分画の異常所見

異常所見	示唆される疾患
リンパ球分画≧25%	・肉芽腫性病変（サルコイドーシス，過敏性肺臓炎，慢性ベリリウム症） ・細胞性非特異的間質性肺炎 ・リンパ球性間質性肺炎 ・特発性器質化肺炎 ・薬剤性肺炎 ・リンパ腫
リンパ球分画＞50%	・細胞性非特異的間質性肺炎 ・過敏性肺臓炎
好中球分画＞50%	・急性肺傷害 ・誤嚥性肺炎ないし何かしらの感染性肺炎
好酸球＞25%	急性または慢性好酸球肺炎（ほぼ診断確定）
以下をすべて満たす 肥満細胞＞1%，リンパ球分画＞50%，好中球＞3%	急性過敏性肺臓炎
CD4/CD8＞4（他の炎症細胞増加なし）	サルコイドーシス

Meyer KC, et al. An official American Thoracic Society clinical practice guideline: the clinical utility of bronchoalveolar lavage cellular analysis in interstitial lung disease. Am J Respir Crit Care Med 2012；185：1004-14をもとに作成

発熱

□ 気管支鏡検査後の発熱はよくみられる合併症である．特にBAL後に多く，典型的には検査後8時間程度からみられ，白血球上昇やCRPの上昇を伴うこともあり，14時間前後で改善する．
□ なお，手技後の発熱や肺炎，感染性心内膜炎の予防目的での抗菌薬投与は不要である（Grade B）[2]．

鎮静薬の遷延

□ 気管支鏡検査施行時は，経静脈的に鎮静・鎮痛薬を使用することが推奨されている（Grade B）[2]．
□ 鎮静は，言葉でコミュニケーションがとれるくらいの程度が理想とされている（Grade D）[2]．
□ 検査終了後は完全に覚醒するまで，モニターを装着するなどして注意する必要がある．

特定の既往歴のある患者

□ 喘息患者（Grade C）[2]，COPD患者（Grade D）[2]は，疾患のコントロールがついていれば検査可能である．

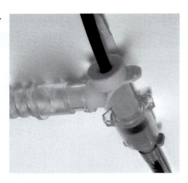

図 4-14-1　推奨されるコネクター

□また，心筋梗塞後 4 週間は検査を控え，4〜6 週間後に施行する場合は循環器内科にコンサルトすることが推奨されている（Grade D）[2]。

ICU での施行時

□ICU の患者は合併症の高リスク群として扱い（Grade D）[2]，リスク因子の補正は可能なかぎり行ってから施行する（Grade D）[2]。

□リスク因子は凝固障害と酸素化障害である。ARDS 患者（FIO_2 1.0 で動脈血酸素分圧 80 mmHg 以上）で BAL を施行しても，1 時間以内の重篤な酸素化障害なく施行可能であったとする報告もあり[16]，BAL は ICU でも比較的安全に施行可能であると考えられる。

▶人工呼吸器患者での気管支鏡施行時のポイント

▫ICU で気管支鏡検査が必要な場合，重篤な呼吸不全で人工呼吸器管理されていることが多い。その際には通常の患者よりも低酸素，低換気のリスクが高いため，厳重なモニタリングに加え気道トラブルへの対応（バッグバルブマスク換気，再挿管の準備，吸引），血圧低下，徐脈，心停止への対応の準備を十分に揃えることが大切である。

▫特に，手技に集中するとモニタリングがおろそかになるため，人工呼吸器の画面とモニターを監視する要員を確保するほうが安心である。またリークを最小限にし，換気量と肺胞の虚脱を防ぐためのコネクターを使用し，吸入酸素濃度 FIO_2 を 100% としておくことも合併症を防ぐために有用である（図 4-14-1）。

▫また人工呼吸器の設定を処置前に変更することも忘れてはならず，気管支鏡施行中に上昇する気道抵抗に対応するため，従量式として気道内圧アラーム上限を上げておく必要がある。人工呼吸器によっては設定された気道内圧以上には圧を加えないことがあるため，従量式でも換気量が担保されない場合があるので注意が必要である。

（内藤　貴基）

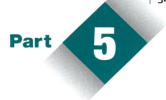

消化器

第1章

入院患者の下痢

総論

□ 定義

下痢	・便の水分量が増して泥状〜水様になった状態 ・一般的には1日に3回以上の軟便，もしくは著しい回数の増加を指す．
院内発症の下痢	入院時に下痢を認めず，入院後3日以上経過してから発症した下痢[1]

□ 入院患者の12％が入院後に下痢を認め，入院期間が3週間を超えると27％で認める[2]．
□ 造血幹細胞移植などの高リスク患者群での下痢の頻度は，80％以上と極めて高い[3]．
□ *Clostridium difficile* 感染症（CDI）以外の院内発症の下痢の多くは軽症〜中等症であり，一部を除いては数日で軽快する．
□ トキシン産生型の *C. perfringens* や *Klebsiella oxytoca* では重症化することがある．
□ 市中のノロウイルス感染は一般的に数日で軽快するが，院内発症例では長引くことが多く，特に移植患者では重症化するため注意が必要である[4]．

原因

□院内発症の下痢の原因

感染性	・抗菌薬関連下痢症（CDI を含む） ・抗菌薬非関連（ノロウイルスなど） ・免疫抑制
薬剤・栄養	下剤，高浸透圧のシロップ製剤，経腸栄養（EN）
その他	腸管虚血，宿便性閉塞，低アルブミン血症，移植片対宿主病（GVHD），薬物離脱，吸収不良，慢性膵炎

□市中発症の下痢と比較して，感染性の頻度が低い。
□CDI が有名だが，実際には薬剤・栄養・併存疾患が原因となることが多い。入院患者の 12～32％ が下痢を発症するが，そのうち CDI の関与は 20％ 以下である[1]。

検査

CD トキシン	抗菌薬投与後，原因不明の発熱・白血球上昇
便培養	原則不要（modified 3-day rule）
ウイルス検査（ノロウイルス，ロタウイルス）	院内アウトブレイクを疑う場合，移植患者
寄生虫	HIV 患者・移植患者で入院前にも下痢のエピソードがある場合
内視鏡	症状が強く原因が明らかではない場合
造影 CT	血便など，腸管虚血を疑う症状がある場合

□市中発症の下痢と同様に，病歴聴取が重要である。
□抗菌薬投与後の下痢や，原因不明の発熱・白血球上昇では CDI を検索する。
□便培養は原則不要である（modified 3-day rule）。
□便中白血球は感度・特異度とも低いため，行う必要はない。
□移植患者ではサイトメガロウイルス（CMV），ノロウイルス，ロタウイルスの検査を行い除外する必要があるが，実際には大部分が薬剤性や GVHD である。

▶CMV による消化管疾患[5]
　□免疫不全者において，消化管（口腔，食道，胃，十二指腸，小腸，大腸）は CMV 感染症の好発臓器であり，潰瘍，炎症，穿孔，出血，瘻孔（fistula）など多彩な像を呈する。
　□リスク因子として，AIDS，移植，ステロイド治療，高齢，炎症性腸疾患（IBD），悪性腫瘍などが挙げられる。

□移植患者以外では（院内アウトブレイクを疑う場合を除く），ウイルス検索の有用性は低い。
□HIV 患者・移植患者で入院前にも下痢のエピソードがある場合には，便培養と寄生

虫の検索を検討する。ただしルーチンで行う必要はなく，寄生虫の流行地以外では 1 回の検索で十分である。先進国において，免疫不全患者以外での院内発症の寄生虫は極めてまれである。
☐症状が強い患者で原因が明らかではない場合は，内視鏡を検討する。
☐血管手術後の高齢者の腹痛・血便では，腸管虚血の除外が重要であり，造影 CT を考慮する。

▶便培養の modified 3-day rule
　☐便培養を採取する基準[6]

市中感染の下痢（入院 72 時間以内）
院内発症の下痢で少なくとも下記の 1 つを満たす場合 ・基礎疾患*のある高齢者（≧65 歳） ・HIV 感染 ・好中球減少（500 未満） ・院内アウトブレイクを疑う場合
*臓器不全（肝硬変，末期腎不全，COPD），活動性 IBD，白血病，脳血管病変後の片麻痺
下痢以外の症状を呈する患者で腸管感染を疑う場合（結節性紅斑，腸間膜リンパ節炎，多関節炎，不明熱など）

☐入院 72 時間以降の急性下痢症では上記以外では便培養を提出してはならない。
☐入院 72 時間以降に下痢を発症した場合，*Clostridium* 以外の市中発症の腸管感染症の起因菌が培養される可能性は極めて低い（72 時間以降：0.6% vs. 72 時間以内：2.6 ～6.4%）。

治療

- 緩下薬の中止
- 不要な薬剤の中止
- EN の最適化
- 補液・電解質補正

☐CDI の治療については後述。

隔離

☐CDI，ノロウイルスを疑った場合は，原則隔離（接触感染予防）を行う。

予防

☐プロバイオティクスが抗菌薬関連下痢症の予防に有用である可能性が示されているが，ルーチンでの使用は推奨されていない[7]。
☐免疫抑制患者において，投与されたプロバイオティクスの translocation により，菌血症，真菌血症をきたすことがあり，死亡例の報告もあるため注意が必要である[8]。

各論：感染性

- ① 抗菌薬関連，② 抗菌薬非関連，③ 免疫抑制患者の下痢の3つに分類する。
- 抗菌薬関連下痢症（広義）にCDIが含まれる。

①-1 抗菌薬関連：CDI

■ 頻度
- 入院患者の下痢の原因として最も有名だが，その頻度は20％以下である[1]。
- 全入院患者のうち一般病床では2％[9]，ICUでは4％がCDIに罹患する[10]。
- 新規の無症候性のcolonizationが急性期病院の患者の20％以上にみられ，入院期間と相関して保菌率が増加する（市中での保菌率は2〜8％）。
- 有症状の患者の部屋の49％，同患者に接触する医療関係者・介護者の手の59％で菌が検出される[11]。

■ 疫学
- 嫌気性グラム陽性桿菌で，2種類の外毒素（トキシンA・B）が病原性に関与する。
- 2002年以降米国で問題となっている病原性の強い株（NAP1/BI/027型）は，第3のトキシンであるバイナリトキシンを産生する。
- 芽胞を形成し，人-人間で糞口感染する。アルコール消毒は無効である。

■ 臨床像
- まったくの無症状から中毒性巨大結腸症までさまざまな臨床像を呈する。
- 有症状の場合には大多数で水溶性下痢を認める。
- その他の症状として発熱（〜28％），白血球増多（〜50％），腹痛（〜22％）などがある。
- 重症CDI，特に術後の麻薬使用患者では，麻痺性イレウスのため下痢を伴わないこともあり，抗菌薬投与後の原因不明の白血球上昇や発熱ではCDIを想起することが重要である[12]。

■ リスク因子[13]

• 抗菌薬曝露
• 年齢（＞60歳）
• 最近の入院歴（過去60日以内）
• 基礎疾患（白血病，リンパ腫など）
• その他薬剤（制酸薬など）
• 消化管操作（手術，浣腸，緩下薬，経管栄養）
• CDI患者への曝露

- 抗菌薬曝露の関与が最も多く，ICUでCDIを発症した患者の93％は，CDI発症前に抗菌薬を投与されている[14]。
- 一般的には抗菌薬開始後数日での発症が多いが，治療終了後8週間での発症の報告もある[15]。
- アンピシリン，アモキシシリン，セファロスポリン，クリンダマイシン，フルオロキ

表 5-1-1　CDI 検査の感度と特異度

検査	感度	特異度	検出までの時間
EIA（トキシン A/B または，トキシン A）	63～94%	75～100%	数時間
EIA（GDH 抗原）	85～95%	89～99%	数時間
cytotoxin assay	94～100%	97%	24～48 時間
培養	100%	100%	48 時間以上
PCR	100%	100%	48 時間以上

EIA：enzyme immune assays

- ノロンの頻度が高いが，ほぼすべての抗菌薬がリスクとなり得る[16]。
- □年齢に相関して感染のリスクと重症度が上昇し[17]，65 歳以上では若年者と比較しアウトブレイク時に 10 倍罹患しやすいとする報告もある[18]。

■ 診断
- □下記の臨床症状と検査所見に基づいて診断を行う。

臨床症状	下痢（24 時間に 3 回以上）
検査所見	トキシン陽性，便培養でトキシン産生型の *C. difficile* 陽性，偽膜性腸炎の所見（内視鏡）

■ 検査
- □原則として，下痢のない患者には検査を行ってはならない。
- □例外として術後の麻痺性イレウス患者など下痢のない患者で CDI を疑った場合には，直腸スワブでトキシンや培養検査を行う。
- □前述した CDI のリスク因子を有する患者では，積極的に検査を考慮する。
- □CD トキシン検査は簡便で迅速だが，十分でないため，トキシン陰性でも感染を否定はできない（表 5-1-1）。
- □最近では，CD トキシン A・B に加えて，感度の高い GDH 抗原も検出する迅速キットが推奨されている。CD トキシン陰性で GDH 抗原陽性の場合には，臨床的に判断する。
- □最も感度が良いのは便培養であるが，時間がかかるため行われていない。
- □PCR 検査は迅速で感度・特異度とも良好だが，日本では一部の機関でのみ利用可能である。

▶ CD トキシンの再検について
- □初回検査で，トキシン陰性の患者のうち 94.08% が 2 回目以降も陰性（検査の反復で検出できるのは 2 回目で約 8%，3 回目で約 2%）であるため，7 日以内に（同一の下痢のエピソードで）検査を繰り返すことは推奨されない。
- □治療終了後も，数週～数か月間は持続的にトキシン陽性となるため，効果判定目的の再検も推奨されていない[19]。

表 5-1-2 CDI の治療

	臨床像	治療
無症候性キャリア	無症状	推奨されない
初発（軽症）	・WBC≦15,000 ・Cr＜1.5	・バンコマイシン 125 mg 1 日 4 回，10 日間経口投与 ・メトロニダゾール 500 mg 1 日 3 回，10 日間経口投与 ・fidaxomicin 200 mg 1 日 2 回，10 日間（日本未承認）
初発（重症）	・WBC≧15,000 ・Cr＞1.5	・バンコマイシン 125 mg 1 日 4 回，10 日間経口投与 ・fidaxomicin 200 mg 1 日 2 回，10 日間（日本未承認）
初発（劇症）	・低血圧，ショック ・イレウス ・巨大結腸症	・バンコマイシン 500 mg 1 日 4 回，経口または経胃管投与 ・イレウスの場合には経肛門的投与の併用を検討 ・メトロニダゾール 500 mg 8 時間ごと，経静脈投与を必ず併用（特にイレウスでは）
初回再発		初発治療（メトロニダゾール） ・バンコマイシン 500 mg 1 日 4 回，10 日間経口投与 初発治療（バンコマイシン） ・バンコマイシン漸減/パルス 　① バンコマイシン 125 mg 1 日 4 回，10～14 日間 　② 1 日 2 回 1 週間 　③ 1 日 1 回 1 週間 　④ 2～3 日に 1 回，2～8 週間 ・fidaxomicin 200 mg 1 日 2 回，10 日間（日本未承認）
2 回目以降の再発		・バンコマイシン漸減/パルス（上記） ・fidaxomicin 200 mg 1 日 2 回，10 日間（日本未承認） ・便移植

McDonald LC, et al. Clinical Practice Guidelines for *Clostridium difficile* Infection in Adults and Children : 2017 Update by the Infectious Diseases Society of America (IDSA) and Society for Healthcare Epidemiology of America (SHEA). Clin Infect Dis 2018 ; 66 : e1-48

■ 治療（表 5-1-2）[19)]
□ 無症状の場合，治療は行わない。
□ できるだけ早期に抗菌薬を中止する（継続により治療失敗と再発が増加する）。
□ 検査結果が 48 時間以内に出ない場合や，劇症型の CDI では，エンピリカルに治療を開始する。その他の患者では診断後に治療を開始することが望ましい[19)]。

■ 治療（初発，軽症）
□ 2000 年以降，メトロニダゾールでの治療失敗の報告が増加し，2017 年の IDSA ガイドラインでは，メトロニダゾールに代わってバンコマイシンが第一選択となった。
□ メトロニダゾールは消化管より吸収されるため，腸粘膜の炎症改善に伴って便中の薬剤濃度が低下するが，バンコマイシンは消化管から吸収されないため，常に便中の薬剤濃度が保たれることも，治療効果の差の原因として考えられている。

- □ 初発の軽症例（WBC≦15,000，Cr＜1.5）では，バンコマイシン 125 mg 1 日 4 回を 10 日間経口投与する。
- □ バンコマイシンの使用が限られる場合には，メトロニダゾール 500 mg 1 日 3 回を 10 日間経口投与する。
- □ 不可逆性の神経障害を回避するため，メトロニダゾールの使用は初発の非重症例に限ることが望ましい。

■ 治療（初発，重症）
- □ 初発の重症例（WBC≧15,000，Cr＞1.5）では，バンコマイシン 125 mg 1 日 4 回を 10 日間経口投与する。
- □ 軽症，重症例とともに fidaxomicin も選択肢だが，日本では未承認である。

■ 治療（初発，劇症）
- □ 初発の劇症例（低血圧，ショック，イレウス，中毒性巨大結腸症）では，バンコマイシン 500 mg 1 日 4 回を経口または胃管から投与する。イレウスの場合には経肛門的投与の併用を検討する。
- □ メトロニダゾール 500 mg 8 時間ごと経静脈投与を必ず併用する。

■ 効果判定と治療期間
- □ 発熱，腹痛，下痢の回数，WBC を指標とし，改善傾向にあれば 10 日間で治療終了とする。
- □ 通常 48〜72 時間で改善がみられるため，メトロニダゾールで治療を行う場合には，治療開始後 48〜72 時間で改善が乏しければ，バンコマイシンへ変更する[19]。

■ 再発時の治療（初回）
- □ 初発時にメトロニダゾールで治療を行っている場合には，バンコマイシン 125 mg 1 日 4 回を 10 日間経口投与する。
- □ 初発時にバンコマイシンで治療を行っている場合には，バンコマイシン漸減パルス療法を行う[21]。

■ 再発時の治療（2 回目以降）
- □ バンコマイシン漸減パルス療法を行う。
- □ 便移植の効果[22]が示されているが，日本での実施は一部の施設に限られている。

▶ バンコマイシンの血中濃度測定は必要か？
- □ 経口のバンコマイシンは吸収されないため，血中濃度の測定は不要である。
- □ ただし，腎不全患者が 2 g/日を長期に使用した場合は上昇の可能性があるとされている。

■ 手術適応
- 中毒性巨大結腸症
- 大腸破裂
- 急性腹症
- 敗血症性ショック

- 大腸切除における周術期死亡率（30日間死亡率）の独立した予測因子としてWBC＞5万（調整オッズ比18.6，95％CI 3.7〜94.7），乳酸＞5 mmol/L（調整オッズ比12.4，95％CI 2.4〜63.7）がある[23]。
- 劇症型CDIでは，乳酸＞5 mmol/Lとなると手術の有無によらず死亡率が高いため（死亡率：大腸切除群86％，保存的治療群94％），手術のタイミングを逃さないことが重要である[23]。

■ 隔離・接触感染予防策
- 原則，トイレ付きの個室隔離が望ましい。部屋が限られている場合には，便失禁している患者を優先して隔離する。
- 隔離解除の基準としては臨床症状を重視すべきである。感染治癒後も最大6か月程度まで培養陽性になることがあるため，治療効果や隔離解除の判定目的にトキシン検査や培養を行うべきではない[19]。
- 接触感染予防策として，CDI患者の部屋への入室時とケアの間はガウン・手袋を着用する。
- CDI患者との接触前後や手袋を外した後は，流水と石鹸，あるいはアルコール製剤で手指衛生を行う。CDIの発症頻度が高い場合は，CDI患者のケアの前後で流水と石鹸による手洗いを行う。便や便汚染の可能性が高い部位（会陰部など）に直接触れた後は，流水と石鹸での手洗いが望ましい。
- 臨床的にCDIを疑った時点で（検査の結果が出ていなくとも），CDIとして接触感染予防策を開始する。
- 下痢の改善後，少なくとも48時間は接触感染予防策を継続する。また，CDIに対して標準的な感染予防策を行っているにもかかわらずCDIの感染率が高い場合には，退院まで接触感染予防策を延長することを検討する。
- 医療機器の消毒には，次亜塩素酸ナトリウムを用いる。

■ 予防
- 抗菌薬適正使用を行う。
- プロバイオティクスが有用な可能性があるが，現時点でルーチンでの使用はすすめられない。
- 制酸薬の使用はCDIの発症，再発ともにリスクとなるため，不必要な投与は避ける[24]。ただし，プロトンポンプ阻害薬（PPI）の中止によるCDIの直接的な予防効果は示されていない。

①-2 抗菌薬関連：抗菌薬関連下痢症

- 抗菌薬関連下痢症（antibiotic associated diarrhea：AAD）は，抗菌薬投与後の下痢症の総称である。
- 腸内の正常細菌叢の破綻により炭水化物の代謝が障害された結果，腸内の浸透圧が上昇し，水分の再吸収が障害されて下痢を生じる。70〜80％では病原菌が不明である[25]。
- 抗菌薬関連下痢症のうち，CDIの頻度は15〜25％程度だが[12]，重症例になるほどCDIの頻度が増え，大腸炎の症状を呈する場合は80％程度，偽膜性腸炎の場合はほ

ぼすべてが CDI である[12]。

同定される起因菌

CDI	前述
K. oxytoca	・トキシンを産生することで下痢を起こす。 ・CD 陰性の抗菌薬使用後出血性大腸炎の 50〜80% を占めるが，非出血性の抗菌薬関連下痢症の原因としてはまれである。 ・抗菌薬の中止のみで自然軽快するため，Klebsiella に対する特異的治療を行う必要はない[26,27]。
C. perfringens	・トキシン産生型の C. perfringens はで食中毒の原因として有名であるが，AAD の原因となることは比較的まれである。 ・C. difficile とは異なり，偽膜を作ることはない。 ・メトロニダゾールで軽快する[28]。

治療
☐ 原因抗菌薬の中止で軽快する。

② 抗菌薬非関連

☐ 抗菌薬非関連の院内の感染性下痢の原因としてノロウイルス，ロタウイルスがある。
☐ ノロウイルスは市中の流行性下痢のなかでは最多の原因である。院内でもアウトブレイクの原因として重要だが，孤発性の頻度は不明である[29]。

③ 免疫不全患者

☐ 免疫不全患者の感染性下痢は健常者と比較し，より重篤で長期化することが多い。
☐ 原因として，前述の CDI と腸管感染ウイルス（ロタウイルス，アデノウイルス，ノロウイルス）のほか，CMV を想起することが重要である。
☐ CMV 腸炎を疑った場合は，内視鏡で組織の生検を行う。
☐ 移植患者では，市中感染の原因である寄生虫と細菌（ジアルジア，クリプトスポリジウム，糞線虫，カンピロバクター）も院内発症の下痢の原因となることがある[1]。

各論：薬剤・栄養

☐ 700 以上の薬剤で下痢の副作用の報告があり，EN 患者の 15〜40% が下痢をする。
☐ 院内発症の下痢，特に ICU・移植・癌治療患者の下痢では，原因の大部分を薬剤と栄養が占める[1]。

薬剤

☐ 間質や正常細菌叢に影響を与える結果，下痢を生じる。
☐ 薬剤起因性下痢の原因として抗菌薬が 25% 程度を占めるが，その他の薬剤も下痢の原因となり得る（表 5-1-3）[1]。
☐ 抗癌薬と免疫抑制薬で極めて下痢の頻度が高い。
☐ 必ず緩下薬の使用有無を確認することが重要である。高浸透圧溶液を含有するシロッ

表 5-1-3　薬剤と頻度

薬剤	頻度
コルヒチン	80%
抗癌薬（イリノテカン，5-FU）	30〜80%
免疫抑制薬（タクロリムス，アザチオプリン）	30〜60%
αGI	20% 以上
抗レトロウイルス薬	
メトホルミン	
イオン交換樹脂	
抗菌薬	5〜25%
コリンエステラーゼ阻害薬〔ドネペジル，ピリドスチグミン（メスチノン®），ジスチグミン（ウブレチド®）〕	10〜20%
β遮断薬	12% 以下
抗不整脈薬（ジゴキシン，キニジン）	10% 以下

Polage CR, et al. Nosocomial diarrhea: evaluation and treatment of causes other than *Clostridium difficile*. Clin Infect Dis 2012;55:982-9をもとに作成

プ製剤もあり，注意が必要である。

栄養

☐ 入院患者，特に ICU 患者では EN による下痢の頻度が多い。
☐ 持続投与や浸透圧の調節，食物繊維の併用により改善する可能性があるが，10〜15%で下痢が持続する[1]。
☐ ASPEN のガイドラインでは，下痢をした場合の対応について具体的な記載はなく，水溶性繊維，半消化態栄養が有用な可能性のみ示されている。
☐ EN による下痢の対処法

- 十分な腸管馴化期間
- 温度の適正化
- 注入速度の調整
- 100 mL/hr を超えると下痢をしやすいため，ボーラスから持続投与への変更を検討
- 成分・浸透圧の検討・変更（乳糖不耐の場合）
- 食物繊維，GFO 製剤の使用
- 成分栄養への変更
- 止痢薬投与

▶担癌患者の下痢

☐ 担癌患者の下痢では通常の原因のほか，化学療法に伴う下痢（chemotherapy induced diarrhea：CID），放射線治療に伴う下痢，GVHD を考慮する[30]。

- 化学療法に伴う下痢の原因は，直接的な粘膜障害による一次性と骨髄抑制からの感染による二次性に分類される。
- 下痢の頻度は，薬剤と投与スケジュールによるところが多い。5-FU，CPT-11を用いたレジメンでは50〜80%と極めて高頻度であり，30%以上の患者がGrade 3以上の下痢をする[31]。
- 化学療法による軽症〜中等症の下痢では，ロペラミドを使用する。

▶ICUでの下痢
- ICU入室患者の40%以上がICU入室後に下痢を生じ，重度熱傷患者では90%以上が下痢をする[32]。
- 一般病棟での下痢と同様，ENによる下痢が最も多い[33]。
- 感染性の場合，症状がより重篤となることが多い。
- 電解質異常による不整脈の併発や，循環動態・呼吸状態が不安定となることで昇圧薬や人工呼吸が必要とする頻度が高くなる。
- 感染性の原因としてはCDIが最多であり，ICU入室患者の約4%がCDIに罹患する[9]。
- ICUでは，症候性のCDI患者の20%以上が劇症化し，劇症化した場合の死亡率は60%にも上る[33]。
- ICU滞在日数が延長（14.8日 vs. 3.2日），死亡率が増加する（22% vs. 8.7%）との報告もある[34]。

その他

- 血管手術後の高齢者の腹痛・血便では腸虚血を除外する[35]。
- 乱用薬物の中断により，下痢を生じることがある。
- 高度の便秘患者では，fecal impaction（便栓）に随伴するoverflow incontinence（漏便）で下痢を生じることがある。
- 重症患者では，低Alb血症も下痢の原因となり得る。

（吉野 かえで）

第2章
ICUでの栄養 総論

ICU 患者の栄養状態 P E

- ICU 入室患者の 40％ 以上が低栄養状態であるという報告[1]があり，それらの患者は栄養状態良好の患者に比べて，ICU 滞在期間・在院日数が長く，また合併症の頻度が高い。
- 生体に侵襲が加わると，侵襲の大きさに応じて内因性のエネルギーが供給される。侵襲に対してのストレスホルモンとサイトカインによって，筋タンパクの異化によるアミノ酸を基質とした糖新生と，脂肪組織からの脂肪酸放出によりエネルギーが供給される（異化反応）。
- 生体に供給される総エネルギーは，内因性エネルギーと，栄養療法として投与する外因性エネルギーの総和となる。

栄養開始前

- 栄養療法を開始する前に，体重減少，入院前の栄養状態，疾患の重症度，併存疾患，消化管の機能などの評価を行うべきである（SCCM/ASPEN：グレード E）。
- ICU 患者において経腸栄養（EN）開始の際に，腸蠕動音や腸内ガスと便の通過の有無の確認は不必要である（SCCM/ASPEN：グレード B）。
- 栄養投与が不十分な期間とイレウスの期間の延長を防ぐために，患者が診断的検査や手技によって絶食となる時間は最小限にすべきである。イレウスは絶食によって誘発され得る（SCCM/ASPEN：グレード C）。
- ICUでは，従来の栄養評価法（アルブミン，プレアルブミン，身体計測）は有用ではない。

栄養の評価

- 重症度と栄養リスクを評価し，熱量とタンパク量を計算し目標を設定する[2〜4]。
- Nutritional Risk Screening（表 5-2-1），または NUTRIC score（表 5-2-2）を使用する。

栄養リスクが低く，重症度も低い場合（NRS-2002≦3 or NUTRIC score≦5）	・最初の 1 週間は経口摂取できない場合は，EN は必要ない。
栄養リスクが高い，または重症度が高い場合（NRS-2002≧5 or NUTRIC score≧5）	・EN を 24〜48 時間以内に開始し，48〜72 時間で目標熱量の 80％ を投与する。 ・早期に EN を開始すると死亡・感染リスクが低下する。 ・リフィーディング症候群に注意が必要。

表 5-2-1　Nutritional Risk Screening

① 初期スクリーニング	
1. BMI は＜20.5 か？	（はい/いいえ）
2. 患者は最近の 3 か月以内に体重減少があったか？	（はい/いいえ）
3. 患者はこの 1 週間で食事摂取量が減っているか？	（はい/いいえ）
4. 患者は集中治療を受けているなど，重症な状態か？	（はい/いいえ）
いずれかが「はい」であれば下記表に進む。すべてが「いいえ」であれば，週ごとに再スクリーニング。患者が大手術などを予定していれば，関連リスクを避けるため予防的栄養ケアプランを考慮する。	
② 最終スクリーニング	
A. 栄養障害状態はいずれか？	
absent（スコア 0）	正常な栄養状態
mild（スコア 1）	3 か月以内の体重減少＞5％，またはこの 1 週間の食物摂取が通常量の 50〜75％ 以下
moderate（スコア 2）	2 か月以内の体重減少＞5％，または BMI 18.5〜20.5 で全身状態が悪い，もしくはこの 1 週間の食物摂取が通常量の 25〜60％
severe（スコア 3）	1 か月以内の体重減少＞5％（3 か月以内で＞15％），または BMI＜18.5 で全身状態が悪い，もしくはこの 1 週間の食物摂取が通常量の 0〜25％
B. 疾患の重症度（栄養摂取量において）はいずれか？	
absent（スコア 0）	正常な栄養摂取
mild（スコア 1）	股関節骨折，急性合併症を伴う慢性疾患（肝硬変，COPD），慢性血液透析，糖尿病，腫瘍
moderate（スコア 2）	腹部大手術，脳卒中，重症肺炎，血液悪性腫瘍
severe（スコア 3）	頭部外傷，骨髄移植，APACHE＞10 の集中治療を受けている患者
A と B の合計が総スコア（70 歳以上なら総スコアに 1 を足す）	スコア 3 以上：栄養的にリスクが高いため，栄養ケアプランを開始。 スコア 3 未満：週ごとに再スクリーニング。患者が大手術などを予定していれば，関連リスクを避けるため予防的栄養ケアプランを考慮する。

- □ 間接カロリーメトリー（IC）を用いて評価する。
- □ 呼吸商（RQ）の正常範囲は 0.7〜1.0 であり，RQ＜0.85 であれば underfeeding，RQ＞1.0 であれば overfeeding が示唆される[5]。
- □ 内因性エネルギー量を測定することができないため，adequate feeding と判定されればよいが，underfeeding もしくは overfeeding の判定であった場合，どのようにエネルギー投与量を修正すれば adequate feeding となるのかは予測困難である。

表 5-2-2　NUTRIC score

項目	範囲	点数
年齢	50 未満	0
	50 以上，75 未満	1
	75 以上	2
APACHE Ⅱ	15 未満	0
	15 以上，20 未満	1
	20〜28	2
	28 以上	3
SOFA	6 未満	0
	6 以上，10 未満	1
	10 以上	2
併存疾患数	0〜1	0
	2 以上	1
ICU 入室までの入院日数	1 未満	0
	1 以上	1
IL-6	400 未満	0
	400 以上	1
高スコア IL-6 あり：合計 6〜10 IL-6 なし：合計 5〜9	● 悪い臨床的アウトカム（死亡や人工呼吸器）に関連している。 ● 積極的な栄養療法によりベネフィットを受ける可能性が高い。	
低スコア IL-6 あり：合計 0〜5 IL-6 なし：合計 0〜4	栄養失調のリスクは低い。	

adequate feeding	総エネルギーが安静時エネルギー消費量（REE）の近似値となる適正なエネルギー投与の状態
underfeeding	総エネルギーが REE を下回るエネルギー投与不足の状態
overfeeding	総エネルギーが REE を上回るエネルギー投与過剰の状態

投与カロリー

☐ 間接カロリーメトリーでの熱量算出が望ましいが，特殊な機器が必要であることから，日常臨床では使用が制限される[6]。

☐ 推定式からエネルギー必要量を算出するのが簡便な方法[7]（**1 日の必要エネルギー量＝25〜30 kcal/kg**）を使用する。

タンパク投与量

□ タンパク投与量（SCCM/ASPEN）

BMI 30 未満	1.2〜2.0 g/kg/日[8]（グレードE）
BMI 30〜40	理想体重に対して 2.0 g/kg/日以上，BMI 40 以上の患者では理想体重に対して 2.5 g/kg/日以上投与する（グレードD）。

経腸栄養（EN）の種類[4]（☞ QR「経腸栄養剤の一例」）

□ 標準的な半消化態栄養剤（1.0〜1.5 kcal/mL）を使用する。
□ 特別な栄養剤や免疫調整栄養剤（アルギニン/EPA/グルタミンなど）は通常使用しない。
□ 整腸剤は安全に投与できるが，ルーチンでの投与は推奨できない。
□ ペプチドベースの経腸栄養剤で有利な点はない。下痢に対する有用性も低く，通常の半消化態栄養剤でよい[4]。

投与タイミング

早期の EN

□ 早期 EN では ICU 死亡率は約 20％，院内死亡率は約 25％減少したことが示されている[9]。メタ解析では死亡率に変わりはなく，感染症は減少した（RR 0.55，CI 0.35〜0.86）[10]。
□ 重症疾患の急性期における早期 vs. 晩期での，早期経管栄養の有用性を示した質の高い大規模 RCT は行われていない。
□ 現時点では SCCM/ASPEN，ESPEN，ESICM のいずれも，消化管障害がない重症症例に対して，ICU 入室後血行動態が安定してから可能なかぎり早期（24〜48時間以内）に経管栄養を開始することを推奨している[10, 11]。

EN を開始しないほうがよいとき[10]

コントロール不良のショック	昇圧薬で血圧が安定化し，末梢循環が維持できていれば EN 開始を考慮（特に昇圧薬を減量できているとき）。
コントロール不良の低酸素血症や高二酸化炭素血症，アシドーシス	ある程度安定化したら，少量でも EN を開始することを考慮。腹臥位や筋弛緩薬の使用は EN の禁忌ではない。
腸虚血	
ストーマから大量の腸液が排出される場合	特にそれが原因で周囲の皮膚障害や電解質異常が出現するときは，EN の減量，中止を考慮する。
活動性消化管出血	EN は新たなストレス潰瘍や消化管出血予防になる。止血が 24〜48 時間確認されたら，EN 開始を考慮。

胃残量＞500 mL/6 時間	500 mL までは VAP 増加しないというデータあり。腸虚血や腸閉塞がなければ，幽門後栄養を考慮。

早期の経静脈栄養（PN）

- □ 早期 PN（3 日目以降 PN）vs. 晩期 PN（8 日目以降 PN）の前向き無作為化試験である EPANIC 試験[12]では，ICU 滞在日数，感染症発症率，2 日以上の人工呼吸器管理の割合，腎置換療法日数では，早期経管栄養で有意差をもって低下し，生命予後・ADL では有意差がなかった。
- □ 入院後 7 日間は早期 EN が行えない場合にも，PN は控えることを推奨している（SCCM/ASPEN グレード C）。

投与経路

- □ 腸管が使用できる場合は EN が優先される（SCCM/ASPEN グレード B）。
- □ 自律的な摂食を維持できない重症患者においては，EN による栄養療法を開始すべきである（グレード C）。
- □ EN の開始にあたって，腸音や排便などの確認は必須ではない。
- □ 経胃でも経空腸でも効果は同じだが，重症患者で経胃で胃内残量が多い，または誤嚥のリスクが高い場合は，経空腸を考慮する。
- □ 経胃 vs. 経空腸では，経空腸のほうが EN が成功する傾向にある。また，経空腸のほうが人工呼吸器関連肺炎が少ない傾向にある[13]。

投与速度

- □ 投与速度は，間欠投与と持続投与があるが，持続投与のほうが肺炎のリスクが少なくなる[14,15]。
- □ EN の初期の投与速度としては，trophic feeding として，10～20 mL/hr の持続投与が望ましい。

▶ trophic feeding

腸管粘膜，免疫能の保持を目的として，消費エネルギーの 1/4 程度または＜500 kcal/日程度（20 kcal/hr 程度）の非常に少ない量の EN を投与すること。

栄養における注意点

腸管不耐性への対策

- □ 胃内残量が 500 mL 未満で，腸管不耐性がなければ EN は中断しない[4]。

| 腸管不耐性 | 嘔吐，下痢，腸管拡張，排液量過多，胃内残量過多，腸管運動減弱，腹部X線所見異常 |

□嘔吐・胃内残量過多などの対策

ENの速度減量	間欠投与を持続投与へ変更する。ただし死亡率は変わらない[16]。
メトクロプラミド，エリスロマイシン，ナロキソンの使用	胃内残量は少なくなる[17〜19]。 例：プリンペラン10 mgを8時間ごとに経静脈または経胃投与 　　エリスロマイシン250 mg＋生食50 mLを6時間ごとに点滴
各薬剤の副作用を熟知する	プリンペラン：錐体外路症状，高プロラクチン血症など エリスロマイシン：QT延長，タキフィラキシーなど
幽門後栄養	―

下痢の対策

□*Clostridium difficile* 感染症（CDI）を除外し，下痢の原因になる薬剤を確認する（特に抗菌薬）。
□ENの速度を減量する。
□食物繊維については，腸管虚血や腸閉塞のリスクがあるため，不溶性食物繊維は使用しない[4]。
□状態が安定した症例においては，発酵性水溶性食物繊維の追加が望ましい[4]。
□下痢を認めた場合は，発酵性水溶性食物繊維10〜20 g/日を分割して投与する[4]。
□難治性下痢で食物繊維に反応しない場合は，低分子ペプチドやプロバイオティクスの投与を検討する。ただし，プロバイオティクスの有効性・菌種・投与量などはまだ確立していない[20]。

誤嚥性肺炎リスクを下げる対策

□誤嚥性肺炎リスク

| 気道確保ができない，70歳以上，経鼻経管栄養，人工呼吸器管理，意識障害，不十分な口腔ケア，胃食道逆流，神経障害，EN間欠投与，ICU外への移動・不適切な看護師/患者比率，など |

□胃内残量を計測する必要はない。計測しても不耐性の所見がなく，胃内残量＜500mLの場合はENを中断しない[4]。
□誤嚥性肺炎のリスクが高い場合の対策

十二指腸以遠へのチューブ留置
持続投与への変更
頭部挙上30〜45°
1日2回のクロルヘキシジン口腔洗浄

▶ クロルヘキシジン
　口腔洗浄に用いるクロルヘキシジンは，グルコン酸クロルヘキシジンである。クロルヘキシジジン洗口液の濃度について，欧米では 0.12〜0.2％で有効性が報告されているが，日本で使用できる濃度は 0.002％以下（欧米の 1/100）である。この濃度では，口腔内細菌に対する有効性はないといわれている。

▶ グルタミン
　□ 通常は筋肉で 50〜80 g/日産生されている。
　□ 重症患者では必要量が増加し，血中濃度は減少。重症疾患のときには必須アミノ酸となる。
　□ 分裂が速い細胞の重要なタンパク前駆体と考えられている。小腸粘膜の維持に大切である。
　□ 通常の経腸に加えて，静注または経腸でグルタミンを余分に入れる効果についてRCT で検討された。院内死亡（37.2％ vs. 31％，p＝0.02），6 か月死亡（43.7％ vs. 37.2％，p＝0.02）とグルタミン群で悪化した[21]。過剰なグルタミンは害となる可能性がある。
　□ ASPEN では，ルーチンでグルタミンを静注で補給してはいけないとしている[4]。
　□ ESPEN 2009 では，ICU での PN にはグルタミンを 0.2〜0.4 g/kg 含んだアミノ酸製剤を使用するようにとしている。
　□ 日本のアミノ酸製剤にはグルタミンを含んだものはない。中心静脈栄養（TPN）ならグルタミン供給はなくなるため，なるべく早く EN を開始することが重要。

▶ アルギニン
　□ 正常な免疫機能，創傷治癒に必要。窒素代謝やアンモニア代謝にも必要。
　□ アルギニン製剤は，魚油と同様「免疫賦活系」とされる。
　□ さまざまな研究の結果，ASPEN では以下の勧告となっている[4]。

内科 ICU	免疫賦活系栄養をルーチンに使用してはならない。重症敗血症には投与しない。
重症外傷患者	アルギニンを含む免疫賦活系栄養投与を考慮する。
外傷性脳障害	専門家のコンセンサスとして，アルギニン含有免疫賦活系栄養や普通の経腸栄養（EN）＋EPA/DHA 補助を考慮する。
major surgery 後で EN が必要な患者	－

各種 EN の注意点

免疫賦活成分〔アルギニン，核酸，エイコサペンタエン酸（EPA），ω-3 脂肪酸など〕	基本的にルーチンで使用しない。
アルギニンと魚油〔EPA，ドコサヘキサエン酸（DHA）〕	・抗炎症作用 ・高度侵襲手術〔頸部癌の手術，腹部手術（食道摘出，胃摘出，膵頭十二指腸切除術）で傷の治りが速い，感染が少ない，縫合不全が少なくなる。ただし死亡率は変わらない[22]。 ・重症敗血症患者には，予後を悪化させる可能性があるので使用しない[23]。 ・（ESPEN）重症敗血症には使用しない。 ・（ASPEN）EN が必要な術後患者には使用を考慮する。
ω-3 脂肪酸	・（ASPEN）ARDS など重症患者での投与は推奨できない[24]。
グルタミン	・重症患者に投与する有用性を示すデータはない[25〜27]。 ・補充は死亡率を上昇させる[26]。 ・（ASPEN）静注による補充はルーチンに使用してはいけない。
微量元素・ビタミン	・（SCCM/ASPEN）2016 年での勧告では，「死亡率の低下が示唆されている」として，「適切な量の抗酸化ビタミン〔ビタミン C やビタミン E など）と微量元素（Cu，Se，Zn 銅，セレン，亜鉛）〕を，熱傷・外傷・人工呼吸器患者に投与してもいいかもしれない」としている[4]。ただし，投与量・経路・期間など定まったものはない。

血糖値と栄養

□ 厳格な血糖管理は，重篤な低血糖を起こすリスクが高い（ESPEN グレード A）。
□ 高血糖（血糖＞180 mg/dL）は重症患者にとって死亡につながるリスクであり，感染合併症を防ぐためにも避けるべきである（ESPEN グレード B）。
□ 180 mg/dL 以上の場合，インスリン投与を開始する。目標血糖値は 180 mg/dL 以下とする。

（宮﨑 岳大，岡本 賢太郎，平岡 栄治）

第3章
ICUでの栄養 各論

栄養投与の目標[1]
- 適切な栄養投与を行うことにより，タンパク質やエネルギーの消費を抑え，死亡率を低下させる。
- 窒素バランスが上がると死亡率が低下するので，十分にタンパク質を摂取しなければならない。

AKIの栄養素代謝に対する影響[1]
- 透析・腎不全はタンパク異化亢進を引き起こす。代謝性アシドーシス，内分泌異常も異化亢進を引き起こす。
- タンパクの異化亢進で窒素バランスが負となり，骨格筋が喪失し除脂肪体重が減少する。
- 脂肪酸の利用はAKIでも維持されている。
- 経腸栄養（EN）のほうが経静脈栄養（PN）より腎不全の回復率がよいという報告があり，基本的にENを使用する[2]。
- つまり，ENには耐えることができない患者がPNの適応になる。

▶ 透析の栄養に対する影響[3]
- 「タンパク，糖分は透析で抜ける。脂肪は抜けない」と覚える。血液透析（HD），持続透析で水溶性成分は除去される。持続的腎代替療法（CRRT）を使用しているAKI患者では，10～15gのアミノ酸（5～10gのタンパク）が除去される。

腎障害を伴う重症患者の栄養[1,3,4]

	エネルギー量（/日）	タンパク量（/日）
AKIの重症患者	（ASPEN）25～30 kcal/kg （ESPEN）20～30 kcal/kg	（ASPEN）1.2～2 g/kg 透析開始を遅らせる目的に制限してはならない。 （ESPEN）他の重症患者と同様
AKIでHD，CRRTが必要な患者	（ESPEN）20～30 kcal/kg	（ASPEN）透析で除去されるので2.5 g/kgまで増量。 （ESPEN）1.7 g/kg

| 腹膜透析患者が重症化した場合 | 通常のAKIと同じ（ESPEN）20〜30 kcal/kg | （ESPEN）1.1〜1.5 g/kg |

特別な栄養（アミノ酸製剤）[4]

☐ 静注の際は普通のアミノ酸製剤でよい。腎不全用アミノ酸製剤を使用しなくてもよい。適切なタンパク量を意識する。

▶ 腹膜透析（CAPD）の栄養に対する影響[3]
- CAPDでタンパクは10 g/日除去される。もし腹膜炎を生じれば15 g/日（重症腹膜炎なら100 g/日）失われる。よって、腹膜透析液にアミノ酸製剤を入れることがある。
- 透析液にグルコース含まれているため、100〜200 g/日のグルコースが体内に吸収されている。腹膜炎の場合、この吸収は増加する。
- 急性期疾患時の栄養必要量は、急性腎不全患者と同じである。ただし、腹膜透析によるグルコース摂取を考慮する。

EN について

☐ 通常の経腸栄養剤を使用する。
☐ もしK、Pが高くなるなら、腎不全用の経管栄養剤を使用する（例：リーナレン®）(表5-3-1)。ただしリーナレンはタンパク質が少ない欠点に留意する。
　例：リーナレン LP 1,000 mL = 1,600 kcal、タンパク質 16 g = 0.32 g/kg（50 kgの患者）
　　　リーナレン MP 1,000 mL = 1,600 kcal、タンパク質 56 g = 1.12 g/kg（50 kgの患者）
　　　(タンパク質は、いずれの場合も推奨量に達していない。)
☐ 腎不全患者は gastroparesis（胃停滞症）になりやすい。その場合は空腸チューブ使用を考慮する。
☐ CAPD患者は経皮的胃瘻（PEG）造設で腹膜炎になりやすいので禁忌である。

表 5-3-1　腎不全用の経管栄養剤（125 mL/1パック）の例

	リーナレン LP	リーナレン MP
エネルギー（kcal）	200	200
糖質（g）	35	30
タンパク質（g）	2.0	7.0
脂質（g）	5.6	5.6
カリウム（mg）	60	60
水分（g）	94.8	93.6

肝硬変患者の栄養（安定期）[5,6]

- 基本は十分なカロリーとタンパク質が重要である。
- 肝硬変では，エネルギー消費量が増加し，タンパク質・脂質・ビタミン・微量元素などの代謝異常が生じている。
- また肝臓のグリコーゲンが減少しているので，早朝空腹時に低血糖になりやすい。
- 肝臓でのタンパク合成能低下により低アルブミンになる。
- アミノ酸代謝異常により Fischer 比が低下する。
- 肝硬変患者には適切なカロリーを投与したほうが，栄養状態，肝機能，死亡率が改善する[7,8]。

EN について[5,6]

カロリー	35～40 kcal/kg
タンパク質	1.2～1.5 kcal/kg（タンパク質は制限しない，通常のタンパク質でよい。）

- 十分に食事からカロリーが摂取できない場合は，補助栄養をする。肝硬変患者は低栄養の人が多い。
- 腹水があり水分制限をする場合は，高濃度のものを使用する。
- もし通常の EN で脳症が生じるなら，分枝鎖アミノ酸（BCAA）が豊富な経口製剤でタンパク質補給を行う（すべてのタンパク質をこれに変える必要はない）。
- 高度肝硬変患者に対しては，経口で BCAA を補充すれば予後が改善する（肝硬変の進行が遅くなる。イベントフリー生存率の改善）可能性がある。
- 静脈瘤や腹水がある場合は，PEG は禁忌である。

PN について

- 肝硬変患者は低栄養患者が多い。Child-Pugh 分類が C になるほど多い。
- グリコーゲンの貯蔵が少なく，1日絶食にすれば枯渇することがある。12時間以上絶食しなければならない場合は，グルコース液を開始する。

劇症肝障害（fulminant liver failure）の栄養[5]

- 合併症[9]

低血糖	肝臓で糖新生低下
乳酸上昇	肝臓で代謝低下
アンモニア上昇	肝臓で代謝低下
凝固異常	タンパク産生低下

- 脳浮腫，出血，低血糖に注意する。
- EN でゴール達成できないなら PN も追加する。

ESPEN[3]	・低血糖予防にグルコース2〜3 g/kg/日。脂質0.8〜1.2 g/kg/日も考慮。水分過多で脳浮腫リスク。黄疸発症から脳症までの期間により，8日以下 (hyperacute)，29日未満 (acute)，29〜72日 (subacute) に分類。 ・hyperacute：アミノ酸やタンパクは必須でない，acute, subacute：アミノ酸やタンパクを0.8〜1.2 g/kg
Acute Liver Failure Study Groupの勧告 (2007)[10]	・カロリー 35〜40 kcal，タンパク 40 g (0.5〜1 g/kg) ・脂肪製剤も通常使用できる。 ・BCAAはデータ不十分。

□栄養のゴール[11]

血中グルコース	90〜144 mg/dL
TG	<265 mg/dL
乳酸	<5.0 mmol/L
アンモニア	<170 μg/dL

急性肝性脳症時の栄養

アミノレバン®の注意点

□日本ではBCAA製剤（アミノレバン）が点滴されているが，議論の余地はありそうである。
□軽度の脳症（Ⅱ度まで，つまり少しぼーっとしている程度）では，通常のアミノ酸液でよい。高度の脳症（Ⅲ，Ⅳ度）では，肝性脳症用のアミノ酸輸液を使用する（生存率は変えないが，回復は速くなる）（ESPEN[3]，PN）。
□肝性脳症の通常の治療（ラクツロース，カナマイシン）に加えて，BCAAを使用する意義は乏しい[12,13]（SCCM/ASPEN[1]）。
□メタ解析によると，BCAA製剤は意識がより速く改善するが，死亡率が上昇するという報告もあるため，ルーチンでの使用は控えたほうがよい[6,14]。

急性膵炎の栄養[4]

□軽症膵炎では特別食の必要はなく，経口食を開始する。7日以内に経口摂取の開始ができない場合は特別食を検討する。

ENについて（中等症〜重症膵炎）

□ENは24〜48時間以内に開始する（メタ解析ではPNよりENのほうが感染や臓器不全の合併症が減少した。ただし死亡率に変化なし[15]）。
□初期投与量は，trophic rate（10〜20 kcal/hr）とする。
□半消化態栄養剤でよい。

- □ 重症膵炎の予後と忍容性は，胃内投与と十二指腸投与で変わらない．
- □ 腸管不耐性を認めた場合は，① feeding tube の位置を変え，② 低脂肪製剤に変更し，③ 持続投与に変更する．
- □ 整腸剤の投与は行わない．死亡率が上昇した報告がある．
- □ PN は，膵炎発症から1週間後に開始する．
- □ 腹水，膵臓瘻（fistula），仮性嚢胞（pseudocysit）があっても EN は可能である．もし胃の出口狭窄あれば，それより遠位にチューブを挿入する．
- □ 急性膵炎に対し手術するなら，早期 EN 目的に空腸瘻を作成することを考慮する．
- □ 胃出口狭窄が改善し，痛みが生じなければ，経口摂取の開始を試みる．

PN について（重症壊死性膵炎）[16]

- □ 適応

イレウス，大量腹水で腹部コンパートメント症候群を合併するなど，EN ができない場合
膵炎発症から1週間後に，EN だけでは十分カロリーを入れることができない場合

- □ 糖質，アミノ酸製剤，脂肪製剤はどれも膵外分泌を促進しない．
- □ 通常どおり，カロリー，タンパク，脂肪製剤を入れる．
- □ 脂肪を入れるなら TG をモニタリングすること．
- □ もし TG＞12 mmol/L（1,060 mg/dL）が 72 時間以上続く場合は，一時脂肪製剤を中止する．
- □ 重症膵炎の 12〜38％ に高 TG 血症，高カイロミクロン血症を合併する．脂肪製剤を入れなければ 48〜72 時間で改善するはずである．

開腹術後患者の栄養[4]

- □ 個々の患者の状態や術式に応じて調整が必要であるが，24 時間以内に栄養を開始する．
- □ 1〜2 日以内に通常の食事が摂取できる場合は，標準的な経口食を開始する．
- □ カロリーは 25〜30 kcal/kg/日とする．
- □ タンパク質は 1.2〜2.0 g/kg/日に加えて，ドレナージされた滲出液 1 L 当たり 15〜30 g を追加する．
- □ 早期に食事を開始することで，術後麻痺性イレウスや吻合部の創傷治癒に有効である．
- □ 免疫調整栄養剤として，アルギニンは高度侵襲手術〔頸部癌の手術，腹部手術（食道摘出，胃摘出，膵頭十二指腸切除術）〕で使用すると傷の治りが速い，感染・縫合不全が少なくなる．ただし死亡率は変わらず，投与量は定まったものはない，とあり，考慮してもよい，となっている（ASPEN）．
- □ 血糖値は 180 mg/dL 以下に調整する．

敗血症における栄養[4]

- □ 蘇生が終わり，血行動態が安定したら，24〜48 時間以内に EN を開始する．

- □ ただし、① 低血圧（MAP＜50 mmHg），② 昇圧薬を開始または血行動態を安定化させるために増量している場合は投与を開始しない。
- □ 初期は，trophic feeding（10〜20 kcal/hr または 500 kcal/日）とし，その後，1週間かけて目標カロリーの 80％ 以上を目標に投与する。
- □ タンパク質の投与量は 1.2〜2.0 g/kg/日 とする。
- □ 早期には，EN が目標カロリーに達していなくても PN の併用はしない。
- □ セレン，亜鉛，抗酸化物質は使用しない。
- □ 免疫修飾栄養素（アルギニン/DHA/EPA/グルタミンなど）は使用しない。
- □ 虚血性腸炎は重篤な合併症であり，注意が必要である。

熱傷における栄養[4]

- □ 栄養投与量は，可能であれば間接カロリーメトリーを使用する。毎週測定し，必要エネルギー量を決定する。その他の必要エネルギー量を決定する有効な方法はない。
- □ タンパク質は，高度異化亢進となるため，1.5〜2 g/kg/日は必要とされている。
- □ 投与開始時期は，4〜6時間以内に開始するのが望ましい。
- □ 栄養補助療法として，グルタミン，アルギニン，微量元素，ビタミンCなどは有効であるとする小規模研究がある。

急性呼吸不全の栄養[4]

- □ 体液量過剰の状態であれば，熱量濃縮栄養剤（1.5〜2 kcal/mL）を使用する。
- □ CO_2 の産生を減らす目的で，高脂肪/低タンパク製剤を使用しない。
- □ 血清P濃度を測定して中等度〜重度の低P血症があれば補充を行う（定義：中等度の低P血症 ≦ 2.2 mg/dL，重度の低P血症 ＜ 1.5 mg/dL）。
- □ ARDS 患者に，抗炎症性脂質（ω-3 脂肪酸/EPA/DHA），抗酸化物質（セレニウム/亜鉛/ビタミンC/ビタミンE）の投与は行わない[17]。

外傷患者の栄養[4]

- □ 一般的な重症患者管理と同様に，24〜48時間以内に栄養を開始する。
- □ 重症外傷の場合，アルギニンなどの免疫調整栄養，抗酸化物質，抗炎症物質の投与を考慮する。

頭部外傷患者の栄養[3]

- □ 一般的な重症患者管理と同様に，24〜48時間以内に栄養を開始する。
- □ アルギニンなどの免疫調整栄養，抗酸化物質，抗炎症物質の投与を考慮する。

（宮﨑 岳大，岡本 賢太郎，平岡 栄治）

第4章
ICUでの栄養 経静脈栄養(PN)

一般事項

- 消化管が使用できるかぎり経腸栄養(EN)を行うことが原則である。
- ENができない場合，経静脈栄養(PN)で補充を考慮する。
- 栄養状態が悪くない場合，PN開始時期は，ESPEN 2009[1]では24〜48時間，ASPEN/SCCM 2016[2]では7日となっている。
- 低栄養状態の場合，ENができなければ速やかにPNを開始する[2]。

カロリー	≦20 kcal/kg/日 or または目標カロリーの80%以下
タンパク質	≧1.2 g/kg/日

- 安定化したら，カロリーを100%に上げてもよい。
- ENで目標カロリーの60%に達しない場合，PN併用は7〜10日後から開始する[2]。

目標カロリー	25 kcal/kg（非タンパク質）
グルコース	最低2 g/kg必要
アミノ酸	ASPEN≧1.2 g/kg/日，ESPEN 1.3〜1.5 g/kg
脂質	0.7〜1.5 g/kg

- PNでの脂肪製剤投与速度は0.1g/kg/hr以下とする。
- 中心静脈栄養(TPN)ではグルタミンは投与しない。また，日本ではグルタミン静注製剤がない。
- 透析患者には，腎不全用アミノ酸製剤（ネオアミユー®）ではタンパク質が足りない。通常のアミノ酸製剤を使用する。
- 総合ビタミン・微量元素を忘れずに投与する。
- 血糖，TG（肝障害，腎障害，膵炎の場合に上昇しやすい），電解質，肝機能をモニタリングする。

PNの適応

① 腸閉塞，虚血性腸炎などで消化管を使用できない場合
② 胃の残量が多く（例：500 mL以上），プリンペランも無効，幽門以降へのチューブ挿入ができないなどの事情でどうしてもENができない場合，または適切な栄養量がENでは賄えない場合

PN の開始時期

- EN と PN を比べた研究では，EN のほうが感染症合併症は減少，死亡率では有意差はないが，EN で低下傾向にある。可能なかぎり早期に EN を開始すべきである。
- EN ができない場合，どの時期から PN を開始すべきか決着がついていない。
- 低栄養状態で入院してきた場合は，早期に PN を開始したほうが予後はよくなる。

ESPEN 2009[1]

- 3 日以内に栄養がとれないと判断し，さらに EN ができない場合は 24～48 時間以内に PN を開始すべきである。

SCCM/ASPEN 2016[2]

- 栄養状態を評価し開始日を決める。

栄養リスクが低く重症でない場合〔Nutritional Risk Screening (NRS-2002)≦2 または Revised NUTRIC score≦5〕	・初めの 1 週間は，経口摂取できなくても PN は必要ない。 ・7～10 日経っても達成（目標カロリーの 60％）できない場合に，supplemental PN を考慮する。
栄養リスクが高い，または重症患者の場合（NRS-2002≧3 または Revised NUTRIC score≧6）	・PN を速やかに開始する。 ・栄養状態不良な状態での PN は，≦20 kcal/kg/日または目標カロリーの 80％ とする。 ・タンパク質≧1.2 g/kg/日 ・早期に PN を開始すると死亡リスク・感染リスクが低下する。 ・リフィーディング症候群に注意が必要である。 ・患者が安定したら，目標量までカロリーを増量する。

▶ EPaNIC Trial[3]

早期 PN（48 時間以内に開始）群 vs. 晩期 PN（初期 7 日間はビタミン＋微量元素のみ，8 日目以降に PN 開始）群で比較した。その結果，早期 PN 群で ICU 滞在期間，人工呼吸器管理期間，感染率が増加した。ただし死亡率に変化はなかった。なお，ESPEN 2009 では，脂質，糖質，タンパク質をすべて 1 つのバッグに入れて PN すべき（all in-one-bag）とされているが，日本では脂肪製剤は別に点滴することになっている。

水分投与量

- 30～40 mL/kg/日を基準とし，病態に応じて増減する。

表 5-4-2　PN の実際の投与例

	グルコース＋アミノ酸製剤		グルコース＋アミノ酸＋ビタミン（BCAA 31%）	
	ピーエヌツイン®1号	ピーエヌツイン®2号	フルカリック®1号	フルカリック®2号
輸液量	合計 1,000 mL グルコース 12% 800 mL アミノ酸 200 mL	合計 1,100 mL グルコース 16% 800 mL アミノ酸 300 mL	1,806 mL	2,006 mL
グルコース量	120 g＝ 480 kcal/1 袋	180 g＝ 720 kcal/1 袋	240 g＝ 960 kcal/1 袋	350 g＝ 1,400 kcal/1 袋
アミノ酸量	20 g (N 3 g)	31 g (N 4.5 g)	40 g (N 6.23 g)	60 g (N 9.35 g)
総カロリー	560 kcal	840 kcal	1,120 kcal	1,640 kcal
非タンパクカロリー	480 kcal	720 kcal	960 kcal	1,400 kcal
N/E（非タンパクカロリー）	158	158	154	150
グルタミン量	0	0	0	0
アミノ酸量は 50 kg として計算	2 本/日 960 kcal 2,000 mL アミノ酸 0.8 g/kg	2 本/日 1,440 kcal 2,200 mL アミノ酸 1.24 g/kg	1 本/日 アミノ酸 0.8 g/kg	1 本/日 アミノ酸 1.2 g/kg
その他	ビタミンは含まれていない。	ビタミンは含まれていない。	ビタミン K 2 mg。ワルファリン要注意。総合ビタミン含む。	ビタミン K 2 mg。ワルファリン要注意。

- ピーエヌツイン 2 号でもフルカリック 2 号でも約 2 L の輸液量で約 1,400 kcal
- 50 kg とすると，アミノ酸は約 1.2 g/kg になる

	グルコース＋アミノ酸＋ビタミン＋微量元素（BCAA 30%）		糖質	アミノ酸製剤	
	エルネオパ®1号	エルネオパ®2号	ハイカリック®RF	ネオアミユー®	アミパレン®
	1,000 mL 1,500 mL 2,000 mL	1,000 mL 1,500 mL 2,000 mL	250 mL	200 mL	200 mL 300 mL 400 mL
	120 g/L	175 g/L	125 g＝ 500 kcal/250 mL	0	0
	20 g/L (N 3.13 g/L)	30 g/L (N 4.7 g/L)	0	59 g/L 200 mL＝11.8 g	100 g/L 200 mL＝20 g (N 3.13 g)
	560 kcal	820 kcal	1,000 kcal＝500 mL		
	480 kcal	700 kcal			
	153	149			
	0	0	0	0	0
	2,000 mL 入れると 1,120 kcal（960 kcal）アミノ酸 40 g（0.8 g/kg）	2,000 mL 1,640 kcal (1,400 kcal) アミノ酸 60 g (1.2 g/kg)		400 mL＝アミノ酸 23 g (0.4 g/kg)	アミノ酸 400 mL ＝40 g (0.8 g/kg)
	ビタミンK 1 mg/L 微量元素の量： 2 L にエレメンミック1Aと同じ微量元素が含まれる。	ビタミンK 1 mg/L 微量元素の量： 2 L にエレメンミック1Aと同じ微量元素が含まれる。		タンパクは少ない。PreHDで重症ではないときに使用。	

表 5-4-3　必要量と日本で使用されるビタミン製剤の例

		必要量	ビタジェクト®
脂溶性	ビタミン A	3,300 IU	3,300 IU
	ビタミン B	200 IU	10 μg (D2)
	ビタミン E*1	10 IU	15 mg
	ビタミン K	150 μg	2 mg (K1)
水溶性	B_1（チアミン）*2	6 mg	3 mg
	B_2（リボフラビン）	3.6 mg	4 mg
	B_6（ピリドキシン）	6 mg	4 mg
	B_{12}（シアノコバラミン）	5 μg	10 μg
	C（アスコルビン酸）*3	200 mg	100 mg
	ナイアシン	40 mg	40 mg
	ビオチン	60 mg？	100 μg
	葉酸	600 μg	400 μg
	パントテン酸	15 mg	15 mg

*1　脂肪製剤にも含まれているので注意
*2　欠乏症：心不全，乳酸アシドーシス，Wernicke-Korsakoff 症候群，アルコール依存など，もともと栄養が悪い場合は 3 日ぐらいは 100〜300 mg/日とする。
*3　欠乏病：壊血病

日本静脈経腸栄養学会．静脈経腸栄養ガイドライン第 3 版．東京：照林社，2013 をもとに作成

表 5-4-4　微量元素の必要量の目安

微量元素（分子量）	1 日必要量	重症	エレメンミック 1A
クロミウム	10〜15 μg	↑	
コバルト	0〜1.47 μg	－	
銅（63）	0.48〜1.27 mg	↓（火傷で開放創あれば 5 倍に増加）	0.315 mg（5 μmol）
フルオライド	0.57〜1.45 mg	－	
鉄（55.8）	1〜1.95 mg	－↓	1.953 mg（35 μmol）
Iodine（126.9）	10〜130 mg	↓	0.12 mg（1 μmol）
マンガン（54.9）	0.2〜0.55 mg	↓	0.054 mg（1 μmol）
モリブデナム Mo	10〜25 μg	?	
セレニウム	20〜70 μg	↑	
バナジウム	0 μg	?	
亜鉛（65.39）	3.27〜10 mg	↑	3.9 mg（60 μmol）

添付文書上の注意：胆道閉塞症，マンガン中毒になりやすい。

Singer P, et al. ESPEN Guidelines on Parenteral Nutrition：intensive care. Clin Nutr 2009；28：387-400 をもとに作成

PNの合併症

カテーテル挿入に伴う合併症	気胸，出血，血栓症，感染症
その他	・栄養過多〔高インスリン血症，高血糖（易感染性を引き起こす），高CO_2血症，ビタミンB_1欠乏の顕在化〕 ・リフィーディング症候群（低K，低Mg，低P，それに伴う不整脈，筋力低下や呼吸筋筋力低下） ・肝機能異常（糖質過多による脂肪肝） ・高アンモニア血症（アミノ酸過多）

（宮﨑 岳大，岡本 賢太郎，平岡 栄治）

第5章 ICUでの肝酵素上昇

肝障害の原因[1]

- □ 低酸素性肝炎（低酸素血症，血流量減少，貧血）は，肝臓に対する不適切な酸素供給の結果として発生する。
- □ ICUの患者において，低酸素性肝炎の存在は1〜12%に及ぶ。
- □ 敗血症における肝機能障害の原因として，低酸素性肝炎と敗血症に伴う胆汁うっ滞の2つが要因となる。
- □ 経静脈栄養を使用する小児や成人において軽度の肝障害が発生する。
- □ 薬物性肝障害

肝細胞性	アセトアミノフェン，アロプリノール，アミオダロン，HAART，イソニアジド，リシノプリル，メソトレキセート，NSAIDs，オメプラゾール，スタチン
混合型	アミトリプチン，アザチオプリン，カルバマゼピン，クリンダマイシン，フェノバルビタール，フェイトイン，スルホンアミド，トラゾドン，ST合剤，ベラパミル
胆汁うっ滞性	アモキシシリン・クラブラン酸，タンパク同化ステロイド，クロルプロマジン，クロピドグレル，エリスロマイシン，エストロゲン，イルベサルタン，フェノチアジン，テルビナフィン，三環系抗うつ薬

- □ 薬物性肝障害を引き起こす病態として，直接的な薬物毒性（用量依存性）と薬物特異体質反応の2つの機序がある[2]。

肝障害の治療

□多くの症例で，薬物中止と一般的な支持療法以外に効果的な治療はない。
□アセトアミノフェン中毒に対する N-アセチルシステイン，バルプロ酸によるミトコンドリア障害に対するカルニチン静脈投与が試みられる[2]。

肝障害の病態[1]

急性肝障害	・急性肝障害は，血清における肝酵素上昇を示す。 ・肝細胞性（AST，ALT ↑），胆汁うっ滞性（ALP ↑，γ-GTP ↑） ・ICU 入室時，約 61％ の患者に肝酵素異常を認める。
急性肝機能不全	急性肝機能不全は，合成あるいは排泄機能に関連した障害である。
急性肝不全[3]	急性肝不全は，生命を脅かす肝合成能障害や脳機能不全を呈する肝障害である。 ・脳症を伴う肝機能不全 ・凝固障害 ・黄疸 ・頭蓋内圧亢進 ・肝移植しない場合，死亡率が高い。

黄疸の機序

□ICU における高ビリルビン血症，黄疸は重症患者の約 40％ に出現する。
□総ビリルビン 2.5 mg/dL 以上で黄疸が顕在化する。
□高ビリルビン血症，黄疸の原因は多岐にわたるが，閉塞性と非閉塞性の 2 つのカテゴリーに分かれる。

閉塞性	総胆管結石，胆管炎，胆管癌，膵管狭窄，膵頭部腫瘍
非閉塞性	溶血性，輸血，低血圧/shock liver，播種性血管内凝固症候群（DIC），軟部組織の外傷/血腫吸収，敗血症，肝外傷，肝不全/多臓器不全，薬剤/肝毒性，ウイルス性肝炎

□不安定な重症患者の高ビリルビン血症の閉塞起点の評価として，胆管・膵頭部を評価できる超音波検査は有用となる[4]。

肝硬変の病態と治療

病因

ウイルス性（B型，C型）	
自己免疫性（自己免疫性肝炎，原発性胆汁性胆管炎，原発性硬化性胆管炎）	
非アルコール性脂肪肝炎（NASH）	
アルコール性	
代謝性（ヘモクロマトーシス，Wilson病）	

Child-Pugh 分類

□表 5-5-1 を参照。

治療[5]

■ 肝性脳症[3]
□肝性脳症は，肝不全あるいは門脈全身シャント障害による脳機能不全と定義される。
□分類

Ⅰ度	睡眠障害，振戦，軽度の錯乱
Ⅱ度	見当識障害，異常行動
Ⅲ度	傾眠，異常行動，錯乱
Ⅳ度	昏睡

□便秘，消化管出血，利尿薬使用，感染症，高タンパク食，薬物，脱水，電解質異常が誘発因子であり，検査では血中アンモニア濃度は特異性が高くない。
□治療の基本は原因の除去であり，薬物療法として急性期では，2回/日の排便までラクツロース 25 mL を 1～2 時間ごとに投与する。1日3～5回の軟便となるように調節する。
□腸管では，アミノ酸や尿素は腸内細菌が産生するウレアーゼによって脱アミノ化され，アンモニアを生成する。

表 5-5-1 Child-Pugh 分類

項目/ポイント	1点	2点	3点
脳症	なし	グレードⅠ～Ⅱ	グレードⅢ～Ⅳ
腹水	なし	コントロール可	コントロール困難
血清 Bil (mg/dL)	<2	2～3	>3
Alb (g/dL)	>3.5	2.8～3.5	<2.8
PT 活性値（%）	70超	40～70	40未満
A：5～6点　B：7～9点　C：10～15点			

□肝硬変で門脈-大循環短絡路（P-C シャント）は門脈から肝臓を通らずに直接大循環に入るため，アンモニアが肝臓で分解されずに直接脳に移行する。

各論

低酸素性肝炎（低酸素血症，血流量減少，貧血）

□2 か所より灌流される肝臓は，肝動脈から生じる血流は 1/3，門脈静脈系から生じる血流は 2/3 を占めることが利点である。
□低酸素性肝炎の病態として，4 つの血行動態の機序が認識されている。
□非代償性うっ血性心不全，急性心不全，慢性呼吸不全，毒性/敗血症性ショックを生じる。

敗血症

□敗血症は肝臓の虚血と再灌流障害が関連する。
□臓器血流量および酸素需要と消費は敗血症と急性肝不全において増加する。
□エンドトキシン誘発低酸素血症は 2 つの異なる病理学的な問題のバランスに依存する。
□酸素消費量に対する酸素運搬障害が関与する。

手術

□手術後の黄疸は非肝硬変患者で約 1% にみられ，数日以内に自然軽快する。
□細胞内または細胞外の肝細胞性，胆汁うっ滞の鑑別診断は肝酵素のみで評価することができず，超音波検査が推奨される。

心筋機能不全

□肝機能障害は心膜炎，急性心筋梗塞や心不全，冠動脈治療室に入院した患者にみられ，低心拍出量の病態が関与する。

外傷

□外傷後肝不全は，ICU において約 15〜50% の死亡率に関与する合併症である。
□肝機能障害を発症する外傷患者は，多くの重症病態に罹患している。
□ショック状態ではより多くの輸血を要する。

ウイルス性肝炎

□滞在日数，輸血の回数，再手術の回数（手洗い，その後の経口汚染や食品汚染）は潜在的なリスク因子として認識されている[6]。

■B 型急性肝炎
□症状は倦怠感，腹痛，頭痛，発熱，食欲不振，嘔気・嘔吐など多様である。
□成人における B 型急性肝炎の大部分は慢性化しない（5% 前後は B 型慢性肝炎に移行する）。

- 急性 B 型肝炎の 1〜2% は劇症化する。
- 治療は保存的治療である。重症肝炎や劇症化が危惧される場合に核酸アナログが適応となるが，その明確な基準は示されていない。

■ HBV 再活性化

- キャリアや既感染者〔HBs 抗原（−）かつ HBc 抗体（＋）または HBs 抗体（＋）〕に免疫抑制治療や化学療法を実施することによって，B 型肝炎ウイルス（HBV）が再増殖することがある。
- 血液悪性疾患に対する強力な化学療法中あるいは終了後に HBV 再活性化により B 型肝炎が発症し，そのなかには劇症化する症例があり，注意が必要である。
- 高リスク群は，以下のように，症例の 10% を超える頻度で HBV 再活性化が予測されることによって定義される[7]。

B 細胞傷害薬（リツキシマブ，オファツムマブなど）で治療された，HBs 抗原（＋）/HBc 抗体（＋）もしくは HBs 抗原（−）/HBc 抗体（＋）の患者
アントラサイクリン誘導体（ドキソルビシン，エピルビシン）で治療された，HBs 抗原（＋）/HBc 抗体（＋）の患者
コルチコステロイドの中等量（プレドニゾロン 10〜20 mg/日もしくは同等量）もしくは高用量（プレドニゾロン＞20 mg/日もしくは同等量）の 4 週間以上の連日の治療がなされた，HBs 抗原（＋）/HBc 抗体（＋）の患者

■ 劇症肝炎

- 初発症状出現から 8 週間以内にプロトロンビン時間が 40% 以下に低下し，昏睡 II 度以上の肝性脳症を呈する。
- 治療は肝庇護療法，人工肝補助，全身管理および合併症予防の集学的治療を実施する。
- B 型劇症肝炎における内科的治療の予後は不良であり，速やかに肝移植の適応を考慮する必要がある。

■ 急性 C 型肝炎[8]

- 症状は倦怠感，腹痛，頭痛，発熱，食欲不振，嘔気・嘔吐など多様である。
- 急性の経過で治癒するものは約 30% であり，感染例の約 70% で C 型肝炎ウイルス（HCV）感染が持続し，慢性肝炎へと移行する。
- 慢性化した場合，HCV 感染による炎症の持続により肝線維化が惹起され，肝硬変や肝細胞癌へと進展する。

■ C 型肝炎治療（慢性期）[8]

- HCV 持続感染によって惹起される慢性肝疾患の長期予後の改善である。
- 肝発癌ならびに肝疾患関連死を抑止することである。

術後高ビリルビン血症（術後黄疸）

- 術後肝障害として，溶血，感染症，虚血，薬物，栄養障害性を除外した段階で術後高ビリルビン血症を疑う。
- 抱合型ビリルビンから主に生じる術後高ビリルビン血症の発生率は，心臓の手術操作を受けた患者では約 26.5% であり，その原因は多因子に及ぶ[9]。

輸血関連肝障害

■ 遅発性溶血反応
- 輸血後24時間以降に生じる不規則抗体による血管外溶血である．
- 過去の妊娠や輸血で前感作を受けている場合，二次的免疫反応によって発症する．
- 輸血後5〜7日で出現する発熱，進行性の貧血，黄疸，肝酵素上昇を認める．
- 治療は対症療法である[10]．

■ 輸血感染症
- 輸血後数か月〜数年の経過で発症する肝機能障害，発熱，リンパ節腫脹，体重減少などの症状を呈する．
- 輸血2〜3か月後にB型肝炎に関しては核酸増幅検査，C型肝炎に関してはHCVコア抗原検査，HIV感染に関してはHIV抗体検査を必ず実施する[10]．

（本橋 健史）

第6章

腹部手術後のマネジメント

対象となる手術

- 対象は，腹部手術，主に消化器外科・腹部外傷手術後であり，早期の再開腹手術の2大原因である術後出血と吻合不全にフォーカスを当てる．合わせて急性期外科で使用頻度が増えていると思われる創部の一時的腹壁閉鎖法（TAC）について解説する．
- ICUで術後管理を行うに際し，腹部手術にかぎらず，予定外の再手術が余儀なくされる場合は予後不良因子となるため，術後合併症への対策が遅れないよう早期認知できることが最も重要である．
- 予後改善を目指して予定した複数回手術（ダメージコントロール手術）の概念についても理解が必要である．

術後出血

- 腹部手術直後に最も注意が必要な合併症の1つが術後出血であり，再手術を余儀なくされる症例も散見される．
- 腹部手術後の出血の原因

① 肝臓や膵臓などの実質臓器からの出血
② 直腸手術に代表されるような後腹膜などの剝離面からの出血

③ 消化管吻合術後の吻合部出血

- 大量の術後出血の病態は要するに「出血性ショック」であるので，循環動態が不安定でありかつ血管内ボリュームが少ないと判断された場合には，常に鑑別として念頭におく必要がある。
- ①，②の場合は血液が体腔内にあるので，何らかの方法でこれを認知すればよい。
- ベッドサイドで最も簡便にできる検査は超音波で，腹水量の増加を認めた場合には直ちに疑うべきである。
- 腹水が出血かどうか自信がないときは，超音波ガイド下に穿刺して確認すれば確実となる。
- 膵臓手術や直腸手術などの後腹膜の処置がある術式によっては，出血しても腹水としては貯留してこない場合もあり，超音波検査で腹水増加がないことをもって出血ではないと判断するのは困難なことがある。
- 出血リスクに関しては，手術中に予想できる場合があるので，術者に連絡をして手術操作部位が，術後出血する危険性があるかどうかを確認する。
- 出血リスクのある手術では，術後の申し送りの際に確認しておく習慣をつけることが望ましい。
- バイタルサインを侵すほどではないが，無視できない量の出血というのであれば，ダイナミックCTを撮影して出血量や血管外漏出（extravasation）の有無などが判断材料となる。
- 他で説明がつかない重症のショックで，出血リスクがある場合には，検査よりも再開腹止血術を優先すべきであろう。
- ③の吻合部からの大量出血は，下血あるいは吐血として認知され，術後早期に吻合部からの出血が腹腔内に流出することはない。ただし，吻合部付近の腸間膜からの出血は腹腔内出血となり得る。
- 最近は，ルーチンで腹腔内のドレーンを留置しないことが多くなってきているが，術式や状況によってはドレーンが留置されている場合があり，ドレーンからの排液が血性であることで出血を認知することがある。
- 腹腔内に留置したドレーン排液の性状が濃く（血性が強く）なってきた場合には注意を要する。
- 血性排液が100 mL/hr以上の場合には，外科的止血を考慮したほうがよい。
- 排液が血性なのか滲出性なのか迷うときには血算を提出し，ヘマトクリットが高い場合，特にドレーンヘマトクリット/血清ヘマトクリットが0.5以上では出血が持続していると判断してよいだろう。
- 問題となる術後出血の多くは，手術当日もしくは翌日までの比較的早期のタイミングであるが，膵臓や肝臓など実質臓器の手術，あるいは温存術を施行した脾外傷などに関しては，術後7日前後の遅いタイミングで急性発症の大量出血を生じることがある。その原因は仮性動脈瘤であり，実質臓器の切離面や，動脈切離部の断端に外傷性仮性動脈瘤が術後に形成され，これが破裂することによって出血をきたす。
- 膵頭十二指腸切除後で，膵空腸吻合不全を生じた際の大量出血（漏出した膵液が術中

- に結紮した動脈断端を溶かすことによる）は，想定範囲内の合併症として留意しておく必要がある。
- □すでに急性期を過ぎて，全身状態が安定しつつあるときの急激な循環動態の悪化として発症するので，ショックの原因として仮性動脈瘤の破裂を想起できるかどうかが鍵となる。
- □仮性動脈瘤の破裂はIVRによる診断・止血が第一選択であるが，施行が困難な場合には開腹止血術が必要となる。その際の予後は不良である。

吻合不全

- □1か所でも吻合がある消化管手術後に最も危惧すべき合併症であり，手術部位にもよるが，熟練の術者が施行した手術でも2〜7％で吻合不全が生じるといわれている。
- □一般的に，右側結腸（回腸と結腸を吻合する）の手術よりも，左側結腸（S状結腸から直腸にかけて）の手術のほうが吻合不全のリスクが高いとされてはいるものの，実臨床の経験や最近の文献では必ずしもそうとはいえない[1]。
- □厳密にいうと，吻合が終了した時点で吻合不全は生じているはずであり，まったく問題なかった吻合にある日突然に吻合不全が生じるわけではない。
- □不全のある吻合（直後に見た目でわかるわけではない）でも，しばらくは縫合の物理的な力で閉鎖しているため臨床的には問題は起きないが，やがて時間が経って縫合断端の血流のない組織が壊死脱落した際に，腸内容液が腹腔内に漏れて腹膜炎として発症する。
- □吻合不全を診断するにあたって最も注意するべき点は発症時期であり，おおむね術後5〜7日とされている。
- □多くの吻合不全はまったく予兆がなく発症するものではなく，術後の発熱，術後イレウス，腹満や腹痛など，術後の症状としては説明がつかない時期まで症状が遷延し，最終的に吻合不全の診断に行きつくことが多い。
- □画像的には，造影CTにて吻合部付近の液貯留や管腔外ガス像などから判断するが，吻合部が口側あるいは肛門側に近い場合には，経口（もしくは経チューブ）か注腸造影で直接管腔外への造影剤漏出像をとらえれば確定診断となる。
- □透視下での消化管造影は移動や体位変換が必要で，得られる画像も必ずしもクリアではない。
- □薄めた造影剤（10％のガストログラフィン）を注入して単純CTを撮影する方法もあり，このほうが管外漏出を検知する精度が高い。
- □術後5〜7日で生じる吻合不全は腹膜炎として発症し，いわゆる「メジャーリーク」であることが多いので，治療の基本は再手術となる。
- □もし術直後（当日や翌日）に腹膜炎症状を呈する強い腹痛があれば，吻合不全に起因するものではなく，テクニカルなトラブル（縫合部にマクロに漏れがある，縫合腸管に血流がなく虚血壊死をしているなど）を考えたほうがよい。
- □まれに術後早期の2〜3日で吻合不全を発症することがあり，この場合の症状としては，メジャーリークのような腹痛をメインとした腹膜炎ではなく，高熱（もしくは低体温）

- や頻脈など，いわゆる敗血症を疑う症状となる。
- 術後早期であるとfree airや腹水といった所見は異常所見とはいえないため，CTの施行に積極的には推奨されない。敗血症となる他の原因が吻合不全以外に説明できないのであれば，そう判断せざるを得ない。
- いわゆる「マイナーリーク（微小な漏れ）」の場合には，術後10日以上たってから診断に行きつくことがあり，発熱の持続，食欲不振，麻痺性イレウスの遷延など，「そろそろ良くなってほしい時期なのに良くならない…」といったときに疑う。
- マイナーリークの局所の状態としては，吻合部周囲の膿瘍や瘻孔形成などを呈する。
- 局在する膿瘍形成のみであれば，経皮的なドレナージや抗菌薬治療での改善も期待できる。
- 瘻孔を形成した場合，治癒には長期間を要する。
- マイナーリークは発見されても集中治療的問題には発展しないことが多い。
- 低栄養や長期ステロイド服用者など，そもそもいかなる吻合にも適さないような基礎がある場合には，数週間を経て発覚したマイナーリークでも，再手術を要する可能性が高い。

▶ ドレーンについて
- 腹部手術後にドレーンを挿入することは不要であるとの報告が増えており[2]，ルーチンの腹部手術後にドレーンを挿入することはまれで，穿孔性虫垂炎のような腹膜炎を呈する緊急手術でもルーチンの使用は否定的となっている[3]。
- ドレーンが使用される場合，その種類は多岐にわたるが，近年推奨されているのはclosed suction drainとよばれる閉鎖式陰圧ドレーンである。
- ドレーンの意義については，information drainといって，腹腔内の状況をドレーン排液から類推できるという考えもある。しかし，明らかな腸液，血液の流出があれば診断は可能であるが，ドレーン排液の性状が問題なくても出血や吻合不全を否定することはできない。

TAC

- TAC（temporarily abdominal closure）は従来，重症腹部外傷手術の一時的腹壁閉鎖法として発達してきた手法であり，閉鎖陰圧療法（negative pressure wound therapy：NPWT）の一形態である。
- いわゆるopen abdominal managementであり，腹壁はまったく縫わずにプラスチックシートやサージカルドレープなどを利用して腹壁をパッチし，内容液を持続吸引するといった仕組みとなっている（図5-6-1）。
- 腹壁も皮膚も寄せて縫合することができないような場合の一時閉鎖に使用されることから始まったが，ダメージコントロール手術などで二期的手術がすでに予定されている場合の一時閉鎖としても利用されている。
- 最近は外傷のみならず，重症の腹膜炎（広範腸壊死や下部消化管穿孔）で，1回の手術で対処できない場合にも応用されている。

図 5-6-1　当施設で行っている TAC

腹腔内（腹壁下）に薄めのプラスチックシートを敷き，胸腔ドレーン用のチューブをサンドイッチして表面をサージカルドレープで覆う．ドレーンチューブは皮下トンネルを通じて体外に出し，胸腔ドレーン用のボトルに接続して陰圧吸引している．

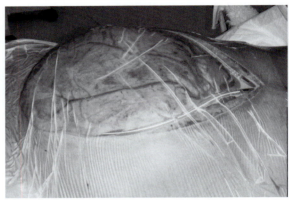
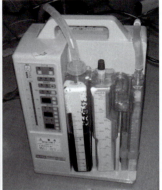

□ open abdomen の適応として，大きく分けて下記の2つの状態がある．

腹部コンパートメント症候群 abdominal compartment syndrome（ACS）

□ 腹腔内圧が上昇するような病態である．
□ 外傷や重症膵炎などにより大量の輸液を必要とする症例では，腹腔内臓器や後腹膜の著明な浮腫により腹腔内圧が上昇して腹腔内臓器の灌流障害をきたす．
□ 具体的には腹腔内圧が 20 mmHg 以上であり，かつ臓器障害（汎用されている所見としては尿量低下）が生じた状態と定義されている．
□ 腹腔内圧を直接はかることは困難であるため，膀胱内圧で代替する（図 5-6-2）．

ダメージコントロール手術

□ 重症外傷症例や循環動態が不安定な患者に対して行われている方法である．
□ かつてはどんなに重症な状態でも，初回手術時にすべての修復を行い帰室する方法をとり，後に必要が生じた場合にのみ再手術を行っていたが，この考え方は否定され，むしろ予後を悪くする可能性が高いことがわかってきた．
□ ダメージコントロール手術とは，低体温・アシドーシス・凝固障害の三徴を呈する重症例において，初回手術を必要最低限の止血と感染コントロールのみにとどめて一度 ICU に帰室し，その後循環動態が安定した段階で再手術（何度も繰り返すこともある）を行う方法である．
□ 重症例に対するダメージコントロール手術では，大量輸液により腹腔内圧の上昇も危惧されるほか，基本的に再手術が約束されているために，腹壁を縫合閉鎖せず TAC で一時閉鎖して ICU に帰室することになる．
□ 主に腹部の重症外傷に対して行ってきた方法だが，最近は，重症の反発性腹膜炎で術

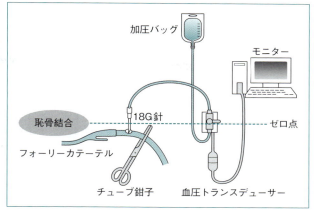

図 5-6-2　膀胱内圧測定の例
膀胱内容を 75〜100 mL 程度の生理食塩液としてチューブをクランプしたうえで，圧モニターに接続している。チューブ内の水柱の高さをはかることで代用することもできる（水銀圧への換算を要する）。いずれも恥骨結合部を基準とする。

中にバイタルサインが保てないようなケースにも応用するようになってきている。

（窪田　忠夫）

第7章

ICU における腹部単純 X 線

ICU での位置づけ

☐ 腹部単純 X 線は，含まれる情報量が多い割には活用度が低い。
☐ さまざまな検査手段のある現在の医療では，1つのモダリティについて一から系統的に学ぶというよりも，その検査の特性を理解していかに実臨床での有用性を高めるか，という視点が肝要である。

撮影法・体位

☐ 外来や救急室などで腹部単純 X 線写真を撮影する場合には，仰臥位と立位の 2 方向の撮影が基本となり，体位を変えることによって，ガスの分布や病変部の可動性について言及ができる。
☐ ICU では体位変換ができない場合がほとんどであるので，仰臥位 AP 像が基本的な撮影法となる。

図 5-7-1　X線に映る「異物」(虫垂内のバリウム)

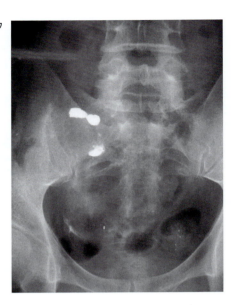

活用法①：X線非透過性物質の種類と位置の確認

☐ 過去の処置や入院治療に伴う手術によって多くの人工物が体内に存在するが，これらの種類や位置を1つ1つ確認する。
☐ 緊急に入院して情報が少ない間は，X線に映る「異物」に首をかしげることも少なくない (図 5-7-1)。
☐ 治療や処置に伴う異物

消化管内にあるもの	経鼻胃管，イレウス管，胃瘻チューブ，(手術的に挿入された) 空腸瘻チューブ，経肛門的イレウス管，(狭窄部位に対する) メタリックステントなど
胆道および膵内にあるもの	PTCDチューブ，PTGBDチューブ，Cチューブ，Tチューブ，RTBDチューブ，EBS (endoscopic, biliary stent)，膵管ステントなど
腹腔内にあるもの	各種ドレーン，腹膜透析用カテーテル，V-Pシャントなど
血管内にあるもの	(大腿から挿入された) 各種カテーテル，IABP，PCPS，IVCフィルター，大動脈ステント，(血管内治療の) コイルなど
尿路にあるもの	尿道カテーテル，尿管カテーテル (w-jチューブ)，腎瘻，膀胱瘻など
その他	(骨折治療などの) ボルトやプレートおよび人工骨頭，硬膜外カテーテル，(消化管吻合の際の) ステープル，皮下ドレーン，スキンステープルなど

生理的石灰化

固定されているもの	動脈（透析患者の腹部大動脈は単純X線で形状が見える場合も珍しくない），動脈瘤，子宮筋腫，リンパ節，Gamna-Gandy 結節（脾腫の際にみられる結節），静脈石
可動性のあるもの	胆石（胆嚢結石，総胆管結石，肝内結石），尿管結石，腎結石，腹膜ねずみ（ちぎれた脂肪垂などの石灰化）

非生理的物質の例

バリウム	憩室や虫垂の中には長期間存在することも
水溶性経口もしくは注腸造影剤	消化管通過不良などの際には数日以上見えることも
経静脈造影剤	造影 CT 後に尿路系や，時に胆道系から消化管に残ったもの
金属片	事故などで迷入したもの
経口的に摂取した異物など	高齢者の義歯誤飲，統合失調症者
ERBD チューブやロストステントとして留置した膵管カテーテルなど	時間とともにある程度位置が変わっていくことが予想される。

活用法 ②：ガスパターンの評価

- 腹部X線を読影する際には，はじめに活用法 ① で示した X 線非透過性物質を評価し，次にガス像に着目するとよい。
- 見えたガス像がどの臓器であるかを1つ1つ解析していく。
- 生理的ガス像が存在する部位を知っておく必要がある。正常でもガスが見える部位は胃，一二指腸球部，大腸である。
- 大腸内は一様にガスがあるのではなく，盲腸・直腸S状結腸・横行結腸などによく見られ，下行結腸には通常ガス像は見られない。
- 食後や胃手術の既往などがなければ，小腸ガスは通常見られない。

びまん性小腸ガス像

- ICU では生命に直結する重篤な疾患のマネジメントが優先されるので，腹部単純 X 線でそのような疾患を示唆し得る状況を考えていく。

「敗血症＋びまん性小腸ガス像」を見たら

- 腹部に重篤な疾患がある場合にたびたび見られるのが，びまん性に小腸が拡張した状態であろう。
- 図 5-7-2 に示す症例は，来院時からショック・意識障害・呼吸不全があり，"原因不明の敗血症" として ICU 入室となった。このような画像を見ると反射的に「イレウス」という語を発しがちであるが，この習慣は今日ここで封印しよう[1]。この語を連呼しているかぎり，腹部疾患に強くなることはない。
- ではどのように評価したらよいかというと，「腸閉塞なのか否か？」についてアプローチするようにする。それは当然，画像だけの話ではなく，排便排ガスの停止がある

図 5-7-2 びまん性に小腸が拡張した腹部 X 線像
小腸の拡張程度は高度ではなく，大腸ガスも認める。
平行する小腸ガスと小腸ガスの間の距離は小腸壁肥厚の存在を示唆する（矢印）。

図 5-7-3 拡張した小腸像
大腸ガスははっきりしない。

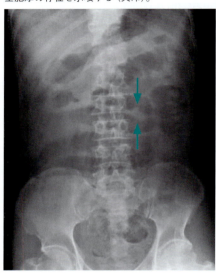
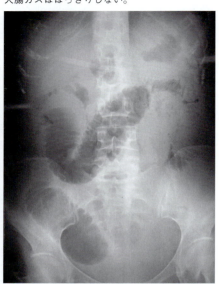

のかどうか，腸雑音は聴取するのかどうかといった病歴と身体所見が前提にあることはいうまでもない。ここでいう腸閉塞は小腸閉塞を意味し，小腸のどこかに閉塞部位がある。すなわち，閉塞部位から口側の腸管は拡張して，肛門側の腸管は拡張していない。

- □一般に小腸の拡張は 3 cm 以上と定義されていることが多いので，「びまん性に拡張した小腸が一様に短径 3 cm 以上となっており，かつ大腸ガスが（ほとんど）ない」というのが小腸閉塞を示唆する X 線所見である(図 5-7-3)。
- □翻って図 5-7-2 の画像を見てみると，小腸の拡張程度は均一に高度ではない。部分的に 3 cm 以上の部分もある一方，そうでない部分もある。骨盤腔には大腸と思われるガス像もある。拡張した小腸と小腸の間は X 線非透過性部分に幅があり，腸管壁が肥厚していることも推測される。以上を総合すると，この X 線像は腸閉塞ではなく，何らかの腹腔内病変によって小腸拡張をきたしている状態（麻痺性イレウス）と考えられる。実際にこの症例は穿孔性虫垂炎によって汎発性腹膜炎を呈していた。
- □このような状態を「イレウス」と称して，腸閉塞（小腸閉塞）とは区別することを強くおすすめする。
- □イレウスは，何らかの腹腔内病変の結果として小腸拡張をきたしているのであって，拡張した腸管自体は必ずしも病変ではない[2]。
- □イレウス像のバックグラウンドとして汎発性腹膜炎があり，以下のような疾患が含ま

消化管穿孔（下部消化管穿孔もしくは時間の経過した上部消化管穿孔）
広範腸壊死〔上腸間膜動脈閉塞，非閉塞性腸管虚血（NOMIなど）〕
穿孔性虫垂炎（発症から数日以上経過した場合）
急性膵炎

- □このうち急性膵炎は強い痛みが症状のメインになることが多いので，原因不明の敗血症でICUに入り得るのは主に前三者となる。
- □図5-7-2の症例のように初診時から意識障害で入院して鎮静化に人工呼吸器管理となると，本来あるべき症状所見がマスクされ，X線所見から疑ったことが診断につながるということもある。
- □「敗血症＋びまん性小腸ガス像」を見たら，これらを鑑別に挙げておこう。

びまん性大腸ガス像

- □びまん性小腸ガス像が「要注意像」であるのに比べると，びまん性大腸ガス像はADLの低下した高齢者には比較的よくみられ，大腸炎がベースにある巨大結腸症（toxic megacolon）や結腸軸捻転を除外すれば，緊急的な病的意義は高くない。
- □大腸癌などで大腸に閉塞がある場合は，その口側が拡張して肛門側のガス像は見えないという所見となるので，直腸癌の場合には全結腸が拡張して見える。

ガスレス像

- □腸管ガスを見る際に，もう1つ注意を払ったほうがよい所見はガスレス像である。ガスレス像を見たら異常を疑うべきである。
- □図5-7-4aを見ると，胃胞と左側腹部に一部ガス像があるものの，全体的には小腸ガスも大腸ガスも目立たず，ガスレス像といえる。
- □小腸および大腸ガスが消失するケースには以下の3パターンがある。

①胃出口部狭窄（gastric outlet obstruction）（幽門部胃癌，慢性十二指腸潰瘍など）
②右側大腸閉塞で回盲弁が機能している場合（大腸癌など）
③大腸に広範な炎症があり，壁が高度に浮腫している場合

- □胃出口部症候群の場合には胃が拡張し，十二指腸から遠位にガスが行かないためであり，虚脱した小腸・大腸は病変ではない。
- □「ガスレス＝腸管拡張していない」ではなく，内腔が液体で充満している場合にもガスレスになり得る点に注意する。
- □右側大腸閉塞の多くは腹痛で来院することが多く，敗血症としてICUへ入室する症例は少ないと考えられる。
- □左側大腸閉塞では，大腸内にはガスと便が混在するのでガスレスにはならない。
- □ICU患者でガスレスのX線を見た場合に考えるのは，③の大腸に広範な炎症がある場合となる。
- □図5-7-4bは劇症型潰瘍性大腸炎による大腸穿孔で，全大腸に強い壁肥厚がある。

図 5-7-4　ガスレス像
a：腹部 X 線では大腸ガスがほとんど見えない。小腸ガスも一部に認めるのみ。
b：腹部 CT では高度に壁肥厚した結腸と内腔の液貯留を認める。

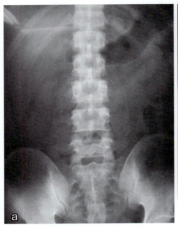
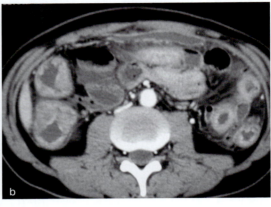

図 5-7-5　腸管外ガス像
a：右側腹部に，腸管ガスにしては大きすぎるガス像を認める。
b：腹部 CT では同部に一致して鏡面形成を伴う膿瘍腔を認める（矢印）。

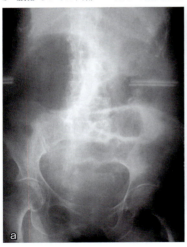
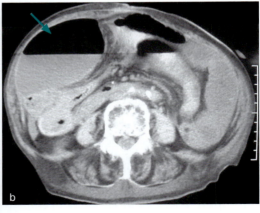

□大腸に広範な炎症をきたす原因は必ずしも単一ではない。炎症性腸疾患，CD 関連性大腸炎，細菌性大腸炎，虚血性大腸炎などが可能性としてある。
□感染性腸炎は一般に回盲部付近に主座があることが多いが，起因菌が病原性大腸菌の場合には全結腸型となることがある。
□虚血性大腸炎は炎症ではなく虚血なので，重症化すれば結腸壊死であり，病態として

図 5-7-6　falciform sign，Rigler sign
a：falciform sign（矢印：前後方向に伸びた肝鎌状靱帯が線状に見える）および，Rigler sign（矢尻：腸管壁の外縁が確認できる）
b：前後方向に伸びた肝鎌状靱帯（矢印）とエア内に存在する腸管（矢尻）

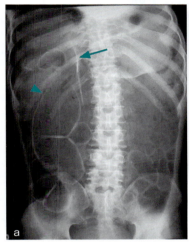
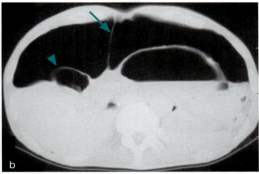

は大腸型の NOMI ということになる。

腸管外ガス像

- 腹部 X 線で見えたガスがどの臓器のものかを考える習慣をつけると，腸管の中にはないガスも判断できるようになってくる。
- 腸管外のガスについては遊離腹腔内ガス（free air）と，管腔外だが遊離ではなく局在したガス（extraluminal air）に分けて考える。
- 局在した extraluminal air はさらに臓器内のものか，臓器外のものかに分ける。
- 臓器内のもので重要なのは肝臓内に枝状にガス像があるときで，門脈ガスを疑う所見であり，広範腸壊死の際によくみられる。
- 他の臓器内ガスの例としては，重症の気腫性胆嚢炎や気腫性腎盂腎炎の際に，胆嚢や腎臓そのものがガスで描出されて，単純 X 線でもそれと指摘できることもある。
- 図 5-7-5a では右側腹部にガス像があるが，大きさと形から腸管内のガスとは考えにくい。
- 図 5-7-5a のように，臓器外に限局したガス像を見たときは，消化管吻合を伴う手術をした部位にあれば吻合不全を疑い，そうでなければ膿瘍形成に伴うガス（gas forming abscess）を疑う。このケースでは上行結腸憩室穿孔に伴う膿瘍形成であった（図5-7-5b）。
- free air は一般に立位胸部正面像で判定し，古典的には立位が不能の場合には側面臥位による判定が必要であるが，現在では少量の free air を同定する場合には CT で行っているので側面像の使用は限定的であろう。

□大量の free air がある場合には，臥位正面像でも特有の所見がある。
□肝鎌状靱帯は通常の X 線では指摘できないが，大量のエアで腹壁が挙上されることによって前後方向の重なりが多くなって認識可能となる「falciform sign」，腸管の外壁の輪郭が視認できる「Rigler sign」などがある[3]**(図 5-7-6)**。

（窪田　忠夫）

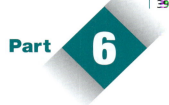

Part 6 腎臓

第1章 急性腎障害（AKI）の原因と生理学

定義

- KDIGO[1]（2012年）では，下記3点のいずれかを満たすものをAKIと定義している。

> 血清Crが48時間以内に0.3 mg/dL以上上昇
> 血清Crが7日以内にベースラインから1.5倍以上上昇
> 尿量が0.5 mL/kg/hr未満で6時間持続

頻度，予後

- ICU入室患者の約5.8％，急性期病院入院患者の1.9％で発症する。
- AKI患者の52％がICU滞在中に，8％がICU退室後に死亡し，病院死亡のうち60.3％を占め[2]，AKIの重症度が増加するにつれて死亡率が上昇した[3]との報告がある。

原因となる病態

- 最も多いのが敗血症関連，次に多いのが心臓外科関連 cardiac surgery-associated AKI（CSA-AKI）である[4]。

リスク因子とその他の背景因子

リスク因子[2]	敗血症性ショック，大手術（特に心臓血管手術），心原性ショック，循環血液量減少，薬物，肝腎症候群，尿路閉塞
その他の背景因子	CKD，高齢者，糖尿病，心臓・肺・肝臓の慢性疾患[1]

- 人工心肺使用は，腎血流の低下やサイトカインの惹起により，AKI 発症率を高めるとされる。
- 冠動脈バイパス術後は，on-pump 手術のほうが発生率は高かったものの，透析導入や重篤な合併症発生には明らかな差を認めなかった[3,5]。
- AKI の高リスク患者に対し，KDIGO ガイドライン[6]で推奨されている次のバンドルケアを実施したところ，著明に効果があったとする RCT が報告されている。

① 適切なボリュームと血行動態管理
② 腎毒性物質の回避
③ 高血糖の回避

AKI の機序 P E

- 実際にはさまざまな原因により腎機能障害を起こしている場合が多く，病態がオーバーラップしていることもある（図 6-1-1）。
- 特に腎前性 AKI と急性尿細管壊死（ATN）に関しては，輸液反応性 AKI および輸液不応性 AKI として連続的なイメージをもたれる[7]。

図 6-1-1　AKI の鑑別

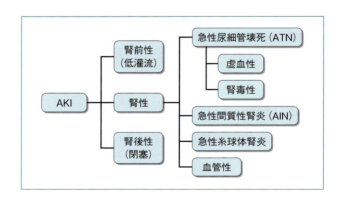

腎前性 AKI

代表的な原因

hypovolemia	出血，脱水，下痢など
hypotension	敗血症，術後，心原性ショックなど
volume overload	心不全，腎不全
change in renal hemodynamics	NSAIDs：輸入細動脈拡張作用のあるプロスタグランジンの減少→輸入細動脈血管収縮→腎機能障害 ARB：アンジオテンシンⅡの減少→輸出動脈を拡張→腎機能障害

治療

☐ volume status を適正化する。

volume overload	利尿薬
volume loss	輸液

☐ 透析の適応を吟味する。

造影剤や NSAIDs など，腎に悪い薬を避ける。
薬の腎機能に見合った適切な量を使用する。
間質性腎炎や急速進行性糸球体腎炎（RPGN）など，内因性腎疾患の有無を吟味する。
まず腎後性でないかを必ず画像で確認する。

▶ 造影剤の是非

2018年のメタ解析[8)]では，単純 CT と造影 CT を比較し，造影剤が有意な AKI のリスク因子とならないという報告がなされており，議論の余地がある。

腎性 AKI

☐ 4つの原因が代表的である。

尿細管性：ATN
糸球体性
間質性：AIN
血管性

急性尿細管壊死（ATN）

☐ 腎血流量低下が重度または長期に及ぶと，虚血に対して脆弱な尿細管（特に近位尿細管や Henle の太い上行脚）に障害が起きる（ATN）。この段階になると輸液への反応

がみられなくなる（輸液不応性 AKI）。
- □輸液は適切な血管内容量を維持する程度にとどめ，透析の適応を考慮しつつ，ATN からの回復を待つ。

▶尿中マーカー
- ▫FENa や KIM-1，NGAL，L-FABP などは腎障害の検索に有用ではあるが，病態の鑑別における使用はいまだ確立されていない[9~11]。
- ▫最近では，IGFBP-7，TIMP-2 といったバイオマーカーが注目されてきており，この２つのバイオマーカーを組み合わせた NephroCheck® という商品が米国ではすでに FDA 承認済みである[6]。

□ATN を引き起こす他の原因物質として，以下が挙げられる。

外因性の腎毒性物質	アミノグリコシド系抗菌薬，アムホテリシン B，シスプラチン，造影剤など
内因性の腎毒性物質	溶血によるヘモグロビン，横紋筋融解によるミオグロビンなど

□これらは尿細管に直接障害を起こしたり，壊死やアポトーシスを惹起したりすることで ATN を起こす。

急性間質性腎炎（AIN）

□主な原因

薬剤性	ペニシリンやセファロスポリン系，サルファ薬など，抗菌薬によるアレルギー反応により炎症細胞が間質に浸潤することで障害が起こる[12]。
感染症	レジオネラ感染など，強い炎症を伴う病態でも間質障害を起こし得る。

□薬剤が原因の AIN を疑った場合には早期の中止が必要で，時にステロイドの使用も考慮される。

血管性

□過度の血圧上昇による内皮障害や血栓塞栓，血栓性微小血管症（TMA）などが原因となる。

▶血栓性微小血管症（TMA）
溶血性尿毒症症候群（HUS），血栓性血小板減少性紫斑病（TTP）など，種々の臓器の微小血管に血栓を生じる疾患群。臨床症状としては，血小板減少症，溶血性貧血，腎機能障害が主である。破砕赤血球を伴う貧血が特徴である。

内因性腎疾患

□免疫抑制薬や血漿交換など，緊急の治療を要する疾患が含まれるため，注意が必要で

ある。
☐ 血漿交換が必要な腎疾患

ADAMTS13 陽性 TTP
Goodpasture 症候群
ANCA 関連脈管炎

☐ 尿所見で血尿（蛋白尿もみられることが多い）があり、急速に腎機能低下が起こる場合に RPGN を考慮する（正常範囲内でも急速な変化がある場合には注意する）。
☐ 尿沈渣も特徴的で、糸球体障害を示唆する変形赤血球や赤血球円柱を認める。

▶ 尿沈査の有用性
　　ATN の際にみられる顆粒円柱や尿細管上皮、AIN の際の白血球尿や白血球円柱が代表的である。血清 Cr 上昇より先に尿所見を認めることが多く、集中治療領域でも、腎臓内科医に限らず、尿沈渣を自分で確認することは患者の病態の早期発見に重要である。

腎後性 AKI

☐ GFR（糸球体濾過量）は排尿速度よりも 2 桁大きいとされ、部分的通過障害でも内圧の上昇から AKI を惹起する。
☐ 前立腺疾患や神経因性膀胱、抗コリン薬の使用、Foley カテーテルの閉塞などが原因となる。
☐ 腎機能障害を見つけた際には、まず第一に膀胱や腎臓に超音波をあてて、腎後性 AKI の精査をすることが重要となる。

（盛實　篤史，宮内　隆政）

ICU における電解質異常（ナトリウム）

高 Na 血症

☐ 血中 Na 濃度が 145 mmol/L 以上のものと定義される[1]。

疫学・病態 P E

☐ 高 Na 血症（Na＞150 mEq/L）は ICU 入室患者の 7〜16% にみられるとされ、入院時

- 死亡のリスクともいわれている[2]。
- 自由水の喪失か Na 過剰負荷のいずれかにより生じる。ICU 入室患者で高 Na 血症をきたした患者のうち，38% で過剰な Na 摂取，44% で血管内の自由水欠乏，18% で両方の要素があった[3]とする報告がある。
- 通常，血清 Na 濃度の上昇は口渇から飲水行動を惹起するが，ICU 患者は挿管管理され，自身の状態をうまく訴えられなかったり，飲水のアクセスを制限されている場合が多く，高 Na 血症をきたしやすい。
- 自由水欠乏のよくある原因として発熱や下痢が知られているが，不適切な輸液による Na の過剰負荷などによる医原性も 30% 近くを占める[4]。

症状 P

- 慢性高 Na 血症では，明らかな症状をきたさないことも多い。
- 急性高 Na 血症では，神経症状（認知機能や筋緊張の低下，振戦・固縮など）をきたすことが多い[5]。また，細胞内液が細胞外に漏出するため，脳細胞の虚脱から脳の急激な萎縮を生じ，架橋する血管が破綻し，脳出血をきたすこともある[6]。
- しばしば発症時期が不明のため，症状から急性経過か慢性経過かを判断する必要がある。

鑑別 G P

- 自由水喪失と Na の過剰負荷に分けて考える。

自由水喪失	・尿崩症（腎性，中枢性） ・浸透圧利尿（高血糖，マンニトール） ・急性腎不全回復期の利尿期 ・薬物（トルバプタン，ループ利尿薬） ・尿路閉塞解除後 ・嘔吐，下痢，胃管ドレナージ ・発汗，不感蒸散 ・熱傷 ・不適切な飲水制限 ・高齢による口渇中枢の機能低下
Na の過剰負荷	・高 Na 輸液〔炭酸水素ナトリウム（メイロン®）など〕 ・原発性アルドステロン症 ・鉱質ステロイド投与 ・海での誤飲，溺水

- 検査と鑑別のポイント

検査	血清浸透圧，血清 Cr，尿素，血糖，Ca，K，尿中 Na，尿浸透圧
血液・尿所見からみた鑑別のポイント	表 6-2-1 参照

- これらの検査所見をもとに，高 Na 血症を鑑別する際のアルゴリズムを図 6-2-1 に示す。

表 6-2-1 血液・尿所見からみた高 Na 血症の鑑別

	不適切に少ない水分摂取	尿崩症	浸透圧利尿	腎外性の水分漏出	Naの過剰摂取
浸透圧	高値	$U_{osm} < P_{osm}$	$U_{osm} > P_{osm}$	高値	高値
尿中 Na	<25 mmol/L	<25 mmol/L	>25 mmol/L	<25 mmol/L	>25 mmol/L
尿量	無尿から乏尿	多尿	多尿	乏尿	正常〜やや多め

P_{osm}：血漿浸透圧，U_{osm}：尿浸透圧

図 6-2-1 高 Na 血症の診断アルゴリズム
EFWC：自由水クリアランス（electrolyte free water clearance）
(Lindner G, et al. Hypernatremia in critically ill patients. J Crit Care 2013；28：216.e11-20 より許可を得て転載)

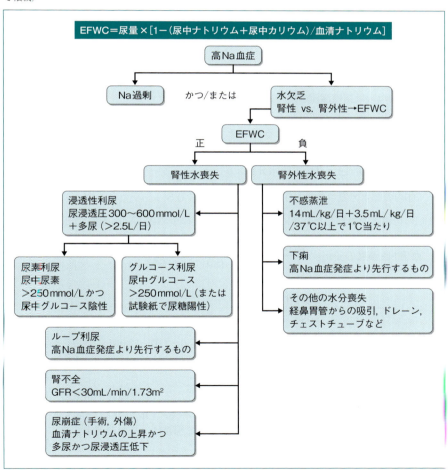

治療 G E

- 急性か慢性かが不明な場合，**神経学的症状があれば**，急性として対応すべきである。

■ 原疾患の治療
- 高Na血症で最も重要なのは，原因検索とその治療である。補液による補正を行いながら，さらなる悪化を防ぐために原因の除去に努める。
- 不適切な飲水であれば，自由水の飲水を促すようにすべきであり，点滴の内容も見直す必要がある。
- ICUで飲水できないとき

> ① 胃管チューブでの自由水の注入や5％グルコースの点滴
> 　（例：水道水200 mLを4時間おきに胃管に注入，5％グルコース80 mL/hr）
> ② 4〜6時間ごとにNa採血で確認

- 薬剤性の場合は，可能なかぎり薬剤を中止する。

■ 水欠乏の補正
- 高Na血症をきたしていても，自由水喪失により血管内ボリュームが不足し，循環が不安定になっている場合は，生理食塩液などの等張液の投与を躊躇してはいけない。最も大切なのは組織灌流の維持である。
- 自由水の投与はこれと並行して行う。
- 投与量算出に一般的に用いられる式

$$自由水欠乏量(L) = 体内の総水分量 \times \frac{(血清Na濃度 - 140)}{140}$$

〔体内の総水分量＝体重×0.6（女性や高齢者は0.5）〕

- 1 Lの自由水を投与したときに低下するNa濃度の予測式（Adrogué-Madiasの式）[1, 7]

$$血清Na濃度の変化 = \frac{輸液中のNa濃度 + 輸液中のK濃度 - 血清Na濃度}{体内の総水分量 + 1}$$

$$ボリューム(L) = \frac{desired\ \Delta[Na^+]s}{\Delta[Na^+]s\ (+1\ L)}$$

- 慢性高Na血症における補正速度は，0.5 mEq/L/hr（10〜12 mEq/L/日）がすすめられているが，急性に進展して意識障害などを伴う例では2 mEq/L/hrまでは許容できる[8]とする報告もある。
- 慢性高Na血症を急激に補正すると，脳浮腫をきたし，意識障害や無気力，筋力低下，昏迷などの神経症状を生じる[1]。経静脈投与であれば，最初の24時間で必要量の半量を投与する。その間，自由水喪失が続いている場合は，それを考慮することを忘れない。自由水は5％ブドウ糖液を用いる。
- 急速かつ多量の投与が必要とされ，高血糖が懸念される患者においても，高血糖による弊害はなかった[9]とする報告がある。

- □ 一方で、高血糖の懸念から蒸留水を用いるという試みは過去に何例か報告があるものの[10]、溶血などの懸念からガイドラインでは推奨されておらず、一般的にはすすめられない[11]。

▶尿崩症の鑑別と治療

	中枢性	腎性
鑑別	視床下部-下垂体疾患，脳外科術後，中枢神経感染症，中枢神経悪性腫瘍，代謝性脳症，特発性，家族性など	低 K，高 Ca，乳頭壊死，リチウム中毒などの薬剤性（デメクロサイクリン，ホスカルネットなど）
原因	抗利尿ホルモン（ADH）の分泌不全	腎での ADH の反応性低下
高 Na 血症時のバソプレシンへの反応	・尿浸透圧が 50％以上増加（少なくとも 300 mOsm/kg・H_2O）。 ・尿量が減少。	尿浸透圧も尿量も変化しない。
水制限試験	尿浸透圧は＜300 mOsm/kg・H_2O	尿浸透圧は 300〜500 mOsm/kg・H_2O
治療	デスモプレシンスプレーを 1 回 5〜10 µg，1 日 2 回点鼻する。	①原因の除去 ②サイアザイド系利尿薬，またはインドメタシン（例：トリクロルメチアジド 8 mg 分 1 朝，インドメタシン 3 錠 分 3）

低 Na 血症

- □ 血中 Na 濃度が 135 mmol/L 以下のものと定義される[12]。

疫学・病態 E P

- □ 臨床上，最もよく遭遇する電解質異常である。
- □ 入院時ばかりでなく，入院後に発生することも多い。重度の低 Na 血症の半数は入院後に出現した[13]との報告がある。
- □ Na 異常は，体内の Na 量ではなく，Na 濃度を反映している。すなわち，体水分量とのバランスが濃度に反映されるため，Na の量と合わせて体水分量を考える必要がある。
- □ 低 Na 血症は，死亡率の上昇と関連する[14]とされている。

症状 E P

- □ 慢性か急性か，低 Na 血症の程度により異なる[15]（表 6-2-2）。
- □ 48 時間以内に生じた場合に症状が出現するといわれる一方で，慢性で軽度の低 Na 血症であっても，転倒，歩行障害などのリスクを高め，補正により改善した[16]とする報告もある。

表 6-2-2 欧州ガイドライン[15]における低 Na 血症の分類

生化学的（血清 Na 値）重症度分類	軽度	130～135 mEq/L
	中等度	125～129 mEq/L
	高度	<125 mEq/L
症状による重症度分類	軽度，中等度	嘔気，頭痛，昏迷
	高度	嘔吐，痙攣，昏睡，傾眠，循環呼吸不全
発症期間による分類	急性	<48 時間
	慢性	>48 時間

☐ 主な症状

消化器	嘔気・嘔吐，食思不振
中枢神経系	傾眠傾向，痙攣，昏迷，頭痛，昏睡

☐ 他にも，呼吸循環抑制が起こるとする報告もある。
☐ 低 Na 血症に伴う浸透圧低下で脳浮腫を生じるが，術後，小児，サイアザイド系利尿薬を使用中の高齢女性，水中毒の精神科患者，低酸素患者などが増悪のリスク因子といわれている[17]。

鑑別

☐ 低 Na 血症の診断はしばしば困難を伴う[18]。
☐ 低 Na の原因は非常に多岐にわたり，多くの機序を理解する必要がある。
☐ 低 Na 血症を鑑別する際に有用なアルゴリズムを図 6-2-2 に示す。

高張性低 Na 血症

☐ 浸透圧物質により細胞内液が血管内に移動し，Na が希釈され，低 Na 血症を引き起こす。Na の量は変化していないため，浸透圧物質が除去されると Na 濃度は正常化する。
☐ 血糖が 100 mg/dL 上がると，Na 濃度は 1.6 mEq/L 低下する[19]。
☐ 高蛋白血症や脂質異常症により血漿の水分の割合が減少すると，実際には Na 濃度が正常であるにもかかわらず，低値に出る。血液ガス測定器ではその影響を受けないため，正確な値が出る。

低張性低 Na 血症

☐ まず体液量の評価を行う。体液量の評価において正確な測定ができる単一の評価は存在せず，丁寧な問診と身体所見で推測することが重要である。

病歴	下痢や嘔吐，水分摂取の状況，体重変化の有無
身体所見	血圧，脈拍の起立性変化，口腔粘膜や腋窩の乾燥，浮腫の有無
検査	胸部 X 線での心胸郭比，下大静脈径と呼吸性変動，中心静脈圧，SpO$_2$ モニター波形・動脈圧の呼吸性変動

図 6-2-2 低 Na 血症のアルゴリズム

(Spasovski G. et al. Clinical practice guideline on diagnosis and treatment of hyponatraemia. Nephrol Dial Transplant 2014 ; 29 Suppl 2 : i1-39 by permission of European Renal Association-European Dialysis and Transplant Association)

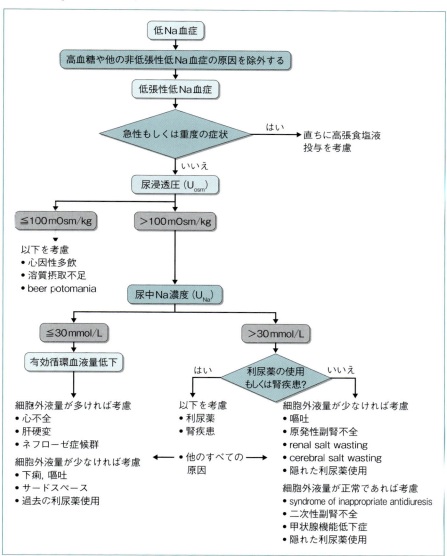

■ 体液量正常の低張性低 Na 血症

□浸透圧物質摂取量と自由水摂取量のミスマッチによって起こる。
□正常な腎機能をもち，正常な浸透圧物質摂取をしていても，600÷50＝12 L の尿量産

生が限界であり，12 L を超える自由水摂取は低 Na 血症を引き起こす（水中毒）。
- 逆に，浸透圧物質を 150 mOsm/kg・H_2O 程度しか摂取しなければ，150÷50＝3 L 程度を超える自由水摂取で低 Na 血症が起こる．加えて尿の希釈能が障害されれば，より少ない自由水摂取で低 Na 血症が起こる（例えば，最大希釈能が 150 mOsm/kg・H_2O になれば，浸透圧物質摂取が経口摂取不良などで 150 mOsm/kg・H_2O になると，1 L の自由水排泄しかできない）。
- 甲状腺機能低下症や副腎不全では，その他の典型的な症状が現れる前に低 Na 血症が初発の症状となることがあるため注意する[20,21]。

治療 E

- 欧州ガイドライン[15]の推奨

> 低 Na 血症で重度の症状を呈する場合は，急性/慢性を問わず 3％ 食塩液での治療を行う。
> 重篤な症状の場合には，3％ 食塩液を 20 分間で 150 mL 投与して血清 Na 濃度を評価し，5 mEq/L 上昇するか，症状の改善がみられなければ，繰り返し投与する。

- その他，米国の推奨もあるが，いずれのガイドラインも，初期治療開始後の数時間で血清 Na 濃度を 5 mEq/L 前後上昇させることを推奨し，浸透圧性脱髄症候群（ODS）を防ぐため，24 時間当たりの血清 Na 上昇は 8〜10 mEq/L 以内に抑えることとしている。
- 治療においては，どこまで上昇させるか（target）と，超えてはいけない限界（limit）を設定することがすすめられている。
- ODS のリスクが高い症例では，急速に血清 Na 上昇を認めた場合には 5％ ブドウ糖液を点滴投与して血清 Na 濃度の上昇を防ぐ。また，デスモプレシン投与の方法も提唱されている[22,23]。
- 原疾患の治療も並行して進める。

▶ 3％ 食塩液の作り方
　　生理食塩液（0.9％NaCl）400 mL に 10％ 食塩液 120 mL を加える。

- 自由水排泄を促進するバソプレシン受容体拮抗薬の使用が可能となった。
- 体液量減少性の低 Na 血症の場合，血管内水分量を補正するだけで ADH の分泌が抑制されて自由水排泄が起こるため，Na の過剰な補正が生じることがあることに注意する。
- 低 Na 血症を早く補正しすぎると ODS をきたし，四肢麻痺，意識障害，痙攣，言語障害，振戦，精神障害などのさまざまな症状を起こす。
- 過剰な補正が起こった場合は，補正速度の上限まで再度下げると ODS を防げる[24]という報告がある。
- 原因がわからない場合は，unsolved hyponatremic として診断を一度見送る勇気も忘れない。

表6-2-3　SIADHの原因となり得る疾患

肺	肺炎，喘息，気胸，肺癌
神経系	髄膜炎・脳炎，脳腫瘍，脳出血
薬剤性	NSAIDs，シクロホスファミド，カルバマゼピン，三環系抗うつ薬，向精神薬，デスモプレシン，オキシトシン，バソプレシン
その他	運動，ストレス（疼痛），reset osmostat*

* 通常，血清浸透圧は 275 mOsm/kg・H_2O より低下すると，ADHの分泌はほぼ0まで抑制されるが，reset osmostat ではそのセットポイントが低くなる。低Naの状態に比べて，ADHの抑制が起きないので，尿浸透圧が低くない（この意味で厳密にはSIADHとは異なる）。

表6-2-4　SIADHとCSWSの鑑別

	SIADH	CSWS
頻度[*1]	低い	高い
発症時期	急性期から慢性期まで	発症10日後以内が多い
体液量[*2]	正常かやや増加	減少
生理食塩液への反応性	悪化する	改善する
水分制限[*3]による変化	尿量減少があり，改善する	血圧低下などが生じる

*1 くも膜下出血に合併した低Na血症は，SIADHで69%，CSWSで7%[25]とされる。
*2 CSWSでは，体液量の減少が先行するため，その徴候を把握することが診断の手掛かりとなる。
*3 CSWSに対する安易な水分制限は，血圧低下などから原疾患が悪化する可能性があるため，診断的に施行するときは慎重に実施する。

□注意すべき疾患

中枢性塩類喪失症候群（CSWS）	・中枢神経疾患に合併する（特にくも膜下出血に多い）低Na血症で，多尿と血管内水分量低下を伴う。 ・詳しい原因はわかっていない。 ・時として抗利尿ホルモン不適合分泌症候群（SIADH）との鑑別[25]が困難となる（表6-2-3，6-2-4）。
鉱質コルチコイド反応性低Na血症（MRHE）	・加齢に伴い，腎近位尿細管でのNa再吸収が低下し，尿中Na排泄が増加し，体液量が低下する。 ・レニン・アルドステロン系の低下，集合管のアルドステロン感受性の低下が起きる。これにより尿中Naが増加する。 ・これらの結果，体液量が低下して反応性にADH分泌が増加する。これもNa濃度低下の原因となる。
ODS	・補正速度については，ODSを起こした症例の87%が，最初の24時間で12 mmol/Lまたは48時間で20 mmol/Lを超えていた[26]と報告されている。 ・補正速度以外に，アルコール中毒，低K血症，栄養不良状態の患者，肝障害のある患者，熱傷患者，抑うつ患者がリスク因子とされる。

（舩越　拓）

第3章

ICUにおける電解質異常
（カリウム）

■ 高 K 血症

- □ 血中 K 濃度が 5.5 mEq/L 以上のものと定義される。

■ 疫学・病態　E　P

- □ 高 K 血症は，ICU で頻度の高い電解質異常である。
- □ K 高値は死亡のリスクを上昇させる要因として知られており，適切な管理が必要である[1]。
- □ まず，高 K 血症をみたら，偽性高 K 血症ではないかを確認する。
- □ 偽性高 K 血症の原因

① 採血時の長時間の駆血や吸引圧が高すぎたことによる溶血
② 骨髄増殖性疾患で，高度の血球異常（白血球 10 万/μL 以上，血小板 40 万/μL 以上）
③ 遺伝性球状赤血球症（低温下で凝固）

- □ 全血を用いた検査（例えば血液ガス）や抗凝固薬を使用した血漿測定は，凝血の影響を受けないので，① 以外の原因は考える必要はなく，結果も迅速に得られる。
- □ 偽性高 K 血症が否定できれば，真の高 K 血症の原因を考慮することになる。
- □ 血中 K 濃度は，主に **K の摂取量，尿への排泄，細胞内への取り込み** の 3 つによってコントロールされている。

■ 食事からの摂取

- □ 日本人が一般的な食事から摂取する K の量は 1 日 2.5 g（60 mEq）といわれる。
- □ 通常，この程度の摂取量で高 K 血症をきたすことはまれである。腎機能が正常であれば 1 日 200 mEq の K を尿中に排泄できるので，短時間に大量の K 摂取をしないかぎり高 K 血症をきたすことはない。

■ 尿への排泄

- □ 腎臓は K 排泄の 95% を担っており，血中 K 濃度のコントロールにおいて最も重要な役割を担っている。
- □ K の排泄は，主に皮質集合管から行われる。その際に最も重要な要素は，皮質集合管への塩化ナトリウム（NaCl）の流入（尿量）と十分なアルドステロン濃度，管腔内陰性荷電である。
- □ 高 K 血症は，鉱質コルチコイドの不足が AKI に合併した場合に生じやすいということになる。
- □ 慢性腎不全における ACE 阻害薬での高 K 血症も，このような病態生理から生じる[2,3]。

図 6-3-1 高 K 血症と心電図変化

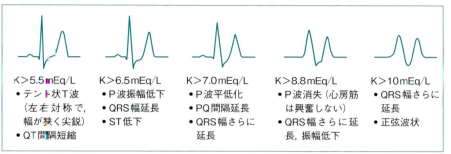

そのほかに，NSAIDs，ヘパリン，スピロノラクトンや ST 合剤なども尿からの K 分泌低下をきたし，高 K 血症を生じる。

細胞内からの移行
- 体内の K の 98% は細胞内に存在し，細胞内の K 濃度は 130 mEq/L である。そのため，（細胞内からすると）わずかな細胞内外の K の移動が血中 K 濃度の大きな変化をもたらすことになる。
- 短時間で生じた急激な血清 K 濃度の変化は，細胞内外の移動が関与していると考えたほうがよい。
- 細胞内外の移動により生じた高 K 血症は，K の濃度勾配が低いため，心筋の興奮性が高く，不整脈のリスクが高まる。
- 細胞内から細胞外への K の移動に関与する要素は，β 遮断薬，アシデミア，高血糖，薬物（ジギタリスやサクシニルコリンなど）がある。細胞破壊や横紋筋融解症でも，細胞内 K が細胞外に移動し，高 K 血症を生じる。
- 代謝性アシドーシスのうち，アニオンギャップ（AG）非開大性代謝性アシドーシスでは高 K 血症を伴いやすく，AG 開大性代謝性アシドーシスでは生じにくい。

症状
- 高 K 血症において最も注意すべき合併症は，心電図異常である。
- 心電図は，テント状 T 波から wide QRS，P 波の消失を経て正弦波（sine wave）変化をきたし，心室細動，心停止に至る[4]（図 6-3-1）。
- 心電図変化は K 値と相関しない[5]とする報告もあるが，心電図変化がない＝高 K 血症がない＝治療が必要ないというわけではない[6]。
- 高 K 血症に対する心電図変化は，感度 30～40%，特異度 85% であった[7]とする報告がある。
- 軽度の脱力から完全な弛緩性麻痺まで，さまざまな筋力低下をきたす。通常，下肢に強く現れ，深部腱反射は低下または消失する。一方で，典型的には横隔膜が麻痺に陥ることはまれであり，呼吸筋は維持される[8]。
- 脳神経障害や感覚障害はきたさないことが多い。

鑑別

- 血算，血清 Cr，血液ガス，尿中 K，尿中 Cr が，原因検索に必須の検査であり，尿細管 K 濃度勾配（TTKG）を計算する方法もある。
- 病態別の鑑別

TTKG<5		腎臓からの排泄低下
代謝性アシドーシス，高血糖，β遮断薬内服		細胞内からの移動
腫瘍崩壊症候群，外傷，クラッシュ症候群，低体温の復温，激しい運動		高浸透圧状態

- 薬物によるもの

腎からの排泄障害	β遮断薬，ACE 阻害薬，ARB，スピロノラクトン，レニン阻害薬，NSAIDs，ヘパリン，抗真菌薬，カルシニューリン阻害薬
細胞内取り込み阻害	トリアムテレン，ST 合剤，ペンタミジン
K 含有量の多い薬物	K 製剤，調理用食塩，漢方，輸血

- 輸血に関しては，放射線照射に伴い，輸血製剤血漿の K 濃度が 10～40 mEq/L 上昇する。
- 2 単位の輸血（血漿の量は 100 mL）で負荷される K の量は，

  10～40×0.1 L＝1～4 mEq

  である。1 日の摂取量に比較すると少なく，問題になる可能性は低いが，急速・大量に輸血する場合には，高 K 血症による死亡例の報告もあり，注意が必要である。

▶ TTKG (transtubular K^+ concentration gradient)

TTKG＝（尿中 K/血漿 K）÷（尿浸透圧/血漿浸透圧）

- アルドステロン活性度と比例するといわれている。高 K 血症では，K の排泄が促進されてアルドステロン活性が上昇している（TTKG＞7～8）はずだが，不適切に低下している場合（TTKG＜5）はレニン・アルドステロン系の障害が起きていると考えるのが妥当である。
- TTKG は「K が髄質集合管で再吸収も分泌もされない」「皮質集合管での浸透圧が血漿浸透圧と等しい」という仮定が前提となっていた。しかしながら，2011 年，最初に提唱していた Halperin 自らが「TTKG の前提条件が成り立たない」事実を発見し，TTKG は使われなくなっていった[9]。

治療

- 4 つの Step を意識して進める（表 6-3-1）。
- カルシウム製剤の投与による効果の発現が速く，膜の安定化は，K 値が 7 mEq/L 以上または心電図変化がある場合にすすめられる。
- グルコン酸カルシウム（カルチコール®）か塩化カルシウムかに関しては，カルチコール（3 倍量）はグルコン酸が肝代謝を受けないとカルシウムがイオン化できないため，

表 6-3-1　高 K 血症の治療

Step	薬物	投与方法	効果発現	効果持続時間
Step 1 膜の安定化	グルコン酸カルシウム（カルチコール®）もしくは塩化カルシウム	・10 mL＝3.9 mEq を 10 分かけて ・塩化カルシウムの場合は 20 mL＝20 mEq なので用量に注意する。	すぐ	30～60 分
Step 2 細胞内への移行	インスリン	・ヒューマリン®R 4 単位＋50％ブドウ糖液 40 mL をボーラス投与。 ・必ず血糖をチェック。	20 分	4～6 時間
	β_2 刺激薬	サルブタモール（ベネトリン®）2～4 mL を吸入。	数分～30 分	2 時間
Step 3 尿中への排泄	フロセミド	20～40 mg 静注	15 分	2～3 時間
	炭酸水素ナトリウム（メイロン®、フソー®）	50 mEq を 5 分程度で	1 時間	数時間
Step 4 腸管への排泄	陽イオン交換樹脂〔ポリスチレンスルホン酸ナトリウム（ケイキサレート®）〕	30～60 g	数時間後	排便まで
緊急透析			すぐ	

- ショックなど肝循環が不十分なときには不向きとする意見もあるが、臨床的にはあまり変わらないという報告も多い[10]。
- ジギタリス製剤は、カルシウム製剤を投与している患者では原則禁忌である。やむなく使用する場合、ジギタリス服用例にカルチコールを投与するときは、中毒による不整脈の誘発に注意して、30 分以上かけて点滴静注する。
- グルコースインスリン療法は、教科書ではインスリン 10 単位にグルコース 25 g との記載が多いが、8.7％の患者で低血糖をきたした[11]とする報告があり、インスリンは少なめがよいかもしれない。筆者らは、グルコース 5 g につき、インスリン 1 単位としている。
- 炭酸水素ナトリウムは、K の尿中排泄を増加させることで K 濃度の低下を促すため、無尿の透析患者には使えない[12]。
- フロセミド投与による K 排泄は、十分量の尿量が確保される必要があるため、循環血漿量を十分に保つ[13]。
- 陽イオン交換樹脂〔ポリスチレンスルホン酸ナトリウム（ケイキサレート®）〕とソルビトールとの併用は、腸管壊死の懸念から FDA の勧告では原則禁止されており、K 濃度低下の効果もほとんどない[14]。
- 透析では、短時間に K 濃度を低下させられるが、血中の K しか除去できないため、リバウンドが多かれ少なかれ必ず起きる。低下値は透析後 1 時間で 35％が、透析後

6時間で70%が元に戻った[15]とした報告もある。必ずトレンドを確認すること。

低K血症

☐ 血中K濃度が3.5 mEq/L未満のものと定義される。

疫学・病態 P

☐ 低K血症はICUではよく遭遇する。高K血症と同様に，Kを制御している機構のどこで障害が起きているかを考える。

■ 食事からの摂取

☐ Kをまったく摂取しないという生活は難しく，経口摂取が行われているかぎり，Kの摂取は日常的に行われている。そして，Kの多くは細胞内に存在するため，食事の摂取不足から，臨床的に問題となる低K血症をきたすのは極めてまれである。

■ 尿への排泄

☐ 以下のすべてが障害される状態が生じると，初めて低K血症をきたす。

| 皮質集合管へのNaの十分な流入 |
| 十分なアルドステロン濃度 |
| 管腔内の陰性荷電 |

☐ 電解質の調整機構が正常に保たれていれば，皮質集合管へのNa濃度が上昇しても，それがアルドステロン分泌を抑制する。アルドステロン分泌が亢進する病態の大部分では，循環血漿量が低下するため，皮質集合管のNa濃度は低下している。

■ 細胞内からの移行

☐ Kの細胞内への取り込みを亢進する要素には，インスリン，β_2刺激薬，アルカローシス，浸透圧低下が挙げられる。

☐ K濃度勾配が大きくなると，細胞膜電位は過分極傾向となり，興奮性が過度に抑制される。

☐ また，Kは細胞内に多量に存在するため，Kの血中濃度が低下している「低K血症」が，すなわち体内のK欠乏に直結するわけではない。

症状 P E

☐ 神経筋では，細胞の過分極状態を惹起するため，筋力低下をきたす。軽度の脱力感から四肢麻痺まで程度はさまざまで，呼吸筋障害による低換気をきたすこともある。また，細胞障害から横紋筋融解症に至ることもある。

☐ 周期性四肢麻痺は，運動や過食により惹起されることが多い[16]。

☐ 心血管系では，QT延長や房室ブロックから徐脈傾向を生じ，期外収縮や心室性不整脈をきたす(図6-3-2)。

☐ 一般に，2.5 mEq/L未満となったときに出やすい。

図 6-3-2 低 K 血症と心電図変化

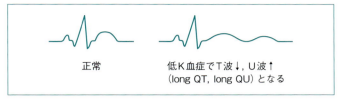

表 6-3-2 低 K 血症の鑑別

機序	疾患
食事からの摂取低下	リフィーディング症候群，下痢，嘔吐，胃液ドレナージ
腎臓からの再吸収低下	アルドステロン活性上昇，利尿薬，尿細管性アシドーシスⅠ型・Ⅱ型
細胞内への移行亢進	インスリン，低体温療法，甲状線機能亢進症
薬剤性	ビタミン B_{12}（白血球の急な産生による），G-CSF 製剤，β 刺激薬，アドレナリン，利尿薬（ループ利尿薬，サイアザイド系利尿薬，アセタゾラミド），抗菌薬（ペニシリン，アムホテリシン，アミノグリコシド系抗菌薬），甘草（偽性アルドステロン症をきたす）
家族性	家族性周期性四肢麻痺

鑑別 G E （表 6-3-2）

□ 原因検索に必須の検査として，血清 Cr，血清 Mg，血液ガス，尿中 K，尿中 Cr，尿中 Cl が挙げられる。
□ 尿中 K-Cr 比の計算もすすめられる。
□ 低 K 血症の患者をみたら，K の喪失が腎性かどうかの検索を行う。
□ 24 時間の蓄尿が最も正確だが，時として困難であることが多い。そこで随時尿中 K 濃度を測定し，20 mEq/L 未満の場合は腎外性の喪失（摂取量不足，消化管からの喪失，細胞内への移行）が考えられ，20 mEq/L 以上の場合は腎臓からの喪失を疑う。
□ 高血圧の有無，代謝性アルカローシスの有無，尿中 Cl 濃度からのアルゴリズムを図 6-3-3 に示す。

治療（表 6-3-3）

□ 原疾患の治療と K の補充に尽きる。
□ 細胞内へのシフトに伴う低 K 血症では，治療に伴って，逆に高 K 血症をきたすことがあるので，注意してモニタリングする[17]。
□ 治療に伴う高 K 血症を防ぐために，可能なら経口的に K を補充することが大切である。
□ また，高度の低 K 血症に対して経中心静脈的に補充する場合には，心電図モニタリング下で 1 時間当たり 20 mEq/L を超えない速度でゆっくりと補充することが推奨される。
□ また，静脈炎を起こさないために，濃度は末梢で 40～60 mEq/L 以内，中心静脈で最

図 6-3-3 低 K 血症の鑑別アルゴリズム

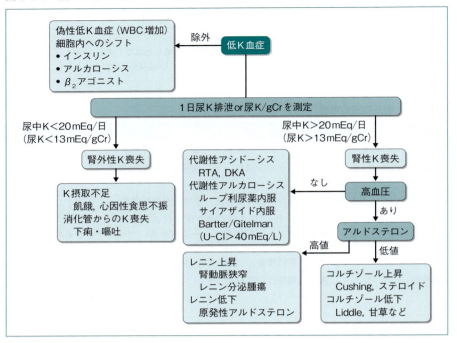

表 6-3-3 低 K 血症の治療

点滴	塩化カリウム	・1 時間で 20 mEq 以内に抑える。 ・末梢：40～60 mEq/L（添付文書上は 40 mEq/L 以下） ・中心静脈：100～200 mEq/L ・血管痛を起こす。	K 3 mEq/L 未満 ・経口：30～40 mEq 内服 ・経静脈：30～40 mEq を 2～4 時間 K 3～3.5 mEq/L ・経口：20 mEq 内服 ・点滴：20～30 mEq を 1～2 時間で
	グルコン酸カリウム		
経口錠剤	スローケー	1 錠 8 mEq	
	グルコン酸 K	1 錠 4 mEq	
	アスパラカリウム	1 錠 1.8 mEq	

大でも 100～200 mEq/L が妥当である。
- 上記の補正をしながら原因の検索も進める。
- 理論上，アルカローシスがある場合は塩化カリウム（スローケー®），アシドーシスがあれば L-アスパラギン酸カリウム（アスパラカリウム®）と塩化カリウムを用いる。
- 低 Mg の治療を行わなければ，低 K の補正は困難となるため，**併存する低 Mg 血症があれば，そちらの治療を忘れずに行う**。低 Mg 血症により尿中 K 排泄が亢進するためである。
- K 上昇率

> K 20, 30, 40 mEq を 1 時間かけて静注。その後 K はそれぞれ 0.5（±0.3），0.9（±0.4），1.1（±0.4）mEq/L 上昇した[18]。
>
> 20 mEq を 1 時間で静注したら，直後にピーク，K 上昇幅は 0.48（−0.1～1.7）mEq/L。15 分後に定常状態に，投与前後の差は 0.25（−0.1～1.6）mEq/L となった[19]。
>
> 経口投与の場合，60～90 分で 40～60 mEq では 1～1.5 mEq/L 程度の上昇が得られる[20]。

（舟越 拓）

第4章 ICUにおける電解質異常（カルシウム，リン，マグネシウム，クロール）

Ca 代謝

定義

- イオン化 Ca 濃度の異常をきたすものである。Ca のうち，生理活性を有するものはイオン化 Ca である。

診断

- 体内の Ca の大部分は骨にあり，副甲状腺ホルモン（PTH），ビタミン D を介した Ca 代謝が重要となる。
- 一般的には血清 Ca 濃度の基準値は 8.5～10.0 mg/dL であり，そのうちの約 40% が Alb などのタンパク質と結合し，10% がクエン酸・リン酸などの陰イオンと複合体を作り，イオン化 Ca として 50% 存在する（図 6-4-1）。
- 我々が測定する血清 Ca 濃度は，イオン化 Ca と Alb 結合した Ca の総和である。そのため，低 Alb 血症時にはイオン化 Ca の割合が高くなる。
- 低 A.b 血症時には，イオン化 Ca を直接測定するか，次のような補正が必要となる。

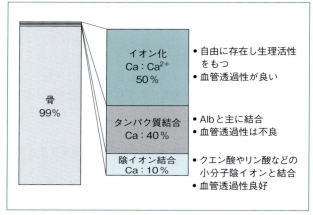

図 6-4-1　体内の Ca 分布
(Hall JE. Parathyroid hormone, calcitonin, calcium and phosphate metabolism, vitamin D, bone, and teeth. In：Guyton AC, et al. Textbook of Medical Physiology. 11th ed. Philadelphia：Elsevier/Saunders, 2006 を改変)

補正 Ca 濃度(mg/dL)＝測定 Ca 濃度 (mg/dL)＋{4－Alb 濃度 (g/dL)}

治療

□原疾患の治療と並行して，体外排泄と骨代謝を意識した治療を行う。

高 Ca 血症

▶Ca 濃度

補正 Ca 濃度は参考として記載。あくまで副次的なものであり，主軸は血液ガス分析によるイオン化 Ca 濃度で考える。

□血清 Ca 濃度が 10.5 mg/dL 以上のものと定義される〔Ca^{2+}基準範囲（成人）：1.15〜1.33 mmol/L（4.6〜5.3 mg/dL）〕。

疫学・病態 E P

□高 Ca 血症は通常，軽度〜中等度にとどまり，ICU 入室となるような重症症例は珍しい。
□ほとんどは副甲状腺機能亢進症か悪性腫瘍に伴うものである。ICU 入室が必要になるような 13 mg/dL 以上の高 Ca 血症は，悪性腫瘍に伴うものか，副甲状腺癌によるものが大半を占める[1]。
□近年はカルシウム製剤やビタミン D の服用に起因する薬剤性も増えている[2]。
□また，高 Ca 血症とは，そもそもイオン化 Ca が高い状態を指す。そのため血清 Ca 濃度が正常でも，低 Alb 血症があると高 Ca 血症がある可能性があるため注意する（図 6-4-2）。

図 6-4-2　Ca の体内代謝

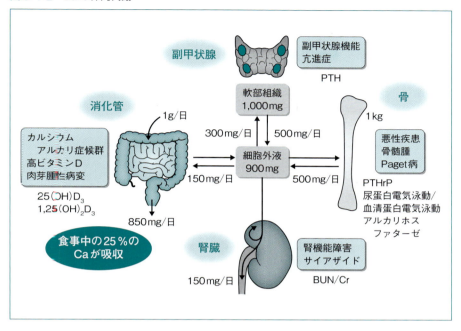

□ Ca 制御

PTH	骨吸収：Ca, P が骨から血液に 腎：Ca 再吸収↑, P 再吸収↓ ビタミン D：腎で 25(OH)VitD→1,25(OH)VitD へ変換。
1,25(OH)VitD	・腸で Ca, P の吸収↑ ・PTH を抑制

□ 結局，PTH は血清 Ca↑，血清 P↓，また 1,25(OH)VitD は血清 Ca↑，血清 P↑となる。

▶ビタミン D

　7-デヒドロコレステロールが日光により皮膚で VitD になる。それが肝で 25(OH)VitD へ変換。腎で PTH により 1,25(OH)VitD へ変換。活性があるのは 1,25(OH)VitD である。

表 6-4-1　高 Ca 血症の鑑別

原発性副甲状腺機能亢進症	一次性副甲状腺機能亢進症，二次性副甲状腺機能亢進症
悪性腫瘍に伴うもの	PTH 関連蛋白産生腫瘍，溶骨性骨転移，ビタミン D の上昇
肉芽腫性病変	サルコイドーシス，結核
家族性	低 Ca 尿症性高 Ca 血症，多発性内分泌腫瘍（MEN）-I, IIa
薬剤性	ビタミン D 製剤，ビタミン A，Ca 製剤，サイアザイド系利尿薬，リチウム，テオフィリン，タモキシフェン
その他	甲状腺機能亢進症，副腎不全，寝たきり，長期臥床，多臓器不全，SIRS など

症状　E

□血清 Ca 値と症状

12 mg/dL 未満	無症状の場合や倦怠感などのはっきりしない症状が多い。
12〜14 mg/dL	慢性ではほぼ無症状であることが多いが，急性の上昇では，多尿や食欲不振，嘔吐や脱力などをきたす。
14 mg/dL を超える	有症状の場合が多くなる（代表的な症状：消化器症状，中枢神経症状，腎障害）。

□有症状の例

消化器症状	嘔気・嘔吐，便秘，腹痛，食欲不振などが一般的によくみられる。
中枢神経症状	抑うつ症状，疲労感，不安感などの漠然とした症状から，意識障害，痙攣，昏睡まで，さまざまな程度の中枢神経障害をきたす[3]。
腎障害	・尿中 Ca 排泄量が増加するため，集合管上皮に Ca が沈着し，アクアポリン-2 の発現を抑制し，腎性尿崩症をきたす[4]。 ・尿路結石の原因にもなり，結石をきっかけに判明する高 Ca 血症もある[5]。 ・そのほかにも高血圧や QT 短縮といった心血管系への影響や筋力低下をきたす。

鑑別

□体内の Ca のほとんどは骨に貯蔵されており，骨から血中への移行が主な原因となる。そのため骨の代謝経路に沿って鑑別すればよい。
□骨代謝において主たる役割を担っているのが PTH である。
□透析患者は基本的に，Ca が低値または正常なので，高 Ca をみたらビタミン D の過剰投与か三次性副甲状腺機能亢進症を考える。
□悪性腫瘍に伴う高 Ca 血症をきたした患者の 50％ は，1 か月以内に死亡する[6]。
□鑑別を示した表 6-4-1 のなかでも，原発性副甲状腺機能亢進症と悪性腫瘍によるものが最も頻度が高い。
□これを念頭に検査を進めるため，intact PTH，PTHrP，血中 Alb 濃度，P，甲状腺刺

表 6-4-2　高 Ca 血症の治療

輸液	・〜150 mL/hr[7)] ・適宜ボーラス投与（1日トータル 3〜6 L が有効ともいわれる[A)]）	高 Ca 血症の多くは脱水になっている。Na とともに排泄されるので，生理食塩液やリンゲル液などを選択する。
カルシトニン	エルシトニン® 40 単位筋注，もしくは 1〜2 時間かけて静注（1日2回まで）。	数時間で効果が出現（数日で脱感作により効果が出なくなる）。
ビスホスホネート	パミドロン酸（アレディア®）2〜3 A（60〜90 mg）＋生食 500 mL を 4 時間以上かけて静注。 ゾレドロン酸（ゾメタ®）1 A（4 mg）＋生食 100 mL を 15 分以上かけて静注。	数日で効果が発現し，2 週間程度持続する。 腎代謝であるため，腎不全患者には使用できない。
ステロイド	プレドニゾロン 5〜30 mg を 12 時間ごと	血液悪性腫瘍やサルコイドーシスによる高 Ca 血症には，効果がある可能性がある[B)]。
血液透析	Ca 濃度の低い透析液を用いるとよい。	乏尿性の AKI などをきたしている場合に有効である。

A. Hosking DJ, et al. Q J Med 1981 ; 50 : 473-81. PMID : 7342172
B. Zhang JT, et al. J Clin Endocrinol Metab 2012 ; 97 : 2579-83. PMID : 22639294

激ホルモン（TSH）は必ず測定する。また，薬剤性の検討に内服薬のチェックも忘れない。

PTH 高値	原発性副甲状腺機能亢進症または家族性低 Ca 尿性血症（FHH）の 2 つを鑑別 ・尿 Ca＞200 mg/日なら，原発性副甲状腺機能亢進症 ・尿 Ca＜100 mg/日またはスポット尿で Ca/Cr＜0.01 mg/Cr (g) なら FHH
PTH 低値	① PTHrP ↑なら悪性腫瘍 ② 25(OH)VitD ↑（カルシオール）ならビタミン D 過剰 ③ 1,25(OH)VitD ↑（カルシオリトール）ならサルコイドーシス，悪性リンパ腫 ④ ①〜③が正常になるのが多発性骨髄腫，甲状腺機能亢進症

治療

□ 治療（表 6-4-2）の目的は，体外排泄もしくは骨への取り込みを促進させることである。
□ ループ利尿薬は Ca の尿中排泄を促進しないのではないかとされ，積極的な利用は以前ほど推奨されない[8)]。
□ 新しい治療として以下が有効性を示している[9〜11)]。

シナカルセト 25〜75mg 24 時間ごと
デノスマブ 120 mg 皮下投与 4 週間ごと

低 Ca 血症

- 血中 Ca 濃度が 8.5 mg/dL 以下のものと定義される〔Ca^{2+} 基準範囲（成人）：1.15〜1.33 mmol/L（4.6〜5.3 mg/dL）〕。

疫学・病態 E P

- ICU 患者の 15〜50％ は低 Ca 血症を呈する。
- その多くは副甲状腺機能などの問題ではなく，敗血症によるサイトカインの放出による一時的な PTH の分泌低下やアルカローシスといわれている。
- 造骨性骨転移をきたす疾患（乳癌や前立腺癌）では低 Ca 血症をきたすことがある[12]。
- ICU 患者の低 Ca 血症の 50％ 以上が原因不明であった[13] との報告もあるが，一方で長い ICU 滞在期間と死亡への関連がある[14]。
- 低 Ca 血症は，副甲状腺機能低下やビタミン D の欠乏，薬物（5-FU やロイコボリン）など，多くの原因によって引き起こされる。

PTH 作用低下	低 Ca 血症，高 P 血症（Ca の排泄↑，P の尿中排泄↓）
ビタミン D 欠乏症	低 Ca 血症，低 P 血症（腸管の Ca，P の吸収抑制）

- ICU 入室例

痙攣で ICU 入室。低 Ca 血症があり，原因は副甲状腺機能低下症だった。
副甲状腺機能亢進症で，外科的に副甲状腺を摘出。術後 hungry bone syndrome で高度の低 Ca 血症で ICU 入室。

症状 P

神経・筋	テタニーが最も知られた症状として生じる。
気管攣縮	これが生じると，喘息発作に似た症状になることもある。
易刺激性	Chvostek 徴候（側頭部を指で叩くと顔をしかめる：顔面神経の痙攣）や Trousseau 徴候（血圧計を上腕に巻き，収縮期圧より高い圧を 3 分以上かけると手の痙攣がみられる）として知られる。
循環器系	QT 延長や房室ブロック，徐脈や心拍出量低下による低血圧をきたす。イオン化 Ca が 0.65 mg/dL 以下で，重症な症状が出現するといわれる。

- 心電図では long QT，ST の延長がみられる（図 6-4-3）。

図 6-4-3　低 Ca 血症と心電図変化

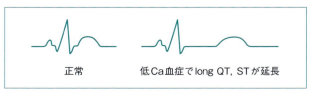

正常　　　低 Ca 血症で long QT，ST が延長

鑑別 E

- 低Ca血症の鑑別を表6-4-3, 6-4-4に示す。

治療 G E

- 治療の原則は，原疾患の治療である。
- 症候性の低Ca血症と，無症候性でも重度の低Ca血症（補正Ca濃度＜7.5 mEq/L）

表6-4-3　低Ca血症の鑑別

副甲状腺機能低下症	特発性，遺伝性，先天性，後天性（副甲状腺摘出，頸部放射線照射など） 他疾患による機能低下（ヘモクロマトーシス，Wilson病，サラセミア，HIV感染）もみられる。
偽性副甲状腺機能低下症	PTH反応性の低下（発達障害や遺伝性が多い。）
ビタミンD欠乏症	摂取不足，日光に当たらない，重度肝不全，原発性胆汁性胆管炎（PBC），慢性腎不全，腸管での吸収不良，低栄養
骨代謝の促進による hugry bone syndrome	副甲状腺摘出，甲状腺摘出，ビタミンD欠乏症，ビタミンD欠乏性骨軟化症，くる病に対するビタミンD補充後など
薬剤性	フロセミド，フェニトイン，ガドリニウム造影剤，シスプラチン，5-FUなど
アルカローシス	イオン化Caの減少をきたす。
輸血，血漿交換（FFP使用時）	クエン酸化合物とCaが結合するため起こるが，クエン酸の代謝が速やかに起こるため，ルーチンのCa投与は必ずしも必要ない[A]。
低Mg血症	PTHの分泌と活性の双方を低下させる。
膵炎	予後不良因子とされる[B]。
腎不全	活性化ビタミンDの減少による。
敗血症	原因ははっきりしていない。
腫瘍崩壊症候群や横紋筋融解症	組織内のPが析出し，Ca濃度が低下する。

A. Marino PL. The ICU Book. 4th ed. Philadelphia：Lippincott Williams & Wikins, 2014（稲田英一監訳．ICUブック．第4版．東京：メディカル・サイエンス・インターナショナル，2015：575.）
B. Ranson JH. Am J Gastroenterol 1982；77：633-8.　　　　　　　　　　　　　　　PMID：7051819

表6-4-4　鑑別の仕方

	PTH	P	25(OH)VitD	1,25(OH)VitD	その他
特発性副甲状腺機能低下症	↓	↑	→	→or↓	
偽性副甲状腺機能低下症	↑	↑	→	→	
ビタミンD欠乏	↑	↓	↓	↓or→	ALP↑
腎不全	↑	↑	→or↓	↓	Cr↑

表 6-4-5　低 Ca 血症の治療

Ca 製剤（急性期）	8.5% グルコン酸カルシウム（カルチコール®）	・10 mL＝80 mg ・生食 100 mL＋グルコン酸カルシウム 20 mL（1〜2 mg/kg もしくは 100〜200 mg）を 5〜10 分かけて投与。0.5〜1 mg/dL 程度上昇する。投与後 30 分で低下し始め，数時間で元に戻るため，持続静注（0.5〜1.5 mg/hr）を開始するか，6 時間程度おきに投与を繰り返す必要がある。 ・持続静注：生食 500 mL＋カルチコール 64 mL（1 mg/mL）を 25〜100 mL/hr Ca 濃度の補正は個人差が大きいため，必ず頻回の採血でフォローする。
	10% 塩化カルシウム 10 mL＝273 mg	上記に準じるが，製剤濃度が大きく異なることに注意する。
	アスパラギン酸カルシウム〔アスパラ®-CA（1 錠 300 mg）〕	6 錠 分3
ビタミン D 製剤（慢性期）	1,25(OH)VitD：カルシトリオール（ロカルトロール®）	静注：1 回 0.25〜0.5 μg　12 時間おき ・効果発現に 1〜2 日かかる。 ・半減期 4〜6 時間 ・高 Ca 血症になったら速やかに中止する。→数日で正常化する。 内服：0.5〜1 μg 分1
	1(OH)VitD：アルファカルシドール（アルファロール®）	・1〜4 μg 分1 ・効果発現 1〜2 日（カルシトリオールよりやや遅い。）
マグネシウム製剤	硫酸マグネシウム（1 アンプル＝20 mEq）	・1A を 30 分ほどかけて静注 ・経口なら，Mg 300 mg 分3 くらい

は Ca を補充する (表 6-4-5)。
- 25(OH)D→1,25(OH)D の変換には PTH が必要であり，副甲状腺機能低下症なら 1,25(OH)D を投与する。
- 治療のゴール

補正 Ca	8〜8.5 mg/dL
尿 Ca/Cr (g)	＜300 mg/Cr (g) 〔＞300 mg/Cr (g) は組織への Ca 沈着のリスク〕
Ca×P	＜55

P 代謝異常

- 血清 P 濃度の異常をきたすものと定義される。

診断

- □ Pは，集中治療領域や病棟で重視されず，あまり測定されていないが，とても重要な電解質である．
- □ Pは，Caと同様に，ほとんどが骨に存在する（85％）．その他は細胞内外にあり，細胞外には1％存在する．
- □ 細胞外のPは，有機リン（70％）と無機リン（30％）に分かれる．通常測定する血清P濃度は，自由に循環している無機リンであり，体内総Pの1％程度である．
- □ Pの調節が関与している臓器は，副甲状腺，腎臓，腸管，骨であり，PTH，ビタミンD，FGF23が重要である．

▶ PTH

尿細管のP再吸収を抑制し，血中P濃度を低下させる．また，PTHは主に腎臓に働き，活性型ビタミンDを産生し，腸管でのP吸収を増加させる．しかし，腎臓におけるP排泄作用では通常，血清P濃度は変化しない．

▶ FGF23

- □ 骨細胞で産生されるホルモンで，別名phosphatoninとよばれる．
- □ FGF23活性上昇の原因として，鉄製剤（フェジン®）静注，FGF23産生腫瘍がある．

- □ Pに対しての作用機序は，ビタミンDの活性化阻害を介した腸管のP吸収抑制と腎臓の近位尿細管に作用し，P排泄を促進する．P排泄ではPTHの関与は20％程度で，FGF23が80％を占める（図6-4-4）．

高P血症，低P血症

- □ Pの正常値は2.5〜4.5 mg/dLとされ，それを逸脱する場合に高P血症，低P血症と定義される．

疫学・病態 P E

- □ Pの主な機能は，ATPの原料，リン脂質や核酸の構成要素，cAMPなどの細胞内伝達物質，組織酸素代謝に必要な2,3-グルコース二リン酸の構成要素，解糖系の酵素，体内pHを維持する緩衝系としてのリン酸塩，免疫や凝固系が挙げられ，体内の恒常性維持に必要不可欠な要素である．
- □ 成人は平均800〜1,500 mg/日のPを摂取し，尿中排泄量は1,000 mg/日，便中排泄は200 mg/日とされ，体内Pの維持に重要な役割を担っている．

図 6-4-4　P の代謝

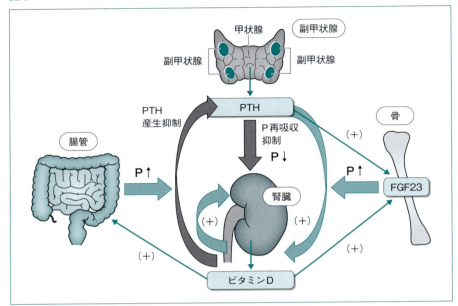

症状 E

■ 高 P 血症
□ 単独では通常無症状であるが，低 Ca 血症をきたすことがある。

■ 低 P 血症

呼吸器系	呼吸筋機能低下による呼吸不全（呼吸器離脱困難の原因となる[15,16]。）
心血管系	心筋障害・収縮能低下による低血圧（VT のリスクともなる[17]。）
神経系	意識障害（昏睡，錯乱など），痙攣，感覚異常や振戦，Guillain-Barré 症候群様の症状をきたすこともある。
骨格筋	筋力低下，筋痛，筋炎（横紋筋融解症に進展することもある。）
血液	溶血（ATP の枯渇が膜の維持と変形能を阻害する。）

□ アルコール依存症，神経性無食欲症，中心静脈栄養の長期投与患者で原因不明の心不全・呼吸不全（人工呼吸器からの離脱困難）を認めた場合には，血清 P 濃度の異常がないかを考える。

□ 中心静脈栄養投与中の患者では，低 P 血症，低 Mg 血症を認める場合が多く，集中治療領域でも注意が必要である。

鑑別 G

□ 高 P 血症，低 P 血症の鑑別は**表 6-4-6** に示す。

表 6-4-6　高 P 血症，低 P 血症の鑑別

	高 P 血症	低 P 血症
腸管からの吸収	上昇：ビタミン D 過剰症，P 酸塩性下剤の乱用	低下：アルコール依存，慢性下痢，ビタミン D 欠乏症
細胞内外の移動	細胞内からの流出：横紋筋融解症，腫瘍崩壊症候群，急性白血病，低体温からの復温	細胞内への取り込み：高血糖の治療後，リフィーディング症候群，呼吸性アルカローシス
腎臓での代謝	腎臓からの排泄低下：高度腎不全	腎臓からの喪失：AKI からの回復過程の利尿期，副甲状腺機能亢進症，腎移植後，FGF23 活性上昇[A]

A. Bergwitz C, et al. Regulation of phosphate homeostasis by PTH, vitamin D, and FGF23. Annu Rev Med 2010 ; 61 : 91-104.　　　　　　　　　　　　　　　　　　　　PMID : 20059333

□ 低 Mg 血症は，低 P 血症の原因になり得る。

治療 G

高 P 血症	腎機能が正常な場合は，補液により十分量の尿量を確保すれば，自然と低下が期待できる。
低 P 血症	経口補正：最も安全。牛乳は P が豊富である。また，スキムミルク（脱脂粉乳）にも豊富に P が含まれる〔リン酸ナトリウム製剤（ホスリボン®）750 mg 6 時間ごと〕。 静脈注射：リン酸カリウム，リン酸ナトリウムを，生理食塩液と点滴で補充する。

□ 静脈注射（組成と投与法）

リン酸 Na 補正液 0.5 mmol/mL（大塚）	1A：20 mL，P：10 mmol（20 mEq） Na：15 mEq	2 時間以上かけて静注
リン酸 2 カリウム（テルモ）	1A：20 mL，P：10 mmol（20 mEq） K：20 mEq	2 時間以上かけて静注

□ リン製剤は，低 Ca 血症を生じることがある。また，リン-カルシウム血症による腎機能低下のリスクもある。

高 Mg 血症，低 Mg 血症

□ 血中 Mg 濃度の正常範囲は 1.8〜2.6 mg/dL とされ，それを逸脱する場合に高 Mg 血症，低 Mg 血症と定義される。

疫学・病態 E P

□ Mg は，体内で 4 番目に多い陽イオンである。さらに細胞内では K の次に多い。
□ 体内にはおよそ 21〜28 g の Mg が蓄積しており，55% は骨に分布し，残りの大部分は心・骨格筋に存在する[18]。

- □血清中の Mg は総量のわずか 1% しかない。そのうち 60% はイオン化 Mg として，30% はタンパク質と結合し，15% は P や重炭酸やクエン酸などの陰イオンと結合して複合物を形成している。
- □Mg は食事から摂取され，半分が腸管より吸収される。3 割がタンパク質と結合し，7 割が腎臓で濾過される。

症状 P

■ 高 Mg 血症
- □通常無症状で，血中 Mg 濃度 5 mg/dL 以上では嘔気・嘔吐を生じ，7 mg/dL を超えると筋力低下，腱反射の低下，PR ならびに QRS の延長をきたす。
- □10 mg/dL を超えると完全房室ブロックや呼吸筋麻痺を呈する。
- □なかでも膝蓋腱反射の消失が，最も初期に出現する身体所見であるとされる。

■ 低 Mg 血症
- □基本的には低 Ca 血症に類似する。

心血管系	不整脈，心収縮力不全，冠動脈攣縮，突然死の原因となるといわれる。ジギタリス中毒にもなりやすい。
神経・筋骨格系	筋力低下，気管支収縮，痙攣，テタニーなどを引き起こす。
その他	低 K，低 Ca などの電解質異常の原因となる[19]。

鑑別 E

■ 高 Mg 血症
- □腎機能障害による排泄障害または過剰負荷のいずれかが原因となる。
- □過剰負荷の場合は医原性が多い。特に，腎機能障害で排泄障害があるところに，酸化マグネシウムなどの Mg 含有製剤が漫然と処方された場合に多い。

■ 低 Mg 血症
- □Mg 濃度の低下は，経口摂取の低下，腸管からの排泄増加，腎臓からの排泄増加の 3 つの軸から考えるとよい。

腎臓からの排泄増加	サイアザイド系利尿薬やループ利尿薬は，Mg の尿中排泄を促す。
薬物	アミノグリコシド系抗菌薬，シスプラチン，タクロリムスなどは，尿細管からの Mg の再吸収を阻害する。

治療 E

■ 高 Mg 血症
- □ICU で治療が必要になるほどの高 Mg 血症はほぼ医原性であるが，透析患者や末期慢性腎不全患者で，Mg 濃度がモニターされることなく安易に酸化マグネシウム製剤が投与され，緊急で血液透析（HD）が必要になることがある。

■ 低 Mg 血症
- □不整脈など有症状の低 Mg 血症は，経静脈投与で補正する。1 mg/dL 以下なら硫酸

マグネシウム 2A を 30 分以上かけて投与する。それ以上なら 1A を 15 分かけて投与すればよい。
- □ Mg は一時的に投与しただけでは腎臓から排泄され，低 Mg 血症に戻ってしまうため，1 日 2 回以上の投与を繰り返す必要がある。
- □ 無症状の低 Mg 血症の治療の原則は経口補正である。酸化マグネシウムは Mg 濃度が高く，下痢を起こしやすいため注意が必要である。
- □ 経口投与量の目安は，Mg 量にして 30～60 mEq/日（酸化マグネシウム 1,000 mg 前後）程度とされる。
- □ 低 Mg 血症以外の Mg 投与

便秘（経口で）	
torsades de pointes (TdP)	2 g 静注，止まらなければ 2 g 追加[20]
妊娠高血圧腎症（静注：痙攣予防）	4 g を 10～15 分，その後 1 g/hr[21]
破傷風（静注：筋のスパズム軽減，循環動態の安定化）[22]	40 mg/kg を 30 分，その後 1.5～2 g/hr[23]
重症喘息	2 g を 30 分かけて[24]

Cl 異常症（高 Cl 血症，低 Cl 血症）

- □ 低 Cl 血症は 95 mmol/L 以下，高 Cl 血症は 110 mmol/L 以上のものと定義される〔Na の値により変化：Na − 36（AG + HCO_3^-）くらいが目安〕。

疫学・病態 E P

- □ Cl は血漿浸透圧の 1/3 を担い，体内の陰イオンの 2/3 を占める。
- □ Cl の異常は ICU 患者の 25% 程度にみられる（9% が低 Cl 血症，16% が高 Cl 血症）とされ[25]，ICU で非常によくみる電解質異常である。
- □ Cl 異常はしばしば見逃され，積極的な治療の対象になりにくかった[26]。しかし近年，高 Cl 血症が患者の死亡率の上昇と入院期間の延長に関与しているという報告がなされ[27]，注目されている。
- □ 体内 Cl の調節を理解するうえで重要なのは，酸塩基平衡，腸管からの排泄，腎臓からの排泄の 3 つである。

酸塩基平衡

- □ Cl 代謝を酸塩基平衡から考える際に，既存の Henderson-Hasselbalch の式よりも Stewart approach のほうが理解しやすい。

▶ Stewart approach

HCO_3^- はあくまで酸塩基平衡を保つための結果として変動するにすぎず，その変動はその他の強イオンの変動の結果ととらえるように提唱されている。酸塩基平衡をこの側面からとらえると，ICU でしばしば問題となる生理食塩液を大量補液した際の，高 Cl 性代謝性アシドーシスが理解しやすい。

表 6-4-7　Cl 異常の主な原因（病態別）

高 Cl 血症	
Cl の過剰投与	Cl の多い補液（生理食塩液など），TPN
自由水欠乏	不感蒸散，発熱，代謝亢進，腎性喪失，尿崩症（中枢性・腎性ともに）
自由水喪失が Cl 喪失より多い状態	下痢，熱傷，高浸透圧利尿，閉塞解除後の多尿，腎疾患
尿細管からの再吸収亢進	尿細管性アシドーシス，DKA 回復期，早期腎不全，アセタゾラミド，尿路変更術後，呼吸性アシドーシスの改善期
低 Cl 血症	
Cl 喪失	利尿薬投与（主にループ利尿薬），胃管から大量ドレナージ，慢性呼吸性アシドーシス
自由水の取り込みが Cl を上回る場合	うっ血性心不全，SIADH，医原性（Cl の摂取不足）

■ 腸管からの排泄
☐ 胃酸の主たる構成成分が Cl であり，小腸から分泌される腸液で最多の陰イオンは Cl である．
☐ 多くは腸管で再吸収されるが，分泌が過剰となり，再吸収機構が破綻した重度の下痢などでは Cl の多量の喪失が起きることとなる．

■ 腎臓からの排泄
☐ 腎臓では，1日2万 mmol 近くのCl が濾過される．そのうち 99％ 以上は再吸収され（主に近位尿細管），排泄されるのは 180 mmol にすぎない[28]が，その一方で，再吸収機構が破綻した際に低 Cl をきたすことは想像に難くない．

症状 E

☐ Cl 異常のみで症状をきたすことはあまりない．むしろ Cl の異常をきたしている原疾患による．

鑑別 E

☐ 高 Cl 血症と低 Cl 血症の主な原因を病態別に**表 6-4-7** に示す[29]．

治療 E

☐ 原疾患治療に準じる．また，予防的な観点から**表 6-4-7** に挙げた鑑別疾患を治療する際は，Cl の異常が起こってくることを念頭に輸液製剤を選択するなど，早めの対処が望ましい．
☐ ICU で最もよくみられる Cl 異常は，生理食塩液など Cl を大量に含有した輸液製剤の大量投与による高クロール性代謝性アシドーシスである．そのため，アシドーシス予防の観点からは，Cl 含有量が少ないリンゲル液が望ましい．
☐ それを支持するように，敗血症の治療においてリンゲル液が生理食塩液に比べて死亡

率が改善した[30]とする報告もある。

(舩越 拓)

第5章 ICUにおける酸塩基平衡異常

血液ガス分析における酸塩基平衡

- 1970年代よりStewart approachにおける酸塩基平衡の解釈が注目されてきた。
- 今日では，1900年代の初めに提唱されたHenderson-Hasselbalchの式を用いて判断されるようになった（physiological approach）。

$$pH = 6.1 + \frac{\log[HCO_3^-]}{0.03 \times PaCO_2} \quad \begin{matrix}\cdots\cdots 代謝性因子（\rightarrow 腎臓）\\ \cdots\cdots 呼吸性因子（\rightarrow 肺）\end{matrix}$$

体内での酸塩基平衡のコントロール

- 体内の酸

揮発性酸	主に炭水化物・脂質摂取・代謝で生じ，CO_2として産生される酸が1万5千〜2万mEq/日である。
不揮発性酸	タンパク質摂取・代謝によって生じ，硫酸，硝酸，リン酸イオンなどで負荷される酸は50 mEq/日である[1]。

- 生体にかかる酸の負荷の3つの処理法[2]

緩衝作用（秒〜分単位）
肺のCO_2ガス調整（分〜時間単位）
腎臓の酸排泄調整（時間〜日単位）

緩衝作用

- 血液での緩衝系には，Hb，HCO_3^-，HPO_4^-，血漿蛋白などがある。
- 指標として大切なのは，重炭酸緩衝系である。Hbや血漿蛋白の緩衝系では，緩衝したH^+を放出して元の状態に戻る必要があるが，重炭酸緩衝系では，H^+の負荷によってH_2CO_3が産生され，H_2OとCO_2に分解され，CO_2は肺から排泄される。また，原料であるHCO_3^-は腎臓から供給される。

　　重炭酸緩衝系：$HCO_3^- + H^+ \Leftrightarrow H_2CO_3 \Leftrightarrow H_2O + CO_2$

- □ 上記の式のように，酸や塩基の負荷によって式が左右に反応することで pH の変化（H^+ 濃度の変化）を最小限にするのが緩衝作用である[3]。
- □ この重炭酸緩衝作用が働くためには，**呼吸機能が保たれて CO_2 排泄ができる，循環動態が安定している**ことの2つが重要になる。

肺の CO_2 ガス調整

- □ 肺からは揮発性酸（CO_2）が排泄される。肺での CO_2 では，呼吸回数と呼吸の深さによる換気が重要である。

腎臓の酸排泄調整

- □ 不揮発性酸は 50 mEq/日であり，腎臓から排泄される。腎臓からの酸排泄は，**滴定酸（リン酸などの有機酸），pH 低下，NH_4^+** の3つの方法があり，次のように調整される。

① アンモニアは脂溶性で細胞膜を自由に通過できる。
② NH_4^+ が近位尿細管で生成され，尿細管に分泌される。
③ その後，Henle 上行脚で再吸収され，細胞内でアンモニアを生成し，腎髄質の間質で高濃度に蓄積される。
④ 集合管のα介在細胞のチャネルから分泌され，H^+ と結合し，NH_4^+ として排泄される[4]。

- □ 有機酸は少なく，限りがあり，pH 低下による酸排泄も微量である。そのため，NH_4^+ 排泄による H^+ 排泄が重要となる。
- □ NH_4^+ は膜を透過しにくい特性がある。

動脈血液ガス vs. 静脈血液ガス

- □ 血液ガス検査を行う際に，動脈と静脈どちらで行うかは迷う場面が多い。ICU 患者では動脈ラインが入っており，容易に動脈血液ガスがとれる場合が多い。ただし，常に静脈血液ガスとの評価の違いを理解し，どのようなときに動脈血液ガスを選択したほうがよいかを考える必要がある。
- □ 動脈血液ガスは，pH，$PaCO_2$ を知りたいときに，次のような状況で選択される。

重症患者，ショック状態，低血圧患者，心肺蘇生時
急に O_2Sat が 94% 未満に低下
安定していた COPD 患者が呼吸困難に陥ったときや，SpO_2 が低下したとき
$PaCO_2$ が上昇している可能性があるとき
呼吸困難がアシドーシスによる可能性があるとき
末梢循環が悪く，SpO_2 が信頼できないとき

- □ 一般的には，静脈血は動脈血と比べて pH は 0.02〜0.04 低く，HCO_3^- は 1〜2 mEq/L ほど上昇し，$PaCO_2$ は 3〜8 mEq/L ほど高いという関係がある。この関係を知っておけば，静脈血液ガスからある程度の推測は可能である[5〜7]。

図 6-5-1　4つの酸塩基平衡異常

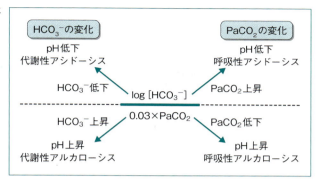

酸塩基平衡の診断：Henderson-Hasselbalch の式 Ⓖ Ⓔ

- オンラインでの計算ツールもある（www.acidbase.org）[8]。
- physiological approach では、次のような Step に従って考える方法が一般的である。

Step 1	pH チェックと原因（呼吸性か代謝性か）
Step 2	代償は予測範囲内か
Step 3	常にアニオンギャップ（AG）を計算
Step 4	AG 上昇時は補正 HCO_3^- を計算
Step 5	病態の総合的判断

Step 1：pH チェックと原因（呼吸性か代謝性か）

- まずは、pH をみる。

pH＜7.35	アシデミア（酸血症）
pH＞7.45	アルカレミア（アルカリ血症）

- 呼吸性と代謝性のどちらが原因かを、血液ガスでの $PaCO_2$、HCO_3^- をみて判断する必要がある。
- pH は Henderson-Hasselbalch の式で決定され、HCO_3^- の調整は主として腎臓で、CO_2 の調整は肺で行われている。
- $PaCO_2$、HCO_3^- の変化から、4つの酸塩基平衡異常（**代謝性アシドーシス、代謝性アルカローシス、呼吸性アシドーシス、呼吸性アルカローシス**）（図 6-5-1）[1] がわかる。

Step 2：代償は予測範囲内か

- Step 1 で一次性の反応が生じた場合に、戻そうとする代償反応が起こる。
- 代謝性アシドーシスでは、換気量を増大させ、CO_2 を減少させ、pH を 7.4 に近づけようとする。
- 一般的に、緩衝系や呼吸機能、腎機能によって代償を行うが、限界はある。そのため、

表 6-5-1　呼吸性アシドーシス，呼吸性アルカローシスにおける代償変化

	急性期（腎臓が働く前）	慢性期（腎臓が働く後）
$PaCO_2$ 増加→ HCO_3^- 増加	CO_2 が 10 増えると HCO_3 が 1 増える。	CO_2 が 10 増えると HCO_3 が 3 増加する。
$PaCO_2$ 減少→ HCO_3^- 減少	CO_2 が 10 減ると HCO_3 が 2 減る。	CO_2 が 10 減ると HCO_3 が 4 低下する。

- 代償が予想範囲外であれば，一次的な反応を起こした病態以外に別の病態の合併を推測できる[9]。
- 代償範囲の式は複雑であり，実際に臨床現場で計算するのは困難な場合が多い。そのため，おおまかに下記のように覚えるとよい。

代謝性アシドーシス・代謝性アルカローシス	$PaCO_2=15+HCO_3^-$
呼吸性アシドーシス・呼吸性アルカローシス	$PaCO_2$ が 10 変化すると，1〜4 変化する（表 6-5-1）。

Step 3：常に AG を計算する

$$AG = [Na^+] - ([Cl^-] + [HCO_3^-])$$

- AG の正常値は 12 ± 2 mEq/L が使用されることが多い。
- AG が上昇するのは，ケトン体などの陰イオンが増大する場合である。
- AG が上昇する原因

GOLDMARRK[10]	**G**lycols, 5-**O**xoproline, **L**-lactate, **D**-lactate, **M**ethanol, **A**sprin, **R**enal failure, **R**habdomyolysis, **K**etoacidosis

- あるいは「MUDPILECAT（表 6-5-2）」と覚える。

Step 4：AG 上昇時は補正 HCO_3^- を計算

- 補正 HCO_3^- = 実測 HCO_3^- + ΔAG

補正 HCO_3^- < 24 mEq/L	AG 正常代謝性アシドーシス合併を考慮。
補正 HCO_3^- > 26 mEq/L	代謝性アルカローシス合併を考慮。

Step 5：病態の総合的判断

- ここまでのステップで導き出された血液ガス所見と病歴，身体所見，検査所見などから最終的な病態生理を理解し，診断する。

表 6-5-2　AG 上昇代謝性アシドーシスの原因 "MUDPILECAT"

Methylalchol	メタノール（ホルムアルデヒドなどの原料），不凍成分としてのウインドウォッシャー液の誤飲	アルコール脱水素酵素で代謝され，蟻酸になる。それによる視神経障害，意識障害。
Uremia	尿毒症	リン酸塩，硫酸塩，尿酸塩などの蓄積
DKA	糖尿病性ケトアシドーシス（DKA），アルコール性ケトアシドーシス（AKA）など	• ケトン体（βヒドロキシブチレート→アセト酢酸→アセトンと代謝） • 尿試験紙で検出するのはアセト酢酸とアセトン
Paraldehyde	パラアルデヒド	過去に抗痙攣薬として利用。
Iron/**I**soniazid	鉄，イソニアジドの過摂取	鉄：血管透過性亢進と血管拡張性ショック，心機能も低下。それによる乳酸アシドーシス。 イソニアジド：意識障害，痙攣。それによるアシドーシス。
Lactic acidosis	乳酸アシドーシス（末梢循環不全），敗血症，痙攣	痙攣後は何もしなくてもすぐにアシドーシスは改善。
Ethlenglycol	エチレングリコール（不凍成分）の誤飲	• アルデヒド脱水素酵素で代謝され，シュウ酸とグリコール酸へ。 • 急性腎不全，意識障害
Cyanide	青酸カリ中毒，ニトロプルシド副作用，住宅火災の煙	昏睡，呼気アーモンド臭，静脈血が動脈のように赤い（末梢で酸素が取り込まれないため）。
Aspirin	アスピリン大量中毒	大量摂取後 30 分で呼吸性アルカローシス，12〜24 時間で代謝性アシドーシス（ケトンと乳酸が貯溜）
Toluence	シンナーに多い。	興奮，幻覚，痙攣など中枢神経症状

集中治療領域で主にみる酸塩基平衡異常症：代謝性アシドーシス P E

☐ Henderson-Hasselbalch の式で，HCO_3^- が減少し，pH が低下する病態である。
☐ 原因は主に，酸産生の増加，腎からの酸排泄の障害，HCO_3^- の喪失（腎，消化管含む）の 3 つである。
☐ 前述のように，AG が上昇するタイプと上昇しないタイプがある。AG 上昇代謝性アシドーシスは「GOLDMARRK」や「MUDPILECAT」，AG 正常代謝性アシドーシスは「HARDUP」(表 6-5-3) と覚える。

AG 上昇代謝性アシドーシス

☐ さまざまな種類があるが，乳酸アシドーシス，ケトアシドーシス，毒物・薬物中毒によるアシドーシスでは何らかの酸が産生され，急性で高度なアシドーシスをきたす。

表 6-5-3　AG 正常代謝性アシドーシスの覚え方 "HARDUP"

Hyperalimentation	高カロリー輸液
Acetazolamide **A**mphotericin B	アセタゾラミド アムホテリシン B
Renal tubular acidosis	尿細管性アシドーシス（RTA）
Diarrhea	下痢
Urinary diversion	尿路変更
Pancreatic insufficinecy **P**ost-hypocapneic state	膵機能不全 低二酸化炭素血症後

表 6-5-4　乳酸アシドーシスの原因と分類

分類		原因
L-乳酸アシドーシス	A 型	ショック，高度貧血，うっ血性心不全，一酸化炭素中毒，窒息など
	B 型	悪性腫瘍，肝不全，敗血症，先天性代謝疾患，薬物（メトホルミン，ビグアナイド，フルクトースなど）
D-乳酸アシドーシス		短腸症候群，プロピレングリコール中毒

逆に慢性腎不全では，酸の排泄低下に伴い，慢性経過でアシドーシスをきたす。

■ 乳酸アシドーシス
- 乳酸アシドーシスは，厳密には L-乳酸アシドーシスを指す。ほかに D-乳酸アシドーシスがあり，前者に比べてまれである（表 6-5-4）。
- L-乳酸はヒトの体内で作られる乳酸で，乳酸値の測定は主に L-乳酸を測定している。D-乳酸は腸管の細菌叢から作られる。
- D-乳酸アシドーシスでは，意識障害・小脳失調・構音障害などの神経症状が主体となる。D-乳酸は特殊酵素にて測定されるため，通常は測定できない。原因の説明できない AG 開大アシドーシスの場合に疑うことが重要である[11]。
- L-乳酸アシドーシスの type

| type A | 組織の低灌流に伴い，嫌気性解糖が活発化し，乳酸が過剰に産生される。 |
| type B | 組織織の低灌流を伴わず，細胞内の代謝不全による。 |

- 集中治療領域では，腸管膜虚血，敗血症，ビタミン B_1 欠乏などに伴う代謝性アシドーシスに遭遇する場面も多く，注意する必要がある。

■ 乳酸アシドーシスの治療
- 基本的には原疾患の病態改善が原則となる。重炭酸の投与に関しては意見が分かれる[12]。
- 一般的に，代謝性アシドーシスに対する重炭酸治療に関しては一定した見解はない。観察研究などでも，重炭酸投与で治療した代謝性アシドーシスが死亡率の改善につながったという報告は存在しない[13]。

- □個々のアシドーシスにおいて，重炭酸投与は個別化されることが望ましいとされる[14]。
- □アシドーシスが進行し，pHが7.1，HCO_3^-＜10 mEq/Lを切るようになると，血行動態が不安定になる。そのため，心血管系に既往がある場合や血行動態に異常がある場合は，pH＜7.1か7.2で重炭酸投与を考慮する。
- □投与方法としては，HCO_3^- 10 mEq/Lを目安にHCO_3^-必要量を計算し，1時間前後で反応をみる。

    HCO_3^-必要量＝体重×0.6×{10（目標HCO_3^-）－実測HCO_3^-}

- □重炭酸投与を行った場合に，CO_2が産生される。CO_2は肺で排泄されるため，肺機能と，CO_2を肺まで運ぶ循環動態がある程度保たれている必要がある。

■ ケトアシドーシス
- □脂肪酸の不完全な酸化によってケトン体の産生が増加し，引き起こされる。
- □ケトアシドーシスの3つのタイプ

| 糖尿病性ケトアシドーシス（DKA） |
| アルコール性ケトアシドーシス（AKA） |
| 飢餓・絶食によるアシドーシス |

■ DKA
- □集中治療領域で頻度が高いDKAは，インスリンの作用不足とインスリン拮抗ホルモン（グルカゴン，カテコラミン，コルチゾール，成長ホルモン）の増加によって生じる。
- □DKAでは，ケトン体であるアセト酢酸やβヒドロキシ酪酸が産生される。特に高度なアシドーシスでは，βヒドロキシ酪酸の割合が増加する。
- □尿の試験紙法はニトロプルシド反応を使用した検出法で，アセト酢酸しか検出しない。
- □治療の詳細は割愛するが，脱水，電解質異常（低K血症，低P血症など）の是正，インスリン投与が重要となる。
- □重炭酸投与に関しては，まだ一定の見解はないが，重炭酸治療によりケトーシスの改善が遅れるとする報告や，低K血症を助長するおそれもあり，積極的な推奨はない[15, 16]。

■ 毒物・薬物中毒によるアシドーシス
- □代謝性アシドーシスの症例をみた際に，薬物の影響も常に考える必要がある。特にAGが大きい場合には疑う必要がある。
- □その際にスクリーニングとして有用なのが，浸透圧ギャップである[17]。

    浸透圧ギャップ（mOsm/kg）＝測定された血清浸透圧測定値－血清浸透圧計算値
    （2×[Na^+]＋グルコース/18＋BUN/2.8）

- □浸透圧ギャップの正常値は－10～10 mOsm/kgであり，浸透圧ギャップの増加は毒物や薬物などの外因性の物質が血中に存在していることを示唆する。特に浸透圧ギャップが20を超えるときは，アルコール中毒を疑う[12]。その他，メチルアルコール，エチレングリコール，イソプロピルアルコールなども原因として考える必要がある。

    アルコール中毒（エタノール）：
    エタノール血中濃度の目安（mg/dL）＝浸透圧ギャップ×3.7

- □イソプロピルアルコールは防腐剤や消毒薬に使用される。アシドーシスをきたさない。

- □ もちろん，ケトアシドーシスや乳酸アシドーシス，腎不全などでも浸透圧ギャップはみられる。
- □ 治療は，原因に合わせて行うことが大切である。そのため，薬物などの影響は常に考える必要がある。

AG 正常代謝性アシドーシス

- □ AG 正常代謝性アシドーシスは大きく 3 つに分けられる。

塩基の喪失（腎臓・消化管）	近位 RTA，下痢，尿路変更（尿が腸管粘膜に触れる）
酸の排泄障害	遠位 RTA，慢性腎不全
その他	大量輸液，中心静脈栄養，トルエン中毒

- □ 診断には，病歴と身体所見がまずは大切になる。下痢の有無やドレーンが入っていないか，生理食塩液などの Cl^- イオンが多い輸液や中心静脈栄養を行っていなかったかなどは重要である。
- □ 敗血症患者において，高クロール性 AG 正常代謝性アシドーシスが死亡率を増加させるという報告もある[18]。
- □ 鑑別においては尿の電解質をみることが大切になる。アシドーシスの場合には腎臓から H^+ が NH_4^+ の形で排泄され，その量が増加している。しかし，尿中 NH_4^+ は日常的に測定できるものではなく，代わりに尿 AG が考え出された。血液中と同じく，尿中も基本的には陽イオンと陰イオンの総和は等しいという考え方がある。

    尿 AG ＝尿中 Na^+ ＋尿中 K^+ －尿中 Cl^-

- □ 代謝性アシドーシスで NH_4^+ の排泄ができていれば，尿 AG は－20〜－50mEq/L（負）になる[19]。代謝性アシドーシスにもかかわらず，尿中 NH_4^+ 排泄が少ないと，尿 AG は正になる。

尿 AG が負	NH_4^+ 排泄が正常（下痢など）
尿 AG が正	NH_4^+ 排泄低下，有機酸排泄が増加（偽陽性）：DKA でのケト酸イオンやトルエン中毒での馬尿酸イオンなど

集中治療領域で主にみる酸塩基平衡異常症：代謝性アルカローシス P E

- □ 代謝性アルカローシスは，入院患者で最も頻度が高い酸塩基平衡異常である[20]という報告もある。
- □ 入院患者で代謝性アルカローシスを合併していると予後が悪く，うっ血性心不全患者の重症化との関連が示唆され，予後悪化につながるとされている[21, 22]。
- □ Henderson-Hasselbalch の式で，代謝性アルカローシスは HCO_3^- が増加し，pH が上昇する病態である。
- □ ヒトの体は，腎臓が正常であれば，HCO_3^- を排泄する十分な能力をもっており，通常は代謝性アルカローシスになることはない。何らかの原因で代謝性アルカローシス

表 6-5-5　代謝性アルカローシスの原因

酸（H$^+$）の喪失	消化管から喪失	嘔吐，胃液吸引
	尿から喪失（腎臓）	利尿薬投与（ループやサイアザイド），原発性アルドステロン症
	細胞内へのシフト	低 K 血症
アルカリ（HCO$_3^-$）の増加	外因性	炭酸水素ナトリウム投与やクエン酸（大量輸血），ミルクアルカリ症候群
	内因性	脱水

表 6-5-6　代謝性アルカローシスを維持させる病態

理由	主な原因
HCO$_3^-$ の再吸収/産生の増加や排泄の低下	有効循環血漿量低下（HCO$_3^-$ の再吸収増加）
	低 Cl 血症（HCO$_3^-$ 分泌の低下）
	低 K 血症（HCO$_3^-$ の再吸収増加）
GFR の低下	腎機能障害（HCO$_3^-$ 分泌の低下）

になっており，何らかの原因でその状態が維持されているということを考える必要がある。
- 発生原因としては，① 酸（H$^+$）の喪失と ② アルカリ（HCO$_3^-$）の増加に大きく分かれ，表 6-5-5 のような原因がある。

▶chloride depletion alkalosis

嘔吐や利尿薬などに伴う代謝性アルカローシスは，有効循環血漿量の低下に伴う contraction alkalosis と説明されてきた。最近では chloride depletion alkalosis と説明されるようになっている。これは皮質集合管の β 型間在細胞にある Cl$^-$/HCO$_3^-$ 交換輸送体（ペンドリン）がかかわっている。低 Cl で尿中 Cl 低下が生じ，ペンドリンでの HCO$_3^-$ 分泌が低下するために生じるとされている。

- 代謝性アルカローシスを維持させる原因として，HCO$_3^-$ の再吸収/産生の増加や排泄の低下と，腎血流量（GFR）の低下があり，原因は表 6-5-6 のように分類される。
- 代謝性アルカローシスは，原因と維持の両方がそろうことでもたらされることは認識しておくべきである[23]。
- 病態

有効循環血漿量低下⇒ RAS 亢進⇒ Na 再吸収増加⇒ HCO$_3^-$ の再吸収亢進
低 Cl 血症⇒尿細管腔内の Cl 低下⇒皮質集合管の HCO$_3^-$/Cl$^-$ 交換体（ペンドリン）での HCO$_3^-$ の分泌低下
低 K 血症⇒細胞内アシドーシス⇒ H$^+$ の排泄亢進⇒ HCO$_3^-$ の再吸収亢進

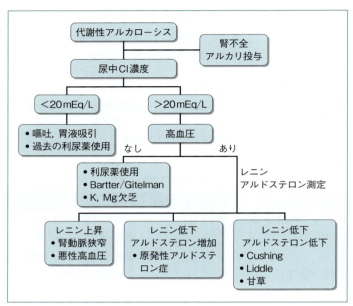

図6-5-2 代謝性アルカローシスのアルゴリズム

- □ 鑑別の二大原因は，嘔吐や胃液吸引などによる胃液喪失と，利尿薬の使用である（図6-5-2）。
- □ 尿中Cl濃度による鑑別（腎機能が正常な場合は有用）

尿中Cl<20 mEq/L	Cl感受性代謝性アルカローシス	・循環血漿流量の低下 ・生理食塩液などでClの補充をすることで改善
尿中Cl>20 mEq/L	Cl非感受性代謝性アルカローシス	高血圧あり：原発性アルドステロン症，Liddle症候群，偽性アルドステロン症（甘草，グリチルリチンなど） 高血圧なし：Bartter症候群，Gitelman症候群 　（Gitelman症候群は中年以降の発症があるが，Bartter症候群は小児期に発症し，診断される）

- □ 尿中Clが40 mEq/L以上の場合には，Cl投与では改善せず，ミネラルコルチコイド作用の過剰状態の鑑別をする必要がある[24]。
- □ 治療

Cl感受性	生理食塩液点滴
Cl非感受性	・原発性アルドステロン症（アルドステロン拮抗薬や手術） ・Gitelman症候群〔アルドステロン拮抗薬（Kを目安に）〕 ・Liddle症候群

（宮内　隆政）

第6章 ICUにおける血液浄化

腎代替療法

開始時期

- 集中治療領域での腎代替療法の開始時期については一定の見解はない。また開始後，いつ終了すべきかも悩ましい。
- 高K血症や酸塩基平衡異常，明らかな高窒素血症（尿毒症），無尿，体液過剰が認められる場合には腎代替療法が必要になる[1]。これがいわゆるrenal indication（腎不全が原因で腎代替療法を開始すること）である。サイトカイン吸着などは，non-renal indicationとなる。
- 腎代替療法の開始の判断を難しくしている原因として，進行するAKIの回復の予想が立てづらい点が挙げられる。血液バイオマーカーや，体液正常な人に対してのフロセミド負荷試験などがAKIの改善や進行を予測するツールになり得る[2~4]。
- 腎代替療法を早期，晩期のどちらに開始するかは議論のあるところである（AKIKI[5] vs. ELAIN[6]）。
- 重度の敗血症性ショックや腎不全が存在する場合，早期の腎代替療法の導入は利点があるかもしれないが，一般的に使用する持続的腎代替療法（CRRT）では臓器障害の抑制や臓器保護に寄与しなかった[7]。
- 晩期の腎代替療法や，必要があっても腎代替療法を避けた場合には，死亡率の上昇とICU滞在期間の延長につながることがわかっている[8~10]。
- ただし，早期・晩期に関する明確な定義がないため，開始時期などは定まっていない。
- これらの結果からは，少なくとも必要な症例においては，その適切な時期に行うことが重要であるといえる。
- AKI患者におけるCRRT開始では，最も予後改善に影響を与えるのが体液過剰といわれる。ただし，事後解析の結果であり，どれくらいの体液貯留で開始してよいか，どれくらいの除水を施行すればよいかに一定の見解はない。個々の患者ごとに対応が必要となる。

終了時期

- CRRTの終了時期に関する十分なデータはない。腎機能の改善を認めれば終了できるが，腎代替療法を受けている患者の評価は困難である。
- 最近では，腎代替療法中に尿量と血清Crを測定し，血清と尿中Cr濃度を用いて内因性のクレアチニンクリアランス（CrCl）を計算することが推奨されている。

- □間欠的血液透析（IHD）では，非透析日の採血検査や尿量などをみて，透析の延期や終了の決定は行いやすい．
- □CRRTの場合は，観察研究にて，尿量が終了の最も良い予測因子といわれている[11]．尿量400 mL/日以上が1つのカットオフ値とされ，79%の患者が離脱に成功している[12]．
- □CRRT終了後24時間以内の腎機能の改善が乏しい症例で，フロセミド使用での尿量維持は腎機能改善予測につながる[13]．しかし，フロセミド使用により尿量や塩分排泄が増加しても，腎不全の期間は短縮されない[14]と考えられている．
- □腎代替療法を終了できるCrClの明確な数値は確立されていないが，カットオフ値は15〜20 mL/minとされている．
- □血清Crのほかに，血清NGAL濃度も用いられている．NGALはCRRTで除去されず，腎障害や機能の推定に有用である[15]．
- □腎代替療法の再導入は，死亡率を上昇させ得る[12]．

▶ATN study（2008）
　CRRT中の尿量が30 mL/hr以上出ている場合や，血清Crが低下している場合のCrClが検討された．CrClが20 mL/minを超えるときに腎代替療法は中止でき，12〜20 mL/minでは慎重に経過をみる必要がある[16]．現時点では，この結果が，腎代替療法終了の最も良好な推測になると考えられる．

透析の方法と透析量

透析方法の選択肢

- □透析方法の選択肢

| 間欠的血液透析（IHD） |
| 持続的血液濾過透析（CVVHDF） |
| 持続低効率血液透析（SLED） |

- □CRRTは，広義ではCVVHDFやCHDFを指すが，厳密には次のとおり分類される．ここでは，多く用いられるCRRT＝CVVHDFとして概説する．

| 持続的緩徐除水（SCUF） |
| 持続的血液濾過（CVVH） |
| 持続的血液透析（CVVHD） |
| 持続的血液濾過透析（CVVHDF） |

- □処方例を**表6-6-1**に示す．
- □IHDは腎不全の治療として古くから受け入れられ，CRRTはIHDが適応にならない患者の代替治療と考えられていた．
- □現在，CRRTは多くの国でAKIに対しての通常治療になっている．CRRT，IHDはいずれも，代謝のコントロールは十分にでき，RCTやメタ解析でも患者の生存率に

表 6-6-1　処方例

	血液流量（Q_b）	透析液流量（Q_d）	置換液（Q_s）	1日当たり	1週間当たり
IHD	150〜250 mL/min	500 mL/min		3〜4 hr	週3回
CRRT	80〜150 mL/min	400 mL/hr	400 mL/hr	24 hr	毎日
SLED	100〜150 mL/min	200 mL/min		8〜12 hr	週3回〜毎日

差はみられない．しかし，これらの研究では重症患者を除外しているため，エビデンスには乏しい．
- 重症疾患での透析からの腎機能回復において，CRRT は IHD に比べ回復が速く，費用対効果が高く，有用である．しかし，観察研究での結果であり，RCT では証明されていない．
- IHD は生体腎の何十倍もの効率で血液浄化を行うため，生体にとって負担になる．血管透過性が亢進するような敗血症などの重症患者では，治療中に低血圧をきたし，透析が困難になることも多い[17, 18]．
- 観察研究[19]では，初回治療の低血圧が，IHD では CRRT に比べて有意に高かった（27.9% vs. 18.8%）．しかし RCT[20]では，CRRT と IHD では血圧や予後に差はみられなかった．
- RCT ではないが，電解質異常や酸塩基平衡異常の是正は，CRRT のほうが比較的速やかに行われることが報告されている[21, 22]．

SLED：IHD と CRRT の hybrid therapy

- IHD と CRRT には，治療時間や治療強度に大きな隔たりがあり，それを埋めるために SLED が考案された．CRRT で血液浄化量を増加させて IHD に近づけ，IHD では循環動態を安定させるため，循環血液量を減量する代わりに，治療時間を延長させるものである．
- SLED は従来の IHD の透析液流量（500 mL/min）を 200〜300 mL/min と半分程度に減少させ，時間を 8〜10 時間に延長させている（表 6-6-1）[23〜25]．
- いくつかのトライアル[25〜27]で，SLED と CRRT では循環動態の影響に大きな違いがないことがわかっている．
- 小さなトライアルだが，SLED は，CRRT と死亡率に差はないものの，入院期間や人工呼吸器の装着期間を短縮した[28]．
- SLED は早期離床，ICU 滞在期間の短縮，早期回復につながっているとされる．
- SLED を行う時間は，6時間から 12 時間以上までと幅があり，論点となっている．
- RCT において，SLED で BUN を 45 mg/dL 未満にした場合と 60〜75 mg/dL にした場合ではアウトカムに差がなかった．そのため，厳密な効率を求めるために長時間にする必要はないとされる[29]．また，抗菌薬の適切な量を決めづらいため，抗菌薬の投与が不十分になるリスクも高い．

透析量

IHD	連日透析と隔日透析を比較し，14日後の死亡率は連日群（3～4hr/日）で低下（46% vs. 28%），腎不全期間が16日から9日へ減少，感染や消化管出血が減少した[30]。ただしATN study[16]では，強力透析群と非強力透析群で差がなく，週3回と6回のどちらがよいかは決着がついていない。
CRRT	日本では，透析液と置換液の総量は保険にて15～20Lと決まっている。したがって，血液流量80～100 mL/min，透析液流量300～400 mL/hr，濾過液流量300～400 mL/hrで行われる。

- 多くの場合は，透析液流量と置換液流量は1：1にしていることが多い。海外では，以前は透析液流量と置換液流量の合計が，日本の3.5倍が一般的であった。
- ATN studyやRENAL study[31]で，RRTの強度を増加しても，患者アウトカムにはつながらなかった[16]。そのため，CRRTでは20～30 mL/kg/hrが現在のエビデンスとなっており，それ以上の容量でのメリットは少ないと考えられている。

▶ ATN study（2008）[16]
- 重症患者でAKIを合併した患者を対象に行われ，血行動態不安定患者はCRRT（CVVHDF）かSLED，血行動態安定患者はIHDを施行された。強力透析群はHDやSLEDなら週6回，CRRTなら35 mL/kg/hr，非強力透析群は，IHDやSLEDなら週3回，CVVHDFなら20 mL/kg/hrを施行された。
- 60日後死亡率に差は認めなかった（53.6% vs. 51.5%，$p=0.47$）。透析期間，腎機能回復率，他の臓器の回復率に差も認めなかった。

▶ RENAL study（2009）[31]
- ICUに入室したAKIをもつ重症患者747人を対象にCVVHDを施行し，透析液廃液量（HD＋HF）を25 mL/kg vs. 40 mL/kgで比較した。
- 90日後の死亡率には差がみられなかった（44.7% vs. 44.7%）。

抗凝固療法

- 腎代替療法を行う際に，フィルターや回路の閉塞を予防するため，出血をきたさない十分量の抗凝固が重要になる。
- 回路凝固は，透析膜の機能を低下させ，透析効率を低下させる。回路組み換えなどにより，透析をしない時間が生じ，血液浄化量が減少する[32]。
- 抗凝固薬の選択肢として，UFH，LMWH，ナファモスタットメシル酸塩，アルガトロバン，クエン酸，抗凝固なしに大きく分かれる。

未分画ヘパリン（UFH）

- 最も用いられている抗凝固薬である[33]。
- 安価で投与しやすく，プロタミンで拮抗も可能である。

- □ 普通の凝固能の人であれば，初期を 30 IU/kg で投与し，その後 5〜10 IU/kg/hr 投与が推奨される．出血の合併症に加えて，ヘパリン起因性血小板減少症（HIT）を起こすこともある．

低分子ヘパリン（LMWH）

- □ UFH に比べて，HIT の発生が少ない，脂質代謝異常が生じにくく，血小板白血球活性作用が弱いという利点がある[34]．
- □ LMWH を使用する際には，抗Xa 活性のモニタリングの必要があり，抗Xa 活性が 0.25〜0.35 U/mL では，フィルターの閉塞をきたさない安全なレベルだが，抗Xa 活性は出血の予測因子にはなり得ない[35, 36]．
- □ 抗Xa 活性を測定できる施設は限られており，UFH のほうが広く使用されている[37]．

ナファモスタットメシル酸塩

- □ 日本では CRRT の場合にほとんどの症例で使用されている．
- □ 使用できる国は限られている（日本や韓国など）．
- □ 日本での使用も，症例数の少ない観察研究をもとにしており，大規模比較試験での有効性やコスト検討はされていない．
- □ 副作用として，顆粒球減少症，高K血症，アナフィラキシーなどが報告されている[38]．
- □ 投与量は 0.1〜0.5 mg/kg/hr とし，回路内の APTT を正常値の 2 倍になるように調整する．

アルガトロバン

- □ 日本で開発された，選択的抗トロンビン薬である．
- □ ヘパリン-血小板第4因子（PF4）複合体抗体を活性化させないため，HIT の既往やリスクをもつ患者でも使用可能である．
- □ 抗凝固のモニタリングは APTT で行う[39]．
- □ アルガトロバンを使用する機会は HIT 患者で多い．
- □ HIT により血小板が減少している患者では，抗凝固なしでも回路寿命の確保は十分可能であり，抗凝固なしで短時間に回路閉塞をきたす場合には，低用量のアルガトロバン投与（0.5 μg/kg/min）が推奨されている．
- □ 目標 APTT は正常の 1〜1.4 倍である．

クエン酸

- □ クエン酸を回路内に投与することで，血液凝固に必要なカルシウムがキレートにより抗凝固される[40]．
- □ UFH や LMWH とクエン酸を比較した研究[41〜43]では，出血合併症も少なく，回路寿命の延長や輸血使用量の減少を認めた．
- □ そのほかに，明らかにされていない部分も多いが，多核白血球の脱顆粒抑制や血小板白血球複合体形成の増加，インターロイキン1βの増加などの潜在的な抗炎症作用もあるとされる[44, 45]．

□KDIGO ガイドライン[46]では，禁忌がないかぎり使用を推奨しているが，現状としてはヘパリンが用いられことが多い。
□4％ クエン酸ナトリウムや ACD（acid citrate dextrose）液を使用する場合は，透析膜前から回路内クエン酸濃度を 4～6 mmol/L として，回路内イオン化 Ca が 0.25～0.35 mmol/L になるように調整する[34]。
□肝機能障害のある患者では，クエン酸の体内蓄積を生じ，代謝性アシドーシスと低 Ca 血症のリスクがあるため，使用は避ける。

抗凝固なし

□出血リスクのある患者では，抗凝固なしの CRRT も施行されている。
□出血リスクのある患者において，UFH 投与群，UFH/プロタミン投与群，抗凝固なし群で CRRT の回路寿命を比較した研究[47]では，回路寿命に有意差はみられなかった。

（宮内 隆政）

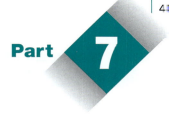

血液

第1章 輸血総論

血液製剤

- 血液製剤には,「全血製剤」「赤血球製剤」「血漿製剤」「血小板製剤」の4種の輸血用血液製剤と,アルブミン製剤,免疫グロブリン製剤,第Ⅷ因子製剤の血漿分画製剤がある[1]（表7-1-1）。

輸血用血液製剤

赤血球製剤 G E

- 赤血球液-LR,洗浄赤血球液-LR,解凍赤血球液-LR,合成血液-LRの4種類の製剤がある。
- それぞれ,移植片対宿主病（GVHD）予防のため15〜50 Gyの放射線を事前に照射された製剤と,照射されていない製剤がある[1]。
- 200 mLの血液から作られた製剤がいわゆる1単位で,400 mLの血液から作られた製剤が2単位である。それぞれ約140 mL,約280 mLからなる。仮に輸血ドナーのHb値を13〜15 g/dLとすると,1単位当たり26〜30 gのHbを含む[2]。
- 米国では約450〜500 mLの血液から作られた製剤を1単位とよぶ[3]など,国によって

表 7-1-1　血液製剤と血漿分画製剤の容量と価格

血液製剤		容量	主な製剤の価格
照射赤血球 (RBC)-LR	Ir-RBC-LR-1	140 mL	8,864 円
	Ir-RBC-LR-2	280 mL	17,726 円
新鮮凍結血漿 (FFP)-LR	FFP-LR120	120 mL	8,995 円
	FFP-LR240	240 mL	17,912 円
	FFP-LR480	480 mL	23,617 円
照射濃厚血小板 (PC)-LR	Ir-PC-LR-1	20 mL	7,875 円
	Ir-PC-LR-2	40 mL	15,749 円
	Ir-PC-LR-5	100 mL	40,100 円
	Ir-PC-LR-10	200 mL	79,875 円
	Ir-PC-LR-15	250 mL	119,800 円
	Ir-PC-LR-20	250 mL	159,733 円
血漿分画製剤		容量	価格
アルブミン	4.4%（加熱人血漿たん白）	100 mL/250 mL	2,780 円/4,945 円
	5%	100 mL/250 mL	3,104 円/5,463 円
	20%	20 mL/50 mL	2,514 円/4,613 円
	25%	20 mL/50 mL	2,803 円/5,709 円

単位の基準が異なるため，論文やガイドラインを参照する際には注意が必要である。
- LR (leukocytes reduced) とは，すべての製剤で白血球除去処理がされていることを意味する。そのため，白血球除去フィルターは不要である[2]。
- 2 単位 RBC-LR に含まれる上清総 K 量 (mEq) は，照射により増加（日赤輸血情報）。

	1 日目	7 日目	14 日目	21 日目	28 日目
RCC-LR	0.2+/−0.1	2.5+/−0.3	3.9+/−0.4	4.9+/−0.4	5.7+/−0.4
照射 RCC-LR	0.2+/−0.1	4.6+/−0.7	6.2+/−0.8	7.1+/−0.8	7.6+/−0.8

■ 洗浄赤血球液
- 生理食塩液で洗浄した赤血球層に，生理食塩液を加えたものである。ほぼすべての血漿，白血球，血小板が除去されている。
- 適応[2]

重度のアレルギー
発作性夜間血色素尿症または IgA に対する抗体産生
骨髄移植後に血液型が変わった患者など，血漿に対する重篤な反応を起こす患者

■ 解凍赤血球液
- 血液から白血球および血漿の大部分を除去した赤血球層に，凍害保護液を加えて凍結保存したものを，解凍後，凍害保護液を洗浄除去し，赤血球保存用添加液 (MAP 液) を混和したものである。

□ 適応[2)]

複数の血液型に対する抗体を有している患者
高頻度赤血球抗原（ほとんどの人が陽性で，陰性の人が極めて少ない血液型抗原）に対する抗体をもつ患者

■ 合成血液
- □ 血液から白血球および血漿の大部分を除去して洗浄した O 型の赤血球層に，白血球の大部分を除去した AB 型のヒト血漿を加えたものである。
- □ ABO 血液型不適合による新生児溶血性疾患のみ[2)]が適応となる。

■ 赤血球輸血
- □ 貧血の改善によって酸素供給を増やす目的に使用される。
- □ 酸素供給量（DO_2）＝心拍出量（CO）×CaO_2（動脈血酸素含量）
  CaO_2＝1.34×Hb×動脈血酸素飽和度（SaO_2）＋0.003×動脈血酸素分圧（PaO_2）[3)]

■ 輸血開始基準
□ AABB（American Association of Blood Banks）のガイドライン[4)]（2016 年）での適応

循環動態が落ち着いている成人の入院患者では，Hb 7 g/dL 未満[4)]
心臓外科 整形外科の術前，既存の心血管病変がある場合には，Hb 8 g/dL 未満[4)]
ACS，重度の血小板減少，慢性の輸血依存では，貧血の閾値はわからない[4)]
Hb 10 g/dL 以上では通常不要[2)]

□ 急性冠症候群（ACS）患者での輸血開始基準については十分なエビデンスがない。一例として，2015 年の英国の NICE のガイドラインでは 8～10 g/dL とされている。

TRICC 研究（1999年）[5)], Cochrane のシステマチックレビュー[6)]	1980 年代には，Hb 10 g/dL，Hct 30％ 以上（いわゆる 10/30 ルール）を目標に輸血が行われていた[4)]が，これらの研究などで有益性が証明されなかったことから，輸血開始基準となる Hb の値は低下している。

□ 下記は相反する結果であり，エビデンスレベルとしては不十分であるが，Hb 値はおおむね 8～9 g/dL 程度で輸血を行うことが現状では推奨されている。

CRIT Randomized Pilot Study[7)]	急性心筋梗塞かつ Hct が 30％ 以下の患者 45 人を，輸血の閾値を Hct 30％ 未満群と 24％ 未満群に無作為に割り付けたところ，前者で合併症発症率が有意に高かった。
MINT trial[8)]	ACS または安定狭心症かつ Hb 10 g/dL 未満の患者 110 人を，輸血の閾値を Hb 10 g/dL 未満群と 8 g/dL 未満群に無作為に割り付けたところ，前者で 30 日間の死亡率が有意に低かった。

■ 輸血による Hb 増加予測
- □ 予測上昇 Hb 値（g/dL）＝投与 Hb 量（g）÷循環血液量（dL）
- □ 赤血球液 2 単位には，前述のとおり 56～60 g の Hb を含む[2)]。体重 50 kg の成人（循

環血液量 70 mL/kg）と想定すると，2 単位の輸血で予測 Hb 値は $56 \div (50 \times 70 \div 100)$ ＝約 1.6 g/dL 上昇する[2]。

■ 合併症
- 赤血球製剤は 4℃ で保存されるため，通常の細菌感染は起こりにくいが，低温でも増殖するエルシニア菌（*Yersinia entercolitica*）やセラチア菌の感染[2]には注意が必要である。
- 輸血の副作用について（☞「輸血の副作用」p.450）

新鮮凍結血漿（FFP） G

- 血小板以外のすべての凝固因子が含まれているが，血液保存液などの希釈により正常血漿に比べ 10～15% 希釈されている[9]。
- 37℃ の湯で融解するが，高温での融解や 3 時間以内に輸血をしない場合には，凝固因子（特に第 V，Ⅷ因子）が失活する[2]。
- 採血直後を 100% とすると，第 V 因子は融解 3 時間後に 85% 前後，第Ⅷ因子は融解 3 時間後に 55% まで低下する[10]。50℃ 以上では蛋白変性による塊を生じる。
- 逆に融解温度が低い場合には，沈殿（クリオプレシピテート）を析出する。クリオプレシピテートには大量の凝固因子を含んでいるため，沈殿がある状態での使用では効果が十分に期待できないばかりか，輸血セットの目詰まりの原因となる[10]。
- 種類（2018 年 4 月現在）[1]

血液 200 mL に由来する約 120 mL の製剤（FFP-LR-120）
血液 400 mL に由来する約 240 mL の製剤（FFP-LR-240）
480 mL の製剤（FFP-LR-480）（成分採血）

- 赤血球製剤と同様，国によって単位の規格が異なる[9]ため，論文やガイドラインの参照時には注意が必要である。
- 適応（FFP の使用は実際には限られている。）

厚生労働省の指針（2017 年）[2]	PT および APTT が延長している場合 　PT：① INR 2.0 以上，② 30% 以下 　APTT：① 各医療機関における基準の上限の 2 倍以上，② 25% 以下 フィブリノゲンが 150 mg/dL 以下か，それに進展する危険性がある場合
AABB のガイドライン（2010 年）[9]	外傷における大量の輸血時 ワルファリン使用に伴う頭蓋内出血治療

- 出血のない場合のワルファリン拮抗や，心臓血管外科手術における予防的投与は推奨されていない[9]。また，出血のない PT-INR の延長はビタミン K 欠乏によるものが多く，まずはビタミン K の投与が推奨される[9]。
- 止血に必要な凝固因子活性は，20～30% 以上とされる。それぞれの凝固因子の生体内の回収率は異なるが，血中レベルを約 20～30% 上昇させるために必要な FFP は，およそ 8～12 mL/kg[2]とされている。

■ クリオプレシピテート

- 日本赤十字社からの供給はされていないが，クリオプレシピテートという製剤が海外では使用されている。日本で使用する場合には，各施設でFFPから製剤を作成する必要がある。
- クリオプレシピテートには，第Ⅷ因子，フィブリノゲン，フィブロネクチン，第ⅩⅢ因子，von Willebrand因子が含まれており，およそ480 mLのFFPから作られたクリオプレシピテートには，1 gのフィブリノゲンが含まれている。

血小板製剤

- 赤血球製剤と同様に，事前に放射線照射された製剤と照射されていない製剤が供給されている[1]。
- 照射されていない製剤についても，GVHD予防のため15～50 Gyの放射線を照射することが推奨される[2]。また，白血球除去製剤のみの供給となっており，白血球除去フィルターの使用は不要である[2]。
- 骨髄移植や臓器移植，繰り返す血小板輸血により抗HLA抗体が出現する[2]。抗HLA抗体が出現した患者に対しては，HLA適合血小板製剤が使用される[2]。
- 血小板製剤は，10単位製剤では約200 mL，15単位・20単位製剤では約250 mLとなっている（10単位：血小板数$2.0×10^{11}$個以上）。

血小板輸血 G E

- 血小板は一時止血に重要な役割をもつ。血小板が原因の出血には，血小板数の異常と機能異常（抗血小板薬や尿毒症など）によるものがある[2]。
- AABBガイドライン[11]（2013年）での適応

血小板1万/μL以下の場合
中心静脈カテーテル挿入時は2万/μL以下
診断的腰椎穿刺，脳・脊椎手術以外の待機的大手術のときは5万/μL以下
人工心肺を使用した心臓手術を行い，血小板低下もしくは血小板機能低下を伴う周術期出血があるとき
血小板5万/μL以上では通常不要

- 血栓性血小板減少性紫斑病（TTP），溶血性尿毒症症候群（HUS），ヘパリン起因性血小板減少症（HIT），特発性血小板減少性紫斑病（ITP）などの血小板消費性疾患では，血小板輸血により血栓傾向が誘発される可能性がある。しかし，出血傾向や出血を起こす可能性のある手技の際には血小板輸血を行う。

米国の入院患者のデータベースをもとにした論文[12]	・TTP患者10,624人の10.1%，HIT患者6,332人の7.1%，ITP患者79,980人の25.8%が血小板輸血を受けていた。 ・TTPでは，動脈血栓症や心筋梗塞，死亡のオッズ比（OR）の上昇を認めたが，静脈血栓症のORの上昇は認めなかった。HITについても，動脈血栓症と死亡のORの上昇を認めたが，心筋梗塞や静脈血栓症のORは上昇しなかった。ITPでは，動脈血栓症，心筋梗塞，死亡率，静脈血栓症のいずれもORの上昇を認めなかった。

■ 輸血による血小板増加予測
- 輸血した血小板の 1/3 は脾臓に補捉されると考えられるため，血小板数の増加は，実際には次のように予想される[2]。

$$予測血小板増加数 (/\mu L) = \frac{輸血血小板総数}{循環血液量 (mL) \times 10^3} \times \frac{2}{3}$$

例：体重 50 kg の男性では，血小板 10 単位投与で 4 万/μL 上昇

■ 輸血の効果判定
- 血小板輸血不応状態は 15〜25% に起こるとされる。1 時間後と 24 時間後の補正血小板増加数（CCI）を用いて効果判定が行われる。

$$CCI (/\mu L) = \frac{輸血血小板増加数 (/\mu L) \times 体表面積 (m^2)}{輸血血小板総数 \times 10^{11}}$$

- 1 時間後の CCI が 7,500/μL 以下，もしくは 24 時間後の CCI が 4,500/μL 以下の場合には，血小板不応状態と判断する。
- 非免疫学的機序の血小板不応状態は，敗血症や播種性血管内凝固症候群（DIC）などによる。1 時間後の CCI は上昇するが，24 時間後の CCI が低下することが多い。

■ 合併症
- 血小板製剤は血小板輸血セットを用いることが推奨されている。赤血球輸血の際に用いられる輸血セットのフィルターよりもメッシュが細かい。
- 血小板製剤は常温で保存されるため，他の血液製剤に比べて細菌感染を起こしやすい。輸血前にスワーリング（蛍光灯などにかざしながらゆっくり攪拌したときに品質が確保された血小板製剤でみられる渦巻き状のパターン）の有無，色調変化，凝血塊の有無を確認する必要がある。

血漿分画製剤

アルブミン製剤 G E

- 日本で入手可能なアルブミン製剤には，「加熱人血漿たん白（PPF）」と「人血清アルブミン製剤」がある。
- PPF はアルブミン濃度が 4.4% で，アルブミンが含有蛋白質の 80% を占め，等張アルブミン製剤として使用される[2]。
- 人血清アルブミン製剤には，等張の 5% 製剤と高張の 20%，25% 製剤がある[2]。5% アルブミン製剤 250 mL，および 25% アルブミン製剤 50 mL には，成人が 1 日に産生するアルブミン量に相当する 12.5 g が含有されている[2]。
- 一般に，等張アルブミン製剤は循環血漿量の補充に用いられ，高張アルブミン製剤は低蛋白血症に伴う腹水や肺水腫の治療に用いられる[2]。
- 治療的血漿交換〔血漿成分を補う必要がないもの（自己免疫疾患など）〕[13]では，ウイルス感染の可能性が少ないアルブミンの使用が推奨される。凝固因子の補充が必要な肝不全や，ADAMTS13 の置換が必要な TTP や活動性出血がある場合には FFP が使用される。

□ 特発性細菌性腹膜炎（SBP）が疑われ，腹水中の多核球数が 250/mm³ 以上の患者で，血清クレアチニン（Cr）値 1 mg/dL 以上，血清尿素窒素（BUN）値 30 mg/dL 以上，総ビリルビン値 4 mg/dL 以上のいずれかを認める場合には，診断後 6 時間以内に体重 1 kg 当たり 1.5 g のアルブミン投与，および第 3 病日に体重 1 kg 当たり 1 g のアルブミン投与を行うことが，死亡率を低下させるため推奨されている。

SAFE study（2004 年）[14]	・ICU での蘇生輸液において，4% アルブミン製剤と生理食塩液では，28 日死亡率，ICU 在室日数，在院期間，人工呼吸器期間，腎代替療法必要数に有意差はなかった。 ・サブグループ解析[15]では，重症敗血症群でアルブミン投与群においては 28 日死亡率が低下する可能性が示唆されたが，外傷群においては重症頭部外傷で 28 日死亡率が上昇する可能性が示唆された。さらに，post hoc 分析では，頭部外傷患者について，アルブミン投与群で生理食塩液投与群に比べ，死亡率および機能予後が高いことが示され，アルブミン投与が推奨されていない。
ALBIOS study（2014 年）[16]	重症敗血症に対し，血清アルブミン値 3.0 g/dL を目標に 20% アルブミンを投与することと，晶質液を投与することで，平均血圧は高く，体液バランスは低く保たれたが，28 日，90 日死亡率で有意差がなかった。
AASLD（American Association for the Study of Liver Disease）[17]	4～5 L 以上の腹水穿刺を行った場合に，1 L 当たり 6～8 g のアルブミン投与が死亡率を下げるため推奨されている。なお，4～5 L 以下の腹水穿刺の際には推奨されていない。

免疫グロブリン製剤 E

□ 免疫グロブリン製剤には，さまざまな抗体を有する「免疫グロブリン製剤」と特定の病原体に対する抗体を含む「特殊免疫（高度免疫）グロブリン製剤」とがある[18]。
□ 静注用免疫グロブリン製剤（IVIG）は，現在日本には 7 種類あり，適応は製剤ごとに異なる[19]。
□ ITP，慢性炎症性脱髄性多発ニューロパチー（CIDP），Guillain-Barré 症候群，重症筋無力症など，さまざまな疾患に対して用いられている[18]。
□ 2016 年の SSCG ガイドライン[20]，日本版敗血症診療ガイドライン 2016（J-SSCG 2016）[21]において，IVIG の使用は推奨されていない。

フィブリノゲン濃縮製剤（フィブリノゲン HT®） E

□ フィブリノゲンは，トロンビンの作用によりフィブリンとなり，血管損傷部に積み重なって糊状となり，止血する機能を有する。一般に血中濃度が 100 mg/dL 以下になると出血傾向が強くなるとされる[22]。
□ 現在日本では，S/D（有機溶媒/界面活性剤）処理加熱製剤のフィブリノゲン濃縮製剤が，先天性低フィブリノゲン血症の出血傾向に対して適応を有している。
□ 出血患者における Cochrane システマチックレビュー（2013 年）[22]では，研究の質は低いながらも輸血量が減ることが示唆されているが，出血量の減少や死亡率の低下は

明らかにはならなかった。

プロトロンビン複合体製剤（ケイセントラ®） E

- ヒト血漿から分画された4種の凝固因子〔第Ⅱ（プロトロンビン），Ⅶ，Ⅸ，Ⅹ因子〕を含む製剤と，3種類の凝固因子（第Ⅱ，Ⅸ，Ⅹ因子）を含む製剤[23]がある。
- ビタミンK拮抗薬投与中患者の緊急の拮抗に対し適応のあるケイセントラには，4種の凝固因子に加え，プロテインS，プロテインCが含まれている[24]。
- 利点[23]

> FFPよりも短時間でPT-INRの補正が行われ，輸液負荷が少ない。
> FFPとは異なり，融解する時間が必要ない。
> ウイルス感染のリスクが低く，抗体が取り除かれているため，輸血関連急性肺障害（TRALI）のリスクがない。

- 副作用[23]：アレルギー反応，HIT（製剤にヘパリンが含まれているため），血栓塞栓症

遺伝子組換え型活性化第Ⅶ因子製剤（ノボセブン®） E

- 適応[25]

> 先天性血友病，後天性血友病，先天性第Ⅶ因子欠乏症患者
> 血小板に対する同種抗体を保有し，血小板輸血不応状態が過去または現在みられるGlanzmann血小板無力症患者の出血傾向

- 適応外の使用に関して複数のRCTが行われているが，頭蓋内出血，心臓手術，体幹外傷，頭部外傷，肝移植において，全体の死亡率の低下は認めなかった[26]。さらに，頭蓋内出血および心臓手術においては血栓塞栓症のリスクが上昇することがわかった[26]。

輸血の副作用 G

急性溶血性輸血副作用[27]

- 輸血後24時間以内に発生する，免疫学的原因による溶血である。
- 大部分はABO不適合の赤血球輸血で起こるが，まれに抗Lewis血液型などや高力価の溶血素を含む血漿製剤の投与でも起こることがある。
- 赤血球抗原への抗体の付着が起こり，活性化された補体により血管内で急速に赤血球が破壊される。
- 著しいヘモグロビン尿，ヘモグロビン血症が出現し，DICや腎不全，血圧低下を認める。発生頻度は明らかではない。

□ 診断

患者・製剤の取り違いがないことの確認
患者検体，輸血バッグの再検査
不規則抗体スクリーニング，直接抗グロブリン試験，輸血前後の検体による交差試験
溶血の確認：Hb の低下，LDH・ビリルビン・肝機能検査の上昇，ヘモグロビン尿
DIC の所見
腎機能の低下
患者血液培養と製剤残余の細菌培養
非免疫学的な急性溶血の除外

□ 鑑別する病態

血液製剤の細菌感染症
過剰な血液製剤の加温
赤血球製剤の凍結
輸血ルートと同一ルートからの高浸透圧製剤などの薬剤投与
体外循環による赤血球の損傷

- □ ABO 不適合輸血が起きた場合には，輸血の中止に加え，新たな輸液セットに変更後，乳酸リンゲル（酢酸リンゲル）を急速に投与し，血圧の維持と利尿に努める。

▌遅発性溶血性輸血副作用[27]

- □ 輸血後 24 時間以降に発生する免疫学的原因による溶血であり，通常，輸血後 5～7 日で起こる。
- □ 赤血球輸血による二次免疫応答により産生あるいは増加した IgG 同種抗体が，体内に残存する輸血赤球と反応して溶血が起こる。
- □ 日本では抗 Jk^a，抗 Jk^b，抗 E，抗 c，抗 C，抗 e が原因となることが多い。
- □ 診断には輸血前後の抗体による不規則抗体検査と交差適合試験，不規則抗体の同定，直接グロブリン試験，抗体解離試験，輸血した赤血球抗原の確認，溶血所見の確認が必要となる。
- □ 通常は無治療で経過観察とするが，高度の溶血反応が生じた場合には急性溶血反応と同様に治療を行い，貧血が高度であれば抗原陰性赤血球濃厚液の輸血を行う。

▌発熱性非溶血性輸血副作用[27]

- □ 38℃ 以上または輸血前より 1℃ 以上の体温上昇，悪寒・戦慄の 1 項目以上の症状を認め，輸血中から輸血後数時間経過して出現し，急性溶血副作用，細菌感染症などの他の発熱の原因を認めない場合に診断される。
- □ 血小板製剤が赤血球製剤に比較して高頻度に認められる。FFP での報告は限られている。白血球抗体，血小板抗体などの抗体による抗体抗原反応および保存中に血液製剤バッグで産生されたサイトカインなどが原因と考えられている。
- □ 日本ではすべての製剤が白血球除去製剤であり，原因の大部分に対策がとられており

表 7-1-2　TRALI の診断基準

TRALI
a. 急性肺障害
ⅰ. 急性発症
ⅱ. 低酸素血症〔$PaO_2/FIO_2≦300$，または $SpO_2<90\%$（room air），またはその他の低酸素血症の臨床症状〕
ⅲ. 胸部正面 X 線上両側肺野の浸潤影
ⅳ. 左房圧上昇（循環過負荷）の証拠がない
b. 輸血以前に急性肺障害がない。
c. 輸血中もしくは輸血後 6 時間以内の発症
d. 時間的に関係のある輸血以外の急性肺障害のリスク因子がない。
possible TRALI
急性肺障害
輸血前に急性肺障害を認めない。
輸血中または輸血後 6 時間以内の発症
急性肺障害に関連する輸血以外のリスク因子を認める。

Kleinman S, et al. Toward an understanding of transfusion-related acute lung injury: statement of a consensus panel. Transfusion 2004; 44: 1774-89 より

輸血初期の発熱については，ABO 不適合輸血や輸血製剤の細菌感染の初発症状である可能性を考慮するべきである。
□治療には血小板減少のある症例では，血小板機能に影響を与えないアセトアミノフェンを使用する。

輸血関連急性肺障害（TRALI）

□輸血後 6 時間以内に起こる呼吸困難，酸素化低下，両側肺野の浸潤影を伴うものである[27]。多くの場合，輸血開始後 1～2 時間以内に起こることが多い。
□2004 年に TRALI Consensus Conference において診断基準（表 7-1-2）[28]が提唱されている。
□感染や手術という病態により肺の内皮に好中球が接着し（第 1 段階），輸血により内皮細胞や好中球の活性化が起こり，血管透過性が高まり肺水腫になる（第 2 段階）という 2 ヒット仮説[29]が提唱されている。
□第 2 段階の輸血による活性化は，非免疫学的機序と免疫学的機序が考えられている。免疫学的機序には HNA 抗体や HLA class 1 抗体，HLA class 2 抗体が関与している。非免疫学的機序には血液製剤に貯留した老化した血液細胞によって生じた生理活性物質が関与している[29]。
□他の ARDS と同様に，疾患特異的な治療はない。輸血をまだ行っている場合には直ちに中止し，軽症であれば酸素投与を行う。重症であれば ARDS に準じた治療を行い，70～90％ の患者が機械的換気を必要とする[29]。

- □ 大半の患者は72時間以内に回復するが，死亡率は5～25%と高い。
- □ 再発についての報告は少なく，TRALIの既往は発症のリスクにならないとされているため，今後の輸血の制限は特にないと思われる。ただし，同じドナーからの輸血は避けるべきである。

輸血関連循環過負荷（TACO）

- □ 輸血に伴って起こる，循環負荷による心不全である[27]。一定の基準はないが，一般的なうっ血性心不全と同様の診断である。
- □ TRALIとの鑑別は難しいことがある。輸血量および速度の調整が必要である。
- □ 治療は輸血の中止や酸素投与，利尿薬によって行う。

輸血関連呼吸困難[27]

- □ 輸血後24時間以内に発症する呼吸困難であり，前述のアレルギー反応，TRALI，TACOの診断基準に適合しないものである。

低血圧性輸血副作用[27]

- □ 収縮期血圧もしくは拡張期血圧の30 mmHg以上の低下で定義される低血圧である。陰性荷電白血球除去フィルターの使用で多く報告されていた。
- □ その多くでACE阻害薬を服用しており，白血球除去フィルターによるブラジキニン産生とACE阻害薬による分解阻害が原因と考えられている。
- □ 現在日本では白血球除去製剤を使用しており，発症は極めてまれである。

輸血後GVHD（移植片対宿主病）[27]

- □ 輸血製剤に残存した，HLA一方向適合のリンパ球が生着し，皮膚，肝臓，消化管，骨髄で免疫反応が起こり，多臓器不全を呈する。
- □ 4～30日以内に発症し，ほとんどの症例で死亡する。
- □ 有効な治療はないが，輸血製剤に放射線照射をすることで防ぐことができる。1998年に放射線照射血が供給されるようになり，2000年以降では，放射線照射血液製剤によるGVHDの確定症例は報告されていない。

輸血後紫斑病[27]

- □ 血小板抗体システムに対する抗体のために輸血後5～12日後に起こる遅発性血小板減少症であるが，日本での報告は皆無である。
- □ 欧米の報告では，HLA-1a不適合が原因とされている。

感染症[27]

- □ 細菌感染とウイルス感染，寄生虫感染症がある。
- □ 細菌感染について，血小板製剤の細菌陽性率は0.02%である。赤血球製剤は4℃で保存されており，通常の細菌は増殖しにくいが，エルシニア菌（*Y. entercolitica*）やセラチア菌は繁殖することが知られている。

表 7-1-3　輸血によって伝播する可能性のある主なウイルス，寄生虫

肝炎ウイルス	A 型肝炎ウイルス（HAV）
	B 型肝炎ウイルス（HBV）
	C 型肝炎ウイルス（HCV）
	D 型肝炎ウイルス（HDV）
	E 型肝炎ウイルス（HEV）
レトロウイルス	ヒト T リンパ球向性ウイルス-1（HTLV-1）
	ヒト免疫不全ウイルス-1/2（HIV-1/2）
パルボウイルス	ヒトパルボウイルス B19
ヘルペスウイルス	サイトメガロウイルス（CMV）
	水痘・帯状疱疹ウイルス（VZV）
	Epstein-Barr ウイルス（EBV）
フラビウイルス	西ナイルウイルス
コロナウイルス	SARS ウイルス
スピロヘータ	*Treponema pallidum*（梅毒トレポネーマ）
寄生虫	マラリア
	トリパノソーマ
	トキソプラズマ
	バベシア

□輸血によって伝播する可能性がある主なウイルス，寄生虫には表 7-1-3 が知られており，すべての輸血用血液について血清学的スクリーニングを行っている。

□HBV，HCV，HIV は，血清学的ウインドウ期を短縮するために 20 本プール検体を用いた核酸増幅検査（NAT）スクリーニングが行われているが，NAT にもウインドウ期が存在する。そのため，輸血療法の実施に関する指針[2]では，以下のように明示されている。

輸血前検査項目	HBV 感染：HBs 抗原，HBs 抗体，HBc 抗体 HCV 感染：HCV 抗体，HCV コア抗原 HIV 感染：HIV 抗体
輸血後検査項目	HBV 感染：HBV-DNA を 3 か月後 HCV 感染：HCV コア抗原を 1～3 か月後 HIV 感染：HIV 抗体を輸血後 2～3 か月後

□赤十字血液センターに報告された非溶血性輸血副作用は以下で確認できる。
　＜http://www.jrc.or.jp/mr/news/pdf/ 輸血情報 _1707_155.pdf＞

輸血療法に関するその他の問題

大量出血に対する輸血 E

- 大量輸血とは，24時間以内に血液量と同等か上回る血液量を輸血することである[30]。
- 大量輸血を要する患者は，大量の出血を伴う病態によって凝固因子の活性化や消費が起きている可能性がある。さらに，大量の輸液や輸血によって血小板や凝固因子の希釈が起き，アシドーシスや低体温の存在も凝固機能障害を引き起こす[30]。
- 大量出血を引き起こす病態はさまざまであるが，外傷に対しての大量輸血の研究が進んでいる。

ダメージコントロール戦略[31]	FFP：血小板：赤血球を，1：1：1という通常の血液の組成に近い割合で輸血を行うことが提唱されている。凝固障害が予防され，速やかに補正されることや，晶質液の輸液量が少なくなること，血管上皮細胞の透過性が亢進しないことが利点とされる。
PROMMTT study[32]（外傷に対する多施設合同の前向き観察研究）	6時間以内に輸血された製剤の割合が，FFP：赤血球，および血小板：赤血球が1：2以下の患者は，1：1以上の患者に比べ死亡率が低下することが示され，早期の血小板やFFPの輸血が有用であることが示唆された。
PROPPR study[33]（RCT）（2015年）	・FFP：血小板：赤血球が1：1：1群と1：1：2群で比較され，プライマリアウトカムである24時間，30日死亡率での差は認めなかった。 ・1：1：1群で，24時間での失血による死亡が有意に減少し，止血までの時間が短くなった。
CRASH-2[34]	・10分間で1gのトラネキサム酸を投与し，その後8時間でさらに1gのトラネキサム酸を投与することで，全死亡率，出血による死亡率が有意に低下したとされる。 ・トラネキサム酸は，その他に高リスクの定期手術患者，産後出血，心臓血管外科手術で輸血量や出血量が減少することが報告されている[31]。

宗教的輸血拒否 G

- 宗教的輸血拒否の代表的宗教として，「エホバの証人」が挙げられる。日本にも約21万人の信者がいるとされ，どこの医療機関でも遭遇する可能性はある。
- 信仰上の理由から輸血を拒否する医療の自己決定権に反し，医療上の救命行為として輸血を行った場合に，患者と医療機関の間で法的な問題となることがある。
- 「エホバの証人」のなかでも輸血の拒否には幅があり，たとえ生命の危機に陥るとしても拒否する絶対的無輸血と，生命の危機や重篤な障害に至る危機のないかぎり拒否する相対的無輸血がある。
- 待機的手術では，輸血の可能性がある場合，医師はそのことを患者に説明し，手術を受けるか否か患者の意思決定に委ねるべきとされる。その説明を怠った医師に患者の人格権侵害についての不法行為責任があるとの判断が示された（最高裁第三小法廷判決2000年2月29日）。

- □ 集中治療や救急医療といった緊急時における輸血については，あらかじめ医療機関としての方針を決定したうえ，院内掲示やホームページなどさまざまな手段・機会を通じて患者や一般市民に示しておくことが望ましい。
- □ 相対的無輸血の方針で対応する医療機関が増えているが，その方針が明示された医療機関において患者がこれに応じなければ，診療を断ることも許される。しかし，輸血拒否の患者に対するすべての医療を拒否することは適切ではなく，輸血なしに可能な治療には応じることが望ましい。これらの対策を講じていても，実際に患者の意思に反して輸血を行った場合に法的責任は免れず，人格権の侵害として控訴され敗訴する可能性は残る。
- □ エホバの証人関連URL
  団体連絡先
  〈https://www.jw.org/ja/medical-library/hospital-liaison-committee-hlc-contacts/〉
  宗教的輸血拒否ガイドライン（日本輸血・細胞治療学会など5学会，2008年）
  〈http://yuketsu.jstmct.or.jp/wp-content/themes/jstmct/images/medical/file/guidelines/Ref13-1.pdf〉

(鍋島 正慶)

第2章 血小板の生理および血小板減少に対するアプローチ

ICUにおける血小板減少 E

- □ 血小板減少の定義：≦15万/μLに血小板数が減少すること
- □ 以下に分類されることもあるが，臨床上問題になるのは中等症以上である。

軽症	<10万/μL
中等症	≦5万/μLまでの減少
重症	≦5万/μL以下への減少

- □ PROTECT trial[1]では，血小板減少の重症度と出血のリスクが相関することが報告されており，ICU滞在日数や死亡との相関も示唆されている。
- □ 一方，血小板の数は必ずしも出血のリスクと相関しない[2]とする報告もあり，絶対数と同程度に，その数値の変化や血小板減少と関連した症状や所見が臨床上大切である。

原因疾患と頻度[3]

敗血症	48%
肝疾患・脾腫	18%
薬剤性	16%
播種性血管内凝固	14%
原因不明	14%
（敗血症を伴わない）感染症	11%
血液疾患	9%
大量輸血	7%
アルコール	5%

- ICUにおいては，原因が複数にまたがる症例が26%とされる。

血小板の生理 Ⓟ

血小板産生のメカニズム

- 骨髄中で多能性造血幹細胞から分化する。幹細胞はトロンボポエチン（TPO）の働きにより，まず巨核球へと分化する。
- 巨核球は血小板の前駆細胞であり，1つの巨核球から1,000〜3,000の血小板が産生される。
- 血小板は1日当たり3万5千〜5万/μLほど産生されており，寿命は7〜10日程度である[4]。

■ トロンボポエチン（TPO）

- 肝臓で産生される成長因子で，巨核球の分化，成熟のほぼすべての過程に関与している[5]。
- TPOまたはその受容体のいずれかをノックアウトしたマウスでは，巨核球や血小板の容量が正常の10%程度まで低下することが知られており，血小板産生の約9割を担っていると推定されている[6]。

■ その他のサイトカイン

- インターロイキン（IL)-3やIL-6，IL-11などのサイトカインも巨核球の成熟に関与している[7]。IL-11は，TPOとは独立して血小板の産生を促進する[8]ことが示されており，これにより感染や炎症の際に血小板の増加をみることがあると考えられている。

血小板減少のメカニズム

- 4つの機序として「産生低下」「破壊・消費」「希釈」「再分布」が挙げられる[9]。多くの症例では，前二者のいずれか，またはその混合である。

■ 産生低下

- さまざまな機序で血小板の産生は低下し得る。

免疫性血小板減少症（ITP）や薬剤性血小板減少症[10]	免疫学的機序により，血小板の破壊亢進とともに産生の障害も起こると考えられている。
敗血症[11]	種々のサイトカインの働きで直接骨髄抑制が起こる。
重症肝疾患	TPOの産生低下を介した血小板産生低下がメカニズムの1つとして存在する。
骨髄異形成症候群（MDS）	染色体異常により正常血小板が産生されなくなる。

- □ MDSやビタミン欠乏などを含む，多くの骨髄の障害では，通常3系統の減少が起こるため，汎血球減少をきたすことが多い。しかし，まれに血小板減少のみのプレゼンテーションとなることもあり，これらの疾患も鑑別として考慮する必要がある。

■ 破壊・消費
- □ 抗体による破壊は，ITPや薬剤性血小板減少症などで血小板減少が生じる原因となっている。寿命（7〜10日前後）を終えた血小板は，肝臓や脾臓の網内系のマクロファージによって貪食される。これはプログラムされたアポトーシスである[12]が，抗体が血小板と結合すると，プログラムよりも早く網内系に除去されてしまう[13]。
- □ 消費亢進は，血栓性微小血管症（TMA）や播種性血管内凝固症候群（DIC）などでみられ，微小血管における血栓形成により，血小板が消費される結果として血小板減少が起こる。

■ 希釈
- □ 例えば大量の輸液または赤血球輸血を行った際には，希釈による血小板減少が生じ得る[14]。

■ 再分布
- □ 正常時，全血小板のうちの約1/3は脾臓に存在すると考えられている。
- □ 脾腫が生じた場合には，全体としての血小板容量は変わらないものの，脾臓にプーリングされる血小板数が増加するため，相対的に末梢血中の血小板は減少する[15]。しかし，純粋にこの機序だけで重度の血小板減少が起こることは極めてまれ[15]と考えられている。

血小板機能低下のメカニズム（図7-2-1，7-2-2）

- □ 末梢血中の正常血小板は，接着，活性化，凝集，凝固因子との連関という4つのステップを経て止血の役割を果たす[16]。
- □ これら4つのステップは，さまざまな疾患により障害され得る。

■ ①接着
- □ 障害された血管内皮に対して起こり，血管内皮側のコラーゲン，von Willebrand因子，フィブリノゲンなどと，血小板表面の受容体であるGPIb/IX，GPIa/IIa，インテグリンαIIbβ3の相互作用で起こる[17]。
- □ 尿毒症，一部の薬剤（硝酸薬，カルシウム拮抗薬，ヘパリン）投与によって，これらの分子の立体構造が変化したり，発現量が減少することがあり，接着のメカニズムが障害されることがある[18]。

図 7-2-1　血小板の凝集と粘着

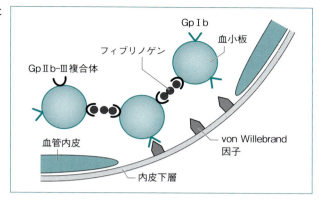

図 7-2-2　抗血小板薬の作用機序

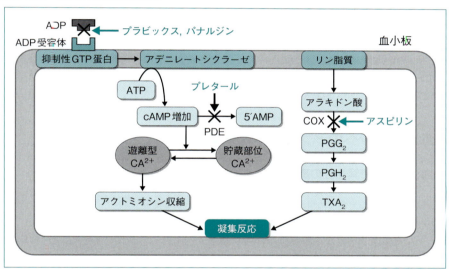

② 活性化

- 接着した血小板は，シグナル伝達を介して活性化し始める。活性化シグナルとしては，アデノシン二リン酸（ADP）やセロトニン，アラキドン酸カスケードなどがあり，ADPの受容体のP2Y$_{12}$も重要である。
- ADP受容体にADPが結合することで，セカンドメッセンジャーを介して血小板は凝集反応を起こす[19]。
- クロピドグレルやチクロピジンといった抗血小板薬は，ADP自体を阻害する。
- プラスグレルやチカグレロルといった新規抗血小板薬は，この受容体の側を阻害し，抗血小板作用を示す[20]。
- シロスタゾールは，セカンドメッセンジャーのcAMP分解酵素を阻害することで機

能する。
- □ アラキドン酸カスケード下流のトロンボキサン A_2（TXA_2）も血小板凝集に重要な役割を果たしている。アスピリンや NSAIDs は，シクロオキシゲナーゼを阻害し，アラキドン酸カスケードを停止させることで，結果的に TXA_2 が減少し，血小板機能が低下する[21]。

③ 凝集

- □ 活性化した血小板は，やがてインテグリン $\alpha IIb\beta 3$ の立体構造変化を起こし，フィブリノゲンで架橋されて凝集する。先天性の血小板無力症は，このインテグリンの遺伝子異常であり，後天性の血小板無力症は，妊娠や膠原病に関連してインテグリンに対する自己抗体が出現することによって起こる[22]。
- □ このインテグリンをターゲットにしたモノクローナル抗体，abciximab という新規抗血小板薬が急性冠症候群（ACS）に対して有効であることがわかっており，米国やカナダで承認されている[23]。

④ 凝固因子との連関

- □ 凝集した血小板が循環している凝固因子と連関し，止血が完了する。

血小板機能の評価

- □ 出血時間や血小板機能分析（PFA-100）などの検査が存在するが，いずれも検査の感度・特異度が低く，実際の出血リスクとの相関が悪いなどの欠点があり，現時点では確立されていない。現状では臨床判断に依存する部分が大きいと言わざるを得ない。

血小板減少へのアプローチ E G

血小板減少で緊急性の高い状況

血小板<1 万/μL または粘膜出血（wet purpura）がみられる場合
血小板<5 万/μL での活動性出血，緊急の侵襲的処置を控えた状態，妊娠
ヘパリン起因性血小板減少症（HIT），TMA，急性白血病（特に急性前骨髄球性白血病や DIC の合併例），再生不良性貧血，その他の骨髄不全症候群が疑われるとき

- □ 緊急性の高い状況では輸血やコンサルテーションを含めた早急な対応が必要であるため，常に念頭におきながら，以下の診断のアプローチを進める。

血小板減少は本物か？

- □ まずは，その血小板減少が偽性でないかの確認が必要である。明らかな出血のサインがなければ検査上の問題かもしれない。
- □ 偽性血小板減少症は，検体の不適切な取り扱いや，患者の体内で産生される EDTA 依存性自己抗体の作用により，採取した検体中で血小板が凝集することで起こる[24]。
- □ 自己抗体産生の機序は不明だが，重症敗血症や自己免疫疾患，悪性新生物，肝疾患を契機として出現した[24]との報告がある。
- □ 手順としては，まず目視で塗抹標本中の血小板凝集の有無を確認する。凝集があれば

抗凝固薬としてヘパリンやクエン酸を用いた採血管で再検を行い，血小板数が正常化すれば偽性血小板減少症と診断できる。

血小板減少は新規発症か？

- 新規発症かどうかの確認が必要である。以前の血液検査結果を入手し，比較する必要がある。
- 慢性 ITP や MDS であれば，以前の血液検査でも血小板減少がみられる可能性が高い。

血小板単独の異常か？

- 血算で，他の血球系統または白血球分画に異常がないかを確認する。複数系統にわたる異常がある場合には，骨髄における造血に異常がある可能性が高くなる。

問診

- 以前の出血症状や既往歴，併存疾患，服薬歴，輸血歴などは鑑別に重要である。
- 服薬歴は，内服のみでなく，以前のヘパリン使用についての確認が，HIT の鑑別のために重要である。

身体診察

- 第一に紫斑の部位を確認する。
- 外傷のない口腔内出血や鼻出血，血尿，血便を伴っている場合には致死的出血のリスクが高く，予防的血小板輸血を考慮しなければならない。
- 血小板減少では，皮下や粘膜に比較的小さな出血（点状出血：数ミリ大，斑状出血：数センチ大）を認めることが多いため，注意深く皮膚を観察する必要がある。筋肉内出血や関節内出血などの深部出血を伴っている場合には，凝固異常を合併している可能性が高い[25]。
- リンパ節腫大や肝脾腫の有無を確認することで，脾機能亢進症や造血器疾患などの背景疾患を推測できる場合がある。
- 四肢の虚血壊死の所見があれば，HIT や DIC（後述）といった血栓傾向を示す疾患を示唆する。

血液検査

- 鑑別診断という観点からは，末梢血塗抹検査，凝固検査，生化学検査，治療という観点からは，輸血準備としての血液型，クロスマッチの提出が必須である。

□ 鑑別診断

末梢血塗抹検査[26]	・血小板凝集所見 ・白血球分画の見直し（機械カウントでは適切にカウントされていない例がある） ・TMA を示唆する破砕赤血球，MDS や白血病を示唆する骨髄芽球，ビタミン B_{12} 欠乏や葉酸欠乏を示唆する過分葉好中球（好中球の核の分葉が 6 以上），MDS を示唆する偽 Pelger 反応（好中球の核の分葉が 2 ばかり）
凝固検査	DIC の鑑別に重要である。
生化学検査：肝機能，腎機能，乳酸脱水素酵素（LDH），ビリルビン	・高度の肝機能障害があれば，肝臓が原因である可能性が示唆される。 ・LDH やビリルビンの高値があり，貧血を伴っていれば溶血性貧血を伴う鑑別疾患（TMA や Evans 症候群など）が示唆される。
網血小板の測定	赤血球同様，産生低下なのか破壊亢進なのかの鑑別が可能となるが[27]，まだ測定法が確立されていないなどの問題がある。

骨髄検査

適応	・以上の情報で鑑別が困難なとき ・骨髄の疾患が鑑別疾患に考えられるとき
禁忌	重症 DIC

□ 高度血小板減少単独では，骨髄穿刺および生検の禁忌ではない。ただし，血小板が 2 万/μL 以下の際には血小板輸血を行ってから施行したほうがよい[28]とされる。

□ 骨髄検査所見とその解釈（例）

巨核球の数	正常または増加していれば，末梢での破壊または消費の病態，減少していれば血小板産生の問題であることがわかる。
巨核球の異型性	MDS を示唆する所見である。
血球貪食像	血球貪食症候群を示唆する所見である。
染色体異常	血液悪性腫瘍を示唆する所見である。
悪性細胞の存在	急性白血病，多発性骨髄腫の診断が可能である。また，リンパ腫や固形癌の浸潤の診断も可能である。

診断

□ 以上の情報を統合して行う。前述のように，複数の原因にまたがって存在することもあるため，注意が必要である（図 7-2-3）。

マネジメント（総論）

血小板輸血

□ 血小板数と出血リスクが必ずしも一致しない（前述）。その理由には血小板機能や凝

図 7-2-3　血小板減少の鑑別
（山田悠史. 血小板減少と増多へのアプローチ. Hospitalist 2015；3：829-43 より転載）

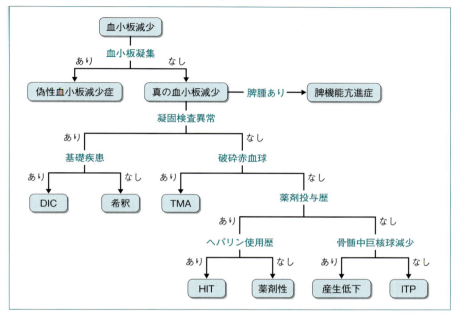

固能の違いという点が含まれる。
- 例えば，一部の MDS のケースや先天性の血小板機能異常症では，血小板機能が正常よりも低下しており，血小板数に比して出血リスクが高くなる。また，DIC や重症肝疾患では，血小板減少に加えて凝固異常も加わるため，血小板数に比して出血リスクは高くなる。
- 出血リスクが高いと判断されるケースでは予防的な血小板輸血の適応と考えられる。

一般的な手術の周術期で，血小板5万/μL 以下のとき（その他の侵襲的治療での輸血の閾値については表 7-2-1[29～31]を参照）
血小板 1 万/μL 以下のとき
wet purpura（例：口腔粘膜出血や鼻出血）が認められるとき
以前，血小板減少による自然出血が認められた既往がある場合，その際の血小板数と同等まで低下しているとき

- しかし，輸血の閾値のエビデンスは必ずしも確立しておらず，背景疾患によってリスクは大きく異なる可能性がある。また，出血リスクを評価できる検査はない[32]というのが現時点での見解である。よって実臨床では，血小板の絶対数に頼りすぎないことも重要である。

表 7-2-1　各侵襲的処置での血小板輸血の閾値の例

手技	血小板数の閾値（/μL）
脳外科手術	10 万
硬膜外麻酔	8 万
一般の手術	5 万
腰椎穿刺	
内視鏡処置	
内視鏡観察のみ	2 万
中心静脈路留置	
骨髄穿刺・生検	

□血小板輸血の禁忌

厚生労働省の血液製剤の使用指針	・HIT，血栓性血小板減少性紫斑病（TTP），溶血性尿毒症症候群（HUS）は「原則適応とならない」と記載されている．これらの疾患では，輸血により血栓症が促進されるおそれがあるからである． ・後向き研究[33)]では，血小板輸血により，動脈血栓症リスクが TTP で 1.4％，HIT で 3.8％ 上昇したと報告されている． ・指針のとおり，不用意な輸血は許されないが，活動性の出血がある場合や中心静脈カテーテル留置などの侵襲的処置で出血が懸念される際には，有益性と有害性を比較して使用を十分考慮すべきである．

使用薬剤の確認

□5 万/μL を下回る重症血小板減少症のケース，または活動性の出血のあるようなケースでは，抗血小板薬，抗凝固薬など，中止すべき薬剤が投与されていないかを確認する必要がある．
□NSAIDs にも抗血小板作用があるため（前述），オピオイドなど他の薬剤で代替可能であれば，避けたほうがよい．

血小板減少と血栓傾向

□血小板が減少しているにもかかわらず，出血よりもむしろ血栓傾向に気をつけなければならない疾患があるので注意が必要である．
□HIT，DIC，TMA，抗リン脂質抗体症候群，夜間発作性血色素尿症では，種々の血栓症を発症する可能性があり，抗凝固薬の投与を要することがある．逆にいえば，血栓症を発症している患者の血小板減少では，これらの鑑別を中心に診断を進めていくことになる．

マネジメント（各論） P G

敗血症

- ICU における血小板減少の原因として最多である。
- 複数の機序が血小板減少に寄与すると考えられている。
- 機序は不明であるが，直接的に骨髄抑制をきたし得る[9]ことが報告されている。
- 必ずしも DIC の診断基準を満たさなくても，血管内皮細胞障害を介した凝固カスケードの亢進，微小血栓形成による血小板消費亢進という DIC のメカニズムも関与し得る。
- 炎症性サイトカインによるマクロファージの活性化により，血球貪食をきたす[34]とする報告もある。
- 治療は，敗血症の根本治療と支持療法である。

TTP-HUS

- TTP と HUS は，背景にある病態が異なるが，結果として引き起こされる臨床像が近似しているため，近年ひと括りに取り扱われることが多い。
- 病態

血管内血栓形成
微小血管障害性溶血性貧血
血栓症による臓器障害により特徴づけられる疾患群
TMA に分類される疾患

- 診断は，Coombs 試験陰性の溶血性貧血，血小板減少，末梢血塗抹標本による破砕赤血球の証明が必要である[35]。
- 溶血性貧血の指標

LDH，間接ビリルビンの上昇，ハプトグロビンの低値
LDH 上昇とハプトグロビン低下：いずれか一方を認める場合の感度は 92％，両方を認める場合の特異度は 90％[36]という報告がある。

- 破砕赤血球は，末梢血塗抹標本において，100 倍視野で 2 つ以上認める場合に微小血管障害性溶血性貧血を示唆する所見である[37]。

TTP の病態と診断

- von Willebrand 因子の特異的な切断酵素（ADAMTS13）の活性低下が生じ，von Willbrand 因子のマルチマーが切断されずに循環血液中に蓄積することで，血栓形成が発生する病態である[35]。
- ADAMTS13 活性が著減する原因[38]

先天性 TTP（USS）	遺伝子異常に基づく。
後天性 TTP	ADAMTS13 に対する抗体が形成される。成人発症例の 95％ 以上を占める。

□臓器障害[38]

神経学的異常（2/3）	精神神経症状は，頭痛，意識障害，麻痺，知覚障害，視力障害，痙攣など幅広く，後向きに確認して明らかになるケースもあるため，注意を要する。
腎機能障害（50%）	

□診断基準として，以下をすべて満たせば TTP と診断できる。

他に原因を認めない 10 万/μL 未満の血小板減少
破砕を伴う Coombs 試験陰性のヘモグロビン値が 12 g/dL 未満の溶血性貧血
ADAMTS13 活性が 10% 未満に著減

□発熱，腎機能障害，神経障害を含めた古典的な 5 徴候を満たす症例はまれである[39]ということは知っておくべきである。
□加えて，抗 ADAMTS13 自己抗体が陽性であれば，後天性 TTP と診断する。陰性であれば先天性 TTP の可能性が考えられる[35]。

■ TTP の治療
□ADAMTS13 活性および自己抗体の測定には数日を要するため，疾患の緊急度を考えると，結果が到着するまで治療開始を遅らせるのは得策ではない。
□臨床的に疑った時点で治療を開始し，これらの結果を待つというアプローチが現実的である。BSH（British Society for Haematology）のガイドライン[40]でもこのようなアプローチが推奨されている。
□治療[41]

先天性 TTP	ADAMTS13 の補充（血漿輸注）
後天性 TTP	ADAMTS13 の補充とマルチマーの除去，抗体除去を目的とした血漿交換と免疫抑制療法

■ HUS のマネジメント
□志賀毒素産生大腸菌 Shiga toxin-producing *Escherichia coli*（STEC）の毒素が関与する典型例（STEC-HUS，全体の 90% を占める）と，補体制御因子の異常と補体系の異常活性化が原因となる非典型例〔atypical HUS（aHUS），約 10%〕に分けられる[35]。
□STEC-HUS は，腹痛や血便などの腸炎症状が先行し，これらが軽快する頃に高度の腎障害を伴う TMA として発症する[42]。
□一般に，TTP と比較して，血小板減少は軽度であることが多い。小児例が多く，支持療法のみで自然軽快することが多い。
□aHUS でも，8 割に下痢のエピソードを認め，病歴のみからの鑑別は難しい。aHUS は，放置すると半数で死亡や末期腎不全につながる，極めて予後不良な疾患であり[43]，正確な鑑別は治療方針を決定するうえで非常に重要である。
□現状では，TMA を満たす症例のうち，腎機能障害があり，ADAMTS13 があまり低下しない症例，血漿交換への反応が乏しい症例に対して，便からの STEC やその毒素の検出を行い，陰性であることから診断をすることが多い[43]が，いまだ正確な診断

法は確立されていない。
- 治療は，STEC-HUS であれば支持療法，aHUS ではエクリズマブという補体の C5 に対する抗体製剤の有効性が確立しつつある[35]。

HIT

- HIT は，未分画ヘパリン，低分子ヘパリンのいずれでも，ヘパリン使用中に一定の頻度で起こり得る。ヘパリン投与中の患者に血小板減少が発生したら，この病気をまず思い浮かべたい。
- 発症率はヘパリン使用患者の 1〜2% と知名度の割に低く[44]，他の鑑別疾患も含めた丁寧な考察が必要とされる。
- Type I HIT，Type II HIT

	発症時期	機序	症状
Type I	4 日以内	非免疫機序	なし
Type II	4〜10 日後	免疫機序：ヘパリンと血小板第 4 因子（PF4）の複合体に対する抗体が形成され，これが血小板機能を亢進させることによって生じる[45]。	血栓症

- あくまで臨床診断が重要となるが，4T スコアというスコアリングシステムが知られており（表 7-2-2）[46,47]，これで事前確率の高い場合には heparin-PF4 抗体を測定すると診断の補助となる[48]。
- HIT のリスク因子[49,50]

未分画ヘパリンの使用（低分子ヘパリンと比較して）
外科患者
女性
以前のヘパリン投与歴

- 治療（A ラインの圧バッグからもヘパリン抜きを忘れないこと）

HIT が強く疑われる場合	・ルートフラッシュを含む，すべてのヘパリンを中止する必要がある。 ・血小板輸血は病態を悪化させるため，よほどの出血などがないかぎりは原則禁忌となる。
血栓が存在している場合	直接トロンビン阻害薬であるアルガトロバンの投与の適応となる[51]。

尿毒症

- 尿毒症では，血小板減少は起こらないものの，血小板細胞構造の変化や表面抗原の発現の低下，活性化シグナルの発現低下など，複数の機序で血小板機能のほぼすべてのステップが障害されると考えられている[52]。
- 尿毒症による血小板機能低下に対し，出血のない患者では一般的なマネジメントのみで十分であるが，活動性に出血している患者で血小板機能低下が示唆される患者に対しては特別な治療の選択肢が考え得る[52]。

表 7-2-2　4T スコア

4T	2	1	0
Thrombocytopenia 血小板減少	＞50％減少 または 最低値≧2万/μL	30～50％の減少 または 最低値1万～1.9万/μL	＜30％減少 または 最低値＜1万/μL
Timing (of platelet count fall or thrombosis) 血小板減少や他の後遺症のタイミング	ヘパリン開始後5～10日，もし過去30日以内に使用していたなら1日以内	ヘパリン使用後10日以降 または 30～100日前にヘパリン使用歴のある場合は1日以内	4日以内（ヘパリン使用の既往なし）
Thrombosis (or other clinical sequelae) 血栓症または他の後遺症	新たな血栓症 皮膚壊死 ヘパリンボーラス後の全身反応	血栓症の進行，再発 皮膚紅斑 血栓症疑い（まだ確認していない）	なし
o**T**her cause for thrombocytopenia ほかの血栓症の原因	ほかの血小板減少の原因がはっきりしない。	ほかに原因がある可能性がある。	ほかに明らかに原因がある。

検査前確率	スコア
高い	6～8
中	4～5
低い	0～3

ヘパリン開始日を第0日と数える。血小板が減少し始めた日が発症日となる。

Warkentin TE, et al. Non-necrotizing heparin-induced skin lesions and the 4T's score. J Thromb Haemost 2010；8：1483-5. および Linkins LA, et al. Treatment and prevention of heparin-induced thrombocytopenia：Antithrombotic Therapy and Prevention of Thrombosis, 9th ed：American College of Chest Physicians Evidence-Based Clinical Practice Guidelines. Chest 2012；141（2 Suppl）：e495S-530S より作成

□治療

腎代替療法	尿毒症物質の除去を介し，慢性腎臓病の約2/3の患者の出血傾向のコントロールに有効である[53]。
デスモプレシン	血管内皮からの von Willebrand 因子の発現，血小板表面のグリコプロテインの発現増加などを介して血小板機能の改善をきたす[54]。尿毒症患者の約半数に有効である[55]。
エストロゲン	エストロゲンの機序は不明である。日本では保険適応外。

（山田　悠史）

第3章 赤血球の生理および貧血の対応

赤血球の生理機能（造血と酸素運搬能） P

生体内の赤血球動態

- 成人の血液1Lには，6兆（$6×10^{12}$）個の赤血球が含まれている。全血液量を5Lとすると，循環血液中に約30兆個の赤血球が存在する。
- 循環血液中の赤血球交換率は平均1日1%であり，赤血球の量を維持するためには，1日に3千億個の赤血球が産生される必要がある。
- 赤血球の産生はエリスロポエチン（EPO）により調節されている[1]。
- EPOは腎臓の間質細胞から分泌される造血刺激ホルモンで，EPO産生細胞は，動脈血酸素含量の減少に反応し，EPOの分泌を亢進する。

酸素摂取量（VO_2）

- $VO_2=CO×13.4×Hb×(SaO_2-S\bar{v}O_2)$
  CO：心拍出量，Hb：ヘモグロビン濃度，SaO_2：動脈血酸素飽和度，$S\bar{v}O_2$：混合静脈血酸素飽和度
- 酸素運搬系は，Hbを含むどの変数が変化した場合でも，VO_2が一定に維持されるように調節する。
- 貧血，すなわちHb濃度の低下の場合，COと末梢組織での酸素摂取率（$SaO_2-S\bar{v}O_2$）[2]の両者が増加することで，VO_2が一定に維持される。

貧血による心拍出量増加の機序

- 血液粘度の低下は心室の後負荷を軽減し，心室1回拍出量を増加させる。
- 貧血は交感神経系の活性化を介し，心収縮性を増強させることで心拍出量を増加させる[3]。心拍出量の増加に伴い，また血液粘度は低下し，さらに心拍出量は増加する。
- 貧血の際には，冠動脈と脳循環の血流を選択的に増加させ，他の臓器血流を減少させることで，心筋代謝と脳代謝を保護する効果をもつ[4]。
- 貧血の際には，末梢組織での酸素摂取率の代償性増加により，VO_2は一定に保持されるが，高度の貧血ではVO_2を代償しきれなくなり，組織は酸素代謝失調dysoxiaに陥り（dysoxiaの閾値：酸素摂取率が，VO_2の50～60%），乳酸産生の増加を伴う。
- 健常成人での等容量性貧血に関する検討[5]によると，Hb濃度が5g/dLになっても組織酸素化には有害な影響が及ばないとされる。

貧血 P O

定義

- Hb濃度の基準値は性差があり，男性14 g/dL未満，女性12 g/dL未満が採用されている[6]。
- Hb濃度は年齢も影響する。高齢者では，若年・中年と比較して低値となることが多く，高齢患者の診療の際には注意を払う必要がある。

鑑別診断

- 発症メカニズム，あるいは赤血球指数による分類をもとに行う。
- 発症メカニズムによる分類

| 赤血球の産生低下 |
| 赤血球の崩壊亢進 |
| 赤血球の血管外喪失 |

- 赤血球指数〔平均赤血球容積（MCV）と平均赤血球Hb濃度（MCHC）〕による分類[6]と鑑別診断アルゴリズム（図7-3-1）

① 小球性低色素性貧血	MCV＜80 fL，MCHC＜30％
② 正球性正色素性貧血	①，③以外
③ 大球性貧血	MCV＞100 fL

ICUにおける貧血の原因 P

- 3日以上ICUに入室した患者の約95％が貧血を呈する[7]。
- 入院期間の延長や死亡率の上昇を含む予後不良と相関している[8]。
- 主な原因[2]

| 検査のための頻回採血 |
| 全身性炎症〔anemia of inflammation（AI）〕[9] |
| 臨床的・潜在性の消化管出血 |
| 外傷後出血 |
| 外科的処置による失血 |

- ICU患者の24時間の平均採血量は41.1 mLであり[8]，他の入院患者の4倍以上に達する[10]とされる。頻回な採血の継続は，赤血球の喪失のみならず，造血に必須な鉄の喪失もまねき，貧血を進行させ得る。

全身性炎症（AI）

- ヘプシジン過剰による網内系マクロファージでの鉄再利用障害である。
- ヘプシジンは，十二指腸粘膜上皮からの鉄の吸収障害，網内系細胞（マクロファージ）

表7-3-1 鉄欠乏性貧血，全身性炎症，合併例の診断のための各指標

	鉄欠乏性貧血	全身性炎症	鉄欠乏性貧血と全身性炎症の合併
血清鉄	↓↓	↓↓	↓↓
トランスフェリン	↑↑	↓↓	正常 or ↓
トランスフェリン飽和度	↓↓	↓↓	↓↓
フェリチン	↓↓	↑↑	正常 or ↑
亜鉛プロトポルフィリン	↑↑	正常 or ↑	↑↑
トランスフェリン受容体	↑↑	↓↓	↑
トランスフェリン受容体/log フェリチン比	↑↑	↓	↑
ヘプシジン	↓↓	↑↑	正常 or ↓
C反応性蛋白（CRP）	正常	↑	↑

Heming N, et al. Iron deficiency in critically ill patients: highlighting the role of hepcidin. Crit Care 2011; 15: 210 より作成

からの鉄の放出障害，骨髄の赤芽球での鉄の利用障害を引き起こす。
- インターロイキン（IL）-6 などの炎症性サイトカインに反応し，肝細胞からヘプシジンが産生される[11]。
- 炎症性サイトカインは，腎臓での EPO 産生の抑制，骨髄での EPO 反応性の抑制，赤血球の破壊亢進を引き起こす。
- 検査所見

| 血清鉄低下 |
| トランスフェリン低下 |
| フェリチン上昇 |

- Bobbio-Pallavicini ら[12]は，ICU 患者の 75% が全身性炎症を併発していたと報告している。多くは敗血症を併発し，敗血症の改善に伴い全身性炎症も改善している。
- Heming ら[13]は，重症患者の 40% 以上で，全身性炎症以外に鉄欠乏性貧血（IDA）を併発していることを報告している（表7-3-1）。

診断のピットフォール P O

- 判断の指標である Hb 濃度は，血漿量の変化の影響を受けることに注意する。
- 特に ICU の重症患者では，以下に述べる種々の理由で血漿量の変化が予想され，Hb 濃度は貧血の信頼できる指標とはならない[14,15]。
- 血漿量減少/増加の主な原因

| 血漿量減少 | 血管壁透過性亢進，低アルブミン血症，利尿薬 |
| 血漿量増加 | 短時間の急速な輸液 |

図 7-3-1 貧血の鑑別

(Means RT et al. Anemia: General Considerations. In: Greer JP, et al. Wintrobe's Clinical Hematology. Twelfth Edition. Philadelphia: Lippincott Williams & Wilkins, 2009: 779-809 を改変した，外山高朗．貧血と赤血球増加症へのアプローチ．Hospitalist 2015; 3: 803-13 より許可を得て転載)

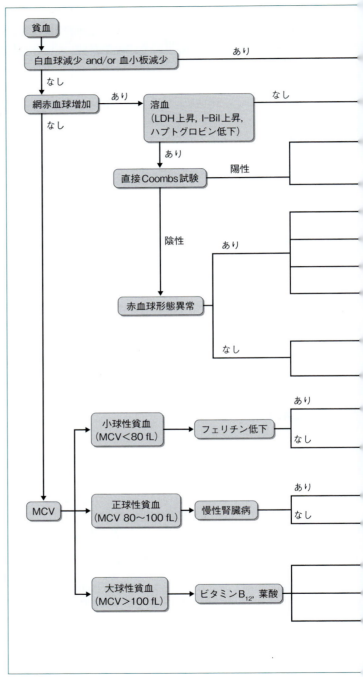

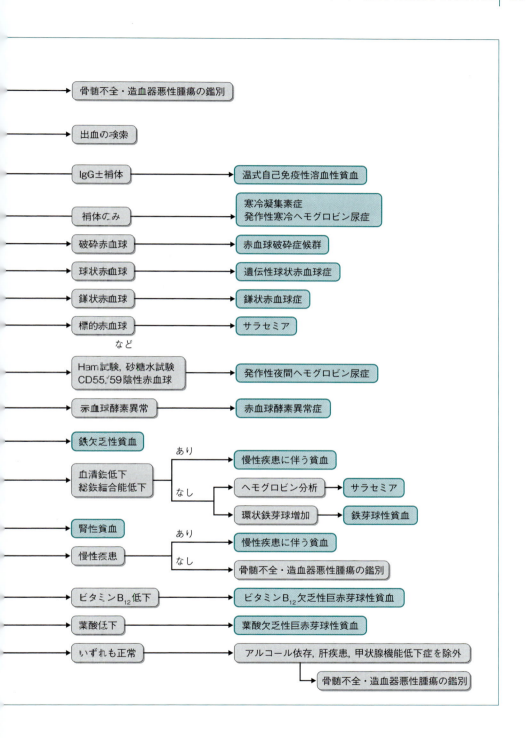

- □ 仰臥位のため，立位と比較して，下肢の間質液が血管内に流入して血漿量が増加する。
- □ 急性出血の際は，赤血球の喪失と同時に急速な血漿量の低下が起こる[2]。
- □ 末梢組織において酸素利用障害が起きていることが多くあり，その場合には，輸血をすると中心静脈血酸素飽和度（ScvO₂）は見かけ上改善することに留意する必要がある。
- □ Sadaka ら[16]によると，敗血症患者 46 人に赤血球輸血を行ったところ，ScvO₂ は赤血球 1 単位ごとに 5% 上昇したが，死亡率は改善しなかった。
- □ Hb の見かけ上の数値に惑わされず，輸血を控えたり，時には採血を数時間後に再検するなど，総合的に判断していく。

ICU における貧血の治療 E O

赤血球輸血の開始基準

- □ ICU 患者の 50% 以上が赤血球輸血を受けている。長期滞在（>7 日）では頻度は 85% にまで上昇する[17]。
- □ 貧血を補正するための赤血球輸血の適応に関するエビデンスは限られている。
- □ 1942 年の勧告以来，一般的には Hb 濃度 10 g/dL 未満が赤血球輸血の開始基準とされてきたが，複数の臨床研究[18,19]により，Hb 濃度 7 g/dL まで低下しても急性心筋梗塞や不安定狭心症を除くほとんどの患者で問題がなく，赤血球輸血の回数を減らせることが示されている。
- □ 輸血に関連するリスクが注目され，より厳密に輸血の必要性が評価されるようになっている。Hb 濃度 7 g/dL は，ACS のない患者における輸血基準として提示されているが，実際には 2004 年の時点で全体の 25% の実施にすぎない[20]。
- □ ICU 患者を対象とした生命予後に関する 2 つの観察研究[8,20]では，輸血実施患者の死亡率が有意に高いことが示されている。
- □ さらに，赤血球輸血と外傷後や術後の感染症併発との関連性が示唆されている[9]。輸血されたアロ白血球による免疫修飾の関与が考えられている[21]。
- □ 赤血球輸血 1 単位中には 200～250 mg の鉄が含まれているが，慢性的に輸血が繰り返されることにより，網内系の鉄貯蔵が飽和して二次的に鉄過剰に陥り，他臓器に鉄が蓄積する（ヘモジデローシス）リスクが上がることが知られている[22]。特に再生不良性貧血や骨髄異形成症候群（MDS）など，輸血を繰り返す必要のある患者においてリスクが高い[22]。
- □ 以上からも，赤血球輸血により Hb 値を改善させることで，逆に予後が悪化する可能性が示唆されており，現時点では数値指標ではなく臨床的必要性を考慮した，必要最小限での輸血が推奨されている。
- □ なお，日本では人種的に Rh 陰性者の数が 0.5% と少ない（白人では 15%）ため，安定して血液を確保するために，Rh 陰性者を登録するシステムを採用している。

EPO 製剤

- □ ICU 患者での赤血球輸血投与の縮小を目指し，EPO 製剤の有効性が検討されているが，

現時点ではその有効性は明らかではない。
- ICU 患者 1,460 人を対象とした RCT[23]では，EPO 製剤投与群と非投与群間で赤血球輸血の投与回数に有意差を認めず，むしろ EPO 製剤投与群で血栓症の合併が有意に増加していた。ただし，EPO 製剤投与群で，特に 48 時間以上 ICU 滞在中の外傷後患者において死亡率の低下が確認され，EPO 製剤の臓器保護効果の可能性が考察されている。
- 一方で，メタ解析[24]では，死亡率や ICU 滞在期間などにおける有効性は認められていない。

鉄剤

- ICU の多くの患者で全身性炎症と鉄欠乏性貧血の併発が示唆されている。
- 鉄欠乏性貧血に対する鉄剤の投与に際し，酸化ストレス障害や理論上の細菌感染症発症リスクの増加を念頭におく必要がある。しかし，血液透析患者での観察研究[25]では，鉄剤投与と感染症リスクの関連性は指摘されていない。
- Heming ら[13]は，血清 CRP，フェリチン，トランスフェリン受容体/log フェリチン比，ヘプシジンを指標として鉄剤投与の適応を決定することを推奨している。
- 鉄剤の投与経路に関しては，ヘプシジン過剰による十二指腸からの鉄吸収阻害の可能性を考慮し，経口投与より経静脈的投与が有効な可能性がある[26]。

（五味渕 智香）

第4章
凝固異常

血液凝固の機序

- 止血の段階は血小板を主体とする一次止血，凝固因子を主役とする二次止血に分けられる。
- 血液凝固に対する正しい理解は，無駄な検査を避け，的確に診断・治療を進めるうえで重要である。

凝固カスケード

- 血管内皮障害に伴う組織因子（第Ⅲ因子）の流入を活性化の引き金とする外因系と，異物への接触を引き金とする内因系の 2 つの経路から始まって，共通系とよばれる 1 つの経路に合流する（図 7-4-1）。

図 7-4-1　凝固カスケード

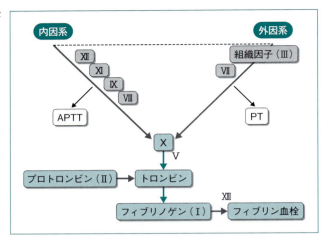

外因系	第Ⅶ因子（Ⅶ）のみからなる。血管内皮細胞の障害により組織因子が血液中に流入することで活性化され，共通系につながる。
内因系	第Ⅻ因子（Ⅻ），第Ⅺ因子（Ⅺ），第Ⅸ因子（Ⅸ），第Ⅷ因子（Ⅷ）からなる。異物への接触を契機として順番に活性化が進み，共通系につながる。
共通系	活性化されたⅦ（外因系）またはⅧ（内因系）によって第Ⅹ因子（Ⅹ）が活性化され，第Ⅴ因子（Ⅴ），第Ⅱ因子（Ⅱ：プロトロンビン），第Ⅰ因子（Ⅰ：フィブリノゲン）へと進む。フィブリノゲンが活性化されてフィブリンに変化することで，フィブリン血栓が形成され，二次止血が完成する。

□凝固因子は，第Ⅰ因子から第ⅩⅢ因子（ⅩⅢ）まで存在するが（第Ⅳ因子と第Ⅵ因子は欠番），発見された順であり活性化の順番とは無関係である。一方で，番号は付いていないものの，補因子として凝固にかかわるものもある。

□凝固因子と補因子

Ⅰ	フィブリノゲン	Ⅶ	安定因子
Ⅰa	フィブリン	Ⅷ	抗血友病因子
Ⅱ	プロトロンビン	Ⅸ	クリスマス因子
Ⅱa	トロンビン	Ⅹ	Stuart-Prower 因子
Ⅲ	組織因子	Ⅺ	血友病 C 因子
Ⅳ	Ca イオン	Ⅻ	Hageman 因子
Ⅴ	不安定因子	ⅩⅢ	フィブリン安定化因子
Ⅵ	なし	Ⅷの補因子	von Willebrand 因子

凝固異常の鑑別

- □ 重要な病歴

家族歴
過去の出血歴
先天性疾患と後天性疾患
急性経過と慢性経過の区別
発症の引き金となるようなエピソード
肝疾患などの既往歴
抗凝固薬や輸血を含めた投薬歴

- □ 先天性の凝固因子欠乏症は，100万人当たり0.5〜2人の割合で存在する[1,2]。多くの場合には小児期から出血症状がみられるが，von Willebrand病では小児期に出血症状が目立たないこともある。
- □ ICUでみられる凝固異常のほとんどは，後天的に獲得されたものである。このうちの大部分をワルファリンやヘパリンなどの抗凝固薬によるものが占める[3]。
- □ 身体診察では，出血の部位や性状に注意する。

一次止血の障害（血小板）	皮膚や粘膜の出血が前景に立つ。
二次止血の障害（凝固系）	関節や筋肉など深部からの出血が多い。

凝固検査

- □ プロトロンビン時間（PT），活性化部分トロンボプラスチン時間（APTT）を用いて鑑別診断を進める。
- □ PTは，外因系と共通系を評価するための検査である。APTTは，内因系と共通系を評価するための検査である。

PT延長，APTT正常

- □ PTの単独延長は外因系の異常を示唆し，Ⅶの活性が10％未満に低下したときにみられる[3]。
- □ Ⅶはビタミン K依存性に肝で合成され，その半減期は4〜6時間と極めて短い。このため，肝不全の初期やビタミンK欠乏，ワルファリン作用ではPTの単独延長をきたす。これらは重症化すると，より半減期の長いビタミンK依存性凝固因子であるⅨ，Ⅹ，Ⅱの活性低下によってAPTTの延長もきたすことがある。
- □ 抗菌薬投与による腸内細菌叢の変化も，ビタミンK欠乏を介したPT延長をきたす。先天性の第Ⅶ因子欠乏症は極めてまれである。

PT正常，APTT延長

- □ APTTの単独延長は内因系の異常を示唆し，Ⅻ，Ⅺ，Ⅸ，Ⅷのいずれかの活性が15〜30％まで低下したときにみられる[3]。

表 7-4-1　DIC 診断基準の比較

	厚生労働省	ISTH	急性期
基礎疾患	あり：1 点	必須項目	必須項目
臨床症状	出血症状：1 点 臓器症状：1 点	なし	SIRS≧3 項目：1 点
血小板数 （×10^4/μL）	8～12：1 点 5～8：2 点 ＜5：3 点	5～10：1 点 ＜5：2 点	8～12 or ≧30% 減少：1 点 ＜8 or ≧50% 減少：3 点
FDP（μg/mL）	10～20：1 点 20～40：2 点 ＞40：3 点	FDP，D ダイマー 中等度増加：2 点 著明な増加：3 点	10～25：1 点 ＞25：3 点
フィブリノゲン （mg/dL）	100～150：1 点 ＜100：2 点	＜100：1 点	なし
PT	PT 比 1.25～1.67：1 点 ＞1.67：2 点	PT 秒 3～6 秒延長：1 点 ≧6 秒延長：2 点	PT 比 ＞1.2：1 点
DIC 診断	≧7 点	≧5 点	≧4 点

	厚生労働省	ISTH	急性期
感度	51.3%	50.4%	80.0%
特異度	64.9%	71.4%	33.2%
オッズ比	1.88	2.55	1.99

ISTH：International Society on Thrombosis and Haemostasis
＊2017 年に日本血栓止血学会から新しい DIC 診断基準が発表された。

Kaneko T, et al. Diagnostic criteria and laboratory tests for disseminated intravascular coagulation. J Clin Exp Hematop 2011；51：67-76 をもとに作成

ゲン低値，D ダイマー高値が特徴的な所見であり，肝疾患や進行期悪性腫瘍が背景に存在し，適切な補充療法によっても出血のコントロールが難しい場合には考慮する[5]。

凝固異常の管理 G E

凝固異常症の治療

- 凝固因子の欠乏による凝固異常症では輸血などによる補充療法が主体となるが，出血や処置を伴わない患者では，原則として凝固検査の値を是正するためだけの補充は推奨されない[5]。
- 活動性出血を伴っている場合や観血的処置を行う場合には，輸血により PT・APTT を正常の 1.5 倍以内に保つよう凝固因子の補充を行うことが多い[3,5]。
- インヒビター型の疾患に対しては，インヒビター産生を抑えるための免疫抑制療法や

表7-4-2 ワルファリン過量投与時の対処法

PT-INR	出血の有無	推奨されている対処法
<5.0	無	ワルファリンの減量，または1回分スキップして減量で再開，またはPT-INRの延長が軽度であれば減量なし。
5.0〜9.0	無	1〜2回分スキップし，減量して再開，または1回分スキップしてビタミンKを1〜2.5 mg経口投与。
>9.0	無	一度中止して，2.5〜5 mgのビタミンKの経口投与を開始。INRを頻繁にチェックし，必要に応じてビタミンKを追加投与。PT-INR<3.0で減量して再開。
数値にかかわらず	有	中止して，5〜10 mgのビタミンKを緩徐に静注する。緊急を要する場合にはプロトロンビン複合体またはFFPを投与。

Holbrook A, et al. Evidence-based management of anticoagulant therapy : Antithrombotic Therapy and Prevention of Thrombosis, 9th ed : American College of Chest Physicians Evidence-Based Clinical Practice Guidelines. Chest 2012 ; 141 (2 Suppl) : e152S-84S より

インヒビターの除去療法（ステロイド投与や血漿交換など）も検討する。FFPの投与のみでコントロール困難な出血に対しては，遺伝子組換え型活性化第Ⅶ因子製剤やプロトロンビン複合体製剤（PCC）を使用する。

抗凝固療法中の出血・観血的処置への対応

ワルファリン

- ワルファリンによる抗凝固療法中に出血を合併した場合には，ワルファリンの投与を中止し，ビタミンKとPCCの投与を考慮する[8]。
- ビタミンKは5〜10 mgを緩徐に静注し，PT-INRの値を確認しながら，必要に応じて12時間ごとに繰り返す。
- PCCは，主に血友病の治療のために用いられる凝固因子製剤で，ビタミンK依存性凝固因子4種（Ⅶ，Ⅺ，Ⅹ，Ⅱ）を含むもの（4-factor PCC）と，Ⅶを含まないもの（3-factor PCC）に分けられる。3-factor PCCを用いる場合には，Ⅶを含むFFP，または遺伝子組換え型活性化第Ⅶ因子製剤との併用が望ましい。これらの効果について複数のケースシリーズ[9,10]や小規模RCT[11]での報告があり，FFPに対する優越性が示されている。
- 2017年3月に，4-factor PCCであるケイセントラ®がビタミンK拮抗薬内服中の出血に対して承認された。
- 準緊急の観血的処置や手術の際には，ビタミンKによる拮抗を行う。ビタミンK 3 mgの静注により，12〜18時間後には94％の患者でPT-INRを1.4以下にコントロールすることができた[12]という報告がある。出血や処置を伴わない場合のPT-INRの補正に関しては表7-4-2に示す[8]。
- ビタミンKの投与経路については，内服と静注で24時間後の効果に差がなかった[13]とする報告がある。効果発現の速さから，緊急の状況では静注が選択されることが多

図 7-4-3 抗凝固薬の作用部位

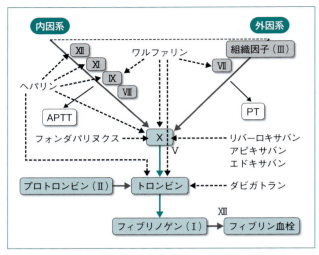

いが，時にアナフィラキシーを引き起こすことがあり，時間をかけて投与する。緊急度の低い状況では，内服が好まれる傾向にある。皮下注射は前二者と比較して有意に効果が落ちるため，現在では使用されない。

■ ヘパリン
□ 未分画ヘパリンや低分子ヘパリンなどによる抗凝固療法中の出血に対しては，ヘパリン投与を中止し，プロタミンによる拮抗を考慮する。
□ ヘパリン100単位に対して1 mgがプロタミン投与量の目安となるが，ヘパリンの最終投与時刻や投与経路から，体内に残存するヘパリン量を推測して量を決定する[5]。
□ フォンダパリヌクスの作用は，プロタミンでは拮抗できない。

■ DOAC（ダビガトラン，リバーロキサバン，アピキサバン，エドキサバン）
□ 2016年9月に，ダビガトランの拮抗薬であるイダルシズマブが承認された。
□ 最終内服から2時間以内であれば，活性炭による吸着を考慮する[14]。ダビガトランは血液透析により除去されるため，重度の出血を合併している場合には検討の余地がある。
□ 十分なエビデンスはないが，致死的出血ではPCCや抗線溶薬（トラネキサム酸）の投与も検討する価値はある[15]。
□ FFPの投与を支持する根拠はないが，大量出血に伴う希釈性凝固障害を併発している場合にはよい適応となる（図7-4-3）。

凝固異常患者における血栓予防

□ ACCPのVTE予防ガイドラインほか[16,17]では，ICUにおいて活動性出血のある患者または出血リスクの高い患者では，弾性ストッキングや間欠的空気圧迫法による機械的予防を行い，出血リスクが低下した時点で薬物的予防に切り替えるよう推奨している。ただし，こうした患者群における機械的予防の有用性を示した前向き研究は存在

- □ せず，弱い推奨にとどまっている。
- □ DIC 患者においては，血栓症のリスクが上昇すると考えられていることから，ガイドライン[18]では，未分画ヘパリンや低分子ヘパリンを用いた薬物的 VTE 予防が推奨されている。
- □ 一方で，重症敗血症患者を対象とした最近の大規模試験[19]では，低用量ヘパリン投与による生命予後改善効果が示されなかったことから，DIC 患者におけるヘパリンを用いた血栓症予防の重要性は低下しつつある。
- □ DIC 患者においても，高度の血小板減少や凝固検査値の異常を伴う場合には，機械的予防を中心とした VTE 予防を行うのが現実的であろう。

DIC の管理 G E

- □ DIC は，ICU における凝固異常のなかで重要な位置を占め，生命予後に重大な影響を与えるが，いまだ背景疾患の治療以外に確立された治療法がなく，国や施設ごとに対処法が異なる。
- □ 背景疾患の治療は，活動性出血が存在する場合，輸血による血小板や凝固因子の補充を行い，血栓症による臓器障害が存在する場合，ヘパリンなどによる抗凝固療法を考慮する[18,20]。
- □ これまでに数々の新規 DIC 治療薬が開発・研究されてきたが，ヒトでの前向き試験で広く有用性が認められた治療法はまだ存在しない。
- □ 日本では 2009 年に「科学的根拠に基づいた感染症に伴う DIC 治療のエキスパートコンセンサス」[21]が発表され，背景疾患の治療と並んで，ヘパリンや新規治療薬を用いた抗凝固療法が重要な柱として位置づけられた。
- □ アンチトロンビンは生体に存在する抗凝固因子の 1 つであり，ヘパリンとの併用において，ヘパリン単独投与と比較して臨床症状の改善が認められた[22]ことから，日本では DIC に対して保険適応を有する。しかし，生命予後改善効果を検証したその後の大規模 RCT[23]では有用性を示すことができず，世界的には用いられていない。
- □ メシル酸ガベキサートやメシル酸ナファモスタットなどの蛋白分解酵素阻害薬に関しては，いずれも日本で行われた小規模研究が根拠となっているが，生存率改善効果は示されていない[21]。海外のガイドライン[18,20]には記載がみられない。
- □ ヒト遺伝子組換えトロンボモジュリン製剤は，日本で行われた小規模 RCT[24]，ヒストリカルコントロール研究との比較試験[25]において，それぞれ DIC からの早期離脱効果，生存率改善効果が示された。しかし，これらの研究には問題点も多く，その有用性の評価には現在進行中の多国間大規模第Ⅲ相試験の結果が待たれる。

〔安部 涼平〕

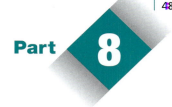

感染症

第1章
カテーテル関連血流感染症（CRBSI）の診断・治療

CLABSI，CRBSI の定義

- central line-associated bloodstream infection（CLABSI）は，サーベイランス目的で使用され，米国 CDC/NHSN によって定義されている。日本環境感染症学会でも同様にサーベイランスを行っているが，臨床的に使用されていない。
- CLABSI は，カテーテル先端の培養を提出する必要がないため，膵炎や他の炎症性疾患による血液培養陽性患者を過大に診断する可能性がある。
- 臨床的には，カテーテル関連血流感染症 catheter-related bloodstream infections（CRBSI）を用いることが一般的であり，ここでは CRBSI についての記載にとどめる。

一般，疫学，病態生理 Ⓟ Ⓞ Ⓖ

- 院内における血流感染症（BSI）には，尿路や肺，術後の創部などから生じる続発性と，原発性があり，多くが後者に由来する[1]。原発性 BSI の原因としては，血管内カテーテル，特に中心静脈カテーテル（CVC）が原因となることが多い[1,2]。
- ICU における内科系疾患での CVC 使用率は 35〜62％ と高く，それに関連した CRBSI は，0.6〜1.4 件/1,000 カテーテル日[3]，あるいは毎年 8 万件発生している[4]という報告がある。

図 8-1-1　カテーテルからの感染経路

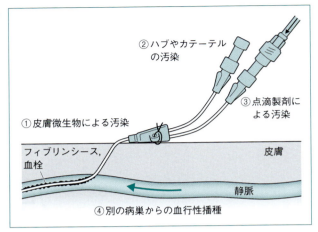

- □ 入院患者における BSI の約半分が ICU で認められる[2]という報告もあり，特に ICU/CCU では重要な感染症である。
- □ カテーテルからの感染経路としては4つのルートが考えられている[5,6]（図 8-1-1）。
- □ CRBSI は CVC のみではなく，末梢挿入型中心静脈カテーテル（PICC）や末梢動脈カテーテルでも認める。
- □ 2013 年のメタ解析[7]では，外来患者において PICC のほうが CVC より CRBSI のリスクが低いことが示唆されたが，入院患者において発生率は同等であり，PICC の有用性はいまだ不明である。
- □ 末梢動脈カテーテルに関しては，CRBSI の頻度が CVC のそれに近い[8,9]との報告，A ラインの感染は CVC より多い[10]との報告もある。
- □ 原因菌はコアグラーゼ陰性ブドウ球菌，黄色ブドウ球菌，腸球菌，*Candida* 属が多く，各ガイドラインでもこれらの菌を想定した原因菌別のマネジメントを紹介している。
- □ 各ガイドラインで用語が定義されている（表 8-1-1，8-1-2）[11,12]。

臨床症状，検査所見　Ⓟ Ⓖ Ⓔ Ⓞ

- □ 血管内デバイス関連菌血症において，臨床的に診断することは時に困難である。CRBSI を示唆する所見を知っておく（表 8-1-3）[13]。
- □ 血清プロカルシトニンが敗血症のマーカーとして広く研究されているが，決定的な結果は得られていない[14]。
- □ 発熱は最も感度が高い臨床所見であるが，特異度は低い。刺入部の炎症もしくは膿は特異度が高いが感度は低い。
- □ 前述のように ICU にて CVC を使用している患者の発熱では，CRBSI も鑑別に挙がるが，その可能性は 10% 前後という報告も複数ある。その疑いが濃厚な場合以外はカテーテル培養をルーチンで行うべきではない。

表 8-1-1　血管内デバイスの種類

末梢静脈カテーテル	通常，前腕または手から挿入。最も汎用される短期留置型。
末梢動脈カテーテル	通常，橈骨動脈に挿入。一般的に重症患者の血流動態を監視し，血液ガスフォローのために使用。
ミッドラインカテーテル	肘前窩から近位の尺側あるいは橈側皮静脈に挿入。中心静脈には到達しない末梢静脈カテーテル。血流感染リスクは CVC と比較し低い。
非トンネル型中心静脈カテーテル（短期留置型 CVC）	中心静脈（鎖骨下，内頸部，大腿部）に留置される最も一般的な CVC。大部分の CRBSI の原因。
トンネル型中心静脈カテーテル（長期留置型 CVC）	外科的に植え込まれた CVC（HICKMAN®，BROVIAC®，あるいはグローション®カテーテルなど）。長期の化学療法，在宅輸液療法，透析を要する患者の血管アクセスに使用。
肺動脈カテーテル（Swan-Ganz カテーテル）	テフロン製イントロデューサーを通して挿入。一般的には平均 3 日間程度の留置。
PICC	主に尺側皮・橈側皮静脈から上大静脈に留置される。ICU の患者においては CVC と同程度の感染リスク。
完全植込み型カテーテル	皮下ポートあるいはリザーバーが皮下にトンネルされる。この皮下トンネルを通し，穿刺針によりアクセスする。感染率は低い。

Mermel LA, et al. Clinical practice guidelines for the diagnosis and management of intravascular catheter-related infection : 2009 Update by the Infectious Diseases Society of America. Clin Infect Dis 2009 ; 49 : 1-45, および Mermel LA, et al. Guidelines for the management of intravascular catheter-related infections. J Intraven Nurs 2001 ; 24 : 180-205 より作成

CRBSI の診断[11]　P　G

☐ 以下の ①〜④ のいずれかを認める。

① 同じ病原体が少なくとも 1 つの末梢の血液培養とカテーテル先端の培養から検出されることが必要となる。	A-Ⅰ
② 1 つのカテーテルハブと末梢の血液培養の検体が陽性となり，CRBSI の基準（定量の血液培養結果），もしくは DTP（表 8-1-2 参照）を満たす。	A-Ⅱ
③ 2 つのカテーテルハブからの定量血液培養において，一方が他方よりも 3 倍以上のコロニー数を認める。ただし，この場合 DTP 基準が使えるかは不明。	B-Ⅱ
④ カテーテルハブからの血液培養で認める病原体のコロニー数が，末梢からの血液培養のコロニー数の 3 倍以上認める。	A-Ⅱ

☐ 各カテゴリーの推奨度

A	推奨を裏付ける十分なエビデンスあり
B	推奨を裏付けるある程度のエビデンスあり
C	推奨を支持するエビデンスに乏しい

表 8-1-2　血管内カテーテル関連感染症の臨床的定義

感染症	定義
カテーテルコロナイゼーション	カテーテル先端，皮下カテーテル断片，またはカテーテルハブにおける定量的あるいは半定量的培養により1種類以上の微生物の成長を認める。
静脈炎	カテーテルが挿入されている，あるいは最近まで挿入されていた静脈に沿って認める硬結，発赤，熱感，疼痛，圧痛
カテーテル刺入部の感染	
微生物学的	カテーテル刺入部の滲出液の培養で微生物を認める。血流感染を認める場合と，認めない場合がある。
臨床的	カテーテル刺入部から2cm以内に紅斑，硬結，圧痛を認める。他の感染徴候（発熱や刺入部からの膿性の滲出物）を伴うこともある。血流感染を認める場合と，認めない場合がある。
トンネル感染	カテーテル刺入部から2cm以上離れて，皮下トンネルに沿って紅斑，硬結，圧痛を認める（例：HICKMANカテーテルやBROVIACカテーテル）。血流感染を認める場合と，認めない場合がある。
ポケット感染	完全植込みデバイスの皮下ポケットに感染性の液体貯留を認める。しばしばポケット上の皮膚の圧痛，紅斑，硬結，自然破裂，皮膚壊死を伴うことがある。血流感染を認める場合と，認めない場合がある。
血流感染	
注射液関連	注射液と末梢から採取された血液から同様の微生物を認め，他に明らかな感染源を認めない。
カテーテル関連血流感染	血管内デバイスの存在する患者の末梢静脈から採取された1本以上の血液培養が陽性の菌血症あるいは真菌血症で，感染の臨床症状（発熱，悪寒，血圧低下など）を認め，カテーテル以外に明らかな血流感染源がない。以下のうち1つは存在すべき。 ① 末梢血液培養と同じ微生物が，カテーテル断片の半定量培養（15 CFU/カテーテル断片以上）あるいは定量培養（10^2 CFU/カテーテル断片以上）で認められる。 ② カテーテル逆血培養が，同時に採取した末梢静脈血液培養と比較し，3：1 CFU/mL以上の比率で逆血培養からの菌量が多い。 ③ 血液培養陽性化の時間差（DTP）を認める。

DTP：differential time to positivity（カテーテルハブからの血液培養が，同時に採取した同量の末梢血液培養と比較し，自動血液培養システムで少なくとも2時間以上速く陽性化すること）

Mermel LA, et al. Clinical practice guidelines for the diagnosis and management of intravascular catheter-related infection：2009 Update by the Infectious Diseases Society of America. Clin Infect Dis 2009；49：1-45 をもとに作成

□各カテゴリーの質

Ⅰ	1件以上の適正なRCTからのエビデンスが存在
Ⅱ	1件以上の無作為化はされていないがよく設定された臨床研究が存在
Ⅲ	専門科の意見，臨床経験，記述的研究，専門科委員会の報告に基づくエビデンスが存在

表8-1-3 デバイス関連菌血症を示唆する所見

- カテーテル刺入部で認める局所の静脈炎，または局所の炎症所見
- 菌血症を示唆する他の感染巣を認めない．
- 菌血症の高リスクでない症例における敗血症
- 動脈ルート刺入部よりも遠位における局所の塞栓症
- 中心静脈栄養中の患者における，血行性のカンジダ眼内炎
- カテーテル先端の半定量培養（ロールプレート法）にてコロニー数が 15 CFU 以上
- 適切な抗菌薬使用にもかかわらず，改善のない敗血症
- デバイス抜去後に改善する発熱
- 典型的な細菌（*Staphylococcus aureus*, *S. epidermidis*, coaglase-negative staphylococci）または，非典型的な細菌（*Burkholderia cepacia* complex, *Enterobacter agglomerates*, *E. cloacae*）の検出
- 医療従事者の手技（注射など）に伴う集団感染

Mandell GL, et al. Mandell, Douglas, and Bennett's Principles and Practice of Infectious Diseases. 7th ed. Philadelphia：Churchill Livingstone/Elsevier, 2010 をもとに作成

血液培養について[11]

- □ 抗菌薬開始前（A-Ⅰ）に，カテーテルと末梢静脈から1セットずつ，計2セットの血液培養検体を採取する（A-Ⅱ）．
- □ カテーテルからの採取は，カテーテルハブをアルコールまたはヨードチンキまたはクロルヘキシジンアルコール（>0.5%）で消毒する．ポビドンヨードよりもこれらが推奨される（A-Ⅰ）．
- □ 末梢静脈からの採血が困難な場合は，異なるカテーテル・ルーメンから2セット以上の検体を採取することがすすめられる（B-Ⅲ）．
- □ 定量の血液培養については，カテーテルより採取した血液から検出される微生物のコロニー数が，末梢から採取されたものの3倍以上であれば，CRBSIの確定になる（A-Ⅱ）．
- □ DTPについては，カテーテルから採取した血液検体のほうが，末梢から採取された血液検体より少なくとも2時間以上速く陽性となれば，CRBSIの確定になる（A-Ⅱ）．

カテーテルの先端培養について[11]

- □ 中心静脈カテーテルについては，皮下留置部分ではなく，カテーテル先端を培養したほうがよい（B-Ⅲ）．
- □ 半定量培養（ロールプレート法）あるいは定量培養（内腔洗浄法あるいは超音波法）が最も信頼性が高く，特異度も高い．
- □ 半定量培養（ロールプレート法）とは，カテーテル先端5 cmを寒天培地上で4回以上転がして培養し，15 CFU以上の菌発育を認めた場合は，カテーテルへの菌定着を示唆する[15, 16]．しかしこの方法は「カテーテルの内腔を検査していない」という弱点

図 8-1-2　短期留置型中心静脈カテーテル感染症，動脈カテーテル感染症を疑われた患者の対応
(Mermel LA, et al. Clinical practice guidelines for the diagnosis and management of intravascular catheter-related infection：2009 Update by the Infectious Diseases Society of America. Clin Infect Dis 2009；49：1-45 をもとに作成)

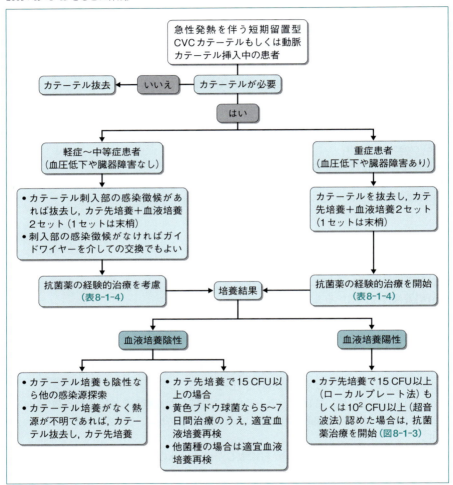

をもつ．
- □ これを解決する方法が定量法であり，Cleri らの報告から始まる[17]．ガイドラインでは内腔の洗浄液の培養，または超音波法が推奨されており，10^2 CFU 以上の菌発育がカテーテルへの菌定着を示唆するとされる．
- □ 最も留置頻度が多い，短期留置型中心静脈カテーテル，および動脈カテーテル留置患者において CRBSI が疑われた際のフローチャートを図 8-1-2 に記す．

ガイドワイヤーを介してのカテーテルの交換について[11]

- 他で説明ができない敗血症や，カテーテル刺入部の発赤・膿瘍がある場合，カテーテル先端の培養が陽性となった場合は，カテーテルを抜去する。
- これらを認めず，血液培養が陽性となった場合（すなわちカテーテル感染の可能性の低い場合のみ），ガイドワイヤーを用いての交換を考慮してもよい。
- ただし，長期留置カテーテルではガイドワイヤーを用いたカテーテル交換が有用であることを示唆する大規模データはない。

治療 G E O

治療の原則[11]

- CRBSIにおける初期の抗菌薬治療は，しばしば経験的治療となる（表8-1-4）。
- 抗菌薬の選択は，臨床的重症度，感染のリスク因子，個別の血管内デバイスに関連しやすい病原体を評価する必要がある。
- 抗菌薬の治療期間は，血液培養が陰性化した最初の日を治療開始1日目とする（C-Ⅲ）。

経験的治療[11]

- デバイス関連感染の治療期間を支持する強固なエビデンスはないが，IDSAの推奨をもとに以下にまとめる。
- メチシリン耐性黄色ブドウ球菌（MRSA）の感染頻度が高い施設では，経験的治療としてバンコマイシンを推奨。MRSAのなかでバンコマイシンの最小発育阻止濃度（MIC）が2μg/mLを超えるものが多い施設では，ダプトマイシンなどの代替薬を考慮する（A-Ⅱ）。
- グラム陰性桿菌の経験的治療は，各地域，施設の抗菌薬感受性の状況や重症度から，緑膿菌のような多剤耐性グラム陰性桿菌までカバーするか検討する（A-Ⅱ）。
- 鼠径部からのCRBSIを疑う場合は，グラム陽性菌に加え，グラム陰性桿菌，Candida属のカバーも考慮する（A-Ⅱ）。
- TPN，広域抗菌薬の長期使用，血液悪性腫瘍，骨髄幹細胞移植または固形臓器移植後，鼠径カテーテル，Candida属が複数部位に定着している場合はカンジダによるCRBSIも考慮する（B-Ⅱ）。

原因菌別の治療法，投与期間[11]

- 短期留置型CVCもしくは動脈カテーテル関連血流感染症（図8-1-3），長期留置型CVCもしくはポート関連菌血症/真菌症（図8-1-4）のフローチャートを示す。
- カテーテル抜去後も72時間以上真菌血症または菌血症が持続する場合は，原則4〜6週間の治療が推奨される（感染性心内膜炎に準じた治療）。
- 化膿性血栓性静脈炎，心内膜炎の合併が判明した場合や小児の骨髄炎では4〜6週間の治療，成人の骨髄炎の場合は6〜8週間の治療が推奨される（A-Ⅱ）。

□ トンネル感染あるいはポート部の膿瘍を生じた患者で，菌血症あるいはカンジダ血症を伴わない場合は，カテーテルを抜去し，適応があれば切開排膿を行ったうえで，7〜10 日間の抗菌薬投与を行う（A-Ⅱ）。
□ 各病原微生物に対する具体的な治療の推奨を**表 8-1-5** に示す。

表 8-1-4　病原菌に特異な抗菌薬治療

病原菌		望ましい抗菌薬	代替抗菌薬
グラム陽性球菌			
黄色ブドウ球菌	メチシリン感受性	nafcillin または oxacillin 2 g 4 時間ごと	セファゾリン 2 g 8 時間ごとまたはバンコマイシン 15 mg/kg 12 時間ごと
	メチシリン耐性	バンコマイシン 15 mg/kg 12 時間ごと	ダプトマイシン 6〜8 mg/kg/日，またはリネゾリドまたはバンコマイシン＋リファンピシンまたはゲンタマイシンまたは ST 合剤単剤（感受性があれば）
コアグラーゼ陰性ブドウ球菌	メチシリン感受性	nafcillin または oxacillin 2 g 4 時間ごと	第 1 世代セファロスポリンまたはバンコマイシンまたは ST 合剤（感受性があれば）
	メチシリン耐性	バンコマイシン 15 mg/kg 12 時間ごと	ダプトマイシン 6 mg/kg/日，またはリネゾリドまたはキヌプリスチン/ダルホプリスチン
腸球菌			
アンピシリン感受性		アンピシリン 2 g 4 時間ごとまたは 6 時間ごと，またはアンピシリン±ゲンタマイシン 1 mg/kg 8 時間ごと	バンコマイシン
アンピシリン耐性かつバンコマイシン感受性		バンコマイシン 15 mg/kg 12 時間ごと±ゲンタマイシン 1 mg/kg 8 時間ごと	リネゾリドまたはダプトマイシン 6 mg/kg/日
アンピシリン感受性かつバンコマイシン耐性		リネゾリド 600 mg 12 時間ごとまたはダプトマイシン 6 mg/kg/日	キヌプリスチン/ダルホプリスチン 7.5 mg/kg 8 時間ごと
グラム陰性桿菌			
大腸菌および Klebsiella 属	ESBL 陰性	セフトリアキソン 1〜2 g/日	シプロフロキサシンまたはアズトレオナム
	ESBL 陽性	ertapenem 1 g/日またはイミペネム 500 mg 6 時間ごと，またはメロペネム 1 g 8 時間ごと	シプロフロキサシンまたはアズトレオナム

カテーテル抜去をすべき状況[11, 18]

☐ CRBSI 診断のためにカテーテルを抜去することが多いが，15～25％ の症例で陽性になるにとどまり，カテーテルを抜去することなく診断し得る[19]という報告もある。

表 8-1-4 （続き）

病原菌	望ましい抗菌薬	代替抗菌薬
Enterobacter 属および Serratia marcescens	ertapenem 1 g/日またはイミペネム 500 mg 6 時間ごと，またはメロペネム 1 g 8 時間ごと	セフェピムまたはシプロフロキサシン
Acinetobacter 属	アンピシリン/スルバクタム 3 g 6 時間ごと，またはイミペネム 500 mg 6 時間ごとまたはメロペネム 1 g 8 時間ごと	
Stenotrophomonas maltophilia	ST 合剤 3～5 mg/kg 8 時間ごと	ticarcillin/clavuranic acid
緑膿菌	セフェピム 2 g 8 時間ごとまたはイミペネム 500 mg 6 時間ごと，またはメロペネム 1 g 8 時間ごとまたはピペラシリン/タゾバクタム 4.5 g 6 時間ごとまたはアミカミン 15 mg/kg 24 時間ごとまたはトブラマイシン 5～7 mg/kg 24 時間ごと	
Burkholderia cepacia	ST 合剤 3～5 mg/kg 8 時間ごとまたはイミペネム 500 mg 6 時間ごと，またはメロペネム 1 g 8 時間ごと	
真菌		
Candida albicans あるいは他の Candida 属	カスポファンギン 70 mg loading dose，その後 50 mg/日，またはミカファンギン 100 mg/日または anidulafungin 200 mg loading dose，その後 100 mg/日またはフルコナゾール 400～600 mg/日	アムホテリシン B リポソーム製剤

ST 合剤：スルファメトキサゾール/トリメトプリム

Mermel LA, et al. Clinical practice guidelines for the diagnosis and management of intravascular catheter-related infection：2009 Update by the Infectious Diseases Society of America. Clin Infect Dis 2009；49：1-45 をもとに作成

図 8-1-3　短期留置型 CVC，もしくは動脈カテーテル関連血流感染症

(Mermel LA, et al. Clinical practice guidelines for the diagnosis and management of intravascular catheter-related infection：2009 Update by the Infectious Diseases Society of America. Clin Infect Dis 2009；49：1-45 をもとに作成)

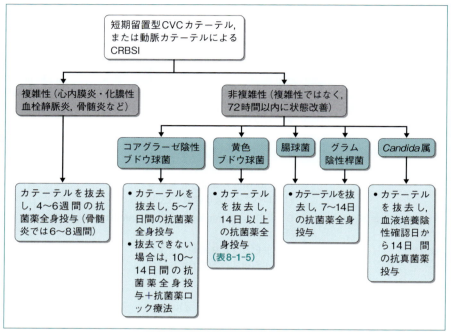

- 現に発熱があっても，症状が軽度〜中等度であれば CVC のルーチンの抜去は不要である。
- しかし状況によってはカテーテル抜去を余儀なくされることもある (表 8-1-6)。

抗菌薬ロック療法について

- カテーテル内腔を対象とした治療であり，高濃度の抗菌薬をヘパリン，または生理食塩液と混合してカテーテル内に注入する (通常 2〜5 mL) (表 8-1-7)[11]。
- カテーテル管腔内の感染は，内腔表面のバイオフィルムの関与があるといわれており，ヘパリン使用により，フィブリン形成の予防とバイオフィルム内の原因微生物への抗菌薬の透過性亢進に役立つと考えられている。
- カテーテル留置期間が 14 日未満の場合はしばしばカテーテル管腔外に感染するが，抗菌薬ロック療法は管腔内の感染に効果がある。
- したがって，カテーテル刺入部やトンネル感染のない長期留置型カテーテル (14 日以上) の CRBSI 患者で，カテーテル温存の場合に施行する (B-Ⅱ)[11]。
- 原則抗菌薬の全身投与も併用し，両方 7〜14 日間の投与をすべきである (B-Ⅱ)[11]。
- 黄色ブドウ球菌による CRBSI の抗菌薬ロック療法はその半数が治療失敗となるとい

図 8-1-4　長期留置型カテーテル（CVC）・ポート関連菌血症/真菌症

（Mermel LA, et al. Clinical practice guidelines for the diagnosis and management of intravascular catheter-related infection : 2009 Update by the Infectious Diseases Society of America. Clin Infect Dis 2009 ; 49 : 1-45 をもとに作成）

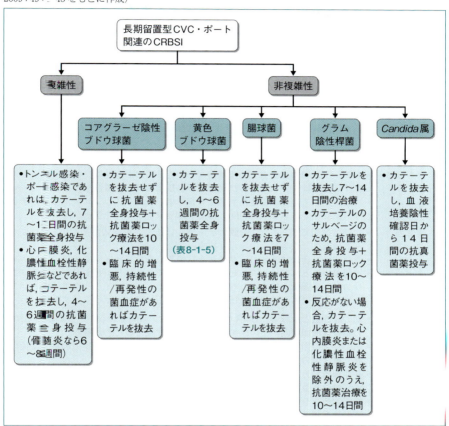

う報告[20]があり，またカンジダの場合も抗菌薬ロック療法での根治が細菌感染症と比較して困難である[21,22]．

- □したがって，黄色ブドウ球菌やカンジダの場合は例外（他部位でのカテーテル挿入困難など）を除いて，カテーテル抜去が望ましい（A-Ⅱ）[11]．
- □カテーテルからの逆血液培養でコアグラーゼ陰性ブドウ球菌やグラム陰性菌が複数回検出されるが，末梢血液培養が陰性の場合は抗菌薬全身投与の施行はせず，抗菌薬ロック療法10～14日間のみでもよい（B-Ⅲ）[11]．
- □現時点ではCRBSIにおけるエタノールロック療法は十分な推奨を示唆する根拠はない（C-Ⅲ）[11]．

表 8-1-5　各病原微生物に対する具体的な治療

① 黄色ブドウ球菌	・感染しているカテーテルを抜去し，次の場合は 2 週間の治療を許容。[糖尿病の合併がない，免疫抑制状態でない，経食道心エコーで心内膜炎または化膿性血栓性静脈炎が存在しない，人工物（ペースメーカや弁など）がない，感染したカテーテルが抜去済み，適切な抗菌薬治療開始 72 時間以内に血液培養陰性，転移性の感染巣がない] ・経食道心エコーを考慮する場合，偽陰性となる可能性を極力避けるため，菌血症発症から少なくとも 5〜7 日後に施行すべき。 ・抗菌薬の選択例としては，MRSA であればバンコマイシンが第一選択。MRSA のなかでバンコマイシンの MIC が 2 μg/mL を超えるものが多い施設ではダプトマイシンなどの代替薬を考慮。メチシリン感受性と判明したら oxacillin，あるいはセファゾリンで治療。リネゾリドは CRBSI が確定していない段階では使用しない。
② コアグラーゼ陰性ブドウ球菌	・最も一般的なコンタミネーションの菌であり，かつ最も一般的な CRBSI の原因菌でもあり，解釈が時に困難。 ・カテーテルが抜去されている場合は 5〜7 日間の治療期間，カテーテルを温存する場合は 10〜14 日の抗菌薬投与と抗菌薬ロック療法を行う。 ・抗菌薬としては，感受性が判明するまではバンコマイシンにて治療。メチシリン感受性であれば oxacillin，あるいはセファゾリンを選択。
③ 腸球菌	・短期留置型 CVC または動脈カテーテルは抜去，長期留置型 CVC またはポートは温存で改善しない場合は抜去。 ・温存する場合は抗菌薬ロック療法を抗菌薬全身投与と併用すべき。 ・抗菌薬治療としては，アンピシリン感受性であればアンピシリン±アミノグリコシドを選択。アンピシリン耐性であればバンコマイシンにて治療。バンコマイシンにも耐性の場合はリネゾリドまたはダプトマイシンを選択。
④ グラム陰性桿菌 (GNR)	・他の原因菌と比較し，GNR による頻度は減少傾向であるが，多剤耐性 GNR の割合は増加傾向。その感染リスク因子を意識することが重要。 ・感染リスク因子としては，全身状態不良，好中球減少例，過去の抗菌薬投与歴，鼠径部のカテーテル留置など。 ・長期留置型カテーテルでなければ，カテーテルを抜去。長期留置型でも，持続菌血症や重症敗血症の場合はカテーテルを抜去。 ・初期治療としては，GNR への活性を有する 2 種類の異なる抗菌薬投与をし，感受性が判明した段階で適切な単剤治療へ de-escalation。 ・心内膜炎や転移性感染巣がなければ 7〜14 日間の治療期間とし，これらを認める場合は治療期間の延長も考慮。 ・抗菌薬の選択はカルバペネム，シプロフロキサシン，アミノグリコシド，第 3, 4 世代セファロスポリンなどから選択し，施設の GNR の感受性に合わせた経験的治療を行う。
⑤ Candida 属	・複数の研究においてカテーテル温存が Candida 属による CRBSI の転帰を悪化させることが示されており，Candida 属による CRBSI の際はカテーテルは全例抜去すべき。 ・抗菌薬は，Candida 属の種類，感受性が同定されるまではエキノキャンディンを選択。3 か月以内のアゾール系薬剤の投与歴がなく，Candida krusei または Candida glabrata のリスクが低い医療機関の場合はフルコナゾールでもよい。 ・治療期間は血液培養陰性が確認されてから 14 日間。

Mermel LA, et al. Clinical practice guidelines for the diagnosis and management of intravascular catheter-related infection : 2009 Update by the Infectious Diseases Society of America. Clin Infect Dis 2009 ; 49 : 1-45, および青木 眞. レジデントのための感染症診療マニュアル. 第 2 版. 東京：医学書院, 2008 をもとに作成

表8-1-6　カテーテル抜去をすべき状況

- 他で説明ができない敗血症やカテーテル刺入部の発赤・膿瘍がある場合
- カテーテル先端の培養が陽性となった場合
- 血圧低下や循環不全，臓器症状の徴候や症状を伴う発熱の場合
- ガイドワイヤーを用いてカテーテルの交換をした後，抜去したカテーテル先端からの培養が陽性であった場合は，新しいカテーテルの再度入れ替えをすべき
- カテーテル温存を試みる場合も，適切な抗菌薬開始後72時間以降の血液培養も陽性となれば抜去
- 原因微生物が，黄色ブドウ球菌，グラム陰性桿菌，真菌，抗酸菌の場合
- 免疫不全，例えば好中球減少症，ステロイドなどの免疫抑制薬の使用症例
- 弁膜症，感染性静脈炎，心内膜炎，転移性膿瘍を認める場合
- 血流動態が安定している患者で，菌血症の確認がなく人工弁やペースメーカ，最近植え込まれた人工血管がない場合は，新規の発熱の際にカテーテルを必ずしも抜去する必要はないかもしれない．

Mermel LA, et al. Clinical practice guidelines for the diagnosis and management of intravascular catheter-related infection：2009 Update by the Infectious Diseases Society of America. Clin Infect Dis 2009；49：1-45をもとに作成

表8-1-7　抗菌薬ロック療法の具体例

抗菌薬	ヘパリン添加生理食塩液（IU/mL）
バンコマイシン 2.5 mg/mL	2,500 または 5,000
バンコマイシン 2.0 mg/mL	10
バンコマイシン 5.0 mg/mL	0 または 5,000
セフタジジム 0.5 mg/mL	100
セファゾリン 5.0 mg/mL	2,500 または 5,000
シプロフロキサシン 0.2 mg/mL	5,000
ゲンタマイシン 1.0 mg/mL	2,500
アンピシリン 10.0 mg/mL	10 または 5,000

Mermel LA, et al. Clinical practice guidelines for the diagnosis and management of intravascular catheter-related infection：2009 Update by the Infectious Diseases Society of America. Clin Infect Dis 2009；49：1-45をもとに作成

（小島　俊輔，徳永　英彦）

第2章
ICU acquired UTIの診断・治療

疫学 E

☐ 院内で発症する尿路感染症（UTI）は，97％が尿道カテーテルに関連している[1,2]。
☐ 米国では院内感染の40％以上をUTIが占めている[3,4]。
☐ カテーテル関連尿路感染症（CA-UTI）は，45％がICUで発生している[5]。
☐ 細菌尿の頻度は，間欠的導尿患者の3.1％，カテーテル非留置患者の1.4％，尿道カテーテル留置患者では3～8％/日と報告されている[3]。さらに，その10～25％がUTIに発展する[6~8]。
☐ カテーテル関連細菌尿から菌血症に移行する割合は4％[6,9]とされる。医療関連菌血症の20％がUTI，グラム陰性菌の原因病巣として最も多い[10,11]。死亡率は10％[10]とされる。

CA-UTIの定義 G

☐ さまざまな基準があるが，Infectious Diseases Society of America（IDSA）およびCenters for Disease Control and Prevention（CDC）の基準がよく使用される。
☐ IDSA，CDCともに「症状が他の原因で説明できない」としており，あくまでも除外診断と考える。ICUにおいては，患者が正確に情報を伝えることができない場合も多く，他のフォーカスもしっかり検討することを忘れてはならない。

IDSAガイドラインの診断基準[12]

UTI	① 病原菌が10^3 CFU/mL以上 ② 症状や所見がほかの原因で説明できない。
無症候性細菌尿	病原菌が10^3 CFU/mL以上で症状なし。
症状・所見	発熱や恥骨上圧痛，肋骨脊柱角圧痛や，他には説明できない意識障害や低血圧，SIRSなどの全身の症状（カテーテル抜去後48時間以内も含む）

CDCの診断基準[10]

☐ 症状が他の原因によるものではなく，以下のどちらかを満たすもの。

10^5 CFU/mL≦尿中細菌で尿培養陽性
10^3 CFU/mL≦尿中細菌≦10^5 CFU/mLで，尿培養陽性かつ検尿陽性（試験紙法陽性か膿尿かGram染色で細菌あり）

リスク因子 G

- 最も重要なリスク因子は**カテーテル留置期間**であり，常に注意する必要がある[13, 14]。
- その他のリスク因子[15]

女性
高齢者
糖尿病
抗菌薬投与なし
重大な基礎疾患
尿道やドレーンバッグの colonization
手術室以外での尿道カテーテルの挿入
雑なカテーテル操作
カテーテル留置時点での血中クレアチニンの上昇

臨床徴候 E

- CA-UTI を示唆する所見，すなわち新規発症の発熱，意識障害，側腹部痛，肋骨脊柱角（CVA）叩打痛，寒気，骨盤部不快感，排尿障害，切迫感，失禁，不穏，不快感の新規発症や増悪などがある[15]。
- 発熱が最も多い症状であるが，発熱とカテーテル関連細菌尿は関係が乏しいとされている[16, 17]。
- 細菌尿がある尿道カテーテル留置患者において，38.5℃ 以上の発熱を認めるのは 18％ で，排尿障害や頻尿はそれぞれ 6％ しかない[6]。
- 膿尿は，特異度 90％，感度 47％ と報告されている[18]。これをもってカテーテル関連無症候性細菌尿（ASB）と CA-UTI を区別することは難しい。
- 症状のある患者で膿尿を認めない場合，CA-UTI ではない可能性が高く，その症状の他の原因を検索する必要がある。

原因菌 E

- カテーテル関連細菌尿は幅広い細菌が原因となり得る。*Escherichia coli*，腸内細菌科が多い。
- CA-UTI の原因菌の割合[19]

E. coli	27%
Enterococcus spp.	15%
Candida spp.	13%
Pseudomonas aeruginosa	11%
Klebsiella spp.	11%

- 尿中カンジダは，一般的には UTI の原因にはならないが，尿道カテーテルがあるとなり得る[20]。特に抗菌薬投与中や糖尿病患者ではリスクが高い。多くは無症状で，カンジダ血症に移行するケースはまれ（1.3%）である。

診断 G O

- 代表的な診断基準として，前述のとおり IDSA と CDC の定めたものがある。
- カテーテル留置患者において細菌尿，臨床症状および所見，膿尿はすべて非特異的であり，他の疾患の鑑別を行うのを失念しないよう注意する。
- 妊婦や泌尿器科術後は高リスクであり，これらの診断基準を適応すべきではない[21]。
- 抗菌薬治療前に必ず尿培養を採取する[22,23]。感受性により de-escalation を行う。

尿検体の採取方法

- 尿道カテーテルを抜去し，導尿もしくは再留置のうえ，中間尿から採取する。
- colonization している菌がカテーテル内に被膜を形成し，誤った培養結果となる可能性があるためである[24,25]。
- 短期間の留置の場合は，カテーテルのポートや，ポートがなければチューブの穿刺で検体採取でもよい。しかしドレナージバッグからは採取すべきではない[26]。

経験的抗菌薬 E O

- 経験的治療は，Gram 染色，以前の尿培養結果，病院や地域のアンチバイオグラムなど，可能なかぎり入手できる情報に基づいて行うべきである[22,23]。
- 意識障害がない場合，血行動態に問題ない場合は，教科書的にはフルオロキノロンや広域セファロスポリンでの治療だが，臨床においてはフルオロキノロン耐性菌の増加や腸球菌による感染症の増加が問題となっている[22]。
- FDA からは，キノロンは他の代替薬物がない場合のみ使用すべきとの勧告が出されている。
- 2009～2010 年の CDC の報告（耐性率）では，E. coli の 31% はフルオロキノロン耐性，12.3% が広域セファロスポリン耐性である。また，クレブシエラの 12.5% がカルバペネム耐性，26.9% が広域セファロスポリン耐性である[19]。
- 耐性菌率は ICU でわずかに高く，ICU においてはフルオロキノロンの使用は推奨されない。

経験的治療

- 重症であれば（低血圧，多臓器不全など），ピペラシリン/タゾバクタムやカルバペネムなどを考慮すべきである。
- 緑膿菌が疑われる場合は抗緑膿菌作用のある抗菌薬を使用する。
- 尿の Gram 染色でグラム陽性球菌が確認されれば，腸球菌かブドウ球菌の感染症を考え，バンコマイシンの追加が妥当であろう[15]。

表8-2-1 院内尿路感染症に対する抗菌薬使用例

軽症～中等症，発熱なし（治療期間：5～7日）	
ST合剤（経口）	スルファメトキサゾール800 mg/トリメトプリム160 mg 1日2回内服
重症 and/or 発熱あり（治療期間：5～14日）	
シプロフロキサシン	400 mg 12時間ごとに静注
ST合剤（経静脈）	（トリメトプリム換算）8～10 mg/kg/日 6～12時間ごとに静注
セフェピム	1 g 12時間ごとに静注
ピペラシリン/タゾバクタム	4.5 g 8時間ごとに静注
メロペネム	1 g 8時間ごとに静注
抗菌薬選択時に注意すべき点	

- 重症度および併存疾患
- その患者の過去の尿路感染原因菌の感受性
- 病院および地域の耐性菌のデータ
- 過去3か月に同群の抗菌薬使用
- Gram染色でグラム陽性球菌あればバンコマイシン追加を考慮
- ESBL産生菌である，もしくは疑われる場合はカルバペネムを使用
- 感受性に基づき de-escalation し，状態に合わせて内服に変更

Hooton TM. Nosocomial Urinary Tract Infections. In : Mandell, Douglas, and Bennett's Principles and Practice of Infectious Diseases. 8th ed. Philadelphia : Saunders Elsevier, 2014 : 3334-46 を参考に作成

- □ 使用抗菌薬の一例および注意すべき点を表8-2-1[15]に示す。
- □ 培養結果で de-escalation するのを忘れないようにする。
- □ ASBのスクリーニングおよび治療は，妊婦と産婦人科手術後以外は推奨されない[21]。

カテーテルの交換・抜去 Ⓟ

- □ 尿道カテーテルは一度挿入すると，表面の内面と外面にすぐにバイオフィルムを形成し，病原菌を抗菌薬や宿主の防御機構から保護してしまう[27]。
- □ カテーテルの予防的な定期的交換は不要。日本では長期留置者で1か月ごとなど，慣習的に行われる場合もある。
- □ CDCやIDSAのガイドラインでは定期的な尿道カテーテルの交換は推奨していない[10,12]。
- □ 治療開始前に2週間以上カテーテルが留置されている場合や，閉塞して尿流速が低下している場合は交換が推奨されている[12]。

治療期間 Ⓖ Ⓔ

- □ 適切な投与期間は明らかにされていない。臨床的な反応，感染臓器の反応，薬物の種類を考慮のうえ決定するが，重症度により7～21日間の投与が推奨されている[9]。

- 治療開始後すぐに症状が消失する場合は7日間投与，反応が遅ければ10〜14日間投与する。
- 65歳以下の患者で，腎盂腎炎でなく，さらにカテーテルを抜去できた場合，3日間と14日間で差がないという報告もあり，3日間の治療でも可能かもしれない[27]。
- 経口にできればバイオアベイラビリティを考慮して経口抗菌薬にする。バイオアベイラビリティが良い抗菌薬として，ST合剤，フルオロキノロンが挙げられる。

（竹内 慎哉，北薗 英隆）

第3章
人工呼吸器関連肺炎（VAP）の診断・治療

VAP の定義 G P

- ATS/IDSA の 2005 年のガイドライン[1]では，VAP は気管挿管後 48〜72 時間以上経過して発症した肺炎と定義されている。2016 年に出されたガイドラインでもこの定義はそのまま使用されている[2]。
- VAP 発症は，免疫不全病態，先行する抗菌薬治療，気管チューブや胃管などのバイオフィルムを形成するデバイスの存在，薬剤の存在，医療者の不衛生な手技など複数の要因がかかわる。口腔内，咽頭内，副鼻腔内，消化管内にコロニーを形成した病原体が，カフ漏れやチューブ内からの誤嚥により下気道に侵入してさらにコロニーを形成し，気管支炎，肺炎と進展することで発症する。

VAE の定義 G

- VAE（ventilator associated event）には3つのフェーズがある[3]（図8-3-1）。

VAC（ventilator associated condition）フェーズ	呼吸状態の悪化が2日間以上持続した状態，つまり，呼吸器の FIO_2 あるいは PEEP の設定が増加している状態
IVAC（infection-related ventilator-associated complication）フェーズ	VAC の状態に加え，体温変化や白血球数の変化を伴った状態，あるいは抗菌薬投与が継続的に行われた状態
PVAP（possible ventilator associated pneumonia）フェーズ	IVAC の状態に加え，微生物学的検査で肺炎を強く示唆する所見が得られたもの

▶ VAT（ventilator associated tracheobronchitis）
　画像上肺炎所見を認めない，人工呼吸器管理中の下気道感染症を指す。VAP の先

図 8-3-1　VAE のフェーズ

(Magill SS et al. Developing a new, national approach to surveillance for ventilator-associated events*. Crit Care Med 2013;41:2467-75, および CDC. Ventilator-Associated Event(VAE).<http://www.cdc.gov/nhsn/pdfs/pscmanual/10-vae_final.pdf>より作成)

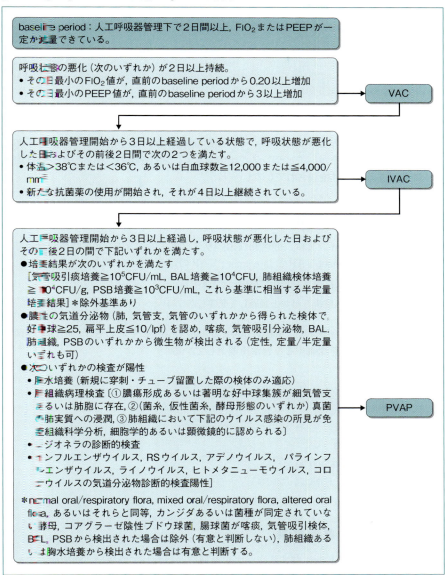

表 8-3-1　多剤耐性菌のリスク要因のオッズ比（95% 信頼区間）

過去 90 日以内の経静脈抗菌薬投与歴	12.3（6.48〜23.35）
入院して 5 日以上経過してからの VAP 発症	データなし
VAP 発症時に敗血症性ショックであること	2.01（1.12〜3.61）
VAP 発症時に ARDS であること	3.1（1.88〜5.1）
VAP 発症時に腎代替療法を行っていること	2.5（1.14〜5.49）

Kalil AC, et al. Management of Adults With Hospital-acquired and Ventilator-associated Pneumonia：2016 Clinical Practice Guidelines by the Infectious Diseases Society of America and the American Thoracic Society. Clin Infect Dis 2016；63：e61-e111 より作成

行病態であるとの位置づけから，その診断治療が VAP の予防になる可能性があると考えられているが，エビデンスが十分でなく，2016 年のガイドラインでは治療対象にすることは推奨されていない[2, 4]。

原因菌での違い Ⓖ

□2005 年のガイドラインでは，多剤耐性菌のリスクとして VAP の発症時期が重要であるとして，early-onset VAP と late-onset VAP の定義がなされた[1]。

early-onset VAP	入院後 4 日以内に発症した VAP
late-onset VAP	入院後 5 日以上経過して発症した VAP

□2016 年のガイドラインでは，early-onset か late-onset にこだわらず，多剤耐性菌のリスク（表 8-3-1）を認識することが重要としている[2]。
□多剤耐性菌

Pseudomonas aeruginosa
ESBL 産生腸内細菌科
AmpC 産生腸内細菌科
Acinetobacter species
Stenotrophomonas maltophilia
メチシリン耐性黄色ブドウ球菌（MRSA）

診断基準 Ⓞ Ⓔ Ⓖ

□これまで，VAP の診断に関するさまざまな研究が行われているが，病理検査でも肺炎の診断基準が確立されておらず，VAP 診断にはゴールドスタンダードが存在しない。そのなかで VAP 診断に関して下記のことが報告されている。
□Clinical Pulmonary Infection Score（CPIS）[5]は，臨床所見，画像所見，検査結果，微生物学的所見をスコア化したものである。これを治療方針決定の指標として使用でき

表 8-3-2 modified CPIS

項目	基準	点数
体温	36.5〜38.4℃	0
	38.5〜38.9℃	1
	≧39.0℃ または ≦36.0℃	2
白血球数	4,000〜11,000/mm^3	0
	<4,000 または >11,000/mm^3	1
	<4,000 または >11,000/mm^3 かつ杆状核球≧50%	2
気管分泌物	分泌物なし	0
	非膿性分泌物あり	1
	膿性分泌物あり	2
酸素化 (PaO_2/FiO_2)	>240 あるいは ARDS と診断されている。	0
	≦240 かつ ARDS ではない。	2
胸部X線	浸潤影なし	0
	びまん性（あるいは斑状）浸潤影	1
	局所的な浸潤影	2
浸潤影の進行	浸潤影進行なし	0
	浸潤影進行あり（慢性心不全，ARDS を除外していること）	2
経気管吸引痰所見（半定量培養：0〜3+）	定量培養で軽度，あるいは培養陰性	0
	定量培養で中等度から重度	1
	定量培養で中等度から重度，かつ Gram 染色で同じ菌が確認できる	2

Singh N, et al. Short-course Empiric Antibiotic Therapy for Patients with Pulmonary Infiltrates in the Intensive Care Unit. A proposed solution for indiscriminate antibiotic prescription. Am J Respir Crit Care Med 2000；162；505-11 より作成

るように改良されたものが modified CPIS である（表 8-3-2)[6]。6 点を超える場合は肺炎と判断する。6 点以下の場合は 3 日後に再評価を行い，依然 6 点以下であれば治療を終了する。

□ 市中肺炎（CAP）においては抗菌薬治療開始・中止の判断基準としてプロカルシトニンを使用することで，予後に影響を与えず抗菌薬曝露を減らすことができると報告されている[7]。しかし，VAP については，プロカルシトニンの診断や治療選択における有用性について明らかになっておらず，2016 年のガイドラインでも診断に使用することは推奨されていない[2]。

□ 米国のガイドラインでは，図 8-3-2 のような診療指針を推奨している。新しい，もしくは進行する浸潤影に加えて以下の徴候を 2 つ以上認めた場合に VAP を疑う[1]。

| 38℃ 以上の発熱 |
| 膿性痰の存在 |
| 白血球数の変化（<4,000/mm^3，≧12,000/mm^3） |

図 8-3-2　VAP の治療指針
(Guidelines for the Management of Adults with Hospital-acquired, Ventilator-associated, and Health-care-associated Pneumonia The 2005 American Thoracic Society/Infectious Diseases Society of America (ATS/IDSA) guidelines. Am J Respir Crit Care Med 2005；171：388-416 をもとに作成)

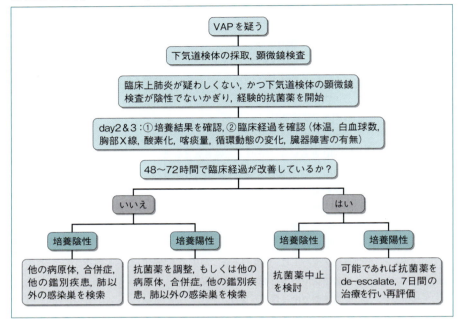

- VAP を疑った場合には，血液検査，喀痰など気道分泌物の微生物学的検査を行い，Gram 染色で白血球増多や細菌を認める場合には，VAP として経験的抗菌薬治療を開始することを推奨している．
- VAP の治療開始の遅れは，死亡率を上昇させてしまうため[8]，疑った場合や迷った場合は，培養検体を採取したうえで，抗菌薬治療を開始することが望ましい．

挿管吸引痰 vs 気管支鏡 G

- 2016 年のガイドラインでは，システマチックレビューにて，気管支鏡を用いて採取した喀痰の定量培養結果と挿管チューブから吸引して採取した喀痰の半定量培養結果のどちらを用いて治療判断をしても，患者予後（死亡率，ICU 滞在期間，挿管期間）および抗菌薬投与に差はなかったと報告している[2]．
- 米国のガイドラインにおいては，検体採取方法によって VAP の予後に差はないと考えられる（表 8-3-3）[1]．

表 8-3-3 各サンプル採取法の感度・特異度

	感度	特異度
EA の定量培養（カットオフ値＞10^6 CFU/mL）	38〜82%	72〜85%
BALF の定量培養（カットオフ値＞10^4 または 10^5 CFU/mL）	42〜93%	45〜100%
PSB の定量培養（カットオフ値≧10^3 CFU/mL）	33〜100%	50〜100%
BALF サンプルの Gram 染色（好中球に貪食された菌）(BAL 定量培養で陽性に対する感度・特異度)	100%	94%
EA サンプルの Gram 染色（定量培養＞10^4 CFU/mL に対する感度・特異度）	39〜85%	70〜96%

BALF：気管支肺胞洗浄液，EA：気管支吸引痰，PSB：protected specimen brush

Guidelines for the Management of Adults with Hospital-acquired, Ventilator-associated, and Healthcare-associated Pneumonia The 2005 American Thoracic Society/Infectious Diseases Society of America (ATS/IDSA) guidelines. Am J Respir Crit Care Med 2005；171：388-416 より作成

経験的抗菌薬 E G

- □ VAP を疑った場合には，より速やかに適切な抗菌薬を開始することが大切である。投与時期が遅れたり[8]，適切な抗菌薬が選択されなかった場合は死亡率が上昇するからである。微生物学的検査を目的とした検体が採取できれば，速やかに抗菌薬を開始する。
- □ 抗菌薬選択は，各施設の VAP 原因菌に関するデータ，アンチバイオグラムをもとに行うことが推奨されている。
- □ データがない場合は，多剤耐性菌感染のリスク（表 8-3-1）を評価することから始まる。
- □ IDSA のガイドラインでは，VAP の原因菌として，S. aureus，P. aeruginosa，その他のグラム陰性桿菌を想定すべきとしている。そして，MRSA，多剤耐性グラム陰性桿菌を想定すべき場合（2 剤併用療法が必要な場合）に以下を推奨している。

2 剤併用療法の場合は，異なるクラスの抗菌薬を組み合わせる。

アミノグリコシド系，コリスチンの使用は，代替選択がある場合は避ける。

▶2 剤併用療法が必要な場合

多剤耐性グラム陰性桿菌の治療に関して，ガイドラインでは併用療法が推奨されているが，日本では抗菌薬の乱用を避けるために，筆者らは重症症例に限って併用療法を行うことを推奨する。MRSA に関しては，日本では黄色ブドウ球菌の 50% 以上が MRSA であるため，Gram 染色で GPC cluster を認めればバンコマイシンを投与することを推奨する。極めて重症の場合は，Gram 染色で陰性であったとしてもバンコマイシンを投与することを推奨する（表 8-3-4）。

表 8-3-4　2 剤併用療法が必要な場合

	原因菌として想定すべき状況 （下記いずれかを満たす場合）	抗菌薬の選定
MRSA	・表 8-3-1 のリスクがある患者 ・黄色ブドウ球菌のうち MRSA の割合が 10〜20% 以上とわかっている，あるいは割合が不明な部署	バンコマイシンあるいはリネゾリド
緑膿菌	VAP 患者全例で疑う	
	・表 8-3-1 のリスクがない ・GNR のうち，単剤に対する耐性が 10% 以下の部署	単剤療法
	・表 8-3-1 のリスクがある場合 ・GNR のうち，単剤に対する耐性が 10% 以上，あるいは割合不明の部署	・2 剤併用療法（異なるクラスの抗菌薬を選ぶ） ・敗血症性ショックあるいは死亡リスクの高い状態で感受性が不明の場合も 2 剤併用療法を推奨

Kalil A C, et al. Management of Adults With Hospital-acquired and Ventilator-associated Pneumonia：2016 Clinical Practice Guidelines by the Infectious Diseases Society of America and the American Thoracic Society. Clin Infect Dis 2016；63：e61-e111 より作成

de-escalation ⒢

□経験的抗菌薬を開始した 2，3 日後に臨床効果を判定する。そのうえで，培養結果が出ていれば，その結果に応じて，de-escalation を行う（図 8-3-2）。
□気管吸引痰では，特に気管切開患者では，感染と関係していない tracheal colonization が検出されることも多い点に留意する。de-escalation を行ううえでは，Gram 染色結果，臨床情報，経験的治療による反応などを照らし合わせて真の原因菌かどうかを判断する必要がある。また，臨床症状が改善しており，経口摂取ができる患者では，経口抗菌薬への変更も考慮する。

治療期間 ⒢ ⒠

□2016 年のガイドラインでは，メタ解析の結果，原因菌にかかわらず短期投与（7〜8 日間）と長期投与（10〜15 日間）で死亡率，再発率，挿管期間，入院期間のいずれも変わらなかったと報告され，治療に対する反応性によって例外はあるものの，すべての VAP において治療期間を 7 日間と設定することを推奨している。
□治療開始時に CPIS が 6 点以下であった患者は，3 日後の CPIS 再評価で 6 点以下であれば安全に抗菌薬を中止できるかもしれない[6]。
□プロカルシトニンを参考にして抗菌薬の中止を判断することで，安全に，従来より抗菌薬投与期間を短縮できる可能性がある。しかし，最新の 2016 年のガイドラインで推奨されている 7 日間の投与期間と比較して，プロカルシトニンを用いることで抗菌

薬投与期間を短縮できるかは今後の研究結果が待たれる[2, 9, 10]。

(溝辺 倫子，吉田 英樹)

第4章 手術部位感染(SSI)の診断・治療

術後の発熱の鑑別 ◉ Ⓖ

- 術後発熱の鑑別は多岐にわたるが，発熱のタイミングによって原因が異なるため，まず4つの時期において感染性・非感染性に分けると考えやすい(表8-4-1)。
- タイミングを考慮しながら，胸部聴診，下腿や関節，各種カテーテルのチェックを行う。それでも熱源がはっきりしない場合，手術自体の侵襲や薬物による発熱を疑う。
- 感染が原因でない unexplained fever は，術後48時間以内に起こることが多く，自然軽快する。熱源検索を行ってもフォーカスがはっきりせず，元気に過ごしている患者には経験的な抗菌薬を投与するべきではない[1]。
- 創感染に鑑別を絞ったアルゴリズムも存在するので参考にされたい[2](図8-4-1)。

SSIの臨床症状 ◉

術創のSSI

- 一般的に細菌の増殖に時間がかかるため，術後3～5日目頃より創周囲の炎症所見を

表8-4-1 術後発熱のタイミングと鑑別

	immediate (術後数時間)	acute (術後1週間以内)	subacute (術後1～4週間)	delayed (術後1か月以上)
感染性	術前より存在していた感染（非院内感染）	・肺炎 ・尿路感染症 ・SSI ・血管内カテーテル感染	・SSI ・Clostridium difficile 感染	・インプラントのSSI
非感染性	・周術期に投与された薬物や血液製剤 ・悪性高熱 ・手術侵襲による発熱	・肺塞栓 ・深部血栓性静脈炎 ・痛風 ・心筋梗塞	薬剤熱	

図 8-4-1　創感染における鑑別のアルゴリズム

(Stevens DL, et al. Practice guidelines for the diagnosis and management of skin and soft tissue infections : 2014 update by the Infectious Diseases Society of America. Clin Infect Dis 2014 ; 59 : e10-52, by permission of Infectious Diseases Society of America)

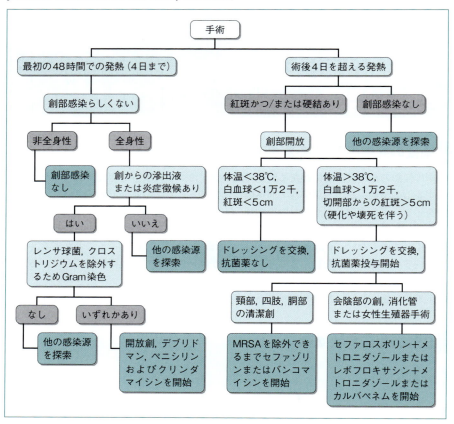

呈することが多く，手術翌日に感染徴候を認めることはまずない。
- まれに，*Clostridium perfringens* や A 群レンサ球菌などは，術後 24 時間以内でも壊死性軟部組織感染症をきたし得る。このような場合はペニシリン G とクリンダマイシンを投与し，緊急にデブリドマンを施行する[2]。免疫グロブリン静注療法（IVIG）についてはコンセンサスが得られていないのが実情であり，IDSA ガイドラインでも推奨されていない。

臓器・体腔の SSI

- 臓器・体腔の SSI も顕在化するようなパターンになる。術後数日が経過しても平熱まで下がらず，術後 7 日前後で高熱が出現する。
- 臓器・体腔の SSI の代表ともいえる虫垂炎術後の骨盤内膿瘍では，直腸が刺激される

表 8-4-2 手術部位による頻度の高い原因菌

人工物留置後	黄色ブドウ球菌，コアグラーゼ陰性ブドウ球菌
心臓	黄色ブドウ球菌，コアグラーゼ陰性ブドウ球菌
脳神経	黄色ブドウ球菌，コアグラーゼ陰性ブドウ球菌
乳腺	黄色ブドウ球菌，コアグラーゼ陰性ブドウ球菌
整形外科	黄色ブドウ球菌，コアグラーゼ陰性ブドウ球菌，グラム陰性桿菌
胸部（心臓以外）	黄色ブドウ球菌，コアグラーゼ陰性ブドウ球菌，グラム陰性桿菌
血管	黄色ブドウ球菌，コアグラーゼ陰性ブドウ球菌
虫垂	グラム陽性球菌，嫌気性菌
胆道系	グラム陽性球菌，嫌気性菌
大腸・直腸	グラム陽性球菌，嫌気性菌
胃・十二指腸	グラム陰性桿菌，レンサ球菌，口腔内嫌気性菌
頭頸部	黄色ブドウ球菌，レンサ球菌，口腔内嫌気性菌
産婦人科	グラム陰性桿菌，腸球菌，B群レンサ球菌
尿路	グラム陽性球菌

Mangram AJ, et al. Guideline for prevention of surgical site infection, 1999. Infect Control Hosp Epidemiol 1999；20：250-78.＜http://www.cdc.gov/hicpac/pdf/guidelines/SSI_1999.pdf＞より

ため，テネスムスや粘液便を伴うことがある。
□穿孔例などの複雑性虫垂炎では，術後に5%前後で膿瘍を形成する[3]とされ，このような場合には注意が必要である。腹腔内の感染であれば炎症の波及による麻痺性イレウスもきたし得る。

手術部位による原因菌 G E

□手術部位と頻度の高い原因菌の関係は表8-4-2[4]のとおりであるが，必ずしもこれに限られるものではない。局所のGram染色および培養をできるかぎり行うことが望ましい。
□たいていの手術では皮膚を切開するため，すべての原因菌のなかで，黄色ブドウ球菌，コアグラーゼ陰性ブドウ球菌の順で頻度が高い。
□手術部位の常在菌が原因菌となるため，これに加えて下部消化管ではグラム陰性桿菌と嫌気性菌を，上部消化管や頭頸部など粘膜も切開する場合は，レンサ球菌や口腔内嫌気性菌を考えればよい。

検査・診断 G O

□診断は臨床症状に基づき，CDCの定義によってなされる[4]（表8-4-3）。
□SSIの培養は，少なくとも抗菌薬を使用せずとも創の開放だけで治癒が見込まれるよ

表 8-4-3　SSI の定義

SSI の種類	定義
表層切開[*1]	1. 手術後 30 日以内の発症，かつ 2. 皮膚および皮下組織のみの切開創の感染，かつ 3. 以下のうち 1 つを満たすこと 　a. 膿性排液 　b. 切開創から無菌的に採取されたサンプルからの菌の培養，または培養以外による細菌学的検査による菌の検出 　c. 細菌学的検査は行われていないが，外科医や主治医により意図的に開放された創で，かつ，痛み/圧痛，局所的な腫脹/発赤/熱感の，いずれか 1 つの所見を認めるもの 　d. 外科医や主治医による表層切開 SSI の診断
深層切開	1. 手術後 30 日[*2] もしくは 90 日以内の発症[*3]，かつ 2. 深層の軟部組織に至る切開創の感染，かつ 3. 以下のうち 1 つを満たすこと 　a. 膿性排液 　b. 自然に離開した創，もしくは外科医や主治医により意図的に開放または穿刺された創で，かつ，菌が同定されたか細菌学的検査がなされておらず，かつ，患者が 38℃ 以上の発熱，局所的な痛み/圧痛のいずれか 1 つの所見を認めるもの 　c. 膿瘍または肉眼解剖，組織学的検査，もしくは画像診断的に深層切開に感染が確認できるもの
臓器/体腔[*4]	1. 手術後 30 日[*2] もしくは 90 日以内の発症[*3]，かつ 2. 筋膜/筋層より深い組織に至る手術創の感染，かつ 3. 以下のうち 1 つを満たすこと 　a. 臓器/体腔に留置されたドレーンからの膿性排液 　b. 無菌的に採取された体液もしくは組織からの菌の培養，または培養以外による細菌学的検査による菌の検出 　c. 膿瘍または肉眼解剖，組織学的検査，もしくは画像診断的に臓器/体腔に感染が確認できるもの

[*1] 縫合糸膿瘍のみ（縫合された部位に限定された最小限の炎症や排液）は含まれない。
[*2] 手術後 30 日以内発症が条件の手術：大動脈瘤手術，肢切断術，虫垂手術，透析シャント手術，肝胆膵手術，頸動脈内膜剥離術，胆嚢手術，大腸手術，帝王切開，胃手術，心移植，経腹子宮摘出術，腎移植，椎弓切除術，肝移植，頸部手術，腎手術，卵巣手術，前立腺手術，直腸手術，小腸手術，脾手術，胸部手術，甲状腺/副甲状腺手術，経腟子宮摘出術，試験開腹術
[*3] 手術後 90 日以内発症が条件の手術：乳房手術，心臓手術，冠動脈バイパス術，開頭術，脊椎固定術，観血的整復術，ヘルニア修復術，股関節人工関節術，膝関節人工関節術，ペースメーカ手術，末梢血管バイパス術，脳室シャント術
[*4] CDC-NHSN ではさらにサーベイランス目的に各臓器/体腔の区別も定義に加えている。

CDC-National Healthcare Safety Network. Surveillance for Surgical Site Infection (SSI) Events. <http://www.cdc.gov/nhsn/acute-care-hospital/ssi/index.html>をもとに作成

うな軽症の場合には必要はないと考えられる。
- □感染がより重篤で，薬物アレルギーや耐性菌が予測され，培養結果によって抗菌薬の選択に影響を及ぼす場合，深部のSSIや臓器・体腔のSSIの場合などでは創培養を行うべきである[5〜7]。

▶画像検査を行う時期

臓器・体腔のSSIを疑う場合，画像検査を行う時期が重要である。例えば術後2〜3日目でCTを撮ったとする。そこで腹腔内遊離ガスや脂肪織混濁，CT値の高い液体の貯留を認めたとしても，これは術後の正常範囲内なのか，それとも病的な変化なのかは判断がつかない[8, 9]。術後1週間ともなると，膿瘍壁とその中に貯留した液体が区別されてくる（walled off）。無用な検査，そしてそれに基づく誤った判断につながる可能性があるため，もし患者の状態が許すのであれば，画像診断は術後1週間前後まで待ったほうがよい。

適切なドレナージ Ⓔ Ⓞ

- □感染と判断した場合，創の開放・ドレナージを行う[2]。
- □等張性の生理食塩液と水道水でも創の感染率は変わらない[10]。
- □洗浄で流せないような壊死組織やバイオフィルムを取り除くためにはデブリドマンが必要であるが，具体的は方法に関しては，いまだ議論の余地がある[11]。
- □適切なデブリドマンが行われていれば，その回数が多いほど創治癒に要する期間を短縮する[12]という報告もある。

経験的抗菌薬 Ⓖ

- □IDSAガイドラインでは，推奨度，エビデンスレベルともに低いものの，発赤や腫脹が創縁から5cm以上に拡大している場合や，体温が38℃以上，脈拍110 bpm以上，白血球数が1万2千/μLのときには有益かもしれない。
- □抗菌薬を投与すると決めた場合，想定される原因菌（表8-4-2）を十分カバーできる抗菌薬を開始し[2]，培養結果をみてde-escalationを行う（表8-4-4）。
- □消化管や尿生殖器の術後では，グラム陽性球菌や嫌気性菌をカバーする抗菌薬投与を行う。
- □敗血症性ショックの場合，多剤耐性菌も考慮して，多剤耐性グラム陰性桿菌とメチシリン耐性黄色ブドウ球菌（MRSA）もカバーする。
- □メチシリン感受性黄色ブドウ球菌（MSSA）のリスクがある場合には第一世代のセファロスポリン系抗菌薬を，MRSAのリスク（鼻腔内のMRSA保菌，MRSA感染の既往，最近の入院歴，最近の抗菌薬の使用）がある場合には，バンコマイシン，リネゾリド，ダプトマイシンを考慮する（推奨度：強，エビデンスレベル：弱）。
- □腋窩，消化管，会陰，または女性生殖器における手技の場合，グラム陰性菌および嫌気性菌をカバーする。抗菌薬の選択として，セファロスポリン系抗菌薬またはフルオ

表 8-4-4 手術部位と SSI に対する抗菌薬治療例

消化管や尿生殖器の手術	ピペラシリン/タゾバクタム 4.5 g　8 時間ごとに静注
	イミペネム/シラスタチン 500 mg　6 時間ごとに静注
	メロペネム 1 g　8 時間ごとに静注
	セフトリアキソン 1 g　24 時間ごと＋メトロニダゾール 500 mg　8 時間ごとに静注
体幹や四肢の手術（腋窩や会陰部を除く）	セファゾリン 0.5〜1 g　8 時間ごとに静注（注：MRSA のリスクがない場合）
	セファレキシン 500 mg　6 時間ごとに内服
	バンコマイシン 15 mg/kg　12 時間ごとに静注（注：MRSA のリスクがある場合）
腋窩や会陰部の手術	セフトリアキソン 1 g　24 時間ごと＋メトロニダゾール 500 mg　8 時間ごとに静注
	ピペラシリン/タゾバクタム 4.5 g　8 時間ごとに静注
	アンピシリン/スルバクタム 3 g　6 時間ごとに静注
	上記に加え，MRSA のリスクがある場合にはバンコマイシンを追加する．

Stevens DL, et al. Practice guidelines for the diagnosis and management of skin and soft tissue infections : 2014 update by the Infectious Diseases Society of America. Clin Infect Dis 2014 ; 59 : e10-52 をもとに作成

ロキノロンにメトロニダゾールを組み合わせることを考慮する（推奨度：強，エビデンスレベル：弱）．

治療期間

- 治療に関しては，エビデンスの少ない領域である．
- 表層の SSI の場合，局所所見の改善がみられたら抗菌薬は短期で中止する．
- 臓器・体腔の SSI の場合，決まった期間はなく，臓器やドレナージの程度によっても異なるので，個々の症例に応じて決定しているのが現状であろう．

（西田　和広）

第5章 ICUでの発熱

発熱の定義 G

- 明確な基準はないが，ACCMとIDSAにおける，口腔温38.3℃以上あるいは1時間以上口腔温が38.0℃以上[1]とする定義が現在広く用いられている。
- 肺動脈カテーテルの測定温を深部体温の基準とすると，膀胱温[2]，食道温[3]はほぼ同等であり，直腸温は0.2〜0.3℃高く[4]，口腔温は0.5℃程度低く[5]測定されることが示されている。
- 日本で多く用いられている腋窩温は，ICUでは循環不全，環境因子の影響を受けて不正確となりやすく，ガイドラインでは腋窩温測定は推奨されていない。上記定義も口腔温を用いている。
- 高齢者は若年者に比べると平熱が低いことが示されている[6]。ICU患者ではないが，2009年のIDSAの長期療養型施設入所者の発熱ガイドライン[7]では，平熱より1.1℃以上の体温上昇を発熱の定義としており，平熱と比較している点は有用と思われる。
- 感染があっても熱が出にくい患者群として，高齢者のほか，腹部開放創のある患者，重度熱傷，体外式膜型人工肺（ECMO）を受けている患者，持続的腎代替療法（CRRT）を受けている患者が報告されている[8]。
- CRRTを受けている患者では，50%以上で35.5℃以下が2.6±1.8日持続する[9]とされる。
- 重度の感染症では低体温となることも留意すべきである。そのため，実際は体温で厳密に区切るより目安程度にとどめておくべきである。

発熱の生理学 P

- 発熱が起こる過程としては，外因性発熱物質〔endotoxin, toxic shock syndrome toxin（TSST）-1など〕，あるいは炎症によって惹起された細胞により放出される発熱サイトカイン pyrogenic cytokine（IL-1，IL-6，TNF-αなど）がさらに複数のメディエーターを介して脳の視床下部内皮に作用し，プロスタグランジンE2（PGE2）が産生されることで視床下部の体温調節中枢のセットポイントが上昇し，体温が上昇する[10]。
- PGE2が産生される過程はアラキドン酸カスケードを介しているため，NSAIDsやアセトアミノフェンのようなCOX阻害薬は，PGE2の産生を阻害することで解熱薬として作用する。
- この機序を介さずに体温上昇をきたしているのが高体温である。また，頭部外傷や脳腫瘍においては，体温調節中枢を直接刺激することで体温上昇を起こし（いわゆる中

枢性の発熱），41.5℃を超える超高熱 hyperpyrexia の主要な原因となる。
- □ 体温を上昇させることは，免疫機能を賦活化させて細菌またはウイルスの繁殖を抑制させるといういわば自然な防御・適応反応である[11]。
- □「発熱＝介入が必要なもの」と判断するよりは，「発熱＝何が原因で患者に発熱という反応を起こしているか注意を向けるもの」と考えるべきである。

発熱に対するアプローチ

- □ 敗血症が疑われれば，抗菌薬の投与の遅れが死亡率の上昇につながることから[12]，特に患者の状態が重篤，あるいは増悪傾向にある場合，適切な培養を採取したうえで経験的抗菌薬の投与を考慮すべきである。
- □ バイタルが安定している場合，極論ではあるが，行うべきことは以下の4つに集約される。

① 追加の検査・培養が必要かどうか？
② 抗菌薬（抗真菌薬を含む）を投与するかどうか？
③ 点滴ルートを含めたデバイスを抜去するかどうか？
④ 解熱させる必要があるかどうか？

- □ ① は熱源としてどのようなものがあり，どのような検査で診断に至るかを熟知しておく必要がある。② は感染性か非感染性かを見極める必要があり，③ についても同様である。④ は特に後述する。つまり当然ながら原因検索が非常に重要ということになる。

発熱の原因

- □ 感染性か非感染性かは，治療介入に直接影響するため重要である。熱源としての割合はほぼ同等[13]という報告があるが，この研究では外科患者も多く含んでおり，術後発熱の割合が高い（34/100）ため，内科の ICU 患者だけでみるとより感染の割合が高いことが予想される。
- □ 機序は不明であるものの，非感染性の発熱では 38.9℃ を超えにくいこと[14]が示されている。ただし薬剤熱[15]や輸血後発熱[16]でそれを超える報告もあり，発熱の程度は絶対的なものではない。

■ 感染性の発熱の原因
- □ 感染性の発熱の原因として下記などが挙げられる[11]。

頭頸部	髄膜炎，副鼻腔炎，頭蓋内デバイス感染，CRBSI，化膿性血栓性静脈炎（Lemierre 症候群）
胸部	VAP，膿胸，感染性心内膜炎
腹部・背部	SSI，CA-UTI，胆管炎，憩室炎，腹腔内・腸腰筋膿瘍，偽膜性腸炎，前立腺炎，褥瘡感染
末梢	壊死性筋膜炎，化膿性関節炎

- □ ICU において特に頻度の高いものは，VAP，CRBSI，SSI，カテーテル関連尿路感染

症（CA-UTI），その他の菌血症である[11]）。
- ICUに特徴的な感染症としては，経鼻胃管・経鼻挿管がリスクとなる副鼻腔炎，脳外科領域における頭蓋内デバイスが入った患者の頭蓋内感染などが挙げられる。

■ 非感染性の発熱の原因
- ICUにおいて非感染性の発熱の原因となる疾患[1]）

頭頸部	脳出血・脳梗塞，甲状腺クリーゼ
胸部	化学性肺臓炎，肺血栓塞栓症，ARDS
心臓	心筋梗塞・Dressler症候群
腹部	無石性胆嚢炎，膵炎，副腎不全
末梢	深部静脈血栓症，偽痛風（頸部なども含む）
その他	輸血後発熱，薬剤熱，術後発熱，移植後反応，腫瘍崩壊症候群

- ICU入室患者を対象とした研究の疾患頻度を示したものはないと思われるが，入院患者の発熱とほぼ同義として扱う（そのため疾患頻度はあくまで参考程度となる）。
- 非感染性のなかでは薬剤熱の割合が比較的高く，DVT/PE，血腫，偽痛風，化学性肺臓炎，輸血関連などがそれに続いている。参考文献[17]に非常によくまとまっているので参照されたい。
- 古典的に院内発熱の原因として知られているDrug，CPPD（偽痛風），CD腸炎（偽膜性大腸炎），Decubitus，Device，DVTという6D'sは，頻度の観点からも有用と思われる〔これにDeep abscess（深部膿瘍）あるいはDebris（胆嚢炎・胆管炎）を加えて7D'sとすることもある〕。

熱源検索のために行う検査など

- 発熱患者へのアプローチ

Top to Bottomで診察
少なくとも2セットの血液培養
胸部X線
尿検査（尿培養・痰培養は必要に応じて）
CDトキシン（下痢をしている場合）
深部膿瘍を疑う場合はCT，主に肝胆道系や胸水・腹水の評価は超音波検査

■ 血液培養
- 菌血症を除外できるような身体所見は乏しく，菌血症だった際の死亡率は高い[18]）。そのため，ICUの新規の発熱では，非感染性の熱源が強く示唆される場合を除き，血液培養2セットは基本的にはほぼ必須である[1]）。
- 1セット20 mL（各ボトル10 mLずつ）の血液培養を採取した場合，病原菌の検出感度は1セットで73.2%，2セットで93.9%，3セットで96.9%[19]）と報告されており，最低でも2セット必要である。

■ 薬剤投与歴
- 薬剤熱は特に前述の点で頻度も高く重要であり，あらゆる薬剤が原因となり得ること，

平均して投与から8日程度での発症が多い[20]が，24時間以内から数か月経過してから発症する例まであり，投与時期はあまり参考とならないこと，悪寒戦慄を伴って敗血症様となり得ること[21]，投与をやめて2〜3日で解熱する例が典型だが7日以上続くこともある[22]という点がポイントである。

■ 身体所見，胸部X線
- 身体所見として事前確率の高いところを中心にTop to Bottomで見る必要があるが，疾患を想起しつつ診察することが重要である。
- 胸部X線は，検査の侵襲度・被曝量・情報量からもほぼ発熱患者ではルーチンに行われている。

■ CDトキシン
- 発熱あるいは白血球上昇に加えて下痢をしており（24時間以内に3回以上の軟便[23]），特に抗菌薬使用をしている場合，抗菌薬関連下痢症のうちCD腸炎（偽膜性大腸炎）の割合は10〜25%と比較的高いため[24]，最長で60日以内の抗菌薬使用がリスクとなる[25]こともふまえたうえでCDトキシンの提出を考慮する。

■ CT，MRI，超音波検査
- 深部膿瘍や肺炎の詳細評価のためのCTや，椎体炎を考慮してのMRIについては，撮影すべきかどうかの明確な決まりはないため，移動のリスクや医療スタッフへの負担と，検査前確率を天秤にかけたうえで臨床的に判断する。
- 超音波検査は非侵襲的であることから，可能なら行うべきである。3日経過しても発熱の原因が不明の場合，入院患者の不明熱のアルゴリズム（図8-5-1）にのっとって考えるのが妥当であると思われる。

解熱剤を投与すべきかどうか

- ICU患者において，解熱させることの臨床的意義については後述するいくつかの例外を除いて，明確な結論は出ていない。

■ エビデンス
- 日本の多くの病院も参加した前向き観察研究であるFACE Study[26]によると，ICU患者にクーリング・NSAIDs・アセトアミノフェンなどを使用して解熱を行った場合，敗血症患者では37.5〜38.4℃の高体温のほうが，36.5〜37.4℃に解熱させた群に比べて28日死亡率が低かった（ただし38.5℃以上では死亡率は解熱群とほぼ同等，あるいはより死亡率が高い）。その一方で，敗血症以外の患者では体温上昇と死亡率がほぼ正の相関をしていた。
- 感染症による発熱が疑われるICU患者を対象にアセトアミノフェン静注の定期投与をしてもICU滞在期間は短縮しないという報告[27]，そもそもアセトアミノフェン自体が酸化ストレスを減らして腎障害を予防する可能性があるという報告[28]などもある。解熱がよいのかアセトアミノフェン投与がよいのかですら見解は一定していない。
- 解熱剤使用をしない場合としては，多施設のRCTで敗血症患者に対してexternal coolingをした群が，しない群に比べて血管収縮薬需要や発症14日の死亡率を下げた[29]という報告がある。
- 病態を考慮すると，体温が37℃から1℃上昇すると酸素消費量が13%上昇する[30]こ

図 8-5-1 発熱診断のアルゴリズム

（Marik PE Fever in the ICU. Chest 2000；117：855-69 をもとに作成）

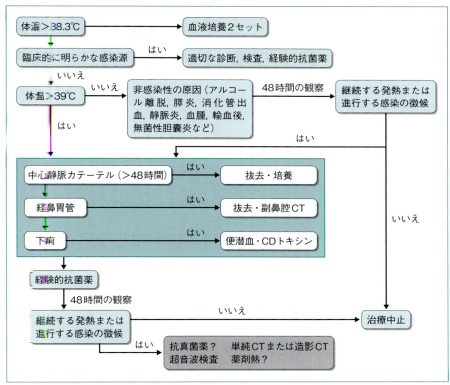

とも合わせると，循環不全や呼吸不全などの酸素の需要供給バランスが保たれない患者では，ある程度積極的に解熱してもよいと思われる。
- 解熱治療についてある程度のエビデンスがある例外としては，targeted temperature management（TTM）の適応がある場合，体温が 41℃ を超える場合（持続すると脳に不可逆的障害を起こす[31]）が挙げられるが，そのなかで実際にエビデンスが示されているのは heat stroke の患者[32]である。
- いずれにせよ，ルーチンで解熱することを支持するエビデンスは現時点では乏しいため，上記のとおり病態に応じて考慮するのがよいだろう。

■ 解熱するまでの日数
- 肺炎の場合，3 日程度必要である[33]。
- 腎盂腎炎の場合，解熱までに 2〜3 日程度かかることが多い[34]。

（遠藤 慶太）

第6章 経験的治療と抗菌薬の de-escalation, 適切な投与期間

経験的抗菌薬治療

- 初回抗菌薬が原因菌に対して十分な抗菌活性をもっていなかった場合，原因菌の感受性が判明したあとに適切な抗菌薬に変更したとしても，死亡率が高くなり，予後を悪化させると報告されている[1〜3]。
- **適切な抗菌薬を早期に投与する**ことも重要である。septic shock 患者に対して適切な抗菌薬の投与が，低血圧を認めてから1時間以内に行われた場合と比較して，1時間投与が遅れるごとに，平均 7.6% 死亡率が増加する[4]と報告されている。
- SSCG でも，敗血症と敗血症性ショックを認識した場合には，1時間以内に適切な抗菌薬を投与することを強く推奨している[5]。
- 日本での薬剤耐性菌の出現率

> 黄色ブドウ球菌のうち MRSA の割合が 53%[6]
> 肺炎球菌のペニシリン耐性率は 42.2%[6]，エリスロマイシン耐性率が 83.7%，アジスロマイシン耐性率が 81.6%，クラリスロマイシン耐性率が 78.7%[7]
> 大腸菌のフルオロキノロン耐性率は 34.3%[6]

- 一般的な ICU での感染症，およびそれに対する経験的抗菌薬選択について**表 8-6-1**に示す。ただし，基本的には，施設のアンチバイオグラムに基づいた抗菌薬の選択が推奨される。

de-escalation の定義

- コンセンサスを得た明確な定義は存在しないが，一般的に，病原菌でない微生物にまでスペクトラムをもつ抗菌薬を，よりスペクトラムの狭い抗菌薬へ変更することと定義される[8]。
- 抗菌薬の de-escalation を評価する目的で，抗菌薬のスペクトラムをスコア化したという報告もある[9]。

抗菌薬の de-escalation, 抗菌薬適正使用の意義

- 抗菌薬の de-escalation により，患者予後が改善する可能性がある。抗菌薬の de-escalation を行うことで VAP 患者において死亡率の低下，入院期間の短縮が複数の観察研究にて報告されている[10〜13]。severe sepsis, septic shock 患者においても，de-

- escalation は死亡率低下の因子であった[14]。
- 広域抗菌薬使用の減量により，病原菌（*Candida* 属，*Clostridium difficile* など）および耐性菌発生の抑止になり[15〜18]，コストの削減にもなり得る[16]。
- 感受性がわかっている微生物に対しては，スペクトラムの狭い抗菌薬を使用したほうが，予後が良いことがある[19,20]。

▶スペクトラムの狭い抗菌薬のほうが予後を改善する例

 MSSA 菌血症に対して，セファゾリンと第 3 世代セファロスポリン（セフトリアキソン，セフォタキシム）の比較で，セファゾリンのほうが予後が良かった。*Enterococcus faecalis* 菌血症において，βラクタム系抗菌薬とグリコペプチド系抗菌薬との比較で，βラクタム系抗菌薬のほうが予後が良かった。

- コスト削減の点から，経口抗菌薬への変更も重要である[21,22]。

de-escalation の現状

- severe sepsis 患者において de-escalation が行われている割合は，30〜50％ にしか満たないといわれている[14,23,24]。
- 微生物学的検査結果が得られない場合に de-escalation が行われないことが多いが，微生物学的データが得られているにもかかわらず大半が de-escalation されなかったと報告されている[24]。
- 日本でも de-escalation の割合が 39％ にしか達していなかったという報告がある[25]。

抗菌薬適正使用，de-escalation，治療期間の考え方・方法

- 経験的抗菌薬で治療を開始したのち，適切に de-escalation を行うための考え方，具体的な方法について列挙する。

抗菌薬 de-escalation のタイミング，注意点

- 経験的抗菌薬投与開始前に適切な培養検体を採取し，その結果が得られ次第，感受性に基づいて抗菌薬の de-escalation を行う。
- de-escalation はできるかぎりスペクトラムの狭い抗菌薬を選択すべきである。
- 抗菌薬の種類によって髄液に移行する割合が異なる（表 8-6-2）。髄液移行性を考慮し，髄膜炎などの治療は移行性の良い抗菌薬を選択しなければならない。
- 各抗菌薬特有の PK/PD 理論を考慮する。PK/PD 理論は，de-escalation にかかわらず，経験的抗菌薬選択の際にも重要な概念である。

アミノグリコシド系抗菌薬	酸性環境下では効力が低下するため，膿瘍の治療には不適切である。
ダプトマイシン	肺サーファクタントにより失活されるため肺炎の治療には使用できない

表 8-6-1　一般的な感染症とその原因菌，経験的治療の抗菌薬選択

感染症	想定される原因菌
CAP ICU 入院	Streptococcus pneumoniae, Haemophilus influenzae, Moraxella catarrhalis, Mycoplasma pneumoniae, Chlamydophila pneumoniae, Legionella に加え，Staphylococcus aureus，その他のグラム陰性菌
VAP/HAP	Staphylococcus aureus, Pseudomonas aeruginosa，その他のグラム陰性桿菌
腎盂腎炎 　市中	Escherichia coli（75〜95％），腸内細菌（Proteus mirabilis, Klebsiella pneumoniae），Staphylococcus saprophyticus
CA-UTI	Escherichia coli，その他の腸内細菌，ブドウ糖非発酵菌，Coagulase-negative staphylococci, Enterococcus sp.
髄膜炎　≦50 歳	Streptococcus pneumoniae, Neisseria meningitidis
＞50 歳	≦50 歳の原因菌に加え，Listeria monocytogenes，好気性グラム陰性桿菌
頭蓋底骨折	Streptococcus pneumoniae, Haemophilus influenzae, β-hemolytic streptococci
穿通性外傷 神経系術後	Staphylococcus aureus, CNS，好気性グラム陰性桿菌（Pseudomonas aeruginosa を含む）
脳脊髄液シャント	穿通性外傷の原因菌に加え，Propionibacterium acnes
感染性心内膜炎 　自然弁で急性（数日の経過）	Staphylococcus aureus, β-hemolytic streptococci，好気性グラム陰性桿菌
自然弁で亜急性 　（週単位の経過）	Staphylococcus aureus, Viridans group streptococci, HACEK（Haemophilus, Actinobacillus, Cardiobacterium, Eikenella, Kingella），enterococci
人工弁 　（弁置換後 1 年以内で発症）	staphylococci, enterococci，好気性グラム陰性桿菌
人工弁 　（弁置換後 1 年以上で発症）	staphylococci, enterococci, Viridans group streptococci
壊死性筋膜炎	〈1 型（複数菌）〉 糖尿病，末梢血管疾患，免疫不全，最近の術創がリスク因子となる． anaerobic sp.（Bacteroides, Clostridium, Peptostreptococcus など）＋A 群以外の streptococci＋腸内細菌 〈2 型（一般的に単一菌）〉 創傷や熱傷がリスクになり得るが，既往がない，どの年齢層の患者にも起こり得る． β-hemolytic streptococci, Aeromonas hydrophila, Vibrio vulnificus, Staphylococcus aureus

経験的抗菌薬	推奨治療期間	参考文献
β-ラクタム系＋アジスロマイシンまたはフルオロキノロン	臨床状態をみて5日以上	IDSA 2007年ガイドライン
緑膿菌に活性のある抗菌薬（ピペラシリン/タゾバクタム，セフェピム，セフタジジム，メロペネム，レボフロキサシン，シプロフロキサシン），MRSAが想定される場合はバンコマイシンまたはリネゾリド	7日間	IDSA 2016年ガイドライン，IDSA 2005年ガイドライン
〈入院の場合〉広域セファロスポリン系，広域ペニシリン系，カルバペネム系（フルオロキノロン）	βラクタム系を使用する場合は10～14日間	IDSA 2011年ガイドライン
ピペラシリン/タゾバクタム，カルバペネム系，フルオロキノロン，セフタジジム，セフェピム	治療に対する反応性が良い場合は7日間，治療に対する反応性が緩徐である場合は10～14日間	IDSA 2009年ガイドライン，サンフォード
バンコマイシン＋第3世代セファロスポリン バンコマイシン＋第3世代セファロスポリン＋アンピシリン バンコマイシン＋第3世代セファロスポリン バンコマイシン＋セフェピム or セフタジジム or メロペネム	〈原因菌によって異なる〉N. meningitidis：7日間，H. influenzae：7日間，Streptococcus pneumoniae：10～14日間，Streptococcus agalactiae：14～21日間，Aerobic gram-negative bacillia：21日間，Listeria monocytogenes：21日間以上	IDSA 2004年ガイドライン
バンコマイシン＋セフェピム バンコマイシン＋アンピシリン/スルバクタム バンコマイシン＋リファンピシン＋ゲンタマイシン＋セフェピム バンコマイシン＋セフトリアキソン	血液培養陰性化日を1日目とする。術組織培養が陽性であれば手術日を1日目とする。治療期間は4～6週間。菌種・患者背景によっては6週間以上必要な場合もある。	AHA/IDSA 2015年ガイドライン（詳細はガイドライン本文table 6参照）
広域抗菌薬投与を行うべき：バンコマイシン or リネゾリド or ダプトマイシン＋カルバペネム系 or ピペラシリン/タゾバクタム＋クリンダマイシン（抗毒素効果目的）	確固たる推奨期間なし	IDSA 2014年ガイドライン

表 8-6-1 一般的な感染症とその原因菌，経験的治療の抗菌薬選択（続き）

感染症	想定される原因菌	
好中球減少性発熱	〈グラム陽性菌〉 Coagulase-negative staphylococci, *Staphylococcus aureus*, *Enterococcus*, Viridans group streptococci, *Streptococcus pneumoniae*, *Streptococcus pyogenes* 〈グラム陰性菌〉 *Escherichia coli*, *Klebsiella*, *Enterobacter*, *Pseudomonas aeruginosa*, *Citrobacter*, *Acinetobacter*, *Stenotrophomonas maltophilia*	
CRBSI	*Staphylococcus aureus*, Coagulase-negative staphylococci, Enterococci, GNR	
	好中球減少症がある，重度の敗血症，多剤耐性菌の定着がある	
	経静脈栄養の使用，広域抗菌薬の長期使用，血液悪性腫瘍罹患，骨髄/固形臓器移植，大腿のカテーテル留置，複数箇所の *Candida* 定着	
腹腔内感染症 　市中発症	〈通性/好気性グラム陰性菌〉 *Escherichia coli*, *Klebsiella*, *Pseudomonas aeruginosa*, *Proteus mirabilis*, *Enterobacter* 〈嫌気性菌〉 *Bacteroides fragilis*, その他の *Bacteroides*, *Clostridium*, *Prevotella*, *Peptostreptococcus*, *Fusobacterium*, *Eubacterium* 〈好気性グラム陽性球菌〉 *Streptococcus*, *Enterococcus faecalis*, *Enterococcus faecium*, *Staphylococcus aureus*	
院内発症		

経験的抗菌薬	推奨治療期間	参考文献
緑膿菌に活性のあるβラクタム系薬が第一選択： 　セフェピム，カルバペネム系（メロペネム，イミペネム/シラスタチン），ピペラシリン/タゾバクタム 耐性菌の可能性が想定される場合： 　アミノグリコシド系，フルオロキノロン系，バンコマイシンの併用も考慮する。	好中球が減少している間（好中球数＜500/mm^3）は抗菌薬投与を続ける。 各感染臓器，原因菌で推奨されている治療期間を設定する。	IDSA 2010年ガイドライン
バンコマイシン（MIC＞2 μg/mLの場合はダプトマイシン）＋GNRのカバー（アンチバイオグラムを参考に決定：第4世代セファロスポリン，カルバペネム系，βラクタマーゼ阻害薬配合剤） 左記の場合は多剤耐性菌（*Pseudomonas aeruginosa*など）のカバーも行う。 左記の場合は*Candida*のカバーも行う。 エキノキャンディン系（過去3か月以内にアゾール系の使用歴がなく *C. krusei*, *C. glabrata* 感染のリスクが低い施設ではフルコナゾールも使用可能）	合併症を認めない場合は7～14日間（菌種，カテーテル抜去の有無により異なる）。 合併症を認める場合は4～8週間 合併症：化膿性血栓性静脈炎，敗血症性塞栓，感染性心内膜炎，化膿性骨髄炎（詳細はガイドライン本文参照）。	IDSAガイドライン2009
〈軽症～中等症〉 単剤：モキシフロキサシン or チゲサイクリン 併用療法：メトロニダゾール＋セファゾリン，セフトリアキソン，セフォタキシム，シプロフロキサシン，レボフロキサシンのいずれか 〈重症〉 単剤：イミペネム/シラスタチン，メロペネム，ドリペネム，ピペラシリン/タゾバクタム 併用療法：メトロニダゾール＋セフェピム，セフタジジム，シプロフロキサシン，レボフロキサシンのいずれか	適切な感染源のコントロールができていれば，4～7日以上の抗菌薬投与は不要。	SIS/IDSAガイドライン2010
カルバペネム系，ピペラシリン/タゾバクタムのいずれか 多剤耐性菌頻度が低い場合：メトロニダゾール＋セフェピム，セフタジジムでも可 MRSAが想定される場合：バンコマイシンを投与		

表 8-6-2　代表的な抗菌薬の髄液移行性

系統	一般名	脳脊髄液/血液（％）	治療が可能なだけの髄液移行性
ペニシリン系	ペニシリン G	5～10	ペニシリン感受性 Streptococcus pneumoniae ではあり
	アンピシリン	13～14	あり（静注のみ）
	ピペラシリン	3～20	あり
セフェム系	セファゾリン	1～4	なし
	セフォタキシム	10	あり
	セフトリアキソン	8～16	あり
	セフタジジム	20～40	あり
	セフェピム	10	あり
カルバペネム系	メロペネム	2	あり（痙攣に注意）
	イミペネム/シラスタチン	8.5	あり（痙攣に注意）
グリコペプチド系	バンコマイシン	7～20	高用量が必要
	テイコプラニン	無視できる	なし
キノロン系	レボフロキサシン	データなし	データなし
	モキシフロキサシン	>50	あり
アミノグリコシド系	アミノグリコシド系	0～30	なし
その他	リネゾリド	60～70	あり
	ダプトマイシン	0～8	記載なし
	リファンピシン	7～56	あり

菊池 賢ほか監訳. サンフォード感染症治療ガイド 2017. 東京：ライフサイエンス出版, および添付文書をもとに作成

- 重症患者では，通常と異なるさまざまな変化が生じており，PK/PD に大きな影響を与える。
- 低アルブミンを生じている場合，蛋白結合量が低下し，遊離体が増加する。そのため腎臓からの排出が促進され，血中濃度が低下しやすくなる。さらに，炎症反応によりサードスペースの体液量が増加し，分布容積が大きくなるため，それも血中濃度を低下させる要因となる。逆に，腎機能障害を伴う場合は，血中濃度が上昇しやすくなる。
- 健常者の薬物動態とは大きく異なるということを認識し，予測外の変化に柔軟に対応することが必要である。

▶CDI のリスクが低い抗菌薬

CDI のリスクが低い抗菌薬を選択することも推奨される[26]。クリンダマイシン，キノロン系，第 3 世代セフェム系の使用の制限が CDI 発症率を減少させたという報告があり，可能なかぎり，他の抗菌薬を使用することが推奨される[27～30]。

培養結果が陰性であった場合の de-escalation

- 培養結果が陰性であった場合の de-escalation の方法について，根拠となるエビデンスは存在しない．筆者らは，下記のことを考慮して de-escalation を行うことを推奨する．
- de-escalation を行う条件

> 経験的治療により状態が安定しており，治療効果判定パラメータが改善していること
> de-escalation により患者状態が悪化した場合に，適切な治療で状態の立て直しが行えること

- de-escalation 時に参考にすべきこと

> 各施設のアンチバイオグラム
> 過去の抗菌薬の使用，過去の細菌検査感受性試験結果
> 患者の免疫状態と耐性菌リスクの有無

- 具体的な手順

> 上記情報をもとに，疫学的に可能性の低い細菌への抗菌薬を1剤ずつ中止する．
> 2〜3日の経過で状態の悪化がないことを確認する．
> さらに必要であれば，原因菌である可能性が高い細菌についても，アンチバイオグラムを参考に de-escalation する．

経口抗菌薬への変更

- 適切な経口抗菌薬の使用を促すことで，コスト削減，入院期間短縮をさせることができる．
- 経口抗菌薬は，投与されたそのすべてが全身循環血液中に到達するわけではない．一部は腸管から吸収されず，一部は循環血液中に到達する前に消化管，肝臓などで代謝されてしまう．そこで，経口抗菌薬を使用する場合は，バイオアベイラビリティ（投与された薬物がどれだけ全身循環血液中に到達するか）を考慮する必要がある（表8-6-3）．
- 市中肺炎（CAP）ガイドラインでは，血行動態が安定し，臨床的に改善が得られていれば経口抗菌薬へ変更することを推奨している[31]．
- CAP 以外の感染症についても同様に，血行動態の安定，臨床的改善が得られていればバイオアベイラビリティの高い経口抗菌薬に変更可能であると考えられる．

▶ 今後期待される，de-escalation の根拠となる検査

- 検体に存在する細菌の DNA や蛋白質を分析することで，培養検査結果よりも迅速に菌名や薬剤耐性の有無（薬剤耐性に関与する遺伝子を同定する）を同定することが実臨床で使用されてきている．
- 後述の ASP ガイドラインでも，PNA-FISH（peptide nucleic acid fluorescence in situ hybridization），MALDI-TOF 質量分析（matrix-assisted laser desorp-

表 8-6-3 使用頻度が高い薬剤のバイオアベイラビリティ（サンフォードより）

系統	一般名	一般的な商品名	バイオアベイラビリティ（%）
ペニシリン系	アモキシシリン アモキシシリン/クラブラン酸	サワシリン® オーグメンチン®	80 80/30〜98
セフェム系	セファレキシン セファクロル セフジニル セフジトレン	ケフレックス® ケフラール® セフゾン® メイアクト®	90 93 25 16
キノロン系	シプロフロキサシン レボフロキサシン モキシフロキサシン	シプロキサン® クラビット® ベガモックス®, アベロックス®	70 99 89
マクロライド系	アジスロマイシン エリスロマイシン telithromycin クリンダマイシン	ジスロマック® エリスロシン® ケテック® ダラシン®	37 18〜45 57 90
その他	リネゾリド リファンピシン スルファメトキサゾール/ トリメトプリム	ザイボックス® リファジン® バクタ®	100 70〜90 80

緑字は 80% 以上のもの

菊池 賢ほか監訳. サンフォード感染症治療ガイド 2017. 東京：ライフサイエンス出版, 2017 をもとに作成

tion/ionization time-of-flight mass spectrometry）の有用性について述べられており[26]，今後日本でも de-escalation において重要な検査となることが予想される。

治療期間の考え方

■ 治療期間の設定
- □感染症および原因菌によって，ガイドラインで推奨治療期間が提示されている（表 8-6-1）。しかしこれらの推奨は，エキスパートの意見に基づいたものもあり，決してエビデンスレベルの高いものばかりではない。
- □特に最近，治療期間を安全に短縮するための研究が複数報告されており，今後治療期間の推奨がさらに短くなる可能性がある。

■ プロカルシトニンを用いた治療期間設定
- □ICU 患者において，プロカルシトニンを抗菌薬の中止判断に用いることで，有害事象を増加させることなく，抗菌薬投与期間が短縮されたという RCT が複数報告されている[32〜35]。
- □しかし，これらの研究の患者の大半は呼吸器系感染症患者である。かつ，対照群の治

図 8-6-1　プロカルシトニンガイダンス

プロカルシトニンガイド下で抗菌薬を中止することの有用性について報告した論文の研究プロトコル
〔Bouadma L, et al. Use of procalcitonin to reduce patients' exposure to antibiotics in intensive care units (PRORATA trial): a multicentre randomised controlled trial. Lancet 2010;375:463-74 をもとに作成〕

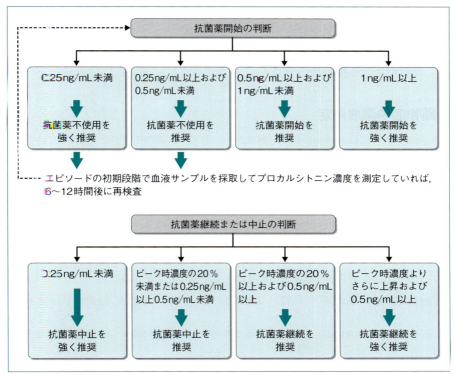

療期間の指標となっていると考えられる IDSA による VAP のガイドラインが 2016 年に改定され，非ブドウ糖発酵菌に対する治療期間の推奨が 14〜21 日間から 7 日間に短縮された。そのため，この新たな推奨に基づいて治療を行った場合と，プロカルシトニンを抗菌薬中止の判断に用いた場合とで有意な差が出るかは今後の研究結果が待たれる。

プロカルシトニンを用いた具体的な抗菌薬治療終了のプロトコルを図 8-6-1 に示す。

▶耐性菌に対する国内外での取り組みの現状

薬剤耐性に対する国際的な取り組みの必要性から，WHO により 2014 年世界の薬剤耐性の現状に関する初の動向調査報告がなされた。また，2015 年 5 月の世界保健総会では「薬剤耐性（AMR）に関するグローバル・アクション・プラン」が採択され，加盟各国に自国の行動計画の策定を求めた。それをふまえ，日本で

もアクションプランの取りまとめが行われた[36]。
- 適切な抗菌薬使用を目的として，IDSA/SHEA より，Antibiotic Stewardship Program（ASP）（抗菌薬適正使用プログラム）導入のガイドラインが刊行されている。2016 年現在，日本語版も刊行されている[37]。

▶Antibiotic Stewardship

「抗菌薬使用法の改善を目的とした，抗菌薬レジメン（投与量，投与期間，投与方法を含む）の最善な選択を推進する，多角的な介入」と定義されている。

薬物血中濃度測定

- 抗菌薬のなかには，適切な効果を得るため，あるいは副作用を避けるために血中濃度をモニタリングしながら使用すべきものがいくつかある。代表的なバンコマイシンとアミノグリコシド系薬の具体的なモニタリング方法について述べる。

バンコマイシン

- 2009 年に ASHP/IDSA/SIDP からガイドラインが刊行されている（**表 8-6-4**）[38]。

アミノグリコシド系

- アミノグリコシド系抗菌薬の投与方法は大きく分けて 2 通りある。

従来投与法（daily dosing）	1 日投与量を数回に分けて投与する方法，従来から使用されている
長期間欠投与法（extended-interval dosing）	1 回の投与量を多くし，投与間隔を 24〜48 時間ごとに延長した方法

- 長期間欠投与法では，従来投与法に比べて，投与が簡便である，血中濃度モニタリングが行いやすい（ピーク値とトラフ値を測定しなくてもよい），コストの削減になるというメリットがある。そのため，現在は長期間欠投与法（**表 8-6-5**）が主に使用されている[39]。
- しかし，重度の腎機能障害（CrCl＜20 mL/min），重度熱傷，嚢胞性線維症，大量腹水，妊婦の患者では，血中濃度変化の予測が困難であるため，従来投与法が望ましい[39]。
- アミノグリコシド系薬は，1 回の投与は 30〜120 分かけて実施する（Lexicomp® より）。
- 腎毒性と耳毒性がある。腎毒性は可逆的であるが，耳毒性は非可逆的である。腎機能の密なモニタリング，耳症状出現の有無を注意深くモニタリングする。

表 8-6-4 バンコマイシン血中濃度測定時のポイント

項目	推奨内容
投与量	●MIC≦1 mg/L で腎機能が正常の場合：15〜20 mg/kg 8〜24 時間ごと ●重症患者の場合：初回のみローディング投与量として 25〜30 mg/kg（腎機能障害がある患者にもローディング投与量は減量しない。）
腎機能障害患者での投与量	●CrCl＞50 mL/min：上記投与量 ●CrCl 20〜49：15〜20 mg/kg 24 時間ごと ●CrCl＜20 mL/min：投与間隔をさらに延ばし，血中濃度モニタリングをしながら調整する。 ●間欠的血液透析（週 3 回）：透析日は透析後に投与する。ローディング投与量として 15〜25 mg/kg，その後 500〜1,000 mg or 5〜10 mg/kg を透析ごとに投与。 透析前の血中濃度に応じて再調整を行う。 ・＜10 mg/L：1,000mg を透析後に投与。 ・1〜25 mg/L：500〜750 mg を透析後に投与。 ・＞25mg/L：投与なし ●持続的腎代替療法：クリアランスがフィルターの種類，流量に大きく依存し，適切な投与量は密なモニタリングが必要なため成書に譲る。
肝機能障害患者	●投与量変更必要なし
血中濃度測定の適応	●積極的に血中濃度を高めたいとき（例：15〜20 mg/L の治療域を保つ必要があるとき） ●腎障害のリスクが高い患者（例：腎障害作用のある薬剤の併用） ●腎機能の変動がある患者（例：状態悪化 or 著明な改善を認めている場合） ●長期治療（3〜5 日以上）が必要な患者
血中濃度測定のタイミング	●トラフ値を測定する。 定常状態になった状態で，次の投与の投与直前に測定する→4 回目の投与直前にとる。 ●初回測定後，血行動態が安定している場合は週 1 回の測定が推奨される。血行動態が不安定な場合は，より頻回な測定がよいかもしれない。 ●ピーク値は測定する必要はない。
目標血中濃度	●耐性菌発生を防ぐため，最低 10 mg/L は維持する。 ●MIC が 1 mg/L の菌の場合は，最低 15 mg/L は維持する。 ●複雑性感染症（菌血症，感染性心内膜炎，骨髄炎，髄膜炎，黄色ブドウ球菌による HAP）の場合は，15〜20 mg/L が推奨される。
バンコマイシン誘発性腎機能障害の定義	●バンコマイシン投与開始から数日後に，連続して 2〜3 回血清クレアチニン値の増加（0.5 mg/dL 以上 or ベースラインから 50％以上）を認めるもの
バンコマイシン誘発性耳障害	●バンコマイシン単剤療法の場合は耳機能のモニタリングは不要。 ●耳障害作用のある薬剤を併用する場合（例：アミノグリコシド系）に耳機能のモニタリングを考慮する。

Rybak M, et al. Therapeutic monitoring of vancomycin in adult patients：a consensus review of the American Society of Health-System Pharmacists, the Infectious Diseases Society of America, and the Society of Infectious Diseases Pharmacists. Am J Health Syst Pharm 2009；66：82-98., および Lexocomp® より作成

表 8-6-5 ゲンタマイシン，トブラマイシン，アミカシンの血中濃度測定時のポイント

項目	推奨内容
初回投与量	ゲンタマイシン：5 mg/kg トブラマイシン：5 mg/kg アミカシン：15〜20 mg/kg
腎機能障害患者での投与量	投与間隔を調整するため投与量の変更なし CrCl＜20 mL/min の場合は長期間欠投与法を使用しない。
腎機能（クレアチニンクリアランス）評価	CrCl（男性）=(140－年齢)/血清クレアチニン CrCl（女性）=(140－年齢)×0.85/血清クレアチニン
肝機能障害患者	特に記載なし
血中濃度測定のタイミング	初回投与から 8〜12 時間の間に測定→ノモグラムに従って投与間隔を決める（図8-6-2）。 その後は週1〜2回血中濃度測定を行う。 腎機能も週2〜3回評価を行う。
基準体重の規定法 理想体重（IBW）	IBW（男性）=50 kg＋2.3〔身長（インチ）－60〕 IBW（女性）=45.5 kg＋2.3〔身長（インチ）－60〕 肥満患者（IBW より＞20％の場合）=IBW＋0.4（実体重－IBW）

Bailey TC, et al. A meta-analysis of extended-interval dosing versus multiple daily dosing of aminoglycosides. Clin Infect Dis 1997；24：786-95 をもとに作成

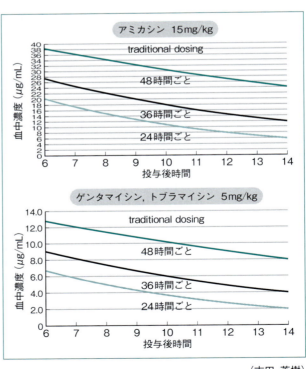

図 8-6-2 ゲンタマイシン，トブラマイシン，アミカシンの血中濃度測定時ノモグラムの1例
初回投与を行った後，ノモグラムに従って投与間隔を決める（ノモグラムは複数存在する）。

（吉田 英樹）

第7章 免疫不全患者（総論）

免疫不全の種類

□免疫不全とひと言でいってもさまざまな免疫不全状態があり，発症しやすい感染症も異なる。それぞれの免疫機能障害は単独で生じることは少なく，各病態によって複数の免疫機能が障害される。
□免疫不全は4つに大きく分けると理解しやすい。

好中球減少症
細胞性免疫障害
液性免疫障害
その他解剖学的問題（皮膚・粘膜バリアの破綻など）

好中球減少症

□以下の定義が有用である[1]。発熱性好中球減少症とは基準が異なる。

軽症	$1.0 \sim 1.5 \times 10^9$/L
中等症	$1.0 \sim 0.5 \times 10^9$/L
重症	$< 0.5 \times 10^9$/L

□原因は大きく次のように分類できる。

骨髄での産生障害（先天性，悪性腫瘍の骨髄浸潤，薬剤性，栄養障害）
好中球の分布異常（脾腫，脾機能亢進など）
好中球の破壊（自己免疫疾患など）

□薬剤性好中球減少症は，感染性合併症の頻度が高く，死亡率が2.5～10％に達する[1]。発症するリスクが高い一般的な薬剤を表8-7-1に示す[1〜3]。
□好中球減少によりリスクとなる病原菌，およびその対応（☞「発熱性好中球減少症」p.537）

細胞性免疫障害

□免疫反応は大きく分けて2つの要素によって調整されている。細胞によるもの（細胞性免疫）と抗体によるもの（液性免疫）である。細胞性免疫の中心的役割を果たすのがT細胞である（図8-7-1）。
□T細胞は主に，サイトカインによる免疫機能の調整，感染細胞の除去を行う。細胞性

表 8-7-1　薬剤性好中球減少症のリスクとなる薬剤

薬剤カテゴリー	一般名	一般的な商品名
抗甲状腺薬	メチマゾール＝メルカゾール カルビマゾール	メルカゾール® ネオ・メルカゾール®
抗菌薬	スルファメトキサゾール・トリメトプリム	バクタ®
抗炎症薬	スルファサラジン＝サラゾスルファピリジン ジピロン＝スルピリン	アザルフィジン® スルピリン®
抗うつ薬	クロルプラミン	アナフラニール®
抗精神病薬	クロザピン	クロザリル®
抗血小板薬	チクロピジン	パナルジン®
抗悪性腫瘍薬	リツキシマブ	リツキサン®

Boxer LA. How to approach neutropenia. Hematology Am Soc Hematol Educ Program 2012；2012：174-82, van der Klauw MM, et al. A population-based case-cohort study of drug-associated agranulocytosis. Arch Intern Med 1999；159：369-74, および Alvir JM, et al. Clozapine-induced agranulocytosis. Incidence and risk factors in the United States. N Engl J Med 1993；329：162-7 より作成

図 8-7-1　細胞性免疫と液性免疫
（<http://www.yokohama.riken.jp/openday2014/event/event_03.html>などを参考に作成）

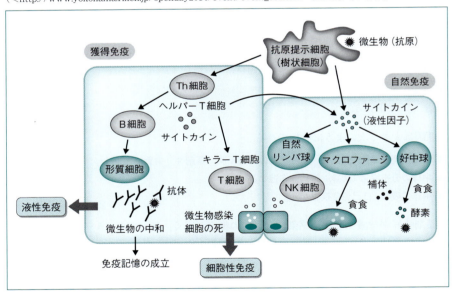

免疫障害ではこの T 細胞の機能が障害される。
□細胞性免疫障害の原因

高度の放射線治療
免疫抑制薬（☞「固形臓器移植患者の感染症」p.540）
抗癌薬
血液悪性腫瘍
造血幹細胞移植〔移植片対宿主病（GVHD），免疫抑制薬〕，固形臓器移植
HIV 感染症
50 歳以上

□細胞性免疫障害で問題となる病原菌

ヘルペスウイルス，サイトメガロウイルス，リステリア，ノカルジア，結核，非結核性抗酸菌，ニューモシスチス肺炎，アスペルギルス，クリプトコッカス，トキソプラズマ

液性免疫障害

- □抗体や補体を中心とした免疫系を液性免疫とよぶ（図 8-7-1）。細胞外細菌の排除を主な役割としている。また，ウイルスや（微生物が分泌する）可溶性のタンパクも認識することができる。
- □抗体には，IgA，IgM，IgG など複数の種類が存在し，その局在，機能も異なるため，どの抗体が欠如するかによってその病態も異なる。
- □抗体の欠如により，オプソニン化されていなければ排除されない病原体（莢膜保有菌など）による感染リスクが増加する。
- □液性免疫障害を起こす疾患

原発性液性免疫不全（primary humoral immunodeficiencies）
無脾症，脾機能低下症
血液悪性腫瘍（多発性骨髄腫，慢性リンパ性白血病など）
化学療法（特に抗 CD20 抗体であるリツキシマブ投与）
造血幹細胞移植後（特に GVHD 発症時）

□液性免疫障害で問題となる病原菌

肺炎球菌，インフルエンザ桿菌，ノロウイルス，HBV，ポリオーマウイルス，エンテロウイルス，Campylobacter/Helicobacter

その他解剖学的問題（皮膚・粘膜バリアの破綻など）

- □皮膚，気道，眼球結膜，消化管，泌尿器・生殖器管は外界と接しており，病原菌の侵入防御壁の最前線である。また，そこに存在する正常細菌叢，分泌物も感染防御に重要な役割を果たしている。これらの破綻により感染症のリスクが増加する。

表 8-7-2　免疫抑制薬のカテゴリー分け

カテゴリー	薬物の使用方法	薬物の種類
1	基本免疫抑制薬	シクロスポリン，タクロリムス
2	基本免疫抑制薬と組み合わせて使用する薬物	アザチオプリン，ミゾリビン，MMF，ラパマイシン，ステロイドなど
3	導入療法として使用する薬物	バシリキシマブ，抗リンパ球グロブリン（ALG），抗胸腺細胞免疫グロブリン（ATG），15-deoxyspergualin（DSG）など
4	急性（細胞性）拒絶反応の治療として使用する薬物	ステロイド，ムロモナブ CD3（OKT3），DSG，MMF など

トランスプラント・コミュニケーションのホームページ＜http://www.medi-net.or.jp/tcnet/dqa/q2_all.html＞から転載

免疫抑制薬

ステロイド	T細胞，B細胞，好中球を含め多くの免疫機能を抑制する（☞「ステロイドと感染症」p.544）。
細胞性障害薬	・アザチオプリン，シクロホスファミド，ミコフェノール酸モフェチル（MMF） ・移植におけるHLAという障壁を乗り越えるのに有用。DNAの合成を阻害するので骨髄抑制による末梢血減少を生じる。
T細胞活性抑制薬	・シクロスポリン，タクロリムス，シロリムス（ラパマイシン），エベロリムス ・シクロスポリン，タクロリムスは，カルシニューリン阻害によりT細胞がサイトカイン（主にIL-2）を産生するのを阻害する。タクロリムスはシクロスポリンの10～100倍の効果がある。生物学的製剤（抗体）

□免疫抑制薬のカテゴリー分けについては，表8-7-2を参照。

（吉田　英樹）

第8章 免疫不全患者（各論）

発熱性好中球減少症（好中球減少患者の感染症）

□免疫不全を発症する病態のうち，成人 ICU で遭遇する代表的な病態についてまとめる。

定義（IDSA ガイドライン）

発熱	1回の口腔温測定値が 38.3℃ 以上 or 38.0℃ 以上の体温が 1 時間持続
好中球減少	絶対好中球数（ANC）が $500/mm^3$ 未満 or ANC が次の 48 時間以内に $500/mm^3$ 未満になると予想される状態
機能的好中球減少	好中球に質的障害（病原体に対する貪食作用や殺菌作用の障害）が認められる状態。好中球数が「正常」でも感染症のリスクは上昇。

□腋窩温は深部体温を正確に反映せず推奨されない。直腸温は，測定時に粘膜障害の可能性があり推奨されない。

□ANC が $100/mm^3$ 未満は "profound"（著明な）好中球減少と表現される。

□発熱性好中球減少症では，重症感染症の高リスク or 低リスクに分類する（図 8-8-1）。ICU 管理となる患者はほとんどが高リスクである（分類の詳細は IDSA ガイドライン参照）。

問題となる病原菌と経験的抗菌薬の選択

□好中球減少症患者における菌血症で検出された病原菌の頻度は，グラム陽性菌（約 57

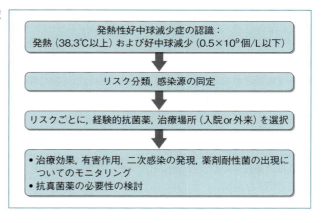

図 8-8-1 発熱性好中球減少症への対応アルゴリズム

表 8-8-1　好気性グラム陽性球菌に活性をもつ抗菌薬投与を考慮する場合

血行動態が不安定な場合，あるいはほかに敗血症の所見がある場合
画像検査で肺炎の所見がある場合
菌種，感受性結果までは得られていないが，血液培養でグラム陽性菌が陽性の場合
カテーテル関連感染症を疑う所見（例：カテーテルからの注入で悪寒が生じる，カテーテル刺入部/出口部に蜂窩織炎の所見があるなど）がある場合
皮膚軟部組織感染がある場合
MRSA，VRE，PRSP の colonization がある場合
重度の粘膜炎があり，かつフルオロキノロンの予防投与が行われている状態で，経験的治療薬としてセフタジジムを選択する場合

％），グラム陰性菌（約 34％），複数菌（約 9％）である。死亡率はグラム陰性菌のほうが高い（18％ vs. 5％）。特に *Pseudomonas aeruginosa* 感染による菌血症の死亡率が非常に高い[1]。

□一般的に検出される病原菌

一般的なグラム陽性球菌	Coagulase-negative staphylococci *Staphylococcus aureus*（MRSA 含む） *Enterococcus*（VRE 含む） Viridans group streptococci *Streptococcus pneumoniae* *Streptococcus pyogenes*
一般的なグラム陰性桿菌	*Escherichia coli* *Klebsiella* *Enterobacter* *Pseudomonas aeruginosa* *Citrobacter* *Acinetobacter* *Stenotrophomonas maltophilia*

□抗緑膿菌活性のある抗菌薬〔ピペラシリン/タゾバクタム（PIPC/TAZ），セフタジジム（CAZ），セフェピム（CFPM），カルバペネム系〕を経験的に投与する。

□バンコマイシンを含む，好気性グラム陽性菌に活性をもつ抗菌薬は，ルーチンでの投与は推奨されない。しかし，経験的治療として投与開始することが妥当な場合もある（表 8-8-1）。その場合は，グラム陽性菌感染症の所見を認めなければ，2 日間使用した後に中止してもよい。

■ 抗真菌薬の投与（詳細なアプローチは IDSA ガイドライン 2010 参照）

□発熱性好中球減少症の患者では，*Candida* 属，*Aspergillus* 属が主な病原菌である。

□抗真菌薬投与には，empirical なもの（経験的治療）と，preemptive なもの（先制攻撃的治療）がある。

empirical	臨床的に真菌感染の可能性が生じた時点で，すぐに抗真菌薬を投与
preemptive	血清学的検査（バイオマーカーなど），胸部CTなどで，侵襲性真菌感染症を示唆する所見が認められた場合にのみ抗真菌薬を投与

□ 抗菌薬投与にもかかわらず，4〜7日間発熱が持続，あるいは再燃する場合で，好中球減少症の期間が総計で7日を超えると予測される場合は，侵襲性真菌感染症の精査を行う．抗真菌薬のempiricalな投与，あるいは，各種検査結果に基づき，preemptiveな投与を検討する．

抗菌薬投与期間

感染症の診断がついている（感染臓器が特定されている）場合
□ 各感染症に適した治療期間を設定するが，ほとんどの細菌性血流感染症，軟部組織感染症，肺炎で10〜14日間の治療期間が必要である．
□ 真菌血症が判明した場合，血液培養の陰性化を確認した日をday 1として14日間投与する．眼内炎を評価するため，眼科コンサルトが必須である．

原因不明で低リスクの場合
□ 発熱と好中球減少の両者が改善するまで抗菌薬投与を継続する．
□ 3日間の治療後に解熱し，臨床的に安定していて，明らかな感染症が証明されないか培養検査が陰性の場合は，経口抗菌薬に変更可能である．

原因不明で高リスクの場合
□ 発熱と好中球減少の両者が持続している状態での抗菌薬中止はすべきではない．
□ 著明な好中球減少が持続し，かつ，感染源が不明な場合は，骨髄の回復徴候が得られるまでは抗菌薬投与を続ける（治療のエンドポイント：ANC>500/mm^3）．
□ 解熱が4〜5日間維持されており，感染徴候がすべて消失している場合は，骨髄の回復が得られるまでフルオロキノロンの予防内服に切り替えることも検討可能である．

無脾症，脾機能低下症

□ 原因

無脾症	先天性，外科的脾摘
脾機能低下症	脾梗塞，鎌状赤血球症，GVHD，セリアック病，AIDS，アルコール性肝疾患，炎症性腸疾患（潰瘍性大腸炎，Crohn病），原発性アミロイドーシス，SLE

□ リスクとなる代表的な病原菌

莢膜産生菌	肺炎球菌，インフルエンザ桿菌，髄膜炎菌
その他の菌	Capnocytophaga canimorsus，Salmonella属

▶ 無脾症，脾機能低下患者の感染症，OPSI
　　□ 脾臓には，「血液の濾過」「免疫グロブリンの産生（体内のB細胞の約半分が脾臓

- に存在）」「莢膜をもつ菌の効率的な除去」の 3 つの機能がある。
    - これらの機能が障害されることで，脾臓摘出後の患者では，莢膜を有する細菌による激烈な敗血症が生じることが知られており，脾摘出後重症感染症（overwhelming postsplenectomy infection, OPSI）とよばれる。
    - OPSI の発症率自体は高くないが，発症した際の死亡率は 50〜70% と報告されている[2〜4]。発症後数時間でショックとなり，急激な進行を認め，死に至る。
    - 発症から 1〜2 日で急速に悪化している場合，紫斑を認める場合は，OPSI を積極的に疑う。
    - 紫斑を認める場合，髄膜炎が疑われる場合は，頻度としては肺炎球菌感染のほうが多いが，髄膜炎菌感染の可能性が考えられる。髄膜炎菌は飛沫感染するため，飛沫感染予防対策（マスクの着用）を必ず行う。

感染症治療

- 感染の徴候が認められてから数時間で重症化する可能性があり，迅速な抗菌薬投与が必要である。血液培養採取後の治療開始が理想的だが，迅速に血液培養が行えない場合は抗菌薬投与を優先する〔推奨レジメン：バンコマイシン＋（第 3 世代セファロスポリンまたは広域フルオロキノロン）〕。
- 専門家によっては，自宅で感染徴候を認めた場合，患者が持参の内服抗菌薬を内服して来院するというアプローチを推奨している。

ワクチン接種

- 脾摘が予定されている患者に対しては，脾摘を行う 14 日前までに，莢膜産生菌感染予防目的のワクチン接種を行う。
- 脾摘前にワクチン接種が行えない場合は，脾摘後 14 日目以降にワクチン接種を行う[5]。
- 肺炎球菌ワクチンについては 2 種類がある。

沈降 13 価肺炎球菌結合型ワクチン（PCV13：プレベナー 13®）	T 細胞依存性抗原であるため，B 細胞を誘導して免疫学的記憶を期待できる。
23 価肺炎球菌胸膜ポリサッカライドワクチン（PPSV23：ニューモバックス®）	T 細胞非依存性抗原であるため，免疫学的記憶を期待できない。

- 無脾症，脾機能低下患者は PCV と PPSV を接種している必要がある。接種スケジュールを**表 8-8-2** に示す。
- インフルエンザウイルス感染が肺炎球菌感染のリスクとなるため，インフルエンザワクチンも毎年接種する必要がある。
- 日本では，乾燥 Hib ワクチン（破傷風トキソイド結合体）が接種されている。

固形臓器移植患者の感染症

- 移植後 6 か月間が最も感染のリスクが高く，感染も多岐にわたる[6]。最も感染しやす

表 8-8-2 無脾症，脾機能低下患者でのワクチン接種スケジュール

患者のワクチン接種歴	ワクチン接種スケジュール
PCV，PPSV ともに接種歴なし	PCV を接種。8 週間以上空けて PPSV を接種
PCV 接種歴あり，PPSV 接種歴なし	PCV 接種から 8 週間以上空けて PPSV を接種
PCV 接種歴なし，PPSV 接種歴あり	PPSV 接種から 1 年以上空けて PCV を接種
PCV，PPSV ともに接種歴あり	最後の PPSV から 5 年ごとに PPSV を再接種（文献によって推奨が異なる。）

い部位は，移植した部位である。移植後経過期間と感染症との関係を図 8-8-2 に示す

移植後最初の 1 か月
- 術創部感染症など医療関連感染症（CRBSI，HAP/VAP，CDI など）が主である。
- 抗真菌薬の予防投与を行っていない場合，カンジダ症，アスペルギルス症が一般的に考えられる。
- HSV の再活性化を除いて，ウイルス感染は一般的ではない。

移植後 1～6 か月
- 上記の医療関連感染症に加えて，典型的な日和見感染が生じるようになる（CMV，PCP，真菌感染，トキソプラズマ症，ノカルジア感染）。
- 歴史的には，CMV 感染は移植後 4～6 週目に起こることが多かった。しかし，現在抗ウイルス薬の予防投与が一般的（移植後 3～6 か月間投与するのが一般的）であるため，予防投与終了後の期間に発症する。
- S/T 合剤の予防投与効果により，PCP，トキソプラズマ症は，今日では頻度は低い。

移植後 6 か月以降
- 市中感染症（一般の人が感染する感染症）が主である。
- 移植後早期に比べると感染率は低下する。
- ウイルス感染，再活性化は移植後いつの時期でも起こり得る。ウイルス感染に関連する腫瘍病変もこの時期に生じる。
- クリプトコッカス症，ヒストプラズマ症もこの時期に生じる。

造血幹細胞移植（HSCT）

- 強力な化学療法，移植前放射線治療により腫瘍細胞を駆逐し，その後，造血幹細胞を移植する治療である。主に血液腫瘍や一部の固形腫瘍，膠原病に対して行われる[7]。

処置と感染のリスク
- 固形臓器移植と同様に，移植からの時期と発症しやすい感染症の関係を理解することが重要である。固形臓器移植と異なり，移植前処置による感染リスクの上昇がある。

図 8-8-2　移植後各時期における感染危険因子，高頻度の感染症，非感染性肺疾患

（北薗英隆ほか．移植患者における重症感染症．Intensivist 2010；2：177-88 より許可を得て転載）

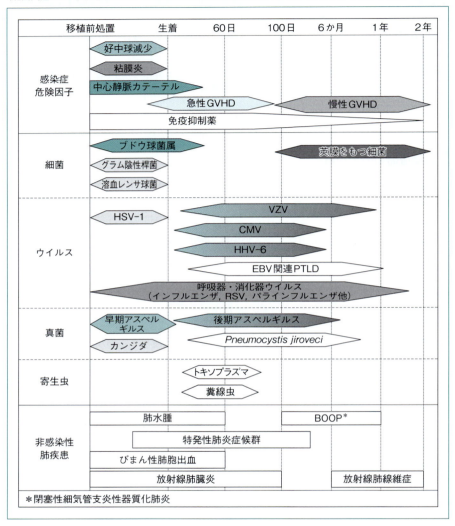

- 移植前処置では，移植片の拒絶や腫瘍細胞を駆逐する目的で，化学療法や全身放射線照射が行われる．その強度により3つに分けられる．

骨髄破壊性前処置（myeloablative regimens）	患者の骨髄にある造血幹細胞の破壊が生じ，著明な血球減少が続く．
減量強度前処置（reduced-intensity）	両者の中間にあたる．
骨髄非破壊性前処置（nonmyeloablative regimens）	最小限の血球減少にとどめることができる．

- □これにより，組織障害（粘膜障害など），免疫細胞障害が生じるため，「好中球減少症」「その他解剖学的問題」による感染のリスクが生じる。
- □造血幹細胞の採取部位には，骨髄，末梢血，臍帯血の3種類がある。それぞれ，移植後生着までの時間が異なり，生着までの時間が長いほど感染発症率が高くなると考えられる。
- □生着までの日数は，骨髄移植では約21日（13～36日），末梢血幹細胞移植では約16日（11～29日）であり[8]，臍帯血移植ではG-CSF使用下で約22日（16～46日）と報告されている[9]。

感染症予防とその対応

- □造血幹細胞移植における免疫不全リスクは3つの時期に分けられ，それぞれの時期によってリスクが高い感染症は異なる (表8-8-3)。

① preengraftment period（移植前処置から生着まで）
- □移植前処置により患者の顆粒球，リンパ球ともにほぼゼロとなる。また，化学療法により口腔消化管粘膜が高度に障害される。ほぼ全例に中心静脈カテーテルやポートが留置される。そのため，「好中球減少症」「皮膚粘膜バリアの破綻」で問題になる細菌，カンジダの感染のリスクが高い。
- □HSVの再活性化も高頻度に認められる。

② early postengraftment period（生着から移植後100日まで）
- □この時期はT細胞が抑制される時期である。
- □免疫抑制薬により「細胞性免疫障害」でリスクが高い感染症が問題となる。CMVは最も重要な病原菌である。
- □Epstein-Barrウイルス（EBV）による移植後リンパ増殖性疾患（PTLD）は，移植後どの時点でも発症し得る。
- □水痘・帯状疱疹ウイルス（VZV）による帯状疱疹は，造血幹細胞移植後1年以内に40％の患者で認められる[10]。
- □インフルエンザウイルス，RSウイルスなどの呼吸器感染ウイルス感染は重症化しやすい。
- □侵襲性アスペルギルス症はこの時期も依然リスクとなる感染症である。慢性GVHD，CMV感染合併例では100日目以降でも認められる。移植後1年以内に5～15％に認められ，発症後1年死亡率は50％を超える[11]。
- □ニューモシスチス肺炎（PCP）はST合剤による予防により劇的に減少した。
- □移植患者で未治療であった慢性の感染症の再活性化も認められる。結核，ウイルス性肝炎，トキソプラズマ症，糞線虫症などが挙げられる。

③ late postengraftment period（移植後100日以降）
- □慢性GVHD患者を除いて，免疫抑制薬は中止または減量され，感染症のリスクは低下する。
- □慢性GVHD患者では，「生着から移植後100日まで」で問題となる感染症に加えて，脾機能低下のため，「無脾症，脾機能低下症」で問題となる感染症もリスクとなる[12]。

表 8-8-3 臓器移植後，レシピエントに起こり得る感染症

移植後 1 か月以内	移植後 1〜6 か月	移植後 6 か月以降
・ドナー由来の感染症 ・レシピエント由来の感染症 ・術後感染症 これらが主であり，いわゆる重度の日和見感染は移植後 1 か月以降に比べ少ない。	・移植後 1 か月以内に生じた感染症が遷延する場合 ・日和見感染症は地域，免疫抑制薬の量，抗菌薬の予防投与の有無などにより異なる。	・通常は免疫抑制薬も減量され，市中感染の頻度が高くなる。 ・ただし移植片の機能が十分でなく，高用量の免疫抑制薬の使用時は日和見感染症も考慮する。
耐性菌（MRSA，VRE） 誤嚥性肺炎 中心静脈カテーテル関連感染症 創部感染症 吻合部の虚血もしくはリーク *Clostridium difficile* 感染症 ［ドナー由来感染症］ HSV，リンパ球性脈絡髄膜炎ウイルス（LCMV），ラブドウイルス（狂犬病ウイルス），ウェストナイルウイルス，HIV，*Trypanosoma cruzi* ［レシピエント由来感染症］ アスペルギルス属，緑膿菌	［ニューモシスチス肺炎，CMV，HBV 感染症に対して抗菌薬，抗ウイルス薬の予防投与のある場合］ ポリオーマウイルス（BK ウイルス感染症，腎症），*C. difficile* 感染症，HCV 感染症，アデノウイルス感染症，インフルエンザ，*Cryptococcus neoformans* 感染症，結核，吻合部の合併症 ［ニューモシスチス肺炎，CMV，HBV 感染症に対して抗菌薬，抗ウイルス薬の予防投与のない場合］ ニューモシスチス，ヘルペス感染症〔HSV，水痘・帯状疱疹ウイルス（VZV），CMV，EBV〕，HBV 感染症，リステリア，ノカルジア，トキソプラズマ，糞線虫，リーシュマニア，*T. cruzii* 感染症	［市中肺炎，尿路感染症］ アスペルギルス属，非定型糸状菌（カビ），ムコール属ノカルジア，*Rhodococcus* 属 ［ウイルス感染症］ CMV 感染症（腸炎と網膜炎），肝炎（HBV，HCV），HSV 脳炎，SARS コロナウイルス，ウェストナイルウイルス，JC ウイルス，移植後リンパ増殖性疾患（PTLD）

Fishman JA. Infection in solid-organ transplant recipients. N Engl J Med 2007；357；2601-14 をもとに作成

ステロイドと感染症

☐ ステロイドは各種免疫細胞にさまざまな影響を与える。ステロイドの投与量，投与期間により異なる。
☐ 投与量は low-to-moderate dose（成人で 40 mg/日未満，小児で 2 mg/kg/日未満）と higher dose に分類される。
☐ ステロイドの各免疫細胞に対する主な作用

好中球	・炎症・感染部位への遊走能の低下作用 ・貪食能，殺菌能は明らかには低下させない。 ・アポトーシスを阻害→好中球数増加
単球/マクロファージ	・貪食能・殺菌能低下作用 ・エコノサイド，炎症性サイトカインの産生抑制
樹状細胞	・抗原提示能を抑制。 ・樹状細胞数を減少させる。
T 細胞	・リンパ組織からの T 細胞の放出阻害 ・アポトーシスの促進 ・T 細胞成長因子である IL-2 を阻害。 →これらの結果，循環している T 細胞数が減少する。 （リンパ球増殖抑制の最大効果はメチルプレドニゾロン 1 g 減少で得られる。）
B 細胞	・細胞数減少作用があるが T 細胞への影響ほどではない。 ・短期間使用では抗体産生への影響はほとんどない。 ・長期間（年単位）使用では（T 細胞のへの影響の効果で）IgG，IgA が低下する可能性あり。
網内系	オプソニン化された細菌の排除能の低下

感染症予防とその対応

□ ステロイド投与による感染症のリスク増加は，プレドニゾロンで 10 mg/日あるいは総投与量 700 mg 以上で有意に認められたとの報告がある[13]。

■ ニューモシスチス肺炎（PCP）

□ 少なくとも 20 mg/日以上のプレドニゾロンを 1 か月以上投与している患者に予防投与を考慮する[14]〔予防レジメン：ST 合剤（バクタ®）1 錠/日，あるいは 2 錠を週 3 回〕。

□ ただし，基礎疾患，年齢，他の免疫抑制薬の併用によっては，より少量でも予防投与が必要となり得る。具体的には，インフリキシマブ投与中の関節リウマチ患者では，① 65 歳以上，② 既存肺疾患，③ プレドニゾロン 6 mg/日以上のうち 2 つ以上を満たす患者で発症率が高かったという報告がある[15]。

潜在性感染症の再活性化

□ 結核発症のリスクとなる，ステロイド投与量，投与期間に関する明確なデータはないが，プレドニゾロン 15 mg/日以上を 1 か月以上投与する場合に結核スクリーニング検査が推奨されている[16]。

□ 低用量（7.5 mg/日未満）でも，（初感染を含めた）感染リスクが増加するという報告もある[17]。

□ 潜在性結核スクリーニングは胸部 X 線，IGRA（インターフェロンガンマ遊離試験：T-SPOT など）による検査が望ましい。ツベルクリン反応は IGRA よりも感度が劣る[18]。

□ IGRA は活動性結核の診断には使わない。

□ 潜在性結核が疑われたら，イソニアジド 300 mg/日の予防投与を 9 か月行う[16]。

□ 慢性 B 型肝炎，無症候性キャリアでステロイド投与により肝炎が悪化（劇症化），再燃する可能性がある[19, 20]。再燃のリスクとなるステロイド投与量閾値は明らかでない。

糖尿病と感染症

□ 糖尿病により免疫機能，ならびに好中球の遊走能，血管接着能，貪食能などすべての機能の低下が起こる[21]。また，B 細胞の機能低下も想定されている[22]。
□ 糖尿病による血管障害，神経障害は感染を助長する（血流障害による組織壊死，神経因性膀胱による尿路感染症など）。
□ 糖尿病患者は黄色ブドウ球菌の定着が多い[23]。
□ さまざまな感染症のリスク，重症化のリスクが高いことが報告されている[24〜27]。
□ 糖尿病患者において特に問題となる感染症は，悪性外耳炎，ムコール症，気腫性胆囊炎，気腫性腎盂腎炎である。

HIV 感染患者

□ HIV 感染症は病期を 3 つ（急性期，無症候期，AIDS 期）に分けることができる。
□ 後天性免疫不全症候群 acquired immunodeficiency syndrome（AIDS）とは，CD4 陽性 T リンパ球が減少し，日和見感染を生じるようになった状態を表す言葉であり，下記に該当する場合が，疫学的に AIDS と定義されている[28]。

| CD4 陽性 T リンパ球数が 200/μL 以下，あるいは，14％ 以下 |
| HIV 感染患者が AIDS 指標疾患を発症した場合 |

□ AIDS 指標疾患は 23 疾患あるが，代表的なものを示す。

| カンジダ症（食道，気管，気管支，肺），ニューモシスチス肺炎，繰り返す化膿性細菌感染症，サルモネラ菌血症（再発を繰り返すもので，チフス菌によるものを除く），活動性結核（肺結核または肺外結核），非結核性抗酸菌症，原発性脳リンパ腫，非 Hodgkin リンパ腫，反復性肺炎 |

▶ 繰り返す化膿性細菌感染症
　13 歳未満で，ヘモフィルス，レンサ球菌等の化膿性細菌により，以下のいずれかが 2 年以内に，2 つ以上多発あるいは繰り返して起こったもの［1：敗血症　2：肺炎　3：髄膜炎　4：骨関節炎］

□ CD4 陽性 T リンパ球数によって，合併する感染症がある程度決まっている（表 8-8-4）。
□ 入院して初めて HIV 感染が判明することもあるため，集中治療領域において，上記の日和見感染症を疑う所見を認めた場合，基礎疾患として HIV 感染を疑う必要がある。

HIV 感染患者の ICU 管理

□ HIV 感染に関する診断，治療，予後は目まぐるしく変化し続けている。そのため，

表 8-8-4　CD4 陽性 T リンパ球数と HIV による合併症

CD4 陽性 T リンパ球数 (/μL)*	感染性合併症	非感染性合併症
>500	急性 HIV 感染症 カンジダ腟炎	継続する全身性リンパ節腫脹 Guillain-Barré 症候群 ミオパチー 無菌性髄膜炎
200〜500	細菌性肺炎 肺結核 帯状疱疹 口腔カンジダ症 クリプトスポリジウム症（自然軽快型） Kaposi 肉腫 口腔毛状白板症	子宮頸部・肛門異形成 子宮頸部・肛門癌 B 細胞性リンパ腫 貧血 多発性単神経炎 特発性血小板減少性紫斑病 Hodgkin リンパ腫 リンパ球性間質性肺炎
<200	ニューモシスチス肺炎 播種性ヒストプラズマ症 播種性コクシジオイデス症 粟粒/肺外結核 進行性多巣性白質脳症	HIV 消耗性症候群 末梢神経障害 HIV 関連性認知症 心筋症 空胞性脊髄症 進行性多発神経根症 非 Hodgkin リンパ腫
<100	播種性単純ヘルペスウイルス感染症 トキソプラズマ症 クリプトコッカス症 慢性クリプトスポリジウム症 ミクロスポリジウム症 食道カンジダ症	
<50	播種性サイトメガロウイルス感染症 播種性 *Mycobacterium avium* complex 感染症	原発性脳リンパ腫

＊CD4 陽性 T リンパ球数が下がるほど，ほとんどの合併症の頻度が上がる．

Bartlett JG, et al. Medical Management of HIV Infection. 2012. Durham : Knowledge Source Solutions, 2012 を改変

　HIV 感染患者が ICU 入室となった場合，基本的には専門家の介入が必須である．集中治療医として最低限必要な知識を述べる．

☐HIV 感染患者が ICU 入室となった場合，その入室理由が，HIV に関連するものか否かに分けて考える．さらに，HIV に関連するものを，抗 HIV 薬に関連するものか否かに分けて考える（図 8-8-3）．

▶IRIS（免疫再構築症候群）
　抗 HIV 薬開始による CD4 の急速な上昇により免疫機能が回復することで，体内の

図 8-8-3 HIV 感染患者の ICU 管理

HBV 罹患患者において，抗 HBV 作用も有する抗 HIV 薬を中断すると，HBV 再活性化による重篤な肝炎を発症することがある。

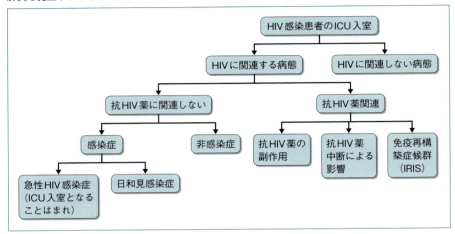

微生物に対して過剰な免疫反応を示す病態。

- □HIV 感染症の治療は，抗レトロウイルス療法（ART）とよばれる多剤併用療法が行われるが，HIV 感染というだけで，ART 開始の適応となるわけではない。ART 開始には専門的知識を要する。
- □HIV は非常に耐性を獲得しやすいウイルスであり，治療成功のためには極めて高い服薬率（95％以上）が必要である（服薬率 95％以上 vs. 90～94.9％で，治療成功率が 78.3％ vs. 45.4％）[29]。
- □そのため，ICU 入室後に安易に ART を中断することは極めて危険である。しかし，ART のほとんどが内服薬であること，ICU で一般的に使用する薬剤との相互作用が多いこと，ICU 患者は薬物動態が通常と大きく異なることがその障壁となるため，専門家へのコンサルトが必須である。
- □上記理由からも，ART を開始していない患者が ICU 入室となった場合に緊急で ART 開始が必要なことはほとんどない。ただし，早期に開始することが HIV 感染の予後を良くする可能性もあるため必ず専門家にコンサルトを行う[30]。

（吉田　英樹）

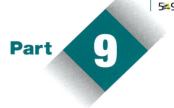

Part 9 内分泌

第1章 集中治療における血糖管理の重要性

集中治療領域の血糖異常 Ⓔ

- 基礎疾患に糖尿病がなくとも，重症患者ではしばしば高血糖が認められる。これは，ストレスによりグルカゴン，成長ホルモン，コルチゾールなどのホルモン，炎症性サイトカインの血中濃度が上昇し，インスリン抵抗性が増大した結果である（stress-induced hyperglycemia）[1,2]。
- 血糖コントロールの原則は，インスリンを使用することである。経口血糖降下薬は低血糖リスクを上昇させるため使用しないことが推奨される[3]。
- 外科系集中治療領域で強化インスリン療法（IIT）が推奨された時期もあったが[4]，その後，IITは重篤な低血糖発症，死亡率上昇にも関与することが報告された[5,6]。今日では目標血糖値を144〜180 mg/dL程度とし，低血糖を起こさないことが重視され[5]，さらに，小さい血糖変動幅での管理も推奨される[7]。
- ベッドサイド型の簡易血糖測定では誤差を生じ得るため，血漿もしくは血液ガス分析での血糖測定が推奨されている[8]。

血糖管理の変遷 Ⓞ Ⓖ

- 1970年代から，高血糖下で顆粒球の機能低下により易感染性となることが報告され

ていた[9]．一方で，重症患者における急性の高血糖は生体に有利な代償機構とみなされた時期もある[10]．2001 年以前は，検出され得ない危険な低血糖を回避しつつ易感染性を予防する至適血糖値として 200～215 mg/dL 未満が推奨されていた[11]．

- 1995 年の DIGAMI study で，急性心筋梗塞を発症した糖尿病患者に対し，インスリンによる血糖管理により 1 年後死亡率が低下したことが報告された[12]．1997 年には同様の患者においてインスリンによる血糖管理での長期死亡率低下も報告された[13]．
- 2001 年の Leuven I study では，外科系集中治療患者における目標血糖値を 80～110 mg/dL とした IIT 群で，従来の 180～215 mg/dL とした群と比較して，ICU 死亡率，院内死亡率のいずれも有意な低下が認められた（4.6% vs. 8.0%，$p<0.04$）[4]．
- 一方で，2006 年に発表された Leuven II study では内科系集中治療患者が対象となったが，IIT 群における院内死亡率減少は，従来の血糖管理を行った対照群と比較して有意差を認めなかった（24.2% vs. 26.8%，$p=0.31$）[14]．
- その後，Leuven study のメタ解析では次の結果が得られた[15]．

平均血糖 110 mg/dL 未満の患者には，死亡率・有病率のいずれも有意な低下がみられたが，低血糖発症率が有意に高かった．

平均血糖 110～150mg/dL の患者には，死亡率の有意な低下がみられたが，有病率・低血糖発症率は変化しなかった．

- 2009 年の NICE-SUGAR trial[5]は集中治療領域における IIT の有効性を検討した過去最大規模の RCT であるが，IIT 群（目標血糖値 81～108 mg/dL）と従来管理群（目標血糖値 144～180 mg/dL）における死亡率の比較において，IIT 群で 28 日死亡率の 1.5％ 上昇（22.3% vs. 20.8%，$p=0.17$），90 日死亡率の 2.6% 上昇（27.5% vs. 24.9%，$p=0.02$）が認められ，**死亡率低下に対する従来管理群の優位性が報告された．**
- 2012 年の SCCM ガイドライン[3]では，血糖値 150 mg/dL 以上でインスリン静注を開始し，血糖値 180 mg/dL 未満で管理することを推奨している．ただし，頭蓋内疾患では，目標血糖値を 180 mg/dL 未満とするとともに血糖変動幅を 100 mg/dL 未満とし，さらに空腹時血糖値は 100 mg/dL 未満を避けるよう推奨している．
- これらの試験の限界も指摘されており，目標血糖値に関するエビデンスレベルが高いとはいえない[16]．実臨床では，**疾患別および個々の症例での血糖目標を設定する**ことが望まれる．各ガイドラインを参照すると，**目標血糖値は 144～180mg/dL 程度**が妥当であると考えられる（表 9-1-1）[3, 17～20]．

栄養管理と血糖管理における現段階での推奨 G E

- Leuven I study では IIT 群での死亡率低下が確認されたのに対し，NICE-SUGAR trial では死亡率上昇がみられた[4,5]．この一因として，両研究における栄養療法の大きな違いが考えられる．すなわち，Leuven I study では 24kcal/kg/日の経静脈的高カロリー輸液（PN）が行われた一方，経腸栄養（EN）の割合は 2 割にも満たなかった．一方で，NICE-SUGAR trial では 15kcal/kg/日の PN が行われたが，EN の割合が約 8 割を占めた．PN による医原性高血糖が患者予後に影響し[21]，結果を歪めた可能性

第1章 集中治療における血糖管理の重要性

表 9-1-1　疾患別の血糖管理の目標（ガイドライン別）

学会	発表年	内科ICU	外科ICU	混合ICU	一般病棟	ACS	脳卒中	TBI	外傷
AHA（脳卒中）[17]	2007	NA	NA	NA	NA	NA	<140～180	NA	NA
ACP[17]	2007	140～200	<180	140～200	NA	NA	NA	NA	NA
SCCM[3]	2012	140～180	140～180	140～180	NA	—	<180	<180	<180
AHA（ACS）[19]	2013	NA	NA	NA	NA	<180	NA	NA	NA
SSCG[20]	2013	≦180	≦180	≦180	NA	NA	NA	NA	NA
ADA[18]	2009	NA	140～180	食前<140, 食後<180	NA	NA	NA	NA	NA

- が指摘されている[22]。
- PN と EN に着目すると，早期に PN を投与した患者における感染症発症と人工呼吸器依存の増加，入院期間延長が報告されている[23,24]。現時点では栄養法においては EN が優勢となっている。
- ADA ガイドラインでは，ICU における血糖管理として，血糖値≧ 180 mg/dL でインスリン静注を開始，目標血糖値 140～180 mg/dL を推奨している。ここでも IIT による厳密な血糖管理は推奨されていない[18]。
- インスリン持続投与方法を表 9-1-2 に示す。また低血糖時の対応は重要であり表 9-1-3 に示す（いずれも自施設例）。

高血糖や血糖変動の影響 Ⓟ Ⓔ

- 高血糖はさまざまな有害事象との関連が指摘されている。外傷患者では，高血糖による死亡率上昇，ICU 滞在期間延長，入院期間延長，院内感染の増加[25]が，脳損傷患者では，高血糖と神経学的予後悪化の関連[26]が報告されている。内科系・外科系重症患者においても，高血糖と死亡率上昇の関連[27,28]が示されている。
- また，急激な血糖変動は，死亡に関連する独立した因子であると報告されている[7]。

厳密なコントロールによる低血糖 Ⓔ Ⓖ

- ACP ガイドライン[17]は非外科 ICU/内科 ICU において以下の2点を強く推奨している。

糖尿病の有無にかかわらず，血糖を厳密にコントロールするための IIT は行わない。
糖尿病の有無にかかわらず，血糖を正常値にするための IIT は行わない

表 9-1-2　インスリン持続投与プロトコル（東京ベイ・浦安市川医療センター）

コントロール目標	140～180 mg/dL
使用薬剤	ヒューマリン®R（100 単位/1mL）を 50 単位＋生食 49.5mL→50 単位＝50 mL，1 単位/mL，開始速度 1 mL/hr
測定：	血液ガスで測定，測定は 1 時間ごと
～89 mg/dL	持続ヒューマリンR 中止，低血糖指示
90～109 mg/dL	1.5 mL/hr 減量（すでに 1.5 mL/hr 以下の場合中止）
110～119 mg/dL	1.0 mL/hr 減量（すでに 1.0 mL/hr 以下の場合中止）
120～139 mg/dL	0.6 mL/hr 減量（すでに 0.6 mL/hr 以下の場合中止）
140～179 mg/dL	速度変更なし
180～209 mg/dL	0.2 mL/hr 増量
210～249 mg/dL	0.4 mL/hr 増量
250～299 mg/dL	0.6 mL/hr 増量
300～349 mg/dL	0.8 mL/hr 増量
350 mg/dL～	1.0 mL/hr 増量
血糖測定変更条件：	・3 回連続 140～179 mg/dL→2 時間ごとに変更 ・6 回連続 140～179 mg/dL→4 時間ごとに変更 ・上記変更後再び 139 mg/dL 以下，180 mg/dL 以上→1 時間ごとに変更 ・経管栄養開始時または中止時に 4 時間ごとであった場合→2 時間ごとに変更し，上記のアルゴリズムに従う。

- 低血糖は中等度（41～70 mg/dL），重度（40 mg/dL 以下）と定義される[29]。低血糖の発症は，痙攣や脳損傷，不整脈などの有害事象の原因となるが[30]，低血糖発症そのものが死亡のリスク因子であることが報告されている[29, 31]。
- 低血糖は重症疾患に生じやすいだけではなく，低血糖により全身性炎症反応上昇をはじめとする負の生体反応が惹起され，ストレス耐性が低下し，予後悪化につながる可能性が示唆されている[11]。
- NICE-SUGAR trial では，重症低血糖発症が IIT 群で 6.8％，従来管理群で 0.5％ に，中等度低血糖発症率はそれぞれ 74.2％，15.8％ に認められた。2012 年に発表された事後解析において，低血糖発症と死亡率上昇の関連が報告された[29]。
- 非集中治療領域における糖尿病患者を対象とした ACCORD study で，IIT による低血糖合併症と死亡率との関連が報告されているが[32]，集中治療領域においても同様の関連が観察された。
- 内科 ICU においては，IIT に関連した重症低血糖を一度でも発症すると，死亡率上昇や ICU 滞在期間延長につながることが報告されている[33, 34]。このことからも，低血糖を起こさない血糖目標が極めて重要であると考えられる。

表 9-1-3　低血糖時の対応（東京ベイ・浦安市川医療センター）

	血糖値	薬剤介入	検査
軽度低血糖時	61〜89 mg/dL	持続ヒューマリン R 中止＋50％ ブドウ糖 20 mL 静注	15 分後再検
	100 mg/dL 以上になるまで	50％ ブドウ糖 20 mL 静注	15 分後再検
	100〜199 mg/dL	何もしない（→「血糖測定変更条件」参照）	1 時間ごと
	200 mg/dL 以上	中止時の半分の速度でヒューマリン R 再開	1 時間ごと
重度低血糖時	60 mg/dL 以下	持続ヒューマリン R 中止＋50％ ブドウ糖 40 mL 静注	15 分後再検
	100 mg/dL 以上になるまで	50％ ブドウ糖 40 mL 静注	15 分後再検
	100〜199 mg/dL	何もしない（→「血糖測定変更条件」参照）	1 時間ごと
	200 mg/dL 以上	中止時の半分の速度でヒューマリン R 再開	1 時間ごと
血糖測定変更条件	血糖測定変更条件： ・3 回連続 90〜199 mg/dL→2 時間ごとに変更 ・6 回連続 90〜199 mg/dL→4 時間ごとに変更 ・上記変更後再び 89 mg/dL 以下，200 mg/dL 以上→1 時間ごとに変更 ・インスリン持続点滴使用時，経管栄養開始時または中止時に 4 時間ごとであった場合→2 時間ごとに変更		

血糖測定方法 E

- □ SCCM ガイドライン[3]では，患者により個別化する必要はあるが，インスリン静注を行う間は 1 時間ごとに，血糖値が目標内で安定すれば 4 時間ごとに測定することを提案している．
- □ ICU での血糖測定の問題点は，低血圧・末梢浮腫の存在・血管収縮薬使用・網状皮疹を認める状態など末梢灌流が低下している場合には，finger-stick による毛細血管血液を用いた血糖値と，動静脈血で測定した血糖値とでは大きく乖離し得ることである[35]．
- □ ブドウ糖の生体内活性は血漿濃度に依存するため，血漿糖濃度が重要となる．そのため，**検査室で測定された血糖値がゴールドスタンダード**となっている[36]．
- □ ベッドサイド型簡易血糖測定器では，正常 Ht（40％ 前後）と仮定し，血漿糖濃度を算出して表示する[37]．そのため，Ht が低い患者では血糖は高めに表示され，過度な補正をかけることで低血糖をきたす場合もあるため注意する[35]．
- □ また，ベッドサイド型簡易血糖測定器では血中酸素濃度によって誤差が生じることも重要である．正常値以上の血中酸素濃度（$PaO_2 > 100$ mmHg）でも低酸素血症（$PaO_2 < 44$ mmHg）でも測定誤差が生じることが知られている[38,39]．
- □ SCCM ガイドラインでは，ショック，血管収縮薬使用，著明な末梢浮腫の存在，インスリン静注を行っている場合には，動脈血/静脈血いずれか全血での血糖測定を推

奨している[3]。
□集中治療領域で頻繁に用いられる血液ガス分析装置による血糖測定は、ベッドサイド型簡易血糖測定器よりも測定誤差は少なく、推奨されている[40]。

さまざまなシチュエーションにおける管理方法

周術期 E

□周術期では、低血糖やケトアシドーシスの予防、水・電解質バランスの維持、著明な高血糖を防ぐことが目標となる。
□経口摂取がなくとも、基礎代謝には通常量のおよそ半分のインスリンが必要であるとされ、絶食中でも基礎インスリンは用量調節して継続すべきである[41]。特に1型糖尿病患者では、ケトアシドーシスを防ぐために基礎インスリンを継続することが重要である。

短時間ですむ処置の場合(1, 2回の食事スキップ)	・基礎インスリンをそのまま継続し、食事ができれば追加インスリンを再開してよい。 ・ベースの血糖値が正常～低めの場合や、低血糖の既往がある場合は、基礎インスリン量を10～20%減量する。
長時間の複雑な処置(CABG、腎移植、脳外科手術など)の場合	インスリン持続静注[42, 43]

□一般的に経静脈的にインスリンを使用する場合には、速効型インスリンまたはインスリンアスパルトを使用する。中間型インスリン製剤の静脈内投与は、結晶形成による塞栓などのリスクがあり、また持効型溶解インスリン製剤は安全性に関する報告がなく使用すべきではない。

血糖降下薬内服患者が入院した場合 E G

□急性期に関しては、原則経口糖尿病薬は中止し、インスリンで血糖管理することが推奨される。急性期はストレスで血糖コントロールの変動が大きくなりやすく、重症度により遷延する低血糖をきたす可能性がある[44]。

▶ビグアナイドによる乳酸アシドーシス

発現頻度は10万人/年当たり1～7例程度とされ、禁忌のない糖尿病患者に使用した場合には、他の経口糖尿病薬と比較して発症率を上げないとの報告がある[42]。しかし、発症すれば重度なアシドーシスを伴い致死率が高いため、腎機能や肝機能が悪化し得る周術期には使用すべきでなく、予定手術の48時間前には中止すべきである。食欲低下や検査による絶食で摂取カロリーも不安定であり、腎機能・肝機能障害などが合併すれば、低血糖のリスクも増加する。

(益子 茂人、宮内 隆政、鈴木 利彦)

第2章 重症疾患の副腎機能への影響

視床下部-下垂体-副腎（HPA）系の役割 ⓟ

- 一般的に生体にストレスなどが加わると，恒常性を維持し，生き残るために生体反応が生じる。この生体反応として最初に働くグルココルチコイド分泌の調節には，HPA系が関与している[1]（図9-2-1）。
- 機序

HPA系の活性化
→視床下部からCRH（副腎皮質刺激ホルモン放出ホルモン）やアルギニンバソプレシンを分泌
→下垂体からACTH（副腎皮質刺激ホルモン）を分泌
→副腎皮質の束状層から糖質コルチコイド（ヒトではコルチゾールの生理作用が強い）を分泌

- コルチゾールの増加が，代謝，免疫や心血管系などに多彩な作用および効果をもたらし，ストレス下でも恒常性を維持させる。
- 糖質コルチコイドの長期使用例では，HPA系で制御される内因性のステロイド産生系への抑制をきたす。
- コルチゾールの血中濃度が増加すると，CRH，ACTH分泌が抑制され（ネガティブフィードバックがかかり），ホルモンの過剰産生が抑制される。

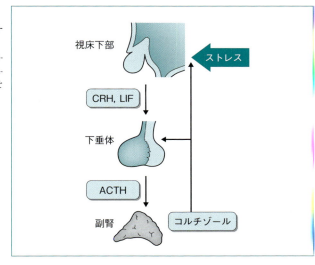

図9-2-1　HPA系の関係
LIF：leukemia inhibitory factor
（Marik PE. Critical illness-related corticosteroid insufficiency. Chest 2009；135：181-93を改変）

□ 視床下部から副腎に至るいずれかの部位で障害が起きると，生体内で必要な糖質コルチコイドを産生することができず，副腎不全の状態に陥ると考えられている。

▶ コルチゾールについて **P**
- 副腎皮質の主に束状層から出る糖質コルチコイド。糖質コルチコイド活性の95％はコルチゾールによる。
- 血中のコルチゾールの90％以上はコルチコステロイド結合グロブリン（CBG）として存在し，生理活性のある遊離コルチゾールは10％未満である[2]。
- 特に敗血症などの急性疾患の際には，CBG濃度が50％程度に下がり，生理活性のある遊離コルチゾールが増加し，急性疾患に対応している[3]。
- 副腎はコルチゾールの貯蔵はできないため，下垂体からのACTH刺激で分泌を増加させている。ちなみにコルチゾールの血中半減期は70～120分程度で，生理活性の半減期は6～8時間持続する。

重症疾患でのコルチゾール上昇機序

□ コルチゾール代謝酵素の産生低下・活性低下が，コルチゾール濃度上昇およびACTH抑制をもたらす。
□ 腎機能障害下においてはコルチゾールの半減期の延長を認める。
□ CBGとアルブミンが減少し，遊離コルチゾールが上昇する[4]。
□ 炎症性サイトカインの上昇は糖質コルチコイドの受容体の親和性を高め，糖質コルチコイドの不活性化を阻害する[4]。

急性期におけるHPA系不全 **E**

頻度

□ HPA系不全は，全身の炎症や組織のコルチゾール抵抗性で生じてくる。重症の敗血症や敗血症性ショックの患者には60％程度の割合で生じ，ICU患者では約20％で生じる[5]。

原因

□ HPA系不全のなかには，副腎出血や梗塞に伴う非可逆性のものや，敗血症，急性肺疾患，肝疾患，人工心肺後など可逆性のものがある。
□ 薬物も副腎不全を起こす原因となり得る。

□副腎不全の原因[6]

HPA系の可逆的な障害	・敗血症，SIRS ・薬物（ステロイド，リファンピシン，フェニトイン，エトミデート，メチラポン） ・低体温
原発性副腎不全	・自己免疫性副腎炎 ・HIV感染（HIV，治療薬，サイトメガロウイルス） ・真菌感染（ヒストプラズマ，クリプトコッカス） ・転移性腫瘍（肺，腎，乳房） ・結核 ・副腎出血・梗塞
続発性副腎不全	・慢性ステロイド使用 ・下垂体腫瘍，手術，放射線治療後 ・頭蓋咽頭腫 ・外傷

CIRCI (critical illness-related corticosteroid insufficiency) E P

- □重症患者の副腎機能低下の原因として，最近まで炎症の促進によってHPA系の抑制が起こり，副腎不全が誘発されているのではないかと考えられていた。しかし，組織のステロイド抵抗性も重要な要因であることがわかってきた[6]。
- □CIRCIとは，重症疾患においてこの複合的な要因でステロイド欠乏になっていることを示し[7]，病態としては，血中の活性型（遊離）コルチゾールの欠乏と組織のステロイド抵抗性で生じる。
- □輸液に非反応性の患者や昇圧薬使用の必要性がある患者，呼吸器離脱が困難な患者は，CIRCIの徴候ととらえる必要性がある[8]。ICUで昇圧薬を使用している患者では常にCIRCIを考え，進行性のALIの患者ではCIRCIを考慮すべきである。
- □副腎不全には，副腎に原因を有する原発性と，副腎以外の原因による続発性が存在し，いずれの場合も，食欲不振や全身倦怠感，体重減少，無気力，血圧低下といった全身的な症候と，低Na血症，高K血症，低血糖を誘発し，重篤な場合には死の転帰をとることが報告されている。
- □副腎不全の診断は慣習的に，血清コルチゾールを不規則に測定することや，250 µgのACTH負荷を行うことが多いが[9]，重症患者ではこれらの検査の確実性は低く，ACTH負荷試験の再現性は乏しい[10]。
- □ACTH負荷試験では，原発性・続発性の鑑別ができないケースもある。その際に，アルドステロンを測定することによって鑑別が可能なケースがある（原発性で反応不良，続発性で反応良好）[8]。
- □重症患者で推奨される副腎不全の診断法は次のいずれかとされる（感度は低いが特異度は高い）[5]。

- ACTH 投与なしで複数回のコルチゾール測定が＜10 µg/dL
- ACTH 投与（250 µg/dL）後にコルチゾール変化が＜9 µg/dL

□ 血清コルチゾールの値も重症患者では変動するため，CIRCI を診断する確実な方法はない。

重症患者における CIRCI G E

□ ACTH 刺激試験で計測されるのは総コルチゾールであり，活性のある遊離コルチゾールではない。
□ 重症疾患では低アルブミン血症を伴うことが多く，アルブミン低下では遊離コルチゾールが正常から増加しているにもかかわらず，総コルチゾールは低く測定されてしまうことがある。そのため，ACTH 刺激試験での CIRCI の診断は不適切である。

CIRCI でのステロイド使用（敗血症での研究）

French trial[11]	・ヒドロコルチゾン 50 mg×4/日＋フルドロコルチゾン 50 µg×1/日を 5 日間投与するか否かで比較した RCT ・ステロイド投与の有無による全体での有意差はないものの，ACTH 刺激試験への反応によってステロイドの効果が異なった。 ・ACTH 非反応群（副腎不全群，229 例）では，ステロイドによって 28 日死亡率が 63％ から 58％ に有意に減少した。
CORTICUS study[12]	・500 例でヒドロコルチゾン 50 mg×4/日の 5 日間投与の有無で比較した多施設 RCT ・全体でもサブ解析（ACTH 非反応群のみ，ACTH 反応群のみ）でもステロイド投与によって 28 日死亡率は変わらなかった。 ・ステロイド群では続発性感染，高血糖，高 Na 血症が有意に高いことが示された。 ・post hoc 解析でも，12 時間以内に薬物投与された場合でもステロイドの有無で死亡率は変わらなかった。
The HYPRESS trial[13]	・重症敗血症患者 380 例を対象とした二重盲検 RCT ・ヒドロコルチゾン 200 mg/日を 5 日間，その後減量し Day 11 に終了群 vs. プラセボ群に割り付け，敗血症性ショック移行リスクを比較。 ・敗血症性ショック移行率，死亡リスクのほか，ショック移行までの時間にも有意差を認めなかった。
ADRENAL trial[14]	・敗血症性ショック患者を対象としたステロイドの効果を評価する二重盲検 RCT（進行中） ・ヒドロコルチゾン 200 mg 7 日間 vs. プラセボ投与で，主要評価項目は 90 日死亡率をみている（NCT01448109）。

□ 敗血症性ショックの CIRCI に対するステロイド使用の SSCG ガイドライン[15]

適切な輸液蘇生と昇圧薬治療で血行動態安定性を回復できるのであれば，成人敗血症性ショック患者の治療としてのヒドロコルチゾン静脈内投与は使用すべきではない．血行動態安定化が達成されない場合は，ヒドロコルチゾンのみを 200 mg/日の用量で投与してもよい．	グレード 2C
成人の敗血症性ショック患者にヒドロコルチゾンを投与すべきかどうかを判断するために ACTH 負荷試験を行うべきではない．	グレード 2B
昇圧薬がすでに不要である場合は，ステロイド療法を漸減させてもよい．	グレード 2D
ショックでない敗血症治療においてはコルチコステロイドを投与しないことを推奨する	グレード 1D
低用量ヒドロコルチゾンを投与する際は，反復ボーラス投与よりも持続投与を行うべきである	グレード 2D

予後と治療 G E

- □ ステロイド投与は敗血症性ショックの死亡率の改善を認めるが，重症例でのアウトカムが大きく，軽症例ではむしろ有害な事例も多い[16]．
- □ 成人のコルチゾール産生は安静時で 15〜25 mg/日で，ストレス下では最大 200〜350 mg/日になる[17]．
- □ 高用量のコルチコステロイド（30 mg/kg）使用は重症患者の生存率を改善させないことがわかっており，推奨されていない[18]．
- □ 少量のコルチコステロイド（200〜300 mg）に関しては議論が分かれている．French trial では，ステロイド使用者が非使用者に比べ，28 日生存率の改善とショック離脱が早かったことが示されている[11]．CORTICUS study では，ステロイド使用群と非使用群において，ショック離脱はステロイド使用群が早かったが，生存率に差はなかった[12]．
- □ その後のメタ解析でも生存率における論議は解決できていないが，特に重症な患者ではステロイド使用が有効であろうということが認識された[19]．最近のメタ解析でも同様の結果が示されている[20]．
- □ 現段階でのステロイド投与の適応

適切な輸液や血管収縮薬を使用しているにもかかわらず，1 時間以上ショックが遷延する重症敗血症性ショック
48 時間の支持的加療でも進行する ARDS

ステロイド投与の実際と減量 G E

- □ デキサメタゾンは長期的に HPA 系を抑制するため推奨されず[6]，メチルプレドニゾロンも敗血症における有効性が低く，現在では敗血症性ショックではヒドロコルチゾン投与が推奨されている．
- □ ヒドロコルチゾンは，50 mg を 6 時間ごと投与か，100 mg をボーラスで投与後

10 mg/hr の持続静注が推奨されている。300 mg/日以上では，筋力低下や重症感染のリスクの増加につながる[18]。
□ 持続投与に関しては，血糖コントロールがボーラスに比べて良好であり，現場スタッフの高血糖に対する労働を減らすとされている[21]。
□ 投与後にどのように漸減，中止していくかは悩ましいが，3〜4日ごとに徐々に漸減していき，酸素化や血圧低下などがあれば初期量に戻す必要がある。2〜6日で急激にステロイドを減量すると，炎症の再燃や炎症誘発因子の増加につながり，血管収縮薬や人工呼吸器の再使用につながったとされている[12]。

▶ ヒドロコルチゾン投与例

　東京ベイ・浦安市川医療センターでは，敗血症性ショックの患者でノルアドレナリンを高用量（具体的には 0.3 γ 以上）投与しても MAP 65 mmHg を維持できない場合に，ヒドロコルチゾン 200 mg/日の持続投与を検討している。

（宮内　隆政，鈴木　利彦）

第3章

重症疾患の甲状腺への影響

末梢での甲状腺ホルモン

□ 正常な甲状腺ホルモン産生を図 9-3-1 に示す。
□ 血中では T_3，T_4 ともに大部分がタンパクと結合した形で存在する。一部は遊離した型で存在し，FT_3（フリー T_3），FT_4（フリー T_4）とよばれ，蛋白結合していないため細胞内に入ることができ，生理活性を示す。
□ 現在の甲状腺機能検査では，生理活性を有する FT_3，FT_4 が測定されている。
□ 活性型である FT_3，FT_4 は基本的には変化せず，生理作用を発揮する FT_4 は TBG（サイロキシン結合グロブリン）増加の影響を受けない。TBG は，T_3 や T_4 など蛋白結合しているものの 70% を占める。
□ T_3 は甲状腺で 20% が産生され，80% が末梢（主に肝臓と腎臓）で T_4 の脱ヨードによって作られる[1]。T_3 は T_4 と比べ血中量は 1〜2% にすぎないが，作用は 5〜8 倍強く，即効性がある。
□ 脱ヨウ素酵素の 1 型，2 型は主に T_4 を T_3 に代謝し，3 型は T_4 を rT_3 に代謝する。この rT_3 には生理活性がなく半減期がとても短い[2]。

図 9-3-1 甲状腺ホルモンの構造

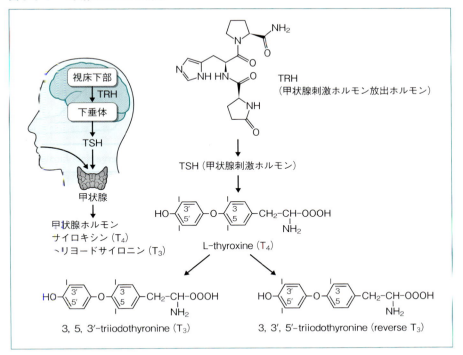

重症患者における甲状腺機能検査 P O

□原則[3]

> 甲状腺機能異常症を強く疑わないかぎり,重症患者で甲状腺機能評価は行うべきではない.
> 重症患者で甲状腺機能異常が疑われた場合には,TSH単独の測定だけでは不十分である.

□重症患者では,異化亢進抑制という一種の防御機構として,一過性中枢性甲状腺機能低下症の状態(euthyroid sick syndrome)となる.
□疾病の重症度により甲状腺ホルモンの値が変化することが知られており[4],一時点における甲状腺ホルモン検査は困難である(図9-3-2).
□重症患者で甲状腺機能異常を疑った場合に,甲状腺パネル(TSH, FT_3, rT_3, total T_3, FT_4)をすべて測定することが提案されている.結果の解釈は,測定値の精度,甲状腺機能に及ぼす薬物の影響,疾患の重症度などさまざまな修飾因子があるため注意する.
□重症患者における甲状腺検査の重要なポイント

TSH<0.01 mU/L	本物の甲状腺機能亢進症を疑う.
TSH>20 mU/L	本物の甲状腺機能低下症を疑う.

図 9-3-3 euthyroid sick syndrome でのホルモン動態
〔Economidou F, et al. Thyroid function during critical illness. Hormones（Athens）2011；10：117-2 を改変〕

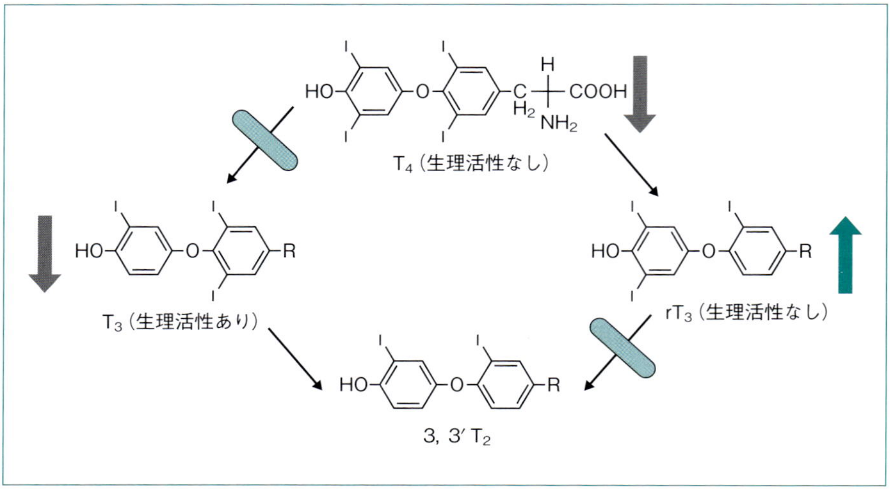

T_4（生理活性なし）
T_3（生理活性あり）
rT_3（生理活性なし）
3, 3' T_2

ーゼを発症したとの報告や，約 10％ の発症を認めたとの報告もある[16]。

□ 日本甲状腺学会の全国調査によると，甲状腺クリーゼまたはその疑いの発症頻度は年間 10 万人当たり 0.2 人と推定された。これは甲状腺中毒症患者の 0.22％，同疾患で入院した患者の 5.4％ に相当する[17]。

甲状腺クリーゼの発症機序

□ 甲状腺クリーゼは，基礎に甲状腺中毒症の原因となる未治療ないしコントロール不良の甲状腺疾患が存在し，これに何らかの強いストレス加わったときに発症する
□ 甲状腺ホルモン作用過剰に対する生体の代償機能の破綻により，生命の危機に直面するため，緊急治療を要する。
□ 発症機序は明確でないが，発症例と未発症例で甲状腺ホルモン値に大差を認めないことなどから，次の 3 つの可能性が考えられている[18]。

甲状腺ホルモン値の急激な変化
カテコラミンへの感受性亢進
甲状腺ホルモンに対する細胞レベルでの反応性亢進

甲状腺クリーゼの鑑別疾患

□ 診断基準（表 9-3-1，9-3-2）に記載されているとおり，他の原因での発熱（肺炎，悪性高熱症など），意識障害（精神疾患や脳血管障害など），心不全（急性心筋梗塞など），肝障害（ウイルス性肝炎や急性肝不全など）といったものが挙げられる。

表 9-3-1　Burch と Wartofsky による診断基準

		点数
体温	37.2～37.7℃	5
	37.8～38.2℃	10
	38.3～38.8℃	15
	38.9～39.3℃	20
	39.4～39.9℃	25
	40.0℃以上	30
脈拍（bpm）	90～109	5
	110～119	10
	120～129	15
	130～139	20
	140以上	25
うっ血性心不全	なし	0
	軽度（浮腫）	5
	中等度（両肺底部のラ音）	10
	重度（肺水腫）	15
心房細動	なし	0
	あり	10
中枢神経症状	なし	0
	軽度（興奮）	10
	中等度（譫妄，精神病，高度の嗜眠）	20
	重度（痙攣，昏睡）	30
消化器症状・肝機能障害	なし	0
	中等度（下痢，嘔気，嘔吐，腹痛）	10
	高度（原因不明の黄疸）	20
誘因となり得る病歴	なし	0
	あり	10

甲状腺クリーゼである可能性：各項目の総計が 25 点未満では unlikely，25～44 点では impending，45 点以上では highly likely

Burch HB, et al. Life-threatening thyrotoxicosis. Thyroid storm. Endocrinol Metab Clin North Am 1993；22：263-77 を改変

- これらの疾患はクリーゼの誘因にもなるため，鑑別が困難な場合がある。その際には甲状腺クリーゼとして対処する。

表 9-3-2　日本甲状腺学会 甲状腺クリーゼの診断基準（第 2 版）

必須項目	甲状腺中毒症の存在（FT_3 および FT_4 の少なくともいずれか一方が高値）
症状（注 1）	1. 中枢神経症状（注 2） 2. 発熱（38℃ 以上） 3. 頻脈（130 bpm 以上）（注 3） 4. 心不全症状（注 4） 5. 消化器症状（注 5）
確実例	必須項目および以下を満たす（注 6） a. 中枢神経症状＋他の症状項目 1 つ以上，または， b. 中枢神経症状以外の症状項目 3 つ以上
疑い例	a. 必須項目＋中枢神経症状以外の症状項目 2 つ，または b. 必須項目を確認できないが，甲状腺疾患の既往・眼球突出・甲状腺腫の存在があって，確実例条件のaまたはbを満たす場合（注 6）。

(注 1) 明らかに他の原因疾患があって発熱（肺炎，悪性高熱症など），意識障害（精神疾患や脳血管障害など），心不全（急性心筋梗塞など）や肝障害（ウイルス性肝炎や急性肝不全など）を呈する場合は除く。しかし，このような疾患のなかにはクリーゼの誘因となるものもあるため，クリーゼによる症状か鑑別が困難な場合は，誘因により発症したクリーゼの症状とする。直接関連した誘因として，抗甲状腺薬の服用不規則や中断，甲状腺手術，甲状腺アイソトープ治療，過度の甲状腺触診や細胞診，甲状腺ホルモン剤の大量服用などがある。また，直接関連しない誘因として，感染症，甲状腺以外の臓器手術，外傷，妊娠・分娩，副腎皮質機能不全，糖尿病ケトアシドーシス，ヨード造影剤投与，脳血管障害，肺血栓塞栓症，虚血性心疾患，抜歯，強い情動ストレスや激しい運動などがある。
(注 2) 不穏，譫妄，精神異常，傾眠，痙攣，昏睡。JCS1 以上または GCS14 以下。
(注 3) 心房細動などの不整脈では心拍数で評価する。
(注 4) 肺水腫，肺野の 50% 以上の湿性ラ音，心原性ショックなど重度な症状。NYHA 分類 4 度または Killip 分類Ⅲ度以上。
(注 5) 嘔気・嘔吐，下痢，黄疸（血中総ビリルビン＞3 mg/dL）
(注 6) 高齢者は，高熱，多動などの典型的クリーゼ症状を呈さない場合があり（apathetic thyroid storm），診断の際は注意する。

日本甲状腺学会. 甲状腺クリーゼの診断基準（第 2 版）.<http://www.japanthyroid.jp/doctor/img/crisis2.pdf>より

甲状腺クリーゼの症候

□ 主要症候は 38℃ 以上の発熱，130 bpm 以上の頻脈，心不全症状，消化器症状である。さらに，甲状腺クリーゼの診断において，意識障害，興奮，不安，譫妄などの中枢神経症状は必須である。

□ 妊娠を契機に発症する甲状腺クリーゼでは，前兆症状としての過呼吸や急性腹症などのサインが見逃されてしまう例も少なくないため，クリーゼの発症リスクを十分に認識しておく。

表 9-3-3　甲状腺クリーゼの治療例

糖質コルチコイド	ヒドロコルチゾン：300 mg をローディング後，100 mg を 8 時間ごとに経静脈投与 または デキサメタゾン：2 mg を 6 時間ごと
β遮断薬	プロプラノロール（インデラル®） 内服：40〜120 mg を 6 時間ごとに経口投与 静注：2 mg を 6 時間ごとに静注
抗甲状腺薬	妊婦では基本は PTU（プロピルチオウラシル）投与 PTU：300〜600 mg ローディング後，150〜300 mg を 6 時間ごと投与する〔MMI：80〜120 mg/日を 4〜6 回に分けて投与（内服）〕。
ヨード	ヨウ化カリウム 200 mg を 6 時間ごとに経口投与（計 800 mg/日）

甲状腺クリーゼの治療

- 甲状腺クリーゼの致死率は，確実例と疑い例で変わらないため，疑い例であっても迷わず至急治療を開始する。
- 妊婦での治療は，疾患の致死率を考慮し，絶対的に母体治療を優先する。
- 基本的には成人治療に準じて行う。同時に内分泌専門医へのコンサルトを行う。
- 甲状腺クリーゼの治療の基本 (表 9-3-3)

制御を失った甲状腺ホルモンの産生と分泌の抑制
末梢組織での T_4 から T_3 への変換抑制
過剰なカテコラミン（サイトカイン）抑制
輸液を含めた支持療法

■ 糖質コルチコイド

- 甲状腺クリーゼでは副腎不全を合併するリスクがあるため，東京ベイ・浦安市川医療センターではまずステロイドを投与する。
- 糖質コルチコイドには，末梢での T_4 からの T_3 への変換抑制，心血管運動反応の改善，甲状腺ホルモン産生を促してしまうサイトカインリリース抑制の役割がある。

■ β遮断薬

- カテコラミン作用（β＞α作用）の過剰分泌抑制による頻脈抑制，末梢組織 T_4 から T_3 への変換抑制，高拍出性心不全の抑制目的でプロプラノロールが用いられる。
- 母体治療優先ではあるが，胎児への影響を考慮し，β遮断薬の投与は可能なかぎり短期間が望ましい。

■ 抗甲状腺薬

- 甲状腺ホルモン合成阻害作用は，MMI（チアマゾール）が PTU（プロピルチオウラシル）より約 10 倍以上強いとされており，母体治療優先ではあるが，妊婦では基本的に PTU を投与する。
- 高用量ヨードを投与すると甲状腺ホルモン分泌が急激に抑制されるが（Wolff-Cha-

koff効果)，一定濃度到達まではヨードは甲状腺ホルモン産生を促進してしまうため，ヨード投与前に抗甲状腺薬を投与する。

■ヨード
- □高用量ヨードの投与は迅速にT_4とT_3の放出を抑制する。また，末梢組織でのT_4からT_3への変換抑制，細胞作用の抑制作用を示す。
- □ヨウ素は胎盤を介して胎児に移行するため，胎児の甲状腺機能低下を起こす可能性がある。そのため，分娩後，新生児の甲状腺機能検査が必要となる。

■支持療法
- □アスピリンはTBGへの結合を阻害し，FT_3, FT_4濃度を増加させる可能性があるため，解熱にはアセトアミノフェンが望ましい。

予後
- □一般に，甲状腺中毒症を呈している妊婦が甲状腺クリーゼを発症する頻度は約1%程度である。ただし，発症した場合の死亡率は，母児ともに約20〜30%と高率である。
- □妊婦では，通常は子癇前症や子癇に関連して心不全が惹起されることが多い。しかし，甲状腺クリーゼ発症妊婦の約10%が心不全をきたすため，十分な留意が必要である。

hypothyroid：myxoedema

粘液水腫性昏睡の疫学
- □甲状腺機能低下症は女性に多く，粘液水腫性昏睡の80%は女性に生じる[19]。
- □ほとんどの場合，60歳以上の高齢者に生じる。また，冬の時期に90%が起こるといわれている[20]。

粘液水腫性昏睡の発症機序
- □粘液水腫性昏睡の患者は，長年にわたって有している甲状腺機能低下症が診断されていない場合が多い。特に高齢女性では症状が隠れていることが多い。
- □粘液水腫性昏睡を惹起する因子[21]

> 火傷，消化管出血，低血糖，低体温，感染症（肺炎，インフルエンザ，尿路感染，敗血症），薬物（アミオダロン，麻薬，バルビツール系薬，β遮断薬，利尿薬，リチウム，フェニトイン，リファンピシンなど），脳卒中，手術，外傷

- □明確な発症機序は不明である。

粘液水腫性昏睡の鑑別疾患
- □鑑別疾患としては，低体温をきたすため敗血症や，まれではあるが橋本脳症（甲状腺機能は正常〜軽度低下）がある。

表 9-3-4　日本甲状腺学会　粘液水腫性昏睡の診断基準（3 次案）

必須項目	1. 甲状腺機能低下症（原発性の場合はおおむね TSH 20 μU/mL 以上）
	2. 中枢神経症状（JCS で 10 以上，GCS で 12 以下）
症候・検査項目	1. 低体温（35℃ 以下：2 点，35.7℃ 以下：1 点）
	2. 低換気（$PaCO_2$ 48 Torr 以上，動脈血 pH 7.35 以下，あるいは酸素投与：どれかがあれば 1 点）
	3. 循環不全（平均血圧 75 mmHg 以下，脈拍 60 bpm 以下，あるいは昇圧剤投与：どれかがあれば 1 点）
	4. 代謝異常（血清 Na 130 mEq/L 以下：1 点）
確実例	必須項目 2 項目＋症候・検査項目 2 点以上
疑い例	a. 甲状腺機能低下症を疑う所見があり，必須項目の 1 は確認できないが，必須項目の 2 に加えて症候・検査項目が 2 点以上
	b. 必須項目（1，2）および症候・検査項目 1 点
	c. 必須項目の 1 があり，軽度の中枢神経系の症状（JCS で 1〜3 または GCS で 13〜14 に加え，症候・検査項目 2 点以上）

日本甲状腺学会．粘液水腫性昏睡の診断基準．<http://www.japanthyroid.jp/doctor/img/shindan.pdf> より

粘液水腫性昏睡の症候

☐ 診断基準（表 9-3-4）の必須項目の意識障害は，ほぼ全例できたす。
☐ その他の症状として，低体温（80% の患者が 35.5℃ 未満），呼吸不全（呼吸抑制をきたし低酸素血症，呼吸性アシドーシス，CO_2 ナルコーシス），循環不全（初期で拡張期血圧が上昇し，代償できなくなり晩期で下がる，徐脈），胃腸症状（重度だと麻痺性イレウスや中毒性巨大結腸症）がある[21]。

検査所見

低 Na 血症（自由水排泄の低下）
CPK 上昇（CPK-MM の上昇，LDH 上昇）[22]
血液ガス検査で呼吸性アシドーシス所見

粘液水腫性昏睡の予後と治療

☐ 内分泌緊急症であり，早急な治療が重要である。死亡率は現在でも 30〜40% と高い[23]。

■ ステロイド投与
☐ ステロイド投与は必須であり，重要な治療である。

ヒドロコルチゾン　100 mg を 8 時間ごとに投与

□原発性副腎不全を合併している可能性や相対的副腎不全の可能性があり，副腎不全が否定されるまではステロイド投与を行う．

■ 甲状腺ホルモン補充
□甲状腺ホルモン補充に伴う急性心筋梗塞には注意する．
□海外の文献では T_4 製剤の点滴静注を行い，経口摂取可能であれば切り替える[24]とされているが，国内には甲状腺ホルモンの経口薬のみしかない．
□T_3 製剤（リオチロリン）を使用するか T_4 製剤（レボチロキシン）を使用するか定まったものはないが，効果発現は T_3 製剤のほうが速い．

T_3 製剤	メリット：速やかに効果があり，粘液水腫性昏睡では $T_4 \rightarrow T_3$ の変換が抑制されており，血液脳関門の通過も良好である． デメリット：血中濃度変動が大きく，心血管病変の副作用がある．維持療法は T_4 製剤で最終的に行う．	10〜25 μg を 8〜12 時間ごとに投与
T_4 製剤	メリット：緩やかな補充が可能． デメリット：腸管吸収が悪く，効果が乏しい可能性も高い．	50〜200 μg/日初回投与，翌日から 50〜100 μg/日に減量

□特性をふまえ，T_4 製剤に T_3 製剤の併用療法が推奨されている．

T_4 製剤は 50〜200 μg/日初回投与，翌日から 50〜100 μg/日に減量＋T_3 製剤は〜50 μg/日の併用
1〜2 日おきに FT_3，FT_4 の値をチェックし，意識レベルや呼吸機能などを確認する．

■ 支持療法
□輸液管理，人工呼吸管理，不整脈などのモニタリング，血糖管理，感染管理などを考慮する．

（宮内 隆政，鈴木 利彦）

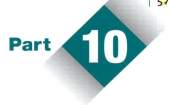

Part 10 予防

第1章 人工呼吸器関連肺炎（VAP）予防

VAP 予防の意義 G

- NHSN によると，VAP は，人工呼吸器管理日数 1,000 日当たり 0.0〜4.4 例，人工呼吸器管理患者の 10〜20％ に発症し，発症した場合の死亡率は 2 倍，VAP による寄与死亡率は 13％ に及ぶと報告されている。また，1 例発症すると 1〜4 万ドル以上のコストが追加でかかると報告されている[1]。
- VAP は医療関連感染症のなかで 2 番目に多く，VAP を発症すると人工呼吸器管理期間が延長し，抗菌薬投与日数が増加するだけではなく，死亡率の増加につながる。

VAP の病態生理 P

- 重要なのは，気管チューブという異物と気管内への細菌の吸い込みである[2]。
- 人工呼吸器の回路内にコンタミネーションした細菌の吸い込みや，口腔内や咽頭に定着した細菌の吸い込み，気管チューブに形成されたバイオフィルムの吸い込み，消化管内に増殖した細菌の吸い込みが原因となる[3]。
- 挿管患者では鎮静されることにより，咽頭反射や咳反射などの生体反射機能が低下していることも，VAP 発症の原因となっている[4]。

VAPのリスク因子と一般的な予防 G E

- VAPのリスク因子（宿主因子と治療因子）を検討したうえで予防策を講じる。
- 多変量解析の結果判明したVAPの独立リスク因子[5]

宿主因子	血清Alb＜2.2 g/dL, 年齢≧60歳, ARDS, COPD, 肺疾患, 意識障害, 熱傷, 外傷, 臓器不全, 重症度, 大量の嘔吐, 胃の細菌定着とpH上昇, 上気道の細菌定着, 副鼻腔炎
治療因子	H_2遮断薬と制酸薬, 筋弛緩や持続する鎮静, 4単位以上の輸血, 頭蓋内圧モニター, 人工呼吸器管理期間＞48時間, PEEP使用, 頻回の人工呼吸器の変更, 再挿管, 経鼻チューブ挿入, 仰臥位, ICUからの退室, 以前の抗菌薬使用歴あり
他の要因	季節（秋, 冬）

- IHIのVAP bundleにおいて, 以下の5つの予防策の遵守が推奨されてきた[6]。

半臥位（30〜45°の頭部挙上）
日常的な鎮静薬休止（sedation vacations）と抜管の可能性の評価
ストレス潰瘍の予防
深部静脈血栓症の予防
クロルヘキシジンによる日常的な口腔ケア

- ただしこのバンドルは, 各項目のエビデンスが不十分であることと遵守率が低いことから, 有用性に関して依然として議論の余地がある[7]。

予防の方法 G E

- VAP bundleに加え, 日米にはVAP予防のためのガイドラインがある。
- 日本集中治療医学会のバンドル[8]

手指衛生を確実に実施する。
人工呼吸器回路を頻回に交換しない。
適切な鎮静・鎮痛をはかる。特に過鎮静を避ける。
人工呼吸器からの離脱ができるか, 毎日評価する。
人工呼吸器の患者を仰臥位で管理しない。

SHEAのガイドライン[9] G

- Society for Healthcare Epidemiology of America（SHEA）のガイドラインのほうが, 日本のガイドラインよりも詳細な項目が検討されている。エビデンスの質はGRADE systemにより評価されており, エビデンスが高い順にⅠ：high, Ⅱ：moderate, Ⅲ：lowの3段階に分けられている[10]。
- 以下の推奨を吟味したうえで, 適切に人工呼吸器患者の管理を行い, VAPを減らす

ための努力を行う必要がある。

□ガイドラインの推奨[9]

Basic practice（すべての病院で導入することを推奨）	低いリスクで客観的なアウトカムを改善させるもの，あるいは，アウトカムは変えないが，コスト削減になるもの
Special approach（Basic practice を十分に行っても VAP 発症の低下が得られない病院で導入することを推奨）	客観的なアウトカムは改善させるがリスクを伴うもの，あるいは，客観的なアウトカムに関するエビデンスが不十分だが，VAP の発症率を低下させる可能性があるもの

Basic practice

□人工呼吸器管理期間，入院日数，死亡率，医療費の減少にかかわることが証明されているリスクの少ない介入方法

可能であれば気管挿管を避ける	・気管挿管を避けることで VAP の可能性を下げることができる[11]。 ・可能であれば，NPPV を使用する（Ⅰ）。
鎮静の量を最小限にする	・人工呼吸器管理下の患者は，可能なかぎり鎮静薬なしで管理する（Ⅱ）[12]。鎮静薬はベンゾジアゼピン系以外を優先的に使用する[13]。 ・禁忌がない患者では，毎日 1 回は鎮静を中断する（Ⅰ）。2 つの RCT では，人工呼吸器管理期間が平均で 2〜4 日減少したとされる[14]。 ・禁忌がない患者では，抜管ができないか毎日評価を行う（Ⅰ）。日々 SBT を行うことで抜管が 1〜2 日早まるとされる[15]。
身体機能を維持，改善させる	・早期にリハビリを導入し，運動，離床を行う（Ⅱ）[16]。 ・早期のリハビリ導入は，早期の抜管，入院日数の短縮，自立した身体機能への回復，医療費の削減につながる可能性がある。
気管チューブのカフ上部の分泌物貯留を最小限にする	・48〜72 時間以上の挿管期間が見込まれる患者では，カフ上部吸引孔付き気管チューブの使用が推奨される（Ⅱ）。 ・13 の RCT のメタ解析では，カフ上吸引の使用により，VAP は 55％減少，人工呼吸器管理期間は平均 1.1 短縮，ICU 滞在期間は 1.5 日短縮した。総入院日数や死亡率には影響を与えなかった[17]。 ・すでにカフ上吸引がない気管チューブが挿入されている患者に対して，カフ上吸引チューブに交換のために抜管することは推奨されない。
頭部挙上を行う	・禁忌を除いてすべての患者で 30〜45°の頭部挙上を行う（Ⅲ）。3 つの RCT のうち，1 つの研究では VAP を 76％減少させたが[18]，他の 2 つの研究では差が認められなかった[19,20]。最新のメタ解析では，頭位挙上（30〜60°）は仰臥位（0〜10°）に比べて臨床的 VAP 疑いを 25％減少させたが，微生物学的 VAP，死亡率，入院日数，抗菌薬使用期間に差はなかったとされる[21]。 ・しかし，極めて単純でリスクも少なく，費用もかからない予防法であるため，明らかな結果が出るまでは推奨されることになった。
人工呼吸器の回路を適切に保つ	・人工呼吸器の回路は，視覚的に汚染していたり不具合がある場合のみ交換する（Ⅰ）。回路内の結露は細菌が溜まりやすいため，こまめに取り除く必要がある。 ・定期的に交換することは VAP の減少に影響を与えないため，不要である[22]。

Special approach

☐ 人工呼吸器管理期間，入院日数，死亡率を減少させるが，リスクに関する十分なデータがない介入方法

気道消化管領域の細菌の増殖を抑えるために，中咽頭領域の選択的除菌を行う（Ⅰ）[23]	・中咽頭部や消化管内の細菌に対し，抗菌薬投与（経皮，経口，経静脈的）することにより，死亡率は14〜17％減少するという報告がある[24]。 ・しかし，耐性菌が蔓延している状況では，*Clostridium difficile* を含めたさらなる耐性菌を増やす結果につながることが懸念されている。

☐ VAPの発症率を下げる可能性はあるが，人工呼吸器管理期間，入院期間，死亡率への影響に関する十分なデータがない介入方法

クロルヘキシジンで口腔ケアを行う（Ⅱ）[25]	・16のRCTと9つのメタ解析があるが，最もこの方法が有用なのは心臓血管術後の呼吸器感染症予防においてである。 ・非心臓血管術後の患者では肺炎を10〜30％減少させる可能性があるが，人工呼吸器管理期間，ICU滞在期間，死亡率には明らかな影響を与えない[26]。 ・メタ解析に含まれる研究では0.12〜2％のクロルヘキシジンが使用されている。 ・日本では，ショック症状誘発の報告があることから，添付文書上「口腔等の粘膜面への使用は禁忌」となっている。
予防的probiotics投与（Ⅱ）	・4つのメタ解析でprobioticsとVAP発症率減少の関連が示された[27〜29]。しかしいずれにおいても死亡率への影響は認められなかった。 ・免疫抑制患者や消化器疾患患者には，腸内細菌の転換が起こり，菌血症や真菌血症のリスクとなるため，行われるべきではないとされている。
超薄型ポリウレタン気管チューブカフの使用（Ⅲ）	・超薄型ポリウレタン気管チューブカフは，従来のポリ塩化ビニルの気管チューブカフに比べ，より均一に気管壁に密着することから，カフ上分泌物の垂れ込みが減りVAPの発症率を減らす可能性がある[30]。 ・2つの研究でVAPの減少が報告されたが[30, 31]，最近の多施設前向き非盲検のRCTでは，従来の気管チューブと比較してVAPの発症率に差がなかったと報告されている[32]。
持続的気管チューブカフ圧制御（Ⅲ）	・声門下の分泌物が下気道へ落ち込むのを防ぐために，カフ圧を最適に保つべきとの意見がある。カフ圧20 cmH$_2$O未満でVAP症例は増えるといわれる[4]。カフ圧制御によりVAPの減少を報告した研究もあるが，差を認めなかったとする研究もある[33, 34]。 ・現時点では人工呼吸器管理期間，入院日数，死亡率に関連した結果は認められていない。
気道内吸引前の生理食塩液の注入（Ⅲ）	・担癌患者には，気道内吸引前に生理食塩液を注入することでVAPの発症率が低下したと報告されている[35]。 ・生理食塩液の使用量は5〜10 mLが推奨されている[36]。吸引時間は15秒を超えないことに注意する。
歯ブラシを使用する（Ⅲ）	歯磨きによりVAPが減少するという小規模RCTが1つ認められるが，4つの研究のメタ解析ではVAPリスク，挿管気管，ICU滞在期間，死亡率に影響を与えないという結果であった[37, 38]。

Generally not recommended

□ 一般的にルーチンの VAP 予防には推奨されない介入方法

銀コーティング挿管チューブ（Ⅱ）	・多施設大規模 RCT では，VAP は 36％ 減少するが，人工呼吸器管理期間，入院日数，死亡率に関する影響は認められなかった[39]。 ・2015 年に Cochrane レビューが報告され，3 つの RCT がレビューされているが，VAP 発症率の結果は上記の多施設大規模 RCT のみから導き出されており，その他のアウトカムについても上記結果と同様であった[40]。 ・しかし，日本では実臨床での使用にまでは至っていない。
体位交換ベッド（Ⅱ）	・15 の RCT のメタ解析では，VAP は減少するが人工呼吸器管理期間や死亡率に対しての影響は認められなかった[41]。
腹臥位（Ⅰ）	議論の余地がある[42]。

□ VAP 予防に決定的に推奨されない介入方法

ストレス潰瘍の予防（Ⅱ）	・消化管出血のリスクは低下させるが，医療関連肺炎の頻度，入院期間，死亡率には影響を与えない。 ・ストレス潰瘍の予防は VAP の予防以外の適応で行われる[43]。
早期の気管切開（Ⅰ）	・7 つの RCT のメタ解析では，早期と晩期の気管切開において VAP の発症率，人工呼吸器管理期間，死亡リスクには差がないことが示された[44]。 ・最近のメタ解析では，早期気管切開が呼吸器非装着期間の増加，ICU 在室日数の減少，鎮静日数の減少，長期死亡率の低下と関係しているという結果であったが，早期気管切開の定義が曖昧であり，今後のさらなる検証が必要であると考えられる[45]。
胃内の食物残渣の確認（Ⅱ）	胃内の食物残渣を確認せずとも，胃内からの逆流と嘔吐を監視するだけで同様の効果が得られる[46]。
早期の経静脈栄養（Ⅱ）	ICU 入室後 48 時間以内に経静脈栄養を始めることは，8 日目以降に始めた場合に比べて医療関連感染症のリスクや死亡率が上昇する[47]。

No recommendation

□ VAP 予防や患者の予後に何ら影響を与えない介入方法

閉鎖式気管吸引（Ⅱ）	・メタ解析では閉鎖式気管吸引と開放式気管吸引において VAP 発症率，人工呼吸器管理期間，ICU 滞在日数，死亡率に違いは認められなかった[48〜50]。 ・しかしながら，閉鎖式のほうが空気中へのコンタミネーションは減少したことから，医療従事者への感染を減らすためには実施することも考慮する必要があるだろう[51]。

（北村 浩一，吉田 英樹）

第2章

静脈血栓塞栓症（VTE）予防

VTE の定義

- VTE は静脈血栓塞栓症であり，深部静脈と肺血管に血栓が形成されることをさす。
- 深部静脈とは，筋膜より深い，頸部・上肢静脈，上大静脈，下大静脈，骨盤・下肢静脈をさすが，主に下肢の意味で使用される。
- 下肢の深部静脈は膝窩静脈より中枢側（すなわち下大静脈まで）をさす。またまれではあるが，上肢静脈内にも血栓をきたし得る。

VTE 予防の意義 G

- VTE の予防を行わなかった場合，10.5〜14.9％ に深部静脈血栓症（DVT）が発見され，近位部 DVT は 2〜4.9％，肺塞栓症（PE）は 0.3〜1.5％ に認められた。DVT は 70％ 以上の症例では無症候性であり，気づくのは容易ではない[1]。
- 日本において PE の死亡率は 14％ と報告され，死亡例の 40％ 以上が発症 1 時間以内の突然死であるといわれている[2]。
- 脳梗塞で麻痺があり，DVT 予防を行わなかった場合，40％ に DVT が発見された[3]。
- 内科入院患者の DVT は見逃されていることが多いと推察される。DVT や PE の発症率は，予防により明らかに低下することが多くの研究で示されており，個々の症例において積極的に予防を検討する[4]。
- すべての患者にやみくもに予防を行うのではなく，血栓症のリスクと出血のリスクのバランスを十分に評価したうえで，予防の適応を検討する。
- ICU 入室時や，手術の前後などの患者の状況が変化した場合に再評価することも忘れてはならない。

VTE の病態生理 P

- VTE の病態生理を考えるうえでは 1856 年に提唱された Virchow's triad が参考になる[5]。

| Virchow's triad | 凝固亢進，血流停滞，血管内皮障害 |

- 治療の目標は，凝固亢進と静脈停滞を改善することにより，静脈血栓形成を阻害することである。

表10-2-1 VTE高リスクの疾患，状態

最近の手術，外傷（大きなものから下肢の疼痛）
動けない　下肢麻痺
悪性腫瘍
悪性腫瘍の治療中（ホルモン療法中，化学療法中や放射線治療中）
静脈圧迫（腫瘍，血腫，動脈奇形）
VTEの既往
高齢
妊婦や産褥期
エストロゲン〔経口避妊薬，ラロキシフェン（骨粗鬆症薬）〕
赤血球造血刺激因子（ESA）製剤
急性疾患
炎症性腸疾患
ネフローゼ症候群
骨髄増殖性疾患
発作性夜間血色素尿症
肥満
中心静脈カテーテル
先天性ないし後天性血友病

Geerts W-I, et al. Prevention of venous thromboembolism : American College of Chest Physicians Evidence-Based Clinical Practice Guidelines (8th Edition). Chest 2008 ; 133 (6 Suppl) : 381S-453S をもとに作成

VTE 予防の手順 Ⓖ Ⓔ

□ VTEのリスク評価と出血のリスク評価を行ったのちに，実際の対応を決定する。
□ 予防は一次予防と二次予防に分けられる。一次予防には抗凝固薬と物理的な予防方法があり，二次予防には無症候性のDVTを発見するためのいくつかの方法（静脈造影，下肢超音波，MRIでの静脈造影）がある。予防効果の根拠，費用対効果の面から一次予防が好まれ，優先される。

VTEのリスク評価

□ 最初にVTEを発症するリスクが高いかどうかを評価する．すなわちリスクの層別化を実施することが重要である。
□ 基本的な考え方としては，急性期疾患で入院した安静度に制限のある患者はVTEのリスクが高いため，予防の適応になると判断される[6]。
□ 具体的には，リスク評価はリスクの高い疾患と状態に分けて考えるとよい（表10-2-1）[6]。
□ リスク評価のために，いくつかのスコアリングシステムが報告されているなか，Pad-

表 10-2-2 Padua Prediction Score

リスク因子	点数
現時点で癌がある（a）	3
DVT・PE の既往	3
動けない状態（b）	3
易血栓形成状態（c）	3
1 か月以内の外傷かつ/または外科手術	2
高齢＞70 歳	1
心不全または呼吸不全	1
急性心筋梗塞または脳梗塞	1
急性感染症またはリウマチ性疾患（膠原病）	1
肥満（BMI＞30）	1
ホルモン療法継続中	1

a：6 か月以内に化学療法や放射線治療を受けた悪性腫瘍を含む
b：ベッド上安静，トイレ歩行のみ程度の安静度が 3 日以上続くと予想される場合
c：ATⅢ欠損，プロテイン C，S 欠損，Factor V Leiden，G20210 プロトロンビン変異，抗リン脂質抗体症候群

4 点以上：高リスク，VTE 発症率 11％
4 点未満：低リスク，VTE 発症率 0.3％

Kahn SR, et al. Prevention of VTE in nonsurgical patients：Antithrombotic Therapy and Prevention of Thrombosis, 9th ed：American College of Chest Physicians Evidence-Based Clinical Practice Guidelines. Chest 2012；141（2 Suppl）：e195S-226S より

ua Prediction Score（表 10-2-2）が多用されている[7]。

▶エビデンス

1,180 人の内科入院患者が，Padua Prediction Score に基づき，低リスク群（4 点未満）711 人と高リスク群（4 点以上）469 人に分けられ，さらに高リスク群は，血栓症予防を行う群 186 人と血栓症予防を行わない群 283 人に分けられた。VTE 発生率はそれぞれ 0.3％，2.2％，11％であった[8]。この結果より，スコアリングはリスク評価において有用であることが示唆された。

▶IMPROVE risk score と GENEVA risk score

IMPROVE risk score は，15,156 人の内科入院患者の 92 日以内の VTE 発症リスクを 4 つの項目（VTE の既往，活動性の悪性腫瘍，年齢 60 歳以上，血栓性素因あり）で評価したが，観察研究である。また GENEVA risk score は，1,478 人の内科入院患者の 90 日以内の VTE 関連の死亡を評価したものである。Padua Prediction Score と比較し，いずれも完全な妥当性には欠ける。

表 10-2-3 Bleeding Risk Score

出血のリスク因子	ポイント
男性	1
85 歳以上	3.5
40〜84 歳	1.5
ICU/CCU 滞在	2.5
現在悪性腫瘍がある	2
膠原病がある	2
中心静脈カテーテル	2
中等度腎障害（GFR 30〜59）	1
高度腎障害（GFR＜30）	2.5
肝不全（INR＞1.5）	2.5
血小板＜5 万/μL	4
過去 3 か月以内に出血	4
活動性のある胃十二指腸潰瘍	4.5

7.0 ポイント以上：major bleeding 4.1%，any bleeding 7.9%
7.0 ポイント未満：major bleeding 0.4%，any bleeding 1.5%

Decousus H, et al. Factors at admission associated with bleeding risk in medical patients：findings from the IMPROVE investigators. Chest 2011；139：69-79 より

出血のリスク評価

☐ 抗凝固療法を行う際は，必ず出血のリスク評価も行う。
☐ 死亡や輸血が必要になるほど，重度の出血に至る症例は全体的には 0.5〜1.2% と報告されている[9]。
☐ 出血のリスク評価には血栓症のリスク評価と同様にスコアリングシステムが存在する（表 10-2-3）[10]。
☐ このスコアリングでは 7 点以上が高リスクと判断される。ただし，7 点以上の場合は物理的予防を用いても出血率は高いので注意が必要である。
☐ 出血のリスク因子と VTE のリスク因子には共通するものがあり（担癌患者や ICU 患者など），今後，出血と VTE のリスクがともに高い患者の適切な予防法に関して，新たな研究が待たれる。

VTE の予防方法 Ⓖ Ⓔ

☐ 予防の方法には，**薬物的な方法（抗凝固療法）と物理的な方法**があり，それらを組み合わせて使用することになる。物理的な方法として，**弾性ストッキング（GCS）や間欠的空気圧迫法（IPC）**がある。
☐ 出血のリスクが高くない患者では薬物的な方法（抗凝固療法）を選択し，出血のリスクが高い患者では物理的な方法を選択する[7]。

表 10-2-4　凝固薬の特性

抗凝固薬	薬理	臨床研究	投与方法
未分画ヘパリン（UFH）カプロシン®	作用：ATⅢを補酵素に凝固活性を抑制（Ⅱ，Ⅹ）。 代謝：血小板第4因子（PF4）と結合し中和。フリーのヘパリンのみ抗凝固活性をもつ（フリーのヘパリンは腎排泄）。 抗凝固活性モニター：APTT 副作用：HIT	メタ解析：5千単位1日2回と3回でVTE予防効果は同等だが，出血は3回のほうが多かった。	5千単位（カプロシン）皮下注12時間ごと
低分子ヘパリン（LMWH）エノキサパリン：クレキサン®	作用：第Ⅹ因子の活性をATⅢ依存的に抑制。 代謝：PF4に結合・中和（腎排泄）。半減期3.9時間，抗凝固活性は半日継続する。 抗凝固活性モニター：不要 副作用：HIT	UFH vs. LMWH：VTEの予防効果が同じ。出血はLMWHのほうが強い。	20 mgを1日2回皮下注射
フォンダパリヌクス：アリクストラ®	作用：ATⅢを補酵素にⅩ因子凝固活性を抑制。 代謝：PF4に結合しない（腎排泄）。半減期15～17時間，抗凝固活性は2～4日継続する。 抗凝固活性モニター：Xa活性だがモニター不要	プラセボ vs. フォンダパリヌクス：VTEは減少（10.5% vs. 5.6%）。	2.5 mg1日1回皮下注射（多くの研究でCr >1.8 mg/dLは除外）
IPCと抗凝固薬		IPC vs. IPCと抗凝固薬：IPCと抗凝固薬のほうが効果あり。 抗凝固薬 vs. 抗凝固薬とIPC：抗凝固薬とIPCのほうが効果あり。	

King CS. Twice vs. three times daily heparin dosing for thromboembolism prophylaxis in the general medical population：A meta-analysis. Chest 2007；131：507，およびCohen AT. Efficacy and safety of fondaparinux for the prevention of venous thromboembolism in older acute medical patients：randomised placebo controlled trial. BMJ 2006；332：325より作成

- □日米の学会がそれぞれガイドラインを公表しているが，記載には一部乖離が認められる。
- □ATSのガイドラインでは，VTEのリスクが1つでも認められる場合は低分子ヘパリン（LMWH：ダルテパリン，エノキサパリン），低用量未分画ヘパリン（LDUH），合成Xa阻害薬であるフォンダパリヌクスのいずれかによる予防を行うことが，Grade 1Aで推奨されている[6]。
- □日本循環器学会のガイドラインでは，高リスクの患者には未分画ヘパリン（UFH）による予防が推奨されている[11]。
- □各凝固薬の特性を表10-2-4に示す。内科患者における薬物療法のメタ解析では，ヘ

表 10-2-5 物理的な予防方法

物理的予防方法	方法	作用	臨床研究
GCS	適切な圧 大腿：8 mmHg，足首：18 mmHg	血流速度を上げ，TFPI を増加させ，抗凝固作用を呈する。	術後の DVT が減少した。肺塞栓を対象にした研究はない。
IPC	35〜55 mmHg で圧迫時間：10〜35秒，開放時間：1分	静脈血流が時間当たり 75％ 増加する。 ・線溶系亢進（PAI低下，t-PA 増加） ・抗凝固（TFPI 増加） ・血小板機能低下	術後の DVT が減少した。股関節手術で DVT が減少した。肺塞栓を対象にした研究はない。
GCS＋IPC			脳出血患者の DVT は GCS 単独に比べて GCS と IPC を組み合わせることで 50％ 減少する。

TFPI：tissue factor pathway inhibitor levels（抗凝固作用にかかわる），PAI：plasminogen activator inhibitor（線溶系にかかわる）

Caprini JA. Mechanical methods for thrombosis prophylaxis. Clin Appl Thromb Hemost 2010；16：668-73 をもとに作成

パリンとエノキサパリンの効果は同等，出血率はエノキサパリンのほうが少ないという結果であった[1]。
- フォンダパリヌクスも VTE 予防に有効であり，半減期が 15〜17 時間と長いことから，効果が少なくとも 2〜4 日間は持続するという特徴がある[12]。
- 薬物的方法と物理的方法を併用することで，付加的な効果があるとされ，ガイドライン上は推奨度 2A となっているが，どの物理的方法がよいかは現在議論中である[13]。
- 脳梗塞後の患者においては，エノキサパリンのほうがヘパリンよりも予防効果が高く，脳出血の合併率は同等であったという報告がある[14]。
- 日本では現在，内科患者の VTE 予防において保険適用を有している薬剤は UFH のみであるため，現実的な選択肢としてカプロシン® を投与することになる。投与方法は 5 千単位/回の皮下注射であり，出血のリスクの観点から 1 日 2 回 12 時間ごとに投与する[5]。
- 物理的方法の有効性に関して明らかなエビデンスがあるのは，術後の患者に対しての VTE 予防である。脳梗塞患者において有効性は認められず，他の内科疾患患者においてはそもそも研究自体が少ない[13]（表 10-2-5）。重症の末梢動脈疾患患者では下肢の虚血増悪を誘発する可能性があるため禁忌と考えられる。

合併症

- ヘパリンの重要な副作用にはヘパリン誘発性血小板減少症（HIT）（0.8〜3％），肝障害，出血（0.5〜1.2％）がある[10]。

- ヘパリンを使用しているかぎり，HIT が発症するリスクがある。なお，HIT 患者においては、フォンダパリヌクスで VTE を予防する。

(北村 浩一)

第3章

ストレス潰瘍予防

ストレスによる粘膜障害 E

- ストレス関連粘膜障害（SRMD）は重症患者でよくみられる疾患である。ストレス潰瘍は SRMD に含まれる疾患である。
- 噴門部や胃体部に好発するが，食道遠位，前庭部，十二指腸にも起こることがある。通常，粘膜表面の浅い病変であり，粘膜内の毛細血管床から湧出性の出血（oozing）をきたす。粘膜障害が粘膜下層にまで及ぶと，大量出血や穿孔を起こし得る[1]。
- 重症病態に陥って時間が経過するほど，深く，上部消化管遠位部の病変となることが多い[1]。
- SRMD から消化管出血が起こると，合併症，死亡率が上昇することが報告されている。
- ICU 入室患者の大部分で（74〜100％），内視鏡的な粘膜障害が 24 時間以内に生じるとされている。循環動態が不安定になり（収縮期血圧低下，脈拍増加，起立性低血圧，ヘモグロビン値＞2g/dL の低下を伴う），輸血を必要とするような，臨床的に問題となる消化管出血の頻度は 3〜4％ 程度と報告されている。

ストレス潰瘍の病態生理 P

- 一般的に知られる胃十二指腸潰瘍の攻撃因子，防御因子には以下が挙げられ，攻撃因子が優位に傾くことにより潰瘍が生じるとされている。

攻撃因子	胃酸，ペプシン，NSAIDs，喫煙，*Helicobacter pylori* 感染 など
防御因子	粘液，血流，重炭酸イオン，プロスタグランジン，増殖因子 など

- SRMD の発症は血流障害が主な原因である。重症患者では腸管内の循環不全が起こりやすい（図10-3-1）[2]。
- ガストリンによる胃壁細胞の過剰刺激で胃酸過多になる病態が頭部外傷，熱傷患者で報告されている[3,4]。ただし，ICU 患者すべてにみられるわけではない。
- 胃内は粘液層で覆われており，胃酸へのバリア機能を果たしている。重症患者でよくみられる尿毒素や胆汁酸塩の逆流増加により，粘液バリアが脱落することが報告され

図10-3-1 ストレス潰瘍の発生機序

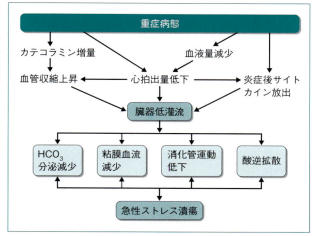

(Mutlu GM et al. GI complications in patients receiving mechanical ventilation. Chest 2001；119：1222-41 をもとに作成)

ている[5,6)]。また，腸管内循環不全により粘液産生が低下することも報告されている[7,8)]。

ストレス潰瘍のリスク因子 ■E■

- Cookらは急性期重症疾患のストレス潰瘍のリスク因子を2,252人のICU患者をもとに調べた。多施設前向きコホート研究であり，この分野のキー論文である[9)]。
- 臨床的に問題となる消化管出血（不安定な循環動態，あるいは輸血が必要）に関するリスク因子を解析した。多変量解析で，有意であったのは，人工呼吸器管理期間＞48時間，重篤な凝固異常（PT-INR＞1.5倍，APTT＞正常上限の2倍，血小板数＜5万/μL）の2つのみである。
- 2つのリスク因子がなかった1,405人の患者のうち，0.1％（95％CI 0.02〜0.5）にしか臨床的に重篤な出血は起こらなかった。2つのうちどちらか1つでもあれば，出血率は3.7％（95％CI 2.5〜5.2）であった。
- 小規模研究ではあるが，敗血症・敗血症性ショック，長期のICU滞在（＞7日），肝不全，腎不全，頭部外傷でGCS＜10，多発外傷，広範囲の熱傷（＞体表面積の35％），臓器移植早期（肝移植，腎移植），胃・十二指腸潰瘍の既往（ICU入室1年以内），高用量ステロイド使用（ヒドロコルチゾン＞250 mg/日），脊髄損傷などもリスク因子として報告されている[1, 10〜13)]。

ストレス潰瘍予防の適応 ■G■

- ストレス潰瘍予防に関するガイドラインで代表的なものは，1999年のASHPガイドラインである[14)]。このガイドラインでは下記を重症患者のストレス潰瘍予防の適応としており，前述のCookらの報告が推奨の強い根拠となっている。

① 人工呼吸器管理期間＞48 時間
② 重篤な凝固異常（PT-INR＞1.5 倍，APTT＞正常上限の 2 倍，血小板数＜5 万/μL）

□ また，以下のリスク因子が 2 つ以上ある場合にも，薬物によるストレス潰瘍予防を考慮すべきとしている。

敗血症・敗血症性ショック
長期の ICU 滞在（＞7 日）
肝不全，腎不全
頭部外傷で GCS＜10
多発外傷
広範囲の熱傷（＞体表面積の 35％）
臓器移植早期（肝移植，腎移植）
胃・十二指腸潰瘍の既往（ICU 入室 1 年以内）
高用量ステロイド使用（ヒドロコルチゾン＞250 mg/日）
脊髄損傷

ストレス潰瘍の予防方法 E

□ ストレス潰瘍予防として使用される薬剤には，PPI，H2RA，胃粘膜保護薬（スクラルファート）がある。PPI，H2RA，スクラルファートの順に適応が考慮される。
□ スクラルファートと比較して，H2RA のラニチジン静注（ザンタック®，50 mg 8 時間ごと）投与を行ったほうが，人工呼吸器管理を必要とする患者において，臨床的に問題となる消化管出血を減らすことができたとされる[15]。
□ PPI と H2RA の効果を比較したメタ解析では，PPI のほうが臨床的に問題となる出血を減らす可能性が示唆されている[16]。
□ コストの面から，内服が可能になれば内服製剤への変更が推奨される。ただし，ICU 患者では，バイオアベイラビリティが健常人と大きく異なる可能性があることに注意する。
□ 表 10-3-1 に代表的な薬剤の特徴・使用例を示す。
□ H2RA は腎排泄の薬剤であり，腎機能に合わせて投与量を調整する必要がある。
□ 腎機能低下時の H2RA の投与量

CrCl (mL/min)	ラニチジン	ファモチジン
51〜75	通常量の 75％	通常量の 50％
10〜50	通常量の 50％	通常量の 25％
＜10	通常量の 25％	通常量の 10％

▶ スクラルファートの相互作用
　　スクラルファートは相互作用が多いのが欠点である。ワルファリン，ジゴキシン，キニジン，テオフィリン，キノロン（レボフロキサシン，シプロフロキサシンなど），

表10-3-1 ストレス潰瘍予防の代表的な薬剤

タイプ	一般名	商品名（先発品 or 後発品）	投与量	バイオアベイラビリティ	1日分の価格（円）
PPI	オメプラゾール	オメプラール®注用20 mg（先）	20 mg 2回/日	—	866
		オメプラゾール®注用20 mg（後）		—	530
	ランソプラゾール	タケプロン®OD錠30 mg（先）	1錠1回/日	≧80%（食後30分で投与すると50～70%に低下）	140.3
		ランソプラゾール®OD錠30 mg（後）			55.6
H2RA	ファモチジン	ガスター®注射液20 mg	20 mg 2回/日		464
		ファモチジン®注射用20 mg			216
		ガスター®D錠20 mg（先）	1錠2回/日	40～45%	84.4
		ファモチジン®D錠20 mg			32.4
粘膜保護薬	スクラルファート	アルサルミン®細粒1 g/包	1包4回/日		25.6
		スクラルファート®細粒1 g/包			24.8

各薬剤添付文書, Lexicomp® <http://www.wolterskluwercdi.com/lexicomp-online/>を参考に作成

テトラサイクリン（ドキシサイクリン，ミノサイクリン），ケトコナゾール，サイロキシン，ラニチジン，フェニトインなどの吸収を阻害するため，これらの薬剤はスクラルファート内服2時間前までに服用する。アルミニウムはP吸着能があるため，低P血症を起こすことがある。

ストレス潰瘍予防の副作用 E

- □ 胃酸分泌抑制薬の副作用として，施設関連肺炎とCDIが知られている。正常の胃液にはほとんど細菌がいないが，PPI，H2RAの投与で胃液pHが上昇し，細菌が増殖することが原因と考えられている。十二指腸に存在した細菌（特にグラム陰性桿菌）が胃内で増殖し，胃食道逆流により胃内容物を気管内に誤嚥し，人工呼吸器関連肺炎の発症につながることが報告されている[17, 18]。
- □ CDIは，PPIとH2RAを比較すると，PPIのほうがリスクは高い。PPIのオッズ比は1.96（95%CI 1.28～3.00），H2RAのオッズ比は1.40（95%CI 0.85～2.29）と報告されている[19]。また大腿骨頸部骨折，死亡率の上昇，認知症の進行，吸収不良（Mg, Ca, 鉄）とも関連が指摘されている。
- □ 常にストレス潰瘍予防の妥当性を検討し，リスク因子がなくなり次第中止することが肝要である。

（濱田 治，吉田 英樹）

第4章
カテーテル関連尿路感染症（CA-UTI）予防

CA-UTI E G

- CA-UTIは，医療関連の菌血症の主要な原因の1つである。院内発症の菌血症の約20%は尿路感染症由来であり，この病態による死亡率は約10%とされている[1]。
- カテーテル関連無症候性細菌尿（CA-ASB），CA-UTIについて，IDSAは次のように定義している。対象は尿道カテーテル，恥骨上カテーテル（膀胱瘻カテーテル）留置，または間欠的導尿を行っている患者である。

CA-ASB	尿培養≧10^5 colony forming units (cfu)/mLの菌を検出するが，感染症状を伴わない。
CA-UTI	尿培養≧10^3 cfu/mLの菌を検出し，感染症状を伴う。

- 感染症状とは，発熱，意識変容，恥骨上部圧痛，CVA叩打痛などをさす。
- 尿道カテーテル，恥骨上カテーテル（膀胱瘻カテーテル），コンドームカテーテル，または間欠的導尿を過去48時間以内に行っており，すでに抜去した患者でも，定義を満たせばCA-UTI，CA-ASBに含める。
- カテーテル尿は尿道周囲の菌のコンタミネーションが少ないため，CA-UTIの細菌量は10^3 cfu/mLと低く設定されている。CA-ASBの細菌量は10^5 cfu/mLと高めに設定されているが，抗菌薬の過剰使用を抑制するために妥当な設定と思われる。
- 疫学

尿道カテーテルを留置すると約3〜10%/日で細菌尿をきたす[2,3]。
細菌尿をきたしたうち，10〜25%がCA-UTIをきたす[4〜6]。

- リスク因子

カテーテルの留置期間[7,8]
女性，高齢，糖尿病，カテーテルバッグへの細菌コロナイゼーション，不適切なカテーテル操作など[9〜11]

CA-UTIの病態生理 P

カテーテルの挿入操作	挿入の手技が清潔ではないため膀胱内に菌が侵入する。
カテーテル外からの侵入	細菌が尿道内のカテーテル周囲にバイオフィルムを形成し，膀胱内に侵入する[12〜15]。

カテーテル内からの侵入	・ドレナージ不全で膀胱内に尿がうっ滞した場合に起こる。 ・また，蓄尿バッグの排液口から尿を廃棄する際などに蓄尿バッグの排液口が汚染され，細菌が蓄尿バッグ内に侵入して増殖し，カテーテルを通じて逆行性に膀胱内に侵入する経路が考えられている。 ・カテーテル外のほうがカテーテル内より多い（66％ vs. 34％）とされる[16]。

微生物学

- 複雑性膀胱炎の起因菌と同様である。*Escherichia coli* などの腸内細菌科が一般的だが，緑膿菌，腸球菌，ブドウ球菌なども原因となり得る。
- NHSN が CA-UTI の起炎菌について以下のように報告している[17]。

E. coli	27％
Enterococcus spp.	15％
Pseudomonas aeruginosa	11％
Klebsiella spp.	11％

CA-UTI の症状，検査，診断 E G

症状

- 頻尿，排尿時痛，残尿感などの排尿随伴症状は，カテーテル留置時は認められないことが多いので注意が必要。
- 発熱，悪寒戦慄，意識変容，倦怠感，側腹部痛，骨盤部不快感，血尿，恥骨上部の圧痛，CVA 叩打痛など，症状は多様である[4, 18, 19]。
- 尿が臭い，あるいは濁っていることと，CA-ASB，CA-UTI 発症に明らかな関連性はない[19]。

検査，診断

- 膿尿がみられるが，尿中 WBC＞10 cell/μL は＞10^5 cfu/mL の細菌尿の予測に対して感度 47％ と低い[20]。
- 白血球尿はカテーテル留置者でよくみられるため，白血球尿だけでは CA-ASB，CA-UTI の診断に不十分である。白血球尿がなければ CA-UTI は否定的である。
- 尿が臭い，濁っているだけで検尿の適応はない。

検体採取法

- 検体は，理想的にはカテーテルを抜去し，中間尿を提出する。
- カテーテル留置の継続が必要な場合は，カテーテルを交換し，検体を採取する。
- 抜去または交換なしで検体を採取した場合，膀胱内ではなくカテーテルに形成されたバイオフィルムの菌を拾い上げてしまう可能性がある。

- □カテーテル交換なしで検体を採取する場合は，ポートから採取する[21]。蓄尿バッグから検体を得てはならず，その培養結果によって治療をしてはならない。

CA-UTI の治療 E G

抗菌薬

- □CA-UTI の治療は，急性複雑性膀胱炎の治療と同様である．感染症の原則にのっとり，各症例において「患者背景」「感染臓器」「起因菌」の 3 つを考慮して適切な抗菌薬の選択を行う．
- □患者が重症であれば，起因菌を外さないために培養を採取したうえで広域抗菌薬を使用する必要があるが，リスク因子を考慮したうえで，感染があり得ない起因菌までカバーする必要はない．
- □その後の投与量については腎機能に応じて決定し，培養結果により起因菌が判明したら速やかに de-escalation を行う．
- □経験的治療を開始する際には，過去の培養結果，抗菌薬使用歴，地域あるいは施設ごとの分離菌・抗菌薬感受性サーベイランス，アレルギー，Gram 染色結果などもふまえ，抗菌薬を選択する．

尿カテーテル

- □2 週間以上留置したカテーテルは，抜去または入れ替えて治療したほうが，症状が消失しやすい．

抗菌薬投与期間

- □治療期間は治療への反応性，起因菌，使用する抗菌薬にもよるが，7〜14 日とされている．治療開始後すぐに症状が消失したら 7 日間，反応が遅ければ 10〜14 日間の抗菌薬治療を行う[18]．
- □重症でなければ，レボフロキサシン 750 mg 経口 5 日間投与でもよいかもしれない[22]．
- □65 歳以下の患者で，腎盂腎炎ではなく，カテーテルを抜去できるのであれば，3 日間治療でも十分かもしれない[23]．

CA-ASB の治療 E G

- □CA-ASB は治療しない．治療をしても CA-UTI 発症は予防できず，耐性菌の発生につながる．
- □ごく少数の例外を除き，CA-ASB はスクリーニングや治療の適応はない．妊婦または粘膜出血を伴う泌尿器科処置後のみ，CA-ASB のスクリーニングや治療の適応となる[18, 24, 25]．

CA-ASB,CA-UTI の予防 E G

☐ カテーテルをなるべく挿入しない,入れたらなるべく早く抜去する。
☐ カテーテル留置の適応を教育する。

▶ エビデンス
カテーテル留置の適応についての教育と,カテーテル留置の際にチェックリストを使用するという介入の前後で比較した研究では,介入によりカテーテル留置数が劇的に減少し,有意差はなかったものの適切な挿入が 37% から 51% に増えた($p=0.06$)[26]。

☐ 尿道カテーテル留置の適応[18]

尿閉	短期:症状緩和目的 長期:内科的治療が奏功せず,外科的治療が適応とならない場合
尿失禁	・終末期の患者の comfort care 目的 ・認知行動療法,薬物治療,尿パッドなどが効果なかった場合
正確な尿量測定	重症患者
その他	・長時間の手術で全身麻酔,脊椎麻酔を行う場合 ・一部の泌尿器科処置,婦人科処置の周術期

☐ 挿入時は清潔操作(無菌操作)で行う。
☐ 抗菌薬コーティングカテーテル,予防的抗菌薬投与は CA-UTI を減らさない。

▶ エビデンス
  ☐ 短期カテーテル留置において,抗菌薬コーティングカテーテルは CA-ASB を減らすまたは発症を遅らせることが報告されているが,CA-UTI を減らすかどうかはわかっていない。長期カテーテル留置においては,CA-ASB,CA-UTI の発症を減らすかどうかはわかっていない[27]。
  ☐ 短期カテーテル留置患者に予防的抗菌薬を投与した研究では,カテーテル留置 4 日後までは CA-ASB の発症率を抑制できたが,その後の発症率は抗菌薬使用群と非使用群で差はなく,耐性菌の発症頻度は抗菌薬使用群で多かった[14]。

☐ 閉鎖式システム,すなわち尿を採取するのにカテーテルの接続を外さなくてもよいシステムを用いる。

▶ エビデンス
閉鎖式システムは 14 日間のカテーテル留置を行った場合に,CA-ASB の発症率を 50% 程度に減少させる[11]。開放式システムは 96 時間のカテーテル留置を行った場合に,CA-ASB の発症率は 95% と報告されている[28]。

□コンドームカテーテルは意識障害のない男性の場合，使用し得る（代替方法）。少なくとも CA-ASB は減少する。
□間欠的導尿は短期では CA-ASB 減少，長期では CA-UTI も減少させる。

▶エビデンス
　□短期（＜14 日以内）で尿道カテーテル留置と間欠的導尿を比較したメタ解析では，CA-ASB は尿道カテーテルで多かった（RR 2.90，95%CI 1.44〜5.84）[29]。
　□急性脊髄損傷の 128 人の患者でカテーテル留置と間欠的導尿を比較した前向き研究では（観察期間 38 か月，発症率：100 人日），CA-ASB，CA-UTI の発症率は，カテーテル留置群でそれぞれ 5 例，2.72 例，間欠的導尿群でそれぞれ 2.95 例，0.41 例と報告された。長期では間欠的導尿は CA-UTI も減少させることが示唆された[30]。

□感染予防を目的とした膀胱洗浄は，実施してはならない。
□CA-ASB，CA-UTI 予防目的に，2〜4 週でルーチンにカテーテルの入れ替えが必要かについては十分なデータがない。

▶紫色尿バッグ症候群 purple urine bag syndrome[31〜33]
　□尿自体ではなく，蓄尿バッグ・接続チューブが紫色から青紫色に着色する現象。尿自体は変色していない。尿道カテーテルが長期間留置されている患者の 8〜16% でみられる[34]。寝たきりの高齢女性（無症候性細菌尿が多い）で，慢性便秘や尿路感染症があると起こりやすい。*E. coli*，*Klebsiella*，*Proteus*，*Pseudomonas aeruginosa*，*Enterococcus* spp.，*Providencia* spp. などが関与するとされている[35]。
　□便秘になると，異常に増殖した腸内細菌によって便中のトリプトファンがインドールに分解される。インドールが腸管から吸収され，肝臓でインジカンとなり尿に排泄される。インジカンは尿中の細菌酵素によって分解され，インジゴ（青色色素）とインジルビン（赤色色素）が産生される。これらの色素は水に不溶性であり，蓄尿バッグやカテーテルに沈着して紫色に着色する。
　□紫色尿バッグ症候群自体は有害ではなく，全身症状が良ければ細菌尿の治療は必ずしも必要でない。排便コントロールや排尿管理を行うことで紫色尿バッグ症候群は起こりにくくなる。

（濱田　治，吉田　英樹）

第5章 手術部位感染(SSI)予防

SSI の定義

- SSI は予後の観点からも非常に重要な疾患であり,さらなる対策予防が望まれる。
- CDC NHSN の定義(表 10-5-1,10-5-2)[1]が現在最も普及しているが,あくまでサーベイランス目的であり,最終的には個々の臨床診断能力が不可欠である。

周術期チェックリスト G

- チェックリストの使用による口頭確認を徹底することで,周術期合併症(創感染や死亡率など)を約半数に減らすとされている[2,3]。
- 麻酔導入直前:麻酔科医と看護師

患者の本人確認,手術部位,術式,同意書
手術部位はマーキングされているか
麻酔のセーフティチェック
パルスオキシメーターなどのモニターの作動
アレルギー,気道確保困難,大量出血のリスクの有無

- 患者にメスを入れる直前:手術スタッフ全員

スタッフの名前と役割をそれぞれ自己紹介
患者の名前と術式,手術部位
術中における問題点と術中に使用できる資源
術前抗菌薬投与の実施
術中に必要な画像情報

- 術後(患者が退室する前):看護師と医師

術式の名前
手術器具,ガーゼ,針の数
手術検体が正しくラベルされているか
手術器具に何か重大な問題があるか
周術期に気をつけること

表 10-5-1　SSI の定義

SSI の種類	定義
表層切開[*1]	1. 手術後 30 日以内の発症，かつ
	2. 皮膚および皮下組織のみの切開創の感染，かつ
	3. 以下のうち 1 つを満たすこと
	a. 膿性排液
	b. 切開創から無菌的に採取されたサンプルからの菌の培養，または培養以外による細菌学的検査による菌の検出
	c. 細菌学的検査は行われていないが，外科医や主治医により意図的に開放された創で，かつ患者が痛み/圧痛，もしくは局所的な腫脹/発赤/熱感の，いずれか 1 つの所見を認めるもの
	d. 外科医や主治医による表層切開 SSI の診断
深層切開	1. 手術後 30 日もしくは 90 日以内の発症（表 10-5-2 参照），かつ
	2. 深層の軟部組織に至る切開創の感染，かつ
	3. 以下のうち 1 つを満たすこと
	a. 膿性排液
	b. 自然に離開した創，もしくは外科医や主治医により意図的に開放または穿刺された創で，かつ菌が同定されたか細菌学的検査がなされておらず，かつ患者が 38℃ 以上の発熱，もしくは局所的な痛み/圧痛のいずれか 1 つの所見を認めるもの
	c. 膿瘍または肉眼解剖，組織学的検査，もしくは画像診断的に深層切開に感染が確認できるもの
臓器/体腔[*2]	1. 手術後 30 日もしくは 90 日以内の発症（表 10-5-2 参照），かつ
	2. 筋膜/筋層より深い組織に至る手術創の感染，かつ
	3. 以下のうち 1 つを満たすこと
	a. 臓器/体腔に留置されたドレーンからの膿性排液
	b. 無菌的に採取された体液もしくは組織からの菌の培養，または培養以外による細菌学的検査による菌の検出
	c. 膿瘍または肉眼解剖，組織学的検査，もしくは画像診断的に臓器/体腔に感染が確認できるもの

*1　縫合糸膿瘍のみ（縫合された部位に限定された最小限の炎症や排液）は含まれない。
*2　CDC NHSN ではさらにサーベイランス目的に各臓器/体腔の区別も定義に加えている。

CDC National Healthcare Safety Network. Surveillance for Surgical Site Infection (SSI) Events 2016. ＜http://www.cdc.gov/nhsn/acute-care-hospital/ssi/index.html＞をもとに作成

表 10-5-2　SSI 発症とみなされる日数に応じた手術

手術後 30 日以内発症が条件の手術		
・大動脈瘤手術 ・肢切断術 ・虫垂手術 ・透析シャント手術 ・肝胆膵手術 ・頸動脈内膜剝離術 ・胆囊手術 ・大腸手術 ・帝王切開	・胃手術 ・心移植 ・経腹子宮摘出術 ・腎移植 ・椎弓切除術 ・肝移植 ・頸部手術 ・腎手術 ・卵巣手術	・前立腺手術 ・直腸手術 ・小腸手術 ・脾手術 ・胸部手術 ・甲状腺/副甲状腺手術 ・経腟子宮摘出術 ・試験開腹術
手術後 90 日以内発症が条件の手術		
・乳房手術 ・心臓手術 ・冠動脈バイパス術 ・開頭術	・脊椎固定術 ・観血的整復術 ・ヘルニア修復術 ・股関節人工関節術	・膝関節人工関節術 ・ペースメーカ手術 ・末梢血管バイパス術 ・脳室シャント術

CDC National Healthcare Safety Network. Surveillance for Surgical Site Infection (SSI) Events 2016. <http://www.cdc.gov/nhsn/acute-care-hospital/ssi/index.html>をもとに作成

SSIの発生因子

□SSI の発生には次の因子が関与しており，予防策を講じていく．
　　SSI のリスク＝細菌汚染の程度×細菌の毒性/患者の耐性

感染の起こる環境（細菌汚染の程度）

□創傷感染率は汚染度に比例して増加するとされており，汚染度に応じた適切な抗菌薬投与が必要となる．
□創の分類（表 10-5-3）は，臨床的に意義があるが，SSI 発症のリスク評価としては，より複雑な関係性を意識して患者の全体像を評価する．
□組織を愛護的に扱い，血腫や壊死組織の形成を予防することで感染率が減らせる[4]．
□ドレーンの留置を極力避ける．留置する場合でも閉鎖式ドレーンを専用の創を作り留置する[5]．
□手術中は無駄な人の出入りを極力避け，手術室のドアが頻繁に開かないようにする[6]．
□長時間の手術では創部の起因菌の増加をまねくため，できるかぎり手術時間を短くすることを考慮する．
□術野を覆うガウン・ドレープは，体液などが浸水する布製よりも撥水性のものが望ましい．
□手術部位と離れた臓器に感染が存在する場合は，SSI 増加との関連が示されているため，離れた部位の感染の治療を優先する[5]．
□術前の剃毛は皮膚表面に微細な傷を作り，細菌増殖の温床となるため，必要がなければ行わない[7]．

表10-5-3 創の分類

創の種類	定義
clean	炎症がなく感染していない創。呼吸器，消化器，生殖器，もしくは非感染の泌尿器につながっていない。創は一次的に閉じられるか，必要であれば閉鎖されたドレーンが留置される。非穿通性の外傷に伴う手術創はここに含まれる。
clean-contaminated	呼吸器，消化器，生殖器，泌尿器に通じるが重大な汚染がない。明らかな感染や重大な組織欠損がない場合は胆管，虫垂，腟，口腔に関する手術創はここに含まれる。
contaminated	突発的に生じた新鮮な開放創，無菌操作でない手術創もしくは消化管からの明らかな漏れのある創で，かつ，非化膿性の急性炎症を認めるもの。
dirty or infected	壊死組織を含んだ古い外傷や，明らかな感染徴候をもつ創，もしくは管腔臓器に通じた創を含む。手術前から手術野に術後感染を起こす細菌が存在すると思われるもの。

Mangram AJ, et al. Guideline for Prevention of Surgical Site Infection, 1999. Centers for Disease Control and Prevention (CDC) Hospital Infection Control Practices Advisory Committee. Am J Infect Control 1999 ; 27 : 97-132 ; quiz 133-4 をもとに作成

□下部消化管手術前の，腸管洗浄などの消化管処置は効果的ではない[8]。

▶ムピロシンによる除菌
　鼻腔培養にてMRSAが検出される場合は推奨される[4]。

▶バイオフィルム
　Staphylococcus aureus を含むいくつかの細菌により産生されるが，細菌を中に取り込み，細菌の発育状況を休眠状態にして宿主の免疫システムから逃れたり，抗菌薬の透過を防ぐ働きをする[9]。

■ decolonization
□ムピロシンやクロルヘキシジンといったdecolonizationは，今後非常に重要なSSI予防手段となる可能性がある。
□Cochraneレビューの論文[10]では，ムピロシンの単独使用によりS. aureusによるSSI予防の可能性が示され，また2つのメタ解析[11, 12]の結果では特に心臓外科手術，整形外科手術においてグラム陽性球菌を中心としたSSI全般の予防効果があることが示された。
□最近の米国のガイドライン[13]では，標準的なSSI予防対策をとったにもかかわらずSSI発症が多いといった特別な状況下において，S. aureusのスクリーニングを行ったうえで，心臓外科手術や整形外科手術といったリスクの高い保菌者に対する術前のdecolonizationが述べられている。
□予防効果の研究では，2%ムピロシン軟膏の鼻腔内投与を術前3〜5日前から1日2

回＝5日間10回投与（投与が術前5日前より遅れてしまったら術後も継続する），2％クロルヘキシジン布による清拭の場合は，術前3～5日前から手術直前まで1日1回の清拭（手術後の使用はなし）であるが，一般的にはどちらも5日間実施する[14]。
- クロルヘキシジン布の使用は，SSI以外のほかの院内感染症の減少や，多剤耐性菌の保菌率の減少につながらなかった[15,16]という報告もある。

宿主の防御反応（患者の耐性）
- 出血を最小限にし，ショックを避け，組織循環を保つ。
- 周術期の血糖管理を適切に行う。術後は200 mg/dL以下となるように管理する。
- 低体温はSSIを増加させるため，周術期に正常体温を維持する[17]。
- 喫煙もSSIを増加させる。1週間の禁煙でも効果があるため，周術期は必ず禁煙とする[17]。

投与タイミングと抗菌薬の選択 G

- SSIの病態は複雑で，さまざまなリスク因子が挙げられるが，術前に予防可能，治療可能な因子により注目し，対応すべきである。
- 手術手技や部位に応じたガイドライン推奨の抗菌薬（表10-5-4，10-5-5）を，皮膚切開1時間以内に投与する。バンコマイシンとフルオロキノロンは注入に1～2時間を要する場合があるため，切開開始2時間以内に投与する。
- すべての手術において24時間以内に投与を中止する[18]。
- 投与量は腎機能やBMIに応じて適切に調整する[19]。
- 手術時間が半減期の2倍を超える場合，または出血量が多い場合は抗菌薬を追加投与する[20]。
- 汚染手術では予防的投与ではなく，治療的抗菌薬投与を行う。

サーベイランスとフィードバック G

- SSIのサーベイランスを行い適切なフィードバックを行う[2]。
- SSIの発生頻度をみながら自施設の予防策をチームで見直すことで，感染予防策の遵守率を高く維持することが求められる。

表10-5-4 手術の種類，部位に対して推奨される抗菌薬

手術の種類，部位	主に関与する細菌	推奨抗菌薬	βラクタム系アレルギーの場合の代替薬
循環器（冠動脈バイパス術，ペースメーカ留置など）	• Staphylococcus aureus • CoNS	• セファゾリン • セフロキシム	• クリンダマイシン • バンコマイシン
胸部	• S. aureus • CoNS	• セファゾリン • アンピシリン/スルバクタム	• クリンダマイシン • バンコマイシン
消化器（消化器管腔内にかかわる手術や管腔内に至らなくとも高リスクの患者）	• GNR • Streptococci • Staphylococci	• セファゾリン	•（クリンダマイシンまたはバンコマイシン）+（アミノグリコシド系またはアズトレオナムまたはキノロン系）
胆管（開腹や高リスク）	• GNR（以下，頻度は下がる） • 嫌気性菌 • Enterococci	• セファゾリン • セフォキシチン • セフォテタン • セフトリアキソン • アンピシリン/スルバクタム	•（クリンダマイシンまたはバンコマイシン）+（アミノグリコシド系またはアズトレオナムまたはキノロン系） • メトロニダゾール+（アミノグリコシド系またはキノロン系）
虫垂切除	• GNR • 嫌気性菌	• セフォキシチン • セフォテタン • セファゾリン+メトロニダゾール	• クリンダマイシン+（アミノグリコシド系またはアズトレオナムまたはキノロン系） • メトロニダゾール+（アミノグリコシド系またはキノロン系）
小腸（非閉塞性）	• GNR • Enterococci • 嫌気性菌	• セファゾリン	• クリンダマイシン+（アミノグリコシド系またはアズトレオナムまたはキノロン系）
小腸（閉塞性）		• セファゾリン+メトロニダゾール • セフォキシチン • セフォテタン	• メトロニダゾール+（アミノグリコシド系またはキノロン系）
大腸/直腸	• GNR • 嫌気性菌（特に Escherichia coli や Bacteroides fragilis）	• セファゾリン+メトロニダゾール • セフォキシチン • セフォテタン • アンピシリン/スルバクタム • セフトリアキソン+メトロニダゾール • アータペネム	• クリンダマイシン+（アミノグリコシド系またはアズトレオナムまたはキノロン系） • メトロニダゾール+（アミノグリコシド系またはキノロン系）
頭頸部（clean で人工物を留置するもの）	• S. aureus • Streptococci • 口腔内嫌気性菌（例 Peptostreptococci）	• セファゾリン • セフロキシム	• クリンダマイシン

表10-5-4 (続き)

手術の種類, 部位	主に関与する細菌	推奨抗菌薬	βラクタム系アレルギーの場合の代替薬
頭頸部 (clean-contaminated)	• S. aureus • Streptococci • 口腔内嫌気性菌 (例 Peptostreptococci)	• セファゾリン+メトロニダゾール • セフロキシム+メトロニダゾール • アンピシリン/スルバクタム	• クリンダマイシン
脳外科	• S. aureus • CoNS	• セファゾリン	• クリンダマイシン • バンコマイシン
帝王切開	• S. aureus • Streptococci • Enterococci • 腟内の嫌気性菌	• セファゾリン	• クリンダマイシン+アミノグリコシド系
子宮摘出術	• S. aureus • Streptococci • Enterococci • 腟内の嫌気性菌	• セファゾリン • セフォキシチン • セフォテタン • アンピシリン/スルバクタム	• (クリンダマイシンまたはバンコマイシン)+(アミノグリコシド系またはアズトレオナムまたはキノロン系) • メトロニダゾール+(アミノグリコシド系またはキノロン系)
整形外科 (脊椎, 股関節, 内固定術, 人工関節術)	• S. aureus • CoNS • Streptococci • GNR • 肩関節手術ではPropionibacterium	• セファゾリン	• クリンダマイシン • バンコマイシン
泌尿器 (経直腸前立腺生検含む感染リスクの高いもの)	• GNR (E. coli) • Enterococci (まれ)	• キノロン系 • スルファメトキサゾール/トリメトプリム • セファゾリン	• アミノグリコシド系±クリンダマイシン
泌尿器 (clean procedureで泌尿器管腔内に至るもの)		• セファゾリン (人工物を置換する場合アミノグリコシド系の1回投与の追加を考慮)	• (アミノグリコシド系またはキノロン系)±クリンダマイシン
血管外科	• S. aureus • CoNS	• セファゾリン	• クリンダマイシン • バンコマイシン

CoNS: コアグラーゼ陰性ブドウ球菌, GNR: グラム陰性桿菌

Talbot TR. Surgical Site Infections and Antimicrobial Prophylaxis. In: Mandell, Douglas, and Bennett's Principles and Practice of Infectious Diseases. 8th ed. Philadelphia: Elsevier Saunders, 2015: 3492-504.e3, およびBratzler DW, et al. Clinical practice guidelines for antimicrobial prophylaxis in surgery. Am J Health Syst Pharm 2013; 70: 195-283をもとに作成した. 齋藤浩輝. surgical site infection (SSI) 予防. Hospitalist 2016; 4: 404-15より許可を得て転載

表 10-5-5　抗菌薬投与の例

手術内容	推奨抗菌薬	補足
心血管手術	セファゾリン1〜2g静注 βラクタム系抗菌薬アレルギーの際はバンコマイシン1g静注	MRSA既感染者の場合はバンコマイシン使用を考慮
胃・十二指腸手術	セファゾリン1〜2g静注	
胆道系手術	セファゾリン1〜2g静注	胆管炎合併例はアンピシリン・スルバクタムなどの治療的投与を行う。
大腸・直腸・虫垂手術	待機手術：エリスロマイシン1g＋フラジオマイシン1g経口 緊急手術：セフメタゾール1g静注	
頭頸部手術	セファゾリン1〜2g静注	口腔内、咽頭、食道操作の場合は絶対適応
婦人科手術	セファゾリン1〜2g静注	
整形外科手術（関節置換術）	セファゾリン1〜2g静注	
整形外科手術（ORIF）	セフトリアキソン2g静注または筋注	
ヘルニア，乳腺手術	セファゾリン1〜2g静注	無作為試験で予防投与の効果は得られてない。

Bratzler DW, et al. Clinical practice guidelines for antimicrobial prophylaxis in surgery. Am J Health Syst Pharm 2013；70：195-283 をもとに作成

（小坂 鎮太郎）

第6章

カテーテル関連血流感染症（CRBSI）予防

CRBSI の疫学

☐ CRBSIの発生は在院日数を増やし，死亡率を上げるだけでなく，医療経済的なインパクトも大きく，米国のデータでは1例当たり3,700〜29,000ドルの医療費が必要とされている[1〜3]。

☐ 日本では，厚生労働省が統括するデータベースJANISがCRBSIに関するデータを収集しており，まだ参加施設が少ないなどの問題もあるが，2010年〜2013年度のデー

図10-6-1 CRBSIの感染源

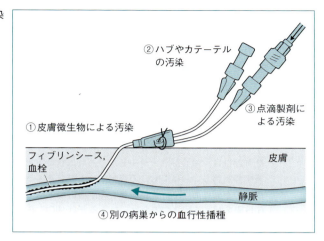

タでは，1,000カテーテル挿入日（人×日数）当たり3.8～5.5件程度の発生率とされている[4]。

CRBSIの病態生理

□CRBSIの感染源は4つが考えられる[5]（図10-6-1）。

① 皮膚微生物による汚染
② ハブやカテーテルの汚染
③ 点滴製剤による汚染
④ 別の病巣からの血行性播種

CRBSI予防に関するガイドラインの推奨項目 Ⓖ

□代表的なガイドラインとして，SHEAガイドライン（2008年）[6]と，CDCガイドライン（2011年）[7]の推奨項目を表10-6-1にまとめる。

CRBSI予防策の実際

留置カテーテルの種類

□CDCガイドラインでは，必要最低限のルーメン数の中心静脈カテーテルを使用することを推奨している[7]。

表 10-6-1　CRBSI 予防に関するガイドラインの推奨項目

	推奨項目	推奨
挿入前	中心静脈カテーテルを使用する医療従事者の CRBSI についての教育	Ⅰ-A
	訓練をきちんと受けたものが手技を行うこと	Ⅰ-A
	CRBSI の予防策遵守状況の調査と見直し	Ⅱ-A
	チェックリストの確認者に手技の進行の権限を委譲する	―
挿入時	感染予防策を遵守しているか，チェックリストを活用する	Ⅰ-B
	中心静脈カテーテル留置は超音波ガイド下で行う	Ⅰ-B
	中心静脈カテーテルはできるだけルーメンの少ないものを選ぶ	Ⅰ-B
	穿刺部位は，中心静脈カテーテルであれば鎖骨下を第一選択とする	Ⅰ-B
	末梢静脈路ないしは PICC の穿刺は，上肢をできるかぎり選択する	Ⅱ
	成人の患者において，大腿静脈への中心静脈アクセスは避ける	Ⅰ-A
	6 日間を超える留置の場合は，できるだけ PICC を用いることを検討する	Ⅱ
	カテーテル挿入前もしくは扱う前に，必ず手洗いを励行する	Ⅰ-B
	中心静脈カテーテル挿入の際は，マキシマルバリアプリコーションを行う	Ⅰ-A
	末梢静脈ラインは非滅菌手袋装着で行ってよい	Ⅰ-C
	皮膚消毒薬は，添付文書の推奨どおりの時間で乾燥するのを待つ	Ⅰ-B
	中心静脈カテーテル，動脈ライン挿入の際は，0.5% 以上の濃度のクロルヘキシジンで消毒を行う	Ⅰ-A
挿入後	必要のないカテーテルは抜去する（毎日必要性を吟味する）	Ⅰ-A
	緊急時に非清潔操作で挿入したカテーテルは，48 時間以内に交換する	Ⅰ-B
	カテーテルにアクセスする際は，必ずアクセス部位の消毒を行う	Ⅰ-B
	カテーテル刺入部が出血している場合は，止まるまでガーゼ止血する	Ⅱ
	ガーゼドレッシングは少なくとも 2 日おきには交換する。透明のドレッシング材は，汚染や剥がれがなければ 5～7 日おきに交換する	Ⅱ
	カテーテル刺入部に違和感がないか，患者に報告してもらうようにする	Ⅱ
	カテーテルの長期留置が必要で，CRBSI の既往があるような場合に，抗菌薬ロック療法を考慮する	Ⅱ
	すべてのカテーテルについて定期的な交換をする必要はない	Ⅰ-B

グレードと推奨レベル

CDC	Ⅰ-A：実施を強く勧告。十分に設計された実験研究，臨床研究または疫学研究で強く裏づけられている。 Ⅰ-B：実施を強く勧告。一部の実験研究，臨床研究または疫学研究と，強い理論的根拠で裏づけられている。あるいは限定的なエビデンスにより裏づけられている，一般的に容認されている行為。 Ⅰ-C：州または連邦の法規または基準によって要求されている。 Ⅱ：実施を提案。臨床研究もしくは疫学研究または理論的根拠で示唆されている。
SHEA	Ⅰ（高い）：想定される効果が得られる可能性が高い。研究が十分に広く行われており，結果のばらつきが少なく，信頼区間も狭い。 Ⅱ（中等度）：想定される効果が得られると考えられるが，得られない可能性もある。研究が限られており，制限はあるが，大きな欠陥はない。研究間でのばらつきがある程度あり，信頼区間も広い。 Ⅲ（低い）：想定される効果が得られない可能性がある。研究に大きな欠陥がある場合や，研究間で大きな差がある。信頼区間は非常に広い。あるいは，厳密な研究がなく，エキスパート間の共通認識のみである。

▶ミノサイクリン，リファンピシン含有の中心静脈カテーテル
- 日本では COOK Spectrum M/R 含浸中心静脈カテーテルキット® が，2015 年 9 月に承認されている。
- 使用について日本感染症学会より適正使用基準が出されており，下記のいずれかに該当し，5 日を超える CVC 留置が必要な場合とされる[8]。

包括的予防対策が遵守されているにもかかわらず，CRBSI の再発を繰り返す症例
CVC 挿入時に利用できる血管アクセスが限られている症例
CRBSI による続発症が重篤化するリスクの高い症例：最近における人工弁，人工血管グラフト，心血管系電子デバイス（ペースメーカほか）などを植え込んでいる患者
CRBSI 高リスク症例：好中球減少患者，熱傷患者，臓器移植患者，短小腸患者など

カテーテル留置部位

- 留置部位として，内頸静脈が最も推奨される。
- 鎖骨下静脈，内頸静脈，大腿静脈で比較した，大規模無作為割付試験で，機械的合併症は鎖骨下，内頸，大腿静脈の順で多く，カテーテルコロナイゼーションは大腿静脈で最も多かった[9]。

皮膚消毒薬

- カテーテル挿入前の皮膚消毒薬は，10% ポビドンヨードよりも（濃度 1% 以上の）クロルヘキシジンアルコールが推奨される[10~12]。
- 0.5% クロルヘキシジンアルコールも，10% ポビドンヨードよりカテーテルのコロナイゼーションを抑えるという報告もあるが，現時点では 1% 以上が推奨されている[11]。

ドレッシング材（被覆材）

- CVC 留置部位は，滅菌ガーゼあるいは，透明な滅菌半透過性被覆材で被覆する。
- 汚染がある場合はすぐに交換する。ガーゼは 2 日ごとに，被覆材は少なくとも 7 日ごとに交換する。
- 高リスク患者に対しては，クロルヘキシジン含有スポンジドレッシングをルーチンで使用することも推奨される[13]。

カテーテル留置期間

- カテーテル留置期間が長ければ長いほど，CRBSI を発症する可能性は高くなる。末梢動脈カテーテル，肺動脈カテーテルにおいて，それぞれ 4 日間，7 日間以上の留置で有意に CRBSI 発症率が高かったと報告されている[14]。
- ただし，定期的なカテーテルの交換は推奨されていない。

▶予防策の成功例：CRBSI "0" を実現した Pronovost **E**

Pronovost らは，中心静脈カテーテル感染予防への取り組みとして，下記のエビ

表10-6-2 Pronovostが使用したCRBSIケアチームチェックリスト

目的：CRBSIによる患者への害をチームとして減らすために使用 いつ：中心静脈ないしは動脈のカテーテル挿入・交換時 誰が：ベッドサイドにつく担当看護師		
①日付	（年月日）	
②手技内容	（新しいライン/交換）	
③処置	（待機的/緊急）	
④処置の前に （処置者が）	直前に手洗いをしたか	（はい/いいえ/わからない）
	患部の滅菌をしたか	（はい/いいえ/わからない）
	滅菌ドレープで患者全体を覆ったか	（はい/いいえ/わからない）
④処置の間に	（処置者が）滅菌手袋を使用しているか	（はい/いいえ/わからない）
	（処置者が）帽子，マスク，ガウンを使用しているか	（はい/いいえ/わからない）
	（処置者が）清潔野を保っているか	（はい/いいえ/わからない）
	処置の介助者も同様のことを守っているか	（はい/いいえ/わからない）
④処置のあとに	処置部に滅菌処置を行ったか	（はい/いいえ/わからない）

Berenholtz SM, et al. Eliminating catheter-related bloodstream infections in the intensive care unit. Crit Care Med 2004 ; 32 : 2014-20 より

エビデンスに基づいた感染予防策を，チェックリストなどの使用により徹底することで，単施設から州全体でCRBSIを減少させることに成功している**(表10-6-2)**[15]。

① 手技前の手洗い
② フルバリアプリコーション（マスク，ガウン，帽子，滅菌手袋，全身ドレープ）
③ クロルヘキシジンによる刺入部消毒
④ 大腿静脈ラインの回避
⑤ カテーテルの早期抜去

（小坂 鎮太郎，吉田 英樹）

Part 11 その他

第1章

ICUにおける超音波

IVCとfluid responsivenessの評価方法

□急性循環不全患者におけるfluid responsivenessの評価は，さまざまな指標によって行われる。人工呼吸器管理中の患者と自発呼吸中の患者の両方でのfluid responsivenessの評価方法の1つとして，IVC（下大静脈）径が報告されている。

IVCの測定方法

人工呼吸時（自発呼吸がないとき）	IVC径は，吸気時に最大径，呼気時に最小径となる。
自発呼吸時	IVC径は，吸気時に最小径，呼気時に最大径となる。

□IVCは，右季肋部より右房から2～3cmの部位でM modeで評価する。肝静脈の流入を確認することで，大動脈との誤認を防ぐことができる[1,2]（図11-1-1）。

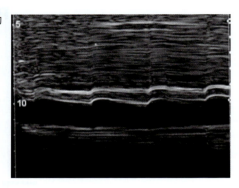

図 11-1-1　IVC 呼吸性変動
dIVC＝(Dmax−Dmin)/Dmin

人工呼吸器管理患者での fluid responsiveness

□敗血症による急性肺傷害（ALI）で人工呼吸器管理中の急性循環不全の患者での報告[2]

fluid responsiveness を，7 mL/kg の補液を行った際の 15% 以上の cardiac index 増加と定義した場合	fluid responsive のカットオフ値を dIVC＞18% とすると，感度 90%，特異度 90%

□dIVC の「見た目」と「実測」に関する報告[3]

「見た目」の感度は 80.7%，特異度は 93.7%	15%＜dIVC＜30% の患者では，「見た目」で fluid responsive かどうか判断するのは困難としているものの，緊急時の初期評価には「見た目」の評価が有用である。

自発呼吸患者での fluid responsiveness

□自発呼吸の急性循環不全の患者での報告[4]

500 mL の fluid challenge を行った際の VTI の 15% 以上の増加を fluid response と定義した場合	dIVC＞40% であれば fluid responsive であり，dIVC＜40% の場合には E velocity（＜0.7 m/s）であれば輸液反応性がある可能性がある。

RUSH (rapid ultrasound in shock) exam[5]

□ショックの原因を正確かつ迅速に診断し，初期治療を行うことは極めて重要である。
□RUSH は，Abdominal and Cardiac Evaluation with Sonography in Shock (ACES) が提唱するショック患者の評価に用いられる超音波検査の手法で，ACES のガイドラインでは"resuscitative" ultrasound と表現される。
□トランスデューサーの選択

胸腹部・肋間	3.5〜5 MHz
静脈と気胸	7.5〜10 MHz

図11-1-2 RUSHでの評価

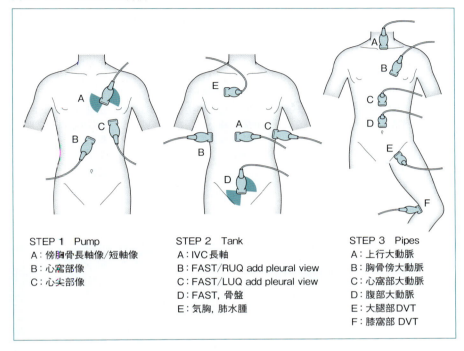

STEP 1　Pump
A：傍胸骨長軸像/短軸像
B：心窩部像
C：心尖部像

STEP 2　Tank
A：IVC長軸
B：FAST/RUQ add pleural view
C：FAST/LUQ add pleural view
D：FAST，骨盤
E：気胸，肺水腫

STEP 3　Pipes
A：上行大動脈
B：胸骨傍大動脈
C：心窩部大動脈
D：腹部大動脈
E：大腿部DVT
F：膝窩部DVT

□3 STEPでショックの種類を見極める（図11-1-2）。各ショックにおける超音波所見を表11-1-1に示す。

STEP 1	Pump（心臓）
STEP 2	Tank（IVC，胸腔，腹腔）
STEP 3	Pipes〔大動脈，深部静脈血栓症（DVT）検索〕

STEP 1：Pump（心臓の状態を評価）

□4つの像（傍胸骨の長軸像・短軸像，心窩部像，心尖部四腔断面像）を評価する。
□3つのポイントを評価する（図11-1-3～11-1-5）。

①心嚢の評価（心外閉塞拘束性ショックをきたすような心嚢液貯留）
②左室の大きさと収縮能の評価（心原性ショック）
③左室の右室に対する相対的な大きさ（肺塞栓症）

STEP 2：Tank（血管内ボリュームの評価）

□心窩部よりIVCの呼吸性変動を長軸，短軸で評価する（図11-1-6，11-1-7）。
□内頸静脈

表 11-1-1　RUSH のプロトコル（各ショックにおける超音波所見）

	血液量減少性ショック	心原性ショック	心外閉塞拘束性ショック	血液分布異常性ショック
Pump	過収縮，小さい心腔	収縮力低下，心拡大	過剰収縮，心囊液，心タンポナーデ，右室ストレイン，心腔内血栓	過剰収縮（敗血症早期），収縮力低下（敗血症後期）
Tank	IVC が平坦化，頸静脈が平坦化	拡張した IVC，拡張した頸静脈，肺ロケット（肺うっ血），胸水，腹水	拡張した IVC，拡張した頸静脈，肺のスライディングの消失（気胸）	正常または小さい IVC（敗血症早期），腹水（感染源），胸水（感染源）
Pipes	大動脈瘤，大動脈解離	正常	DVT	正常

図 11-1-3　傍胸骨からの長軸像

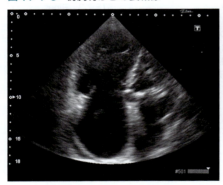

図 11-1-4　心窩部像

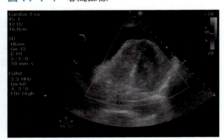

図 11-1-5　心尖部像

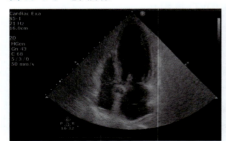

図 11-1-6　呼吸性変動（M mode）

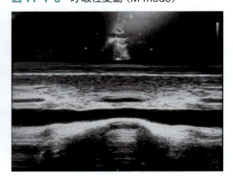

図 11-1-7 呼吸性変動（B mode）

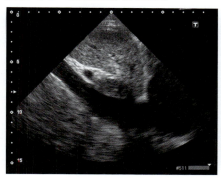

図 11-1-8 肺長軸像（正常像）

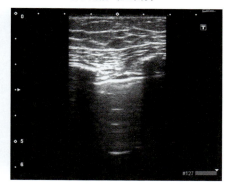

図 11-1-9 M mode
左：正常肺，右：気胸

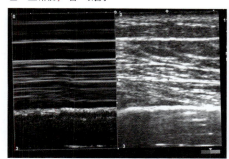
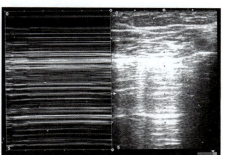

☐ 次に胸腔・腹腔を評価する。

① 胸腔では緊張性気胸の有無（図 11-1-8，11-1-9）
② B line で肺うっ血の有無（図 11-1-10）
③ 胸水貯留
④ 腹腔内の液体貯留：FAST（focused assessment with sonography in trauma examination）を行うことができる（図 11-1-11，11-1-12）

STEP 3：Pipes（大血管の評価）

☐ 破裂・閉塞がないかをみる。
☐ 腹部の大動脈瘤（図 11-1-13），大動脈の解離（図 11-1-14）。
☐ 静脈の評価では大腿静脈・膝窩静脈の DVT の検索を行う（図 11-1-15）。

図 11-1-10　B line

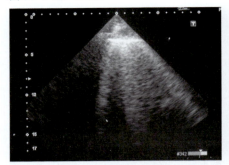

図 11-1-11　腹腔内の液体貯留（肝腎境界）

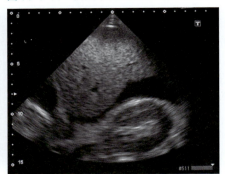

図 11-1-12　腹腔内の液体貯留

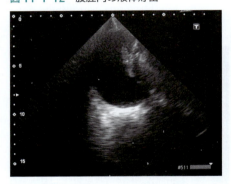

図 11-1-13　腹部大動脈瘤

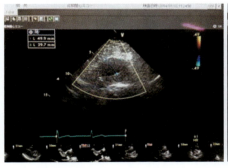
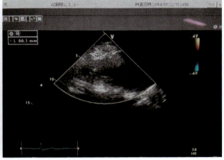

図11-1-14 大動脈解離：縦軸像での解離腔が鮮明に見える

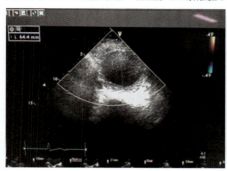
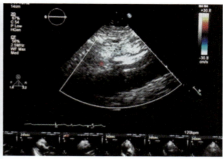

図11-1-15 膝窩静脈短軸像：内腔に血栓形成を認める

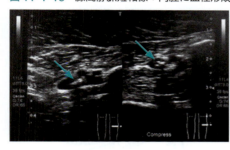
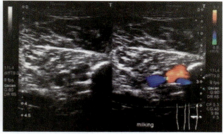

眼球エコー（ocular ultrasound）

□眼球エコーをICUで行う場面としては以下のようなものがある。

外傷時の眼球と視野障害の評価

非外傷性の急性の視覚障害の評価

頭蓋内圧（ICP）の代替としての視神経鞘径（ONSD）評価

瞳孔の診察困難時の瞳孔反射の評価

ONSDの計測

□検査法として標準化されているものは少ないが，ONSDの測定は研究がなされつつある領域である。ここではICP亢進の指標としてのONSD測定に焦点を当てる。

□ICPの亢進が予想されるような外傷性脳損傷，中枢神経感染症などで使用される。

□ONSDの測定がICPの代替になるのは，眼内の脳脊髄液（CSF）腔が頭蓋内のくも膜下腔と交通しているためである。

□ONSDの測定方法として標準化されたものは発表されていないが，硝子体網膜から3mmの部位で測定する報告が多い[6]。

□2018年現在，ONSD目的で承認されているのはSonoSite社の製品だけである。

□ 手順の一例[7]
① 患者が閉眼した状態で，5 Hz 以上のリニアプローブを瞼の上から上側方より当てる（図 11-1-16）。プローブによって眼球が圧迫されないように最大限の注意を払う。
② 冠状断と矢状断で粗大な異常がないことを確認する。黄斑と乳頭を確認することができる。外側からの冠状断で見ると，側方のシャドーによるアーチファクトが軽減される。特にレンズを通さないようにすることが重要である。
③ 視神経（図 11-1-17）は線状の低エコーとして描出される。視神経と，くも膜下腔はストライプとして描出される。視神経鞘は高エコーとして描出される（図 11-1-18）。

□ 多くの報告は頭部外傷・頭蓋内出血での研究であり，ICP＞20 mmHg を示唆するカットオフ値は 4.8〜5.9 mm 以上と，報告によって幅がある[6,8]。

図 11-1-16　眼球エコー

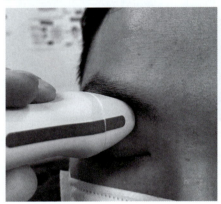

図 11-1-17　眼球後方視神経のシェーマ
（Hamilton DR, et al. Sonography for determining the optic nerve sheath diameter with increasing intracranial pressure in a porcine model. J Ultrasound Med 2011；30：651-9より許可を得て転載）

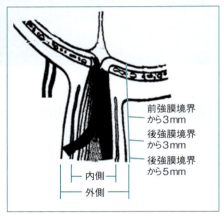

図 11-1-18　視神経鞘
硝子体網膜から 3 mm の深度の設定と視神経鞘の測定。

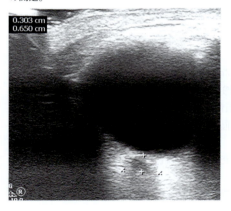

- □ICP>20 mmHg に対する感度，特異度は，≧0.48 cm で感度 96％（95％CI 91〜99％），特異度 94％（92〜96％）[8]。

TCD（transcranial Doppler sonography）と TCCFI（transcranial color flow imaging） O P

- □1982 年に Aaslid らによって，くも膜下出血後の血管攣縮と血管閉塞時の脳循環の評価の方法として報告された[9]。超音波診断の発展に伴って，非侵襲的に脳血管の情報を得る方法として行われている。

| 盲目的にドプラを用いて行う（non-duplex） | 血管の深さやプローブの位置，血流の向きなどに基づいて行う。 |
| 画像を用いて行うカラードプラ（duplex） | transcranial color coded duplex（TCCD），または TCCFI として，解剖を確認しながら行うことができる[10]。 |

- □適応[11]

有用な情報が得られ，臨床適応できるもの	・鎌状赤血球症の小児のスクリーニング ・くも膜下出血後の血管攣縮のモニタリング
有用な情報は得られるが，他モダリティとの比較が必要なもの	・頭蓋内血管の閉塞の評価 ・脳死判定
有用な情報は得られるが，臨床での有用性は不明なもの	・MCA 閉塞に対する血栓溶解療法のモニタリング ・微小塞栓の検出 ・頸動脈内膜剝離術（CEA），冠動脈バイパス術（CABG）中のモニタリング ・高度内頸動脈（ICA）狭窄時の頭蓋内血行動態異常の検出 ・くも膜下出血後の血管攣縮の発見 ・中大脳動脈（MCA）領域の梗塞の評価とモニタリング
有用な情報は得られるが，他モダリティが望ましいもの	・心臓内・外の左右シャントの検出 ・頭蓋外の重度 ICA 疾患の評価

TCCFI の方法

- □集中治療領域で使用するエコー機には，もともと TCCFI の設定があるものが多く，視覚的にも TCD と比べてわかりやすいため，ここでは TCCFI の説明を行う。
- □プローブは 2〜3 MHz のセクター型プローブ（心臓用と同じ）を用いる。
- □3 つの window で行われる[12]。実際に行われることが多いのは経側頭骨で，MCA と前大脳動脈（ACA）を評価できる[13]（図 11-1-19）。
- □目的とする血管上にパルスドプラ（PW）を合わせ，血流速度を測定する（図 11-1-20B）。

図 11-1-19 window と描出血管の関係

(Topcuoglu MA. Transcranial Doppler ultrasound in neurovascular diseases：Diagnostic and therapeutic aspects. J Neurochem 2012；123 Suppl 2：39-51 をもとに作成)

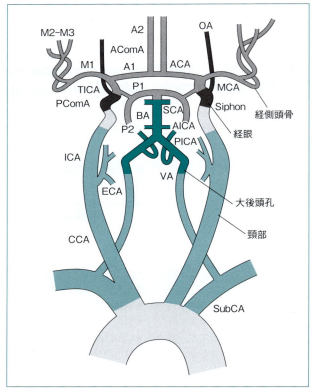

□方法と検出できるもの

経側頭骨（transtemporal window）（図 11-1-20）	・最も多く使用される。 ・頬骨弓の頭側かつ外耳より前方〜上方で 2〜3 MHz のセクター型プローブ（心臓用と同じ）を当てる。 ・MCA，ACA，後大脳動脈（PCA）
後頭部（suboccipital window）（図 11-1-21）	・後頭部正中にトランスデューサーを当てる。 ・椎骨動脈（VA），脳底動脈（BA）
経眼（transorbital window）（図 11-1-22）	・瞼を閉じた状態で軽くトランスデューサーを当てる。眼動脈，また内頸動脈の siphon 部の描出も可能

TCCFI の評価方法

□脳血流速を評価するために用いる値として，平均脳血流速度 mean CBFV（cerebral blood flow velocity），PI（pulsatile index），RI（resistance index）を計算する**（図 11-1-23）**。

図 11-1-20　経側頭骨の像（Willis の動脈輪）

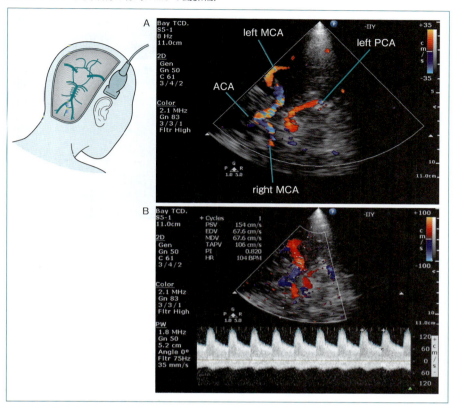

図 11-1-21　後頭部の像（脳底動脈と椎骨動脈）

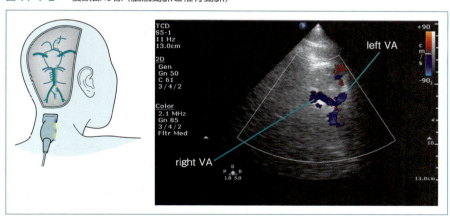

図 11-1-22　経眼の像（眼動脈）

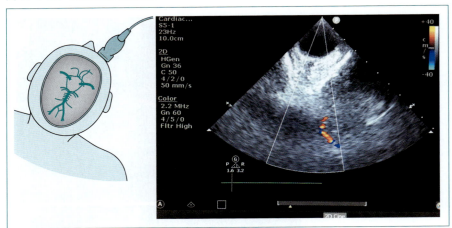

図 11-1-23　正常の MCA のドプラ波形

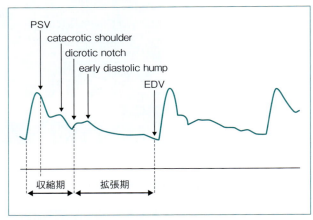

mean CBFV＝(PSV＋2EDV)/3
PI＝(PSV－EDV)/mean CBFV
RI＝(PSV－EDV)/PSV
　PSV：peak systolic velocity，EDV：end diastolic velocity

- □mean velocity の低下や PI，RI の上昇は血管抵抗の上昇と相関しており，これらをもとに，脳血流の評価を行う正常値として 115 人の健常人を解析したデータのうち，通常用いられることの多い，ACA と MCA について記載する（表 11-1-2）[14]。
- □ICP モニターが挿入されていない頭部外傷患者の ICP モニターに PI が用いられることがあり，ICP＝10.93×PI－1.28 の関係があることが報告されている[15]。

表 11-1-2　年齢別の正常値

動脈	流速	mean CBFV の平均流速正常値 (cm/s) (95%CI)		
		20～39歳	40～59歳	60歳～
ACA	Peak	91 (87～95)	88 (83～93)	79 (75～84)
	Mean	60 (57～62)	61 (57～64)	51 (48～54)
	ED	41 (39～43)	42 (40～45)	33 (31～35)
MCA	Peak	113 (109～116)	106 (101～111)	92 (88～96)
	Mean	74 (71～76)	72 (69～76)	58 (55～61)
	ED	51 (49～53)	47 (45～50)	35 (33～37)

動脈	pulsatile index (95%CI)		
	20～39歳	40～59歳	60歳～
ACA	0.82 (0.78～0.85)	0.76 (0.73～0.79)	0.92 (0.87～0.97)
MCA	0.84 (0.82～0.87)	0.81 (0.79～0.83)	0.97 (0.93～1.02)

動脈	resistance index (95%CI)		
	20～39歳	40～59歳	60歳～
ACA	0.53 (0.52～0.55)	0.53 (0.51～0.54)	0.59 (0.57～0.62)
MCA	0.55 (0.54～0.56)	0.54 (0.53～0.55)	0.62 (0.60～0.64)

Martin PJ et al. Transcranial color-coded sonography of the basal cerebral circulation. Reference data from 115 volunteers. Stroke 1994；25：390-6 より

▶くも膜下出血時の血管攣縮の評価[16]
- MCA の攣縮は頭蓋内血管エコーで診断できることがある。ACA，PCA はまだ確立されていない。
- 攣縮では MCA のフローが速くなる。攣縮のピークは，くも膜下出血発症後3～7日である。
- くも膜下出血のとき循環血液量が増加することがあり，それとの鑑別が必要となる。同側内頸動脈の平均血流速度を計測し，MCA 水平部と ICA の平均血流速度比（MCA/ICA MFV ratio）から評価する（表 11-1-3）。

□波形のトレンドから脳圧と脳血流の変化を知ることもできる（図 11-1-24）。

呼吸器エコー

□特に ICU において，病態の把握と診断に有用なツールであり，肺エコーと横隔膜エコーを解説する。

肺エコー

□3.5～5 MHz のトランスデューサーが使用される。
□正常肺では肋骨の間から胸膜が高エコーとして確認され，呼吸に合わせた胸膜の動きが確認できる（図 11-1-25）。

表11-1-3 血流速度を用いた MCA 水平部血管攣縮の評価

MCA 平均血流速度（MFV）	MCA/ICA MFV ratio	循環血液量増加	血管攣縮
<120	≦3	あり	なし
>80	3〜4	あり	ごく軽度
≧120	3〜4	あり	軽度
≧120	4〜5	あり	中等度
≧120	5〜6	なし	中等度
≧180	6	なし	中等度〜重度
≧200	≧6	なし	重度
>200	4〜6	あり	中等度
>200	3〜4	あり	軽度
>200	<3	あり	なし

日本脳神経超音波学会・日本栓子検出と治療学会合同ガイドライン作成委員会. 頭蓋内超音波検査ガイドライン（補遺）より

図 11-1-24 頭蓋内圧亢進に伴う波形の変化

（Topcuoglu MA. Transcranial Doppler ultrasound in neurovascular diseases: Diagnostic and therapeutic aspects. J Neurochem 2012；123 Suppl 2：39-51 をもとに作成）

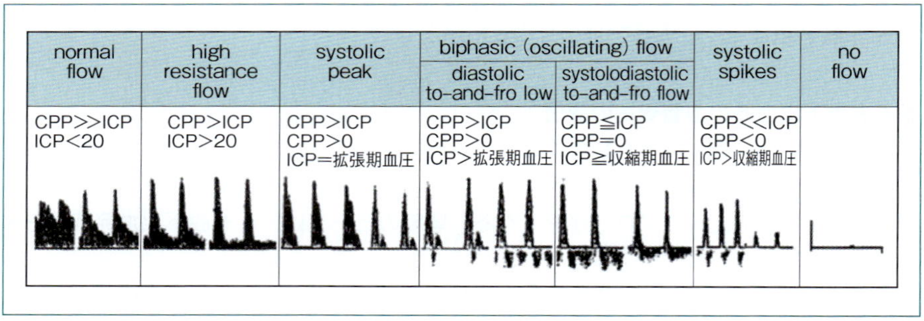

normal flow	high resistance flow	systolic peak	biphasic (oscillating) flow		systolic spikes	no flow
			diastolic to-and-fro low	systolodiastolic to-and-fro low		
CPP>>ICP ICP<20	CPP>ICP ICP>20	CPP>ICP CPP>0 ICP=拡張期血圧	CPP≦ICP CPP>0 ICP>拡張期血圧	CPP≦ICP CPP=0 ICP≧収縮期血圧	CPP<<ICP CPP<0 ICP>収縮期血圧	

図 11-1-25 sliding pleura

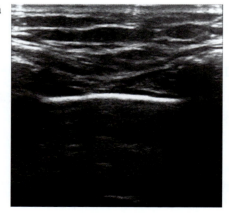

図 11-1-26　B line

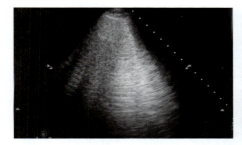

図 11-1-27　seashore sign

■ 肺うっ血の診断
- □ 肺エコーの所見と肺動脈圧の関係からうっ血の評価をする。
- □ A line は正常肺で観察される像であり，肺と胸膜の水平の動きにより形成されるアーチファクトである。
- □ B line とうっ血：胸膜下の間質隔壁が浮腫を起こしたときに観察される（図 11-1-26）。
- □ A line が優位な場合には，dry であることを示唆する。B line が優位な場合には，うっ血を考慮する必要がある[17]。
- □ 肺動脈楔入圧＜13 mmHg に対する A line 優位の特異度は 90％，感度 67％，＜18 mm に対する A line 優位の特異度は 93％，感度は 50％ である[17]。
- □ 透析患者において，透析の前後で B line の数が減少することが示されており，継時的変化としての B line の数は有用である[18]。

■ 気胸の診断
- □ 肺エコーの所見[19, 20]

lung sliding sign	・固定された壁側胸膜に対して臓側胸膜が sliding する様子。臓側胸膜と壁側胸膜が近接している，つまり肺が拡張していることを意味する。 ・lung sliding sign がないことは，2つの胸膜の間に介在するものや，正常の胸膜の動きがないことを示唆する。
seashore sign	・lung sliding sign を M mode で観察した際に得られる像 ・皮下組織は呼吸性変化を起こさないため水平の線となり，肺実質は呼吸性に移動するため粒状の像として現れる（図 11-1-27）。
barcode sign (stratosphere sign)	・lung sliding がない状態，つまり肺実質の正常な動きがみられない場合には，皮下組織だけでなく肺実質でも水平な線として現れ，このようによばれる（図 11-1-28）。

図 11-1-28 lung point のシェーマと画像
(Lichtenstein D, et al. The "lung point": an ultrasound sign specific to pneumothorax. Intensive Care Med 2000 26； 1434-40 をもとに作成)

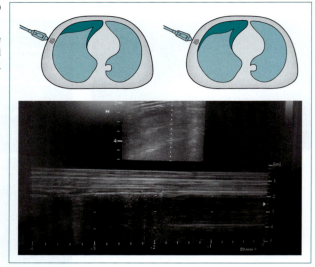

- □ lung sliding sign を見つけることは，その "point" で気胸がないことを意味するが，lung sliding がないことが気胸を意味するわけではない．
- □ 気胸患者では，呼気・吸気によって lung sliding が出現したり消失したりする point が存在し，"lung point" とよばれる（図 11-1-28）．
- □ lung point を探すことで気胸の特異度を上げることができる．気胸における感度は 66％であるが，特異度 100％と報告されている[21]．lung sliding sign の確認からの気胸診断アルゴリズムを示す[20]（図 11-1-29）．

横隔膜エコー

□ 横隔膜の運動異常の原因として挙げられる状態[6]

横隔神経損傷
ICU 関連筋力低下
神経筋疾患
腹部手術後
心臓手術後
人工呼吸器管理下

- □ プローブは，3.5〜5 MHz が使用される．
- □ 肋骨弓下鎖骨中線上に置くか，前腋窩線に置き，頭側・背側に向ける．M mode で走査すると，高エコーに映る横隔膜を確認することができる[22]．
- □ 通常，横隔膜は吸気に尾側に向かって動き，呼気で頭側に向かって動く（図 11-1-30）．
- □ 健常人の横隔膜を超音波で観察した際の動き幅は，男女別で報告されている（表 11-1-4）[23]．

図11-1-29 エコーによる気胸診断のアルゴリズム

(Lichtenstein DA et al. Ultrasound diagnosis of occult pneumothorax. Crit Care Med 2005;33:1231-8 より許可を得て転載)

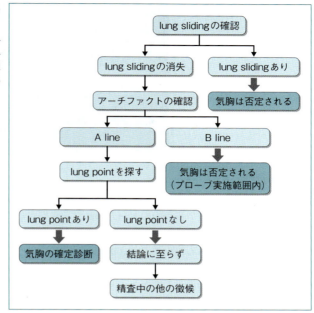

図11-1-30 呼吸器エコー
正常の横隔膜の動き。

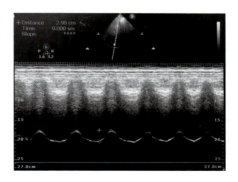

表11-1-4 健常人での横隔膜の動き幅〔平均±標準偏差（95%CI）〕

		男性（cm）	女性（cm）
右横隔膜	静呼吸	1.8±0.3（1.1〜2.5）	1.6±0.3（1〜2.2）
	スニッフィング	2.9±0.6（1.8〜4.4）	2.6±0.5（1.6〜3.6）
	深呼吸	7±1.1（4.7〜9.2）	5.7±1（3.6〜7.7）
左横隔膜	静呼吸	1.8±0.4（1〜2.6）	1.6±0.4（0.9〜2.4）
	スニッフィング	3.1±0.6（1.9〜4.3）	2.7±0.5（1.7〜3.7）
	深呼吸	7.5±0.9（5.6〜9.3）	6.4±1（4.3〜8.4）

Boussuges A, et al. Diaphragmatic motion studied by m-mode ultrasonography: methods, reproducibility, and normal values. Chest 2009;135:391-400 より

図 11-1-31　神経筋疾患の奇異性呼吸
吸気に横隔膜が挙上している。

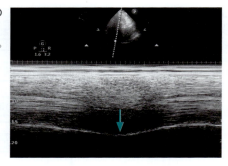

■ 横隔膜麻痺の診断
□ 古典的には横隔膜の麻痺は自発呼吸下での胸腔・腹腔の圧を測定することによって行われてきた。超音波で横隔膜のドームの動きを観察することで，麻痺や運動低下を確認することができる。
□ M mode で確認される横隔膜の動きは他の呼吸筋によって作られた陰圧により奇異性になることもある（図 11-1-31）。
□ M mode で横隔膜の動きの向きから麻痺と運動低下を鑑別できる。吸気時に麻痺の場合は頭側への動きになり，運動低下の場合は尾側への動きになる[23]。

■ 挿管チューブ位置の診断
□ 挿管チューブの位置を直接確認することはできないが，横隔膜の動きから間接的に判断することができる。無呼吸もしくは筋弛緩状態の患者で胸膜や横隔膜の動きを観察する。これは肺の拡張を間接的に評価している。
□ 両側の横隔膜が均等に動いていれば，挿管チューブの位置が正しいことになる。同様に肋間より lung sliding sign が換気に合わせてみられる[24]。

■ 食道挿管になっている場合
□ 自発呼吸の残った患者では補助換気に合わせた横隔膜や胸膜の動きはなく，患者の自発呼吸に合わせた動きがみられる。自発呼吸のない患者では動きがみられないが，消化管に空気が送り込まれることで腹腔内圧が上がるためである。場合によっては奇異性の動きがみられる。
□ 胸膜は sliding ではなく，脈拍に合わせた lung pulse が観察される[24, 25]。

■ 片肺挿管になっている場合
□ 挿管された肺では横隔膜の換気に合わせた動きと，lung sliding sign がみられ，対側ではみられない[24]。

腹部エコー：消化管超音波検査

□ 消化管の超音波検査は，胃から始まり直腸まで及ぶ。胃は心窩部からのアプローチで見ることができる。胃管を探すことでも同定が可能となる。十二指腸は膵頭部を囲むように位置しており，水平脚は上腸間膜動脈と大動脈の間に見つけることができる。小腸を全長にわたって調べることは困難である。盲腸，大腸，最後に骨盤内で膀胱を

図 11-1-32　正常大腸長軸像　　　図 11-1-33　正常大腸短軸像

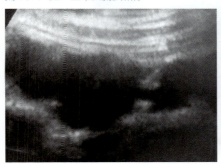
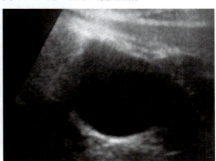

通して直腸を観察することができる（図 11-1-32，11-1-33）。
- 小腸壁厚は 2 mm 以下，大腸壁厚は 4 mm 以下で，壁は 5 層により構成されている。
- 小腸の同定は蠕動運動によって確認することができる。大腸は蠕動運動がないことやハウストラによって同定される[26]。また「3，6，9 ルール」といわれるように，正常径では小腸＜3 cm，大腸＜6 cm，盲腸＜9 cm となる[27]。

腸間膜虚血・虚血性大腸炎

- 腸管膜虚血を引き起こす病態は多岐にわたる。

急性腸間膜虚血（AMI）
慢性腸間膜虚血（CMI）
大腸虚血

- AMI にはさらに以下が含まれる。

上腸間膜動脈塞栓（SMAE）
上腸間膜動脈血栓（SMAT）
非閉塞性腸管虚血（NOMI）
上腸間膜静脈血栓（SMVT）

- 虚血性大腸炎は，回結腸動脈と下腸間膜動脈の分水嶺にあたる脾彎曲部から下行結腸，横行結腸左側に起こることが多い。

腸管膜虚血の超音波

- 腸管膜虚血に対する超音波に関する論文は少ない。腹腔動脈・上腸間膜動脈，下腸間膜動脈の血流は，ドプラを用いて狭窄の評価を行うことはできる。
- 腹腔動脈では PSV＞1.5 m/sec は高度狭窄，上腸間膜動脈では PSV＞2.75 m/sec が高度狭窄と関連するとされる[27, 28]。
- 虚血を示唆する所見として以下のもの[27]が挙げられるが，いずれも特異的ではなく，感度・特異度も不明である。

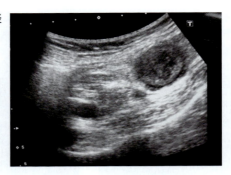

図 11-1-34　虚血性大腸炎短軸像

腸管拡張，壁肥厚，蠕動運動の消失，腸管壁の血流低下，壁の層構造の破綻，壁内ガス，門脈ガス，腹水貯留

- いずれも間接所見であるため，これらの所見を合わせて診断する必要がある。
- カラードプラの消失と動脈血流信号の消失により，腸管膜虚血を鑑別する方法も提唱されているが[29]，確立された方法とはいえない。

■ 虚血性大腸炎の超音波
- 虚血性大腸炎の診断超音波では，壁の低エコーや壁肥厚が認められる[30]。
- それ以外に，壁の動脈血流[31]，腸管周囲脂肪織の変化（図 11-1-34）[32] の所見が有用と報告されている。
- 虚血性大腸炎は手術を要することは少ないが，これらの所見は貫壁性の壊死，手術を要する状態と関連している。
- 経時的な変化として，亜急性期・回復期には血流の増加が観察される[32]。

腹部エコー：胆嚢超音波検査

胆嚢の正常構造
- 胆嚢壁は外側から漿膜層，線維筋層，粘膜の 3 層により構成される。
- 壁厚は通常 2 mm 以下である[33]。
- プローブの選択は，コンベックスタイプで 5～6 MHz で良好な画像が得られることが多いが，肥満患者では 3～4 MHz で行うこともある。

無石性胆嚢炎（AAC）
- AAC は胆石を伴わない，急性の壊死性炎症性疾患として定義される。
- 急性胆嚢炎全体の 2～15% を占め，ICU 患者の 0.2～0.4% に起こる。
- 男女比では 2：1～3：1 で男性に多くみられる。
- 臨床的には胆石性胆嚢炎と区別することは難しい。
- 臨床所見も右上腹部痛，発熱，白血球増多，肝機能異常など AAC に特異的なものは

ない。
□ AAC のリスク因子[34]

関連性の高いもの	・外傷（12U 以上の輸血，ISS＞12，脈拍 120 以上） ・最近の手術 ・ショック ・熱傷 ・敗血症 ・重症疾患（ICU 入室を要する状態） ・TPN ・長期絶食
関連性の低いもの	・血管内脱水 ・ERCP 施行後 ・長期入院 ・免疫不全状態 ・慢性疾患（糖尿病，高血圧，動脈硬化性疾患，肥満） ・血管炎 ・胆道閉塞（乳頭狭窄，腫瘍）

□ さまざまな病因によって，胆汁うっ滞と粘膜上皮の透過性亢進による上皮障害が起こると考えられており，これらを裏付ける病理所見として，① 白血球遊走，② 微小血管閉塞による間質浮腫を伴うリンパ管の拡張，③ 胆汁の胆嚢壁の深部までの浸透の所見がみられることが示されている[35]。

AAC の超音波

□ AAC の三徴として，胆嚢壁肥厚，胆泥，胆嚢腫大がある。胆泥が多量に貯留すると hepatization と表現されるように，肝臓と等エコーになり，胆嚢の同定そのものが困難になることもある。

□ 壁肥厚は最も感度が高く，3 mm で 100％，3.5 mm で 85％ との報告もある[36]。ICU 患者では AAC ではない患者でもこれらの徴候をもつことがあり，いずれも特異度は高くない[37]。

□ 超音波での診断基準があり，大基準 2 つ，もしくは大基準 1 つと小基準 2 つで診断となる。特異度は 96〜100％ と報告されているが，感度にはばらつきがあり[34]，除外診断には有用でない。

大基準	・3.5〜4 mm 以上の壁肥厚 ・胆嚢周囲の液体貯留/漿膜下浮腫 ・粘膜内ガス ・粘膜の脱落
小基準	・胆泥 ・胆嚢腫大（長軸 8 cm 以上/短軸 5 cm 以上）

（坂本 貴志）

第2章
心エコーの基本断面と血行動態測定

心エコーの基本

ルーチンの断面（図11-2-1〜11-2-5）

LAD	left anterior descending（左前下行枝）
RCA	right coronary artery（右冠動脈）
Cx	circumflex（回旋枝）

図 11-2-1　基本画像

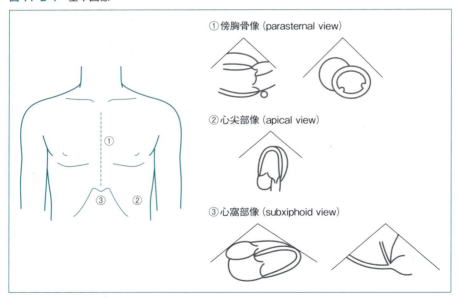

図 11-2-2　僧帽弁の名称

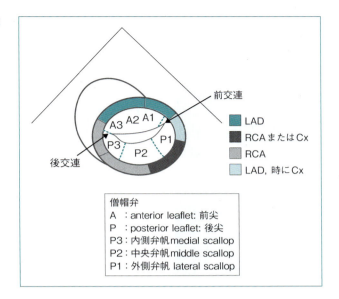

図 11-2-3　傍胸骨長軸像
(parasternal long axis view)

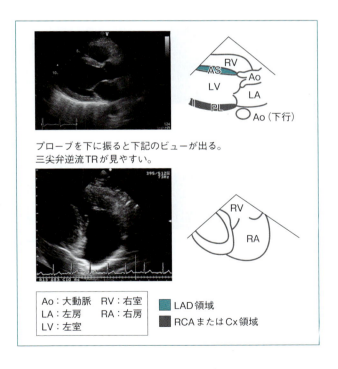

図 11-2-4　傍胸骨短軸像（parasternal short axis view）

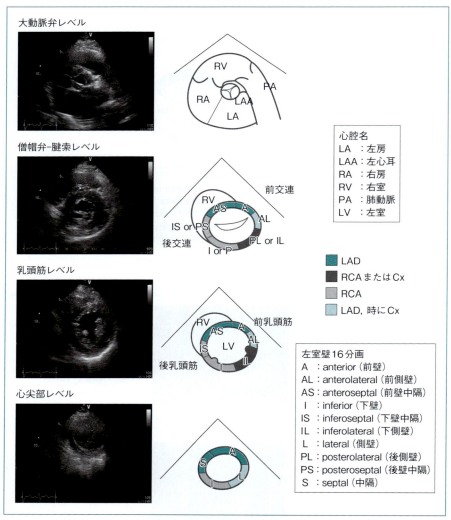

図 11-2-5 心尖部像

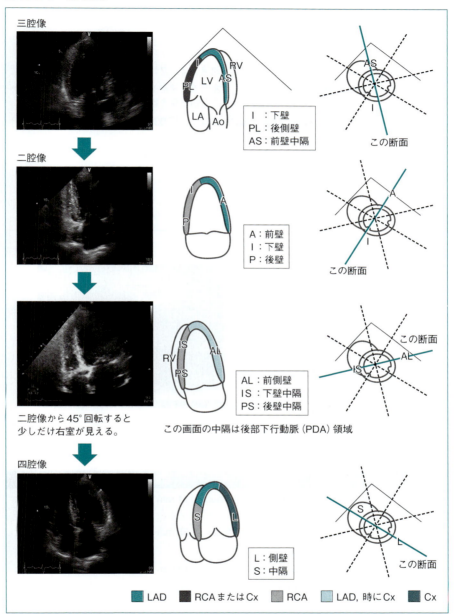

M mode 計測（図 11-2-6）と測定値（表 11-2-1）

ドプラ法による計測

カラードプラ	逆流チェック
パルス波ドプラ〔pulse wave（PW）Doppler〕	左室流入波形をチェック。左室流出路波形から心拍出量を推定する。
連続波ドプラ〔continuous wave（CW）Doppler〕	フロー，圧較差を測定（AS，MS，TR，PRで測定）

図 11-2-6　M mode 計測

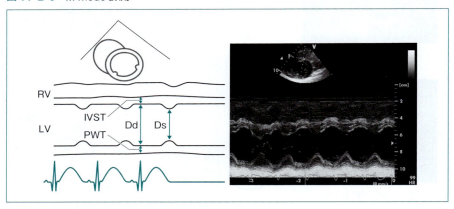

表 11-2-1　測定値の目安と意義

測定場所	フルスペル	目安	意義
IVST	interventricular septal thickness（中隔厚）	11 mm 以下	12 mm 以上は左室肥大
Dd	diastolic dimension（拡張期径）	55 mm 未満	55 mm 以上は左室拡大
Ds	systolic dimension（収縮期径）		
PWT	posterior wall thickness（後壁厚）	11 mm 以下	12 mm 以上は左室肥大
%FS＝(Dd−Ds)/Dd	fraction shortening（短縮率）	28% 以上	28% 未満は収縮能低下
EF（トレースによる Simpson 法）	ejection fraction（駆出分画率）	55% 以上	55% 未満は収縮能低下
Ao	大動脈径	30 mm 未満	これ以上で拡大
LA	左房径	40 mm 未満	これ以上で拡大

▶フローと圧較差
　　Bernoulli の式
　　圧較差　pressure gradient（ΔP）＝4×(V_{peak})^2

□ PW はサンプルボリュームを設定した点における速度を測定し，CW はそのライン上の最速の速度を測定する[1]
□ ドプラ入射角度を 20°以内にし，血流と平行になるよう注意する。平行でなければ過小評価の可能性がある。血流速度評価において過大評価するということは決してない（20°以内なら誤差 6% 以内）[1]。

心機能（収縮能）の評価

左室駆出率（LVEF）

eye ball	見た目
Simpson 法	左室内膜をトレースし，体積を求める。 （拡張期容積－収縮期容積）/拡張期容積 正常：55% 以上

□ 心不全の EF による分類（ESC2016 心不全ガイドライン）

HF with preserved EF	EF が保たれた心不全（EF≧50%）
HF with mid ranged EF	EF が中等度低下した心不全（EF 40～49%）
HF with reduced EF	EF が低下した心不全（EF＜40%）

局所壁運動異常

□ 冠動脈解剖（図 11-2-7）[2]とエコーでの支配領域（図 11-2-4，11-2-5）から，今見ている壁がどの冠動脈領域かを意識することが重要である。
□ 局所壁運動の評価（見た目）の分類

hyperkinesis	過収縮（収縮末期に左室腔が消失する）
normal	正常
mild hypokinesis	軽度低収縮
severe hypokiensis	高度低収縮
akinesis	無収縮
dyskinesis	奇異性収縮

図 11-2-7　冠動脈解剖

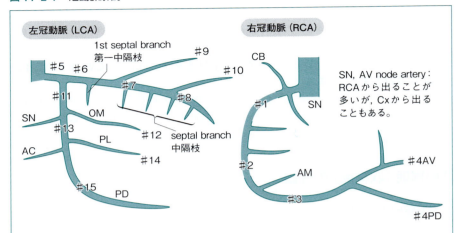

#5	左主幹部 left main tract（LMT）
	左前下行枝（LAD）：左室と右室の間（心室間溝）を走る。80%の患者では、心尖部をぐるっと回り、心尖部の下壁まで行く。
#6	第一中隔枝まで
#7	中隔枝を通じ，前壁中隔を栄養。
#8	前下行枝遠位部
#9	第一対角枝 diagonal branch（D1）：前壁，前側壁を栄養。
#10	第二対角枝 diagonal branch（D2）：前壁，前側壁を栄養。
RI	ramus intermedius（日本語なし）：時に LAD と Cx の間にこれがある。対角枝と鈍角枝を合体したようなもの。
	回旋枝（Cx）：LAD と分かれたのち，左心房と左室の間（房室間溝）を通る。
#11	
#12	鈍角枝 obtund margin（OM）：側壁を栄養
#13	
#14	posterolateral branch（PL）：後側壁を栄養。（RCA から出る人もいる。#12 から分岐する人もいる。）
#15	posterior descending artery（PDA）：後壁，下壁を栄養。（Cx dominant：15% くらいは Cx 有意で PDA が Cx から出ている。85% は RCA 有意で RCA から PDA が出ている。）
SN	洞結節に栄養。RCA が出ることが多い。
AC	心房回旋枝 left atrial circumflex：左房の側壁，後壁を栄養。

右冠動脈（RCA）	
CB	conus branch：右室流出路を栄養。
SN	sinus node artery：洞結節を栄養。
#1 近位部	CB, SN を出す。AM までを 2 等分した近位部
#2 中間部	右室枝を出す。
#3 遠位部	acute marginal artery（鋭角枝，図の AM）を出したのち，#3 となる。
#4AV	AV node artery を出す。
#4PD	PDA：後壁中隔，下壁中隔を栄養する。多くは PDA は RCA から出る（RCA dominant とよばれる）。

図 11-2-8　心拍出量（CO）

CO は stroke volume（VTI×半径 R^2×3.14）×HR で求められる。

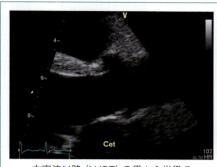

左室流出路（LVOT）の径から半径 R

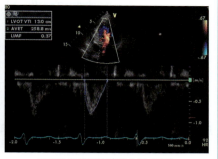

LVOT の時間流速積分値（VTI）

心拍出量（CO），1回拍出量（SV）[1]（図 11-2-8）

□測定方法

①左室流出路（LVOT）径：傍胸骨長軸像の大動脈弁の接合部直下で測定。LVOT area (cm^2) ＝(LVOT 直径/2)^2 ×3.14	方法：傍胸骨長軸で LVOT を拡大。弁の付け根の位置を測定（収縮中期，つまり ECG で ST-T の真ん中で）。ピットフォール：半径が 1 mm 増えるだけで CO はかなり増えることがあるため，正確に測定する。
②LVOT の VTI (velocity time integral) 測定	方法：心尖部画像，PW でサンプルボリュームを LVOT（弁の付け根レベル）におき，LVOT の収縮期 PW を描出する。その面積が VTI（トレースすると画面上に出る）である。 SV (cm^3 or mL) ＝LVOT area (cm^2) ×VTI (cm) VTI：正常値 18〜22 cm 以上 SV (L) ×HR (/min) ＝CO (L/min)

□心房細動の患者では，SV は RR 間隔に依存するため，最低でも 10 心拍以上の VTI を測定し，平均値を計算する必要がある[1]。

左室拡張能の評価

左室流入血流による評価[1]（図 11-2-9）

E 波（early filling）	左室は能動的に拡張し，左房から吸い込む。
A 波（atrial kick）	拡張期後半，左房収縮し左室に流入。

図 11-2-9　左室流入波形

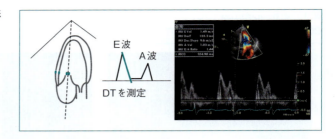

E/A	E 波の減速速度 decelration time（DT）
E, E/A に影響を与える因子[3]	拡張能，前負荷

僧帽弁輪運動速波形による左室拡張末期圧（LVEDP）推定[3]（図 11-2-10）

▶組織ドプラ tissue doppler image（TDI）での e′

- 僧帽弁輪部の心尖部への長軸方向の移動速度のなかで，拡張早期波を e′（e プライムと読む）波という．拡張能が低下すると，この拡張スピードが低下する．
- e′を決める因子は主に拡張能であり，前負荷の影響は少ない．したがって，E/e′は，不全心では左室拡張末期圧の推定に有用である．

□ 僧房弁弁輪部から 5〜10 mm にサンプルボリュームをおき，評価する．

正常値	側壁＞8.5 cm，中隔＞8.0 cm（中隔が側壁より低値）
評価	E/e′＜8 で左室平均拡張期圧が 10 mmHg 未満，E/e′＞13 で 20 mmHg 以上と推定（表 11-2-2）．

□ 以下の limitation があることに注意する．

正常心	前負荷が増えると，e′はむしろ高値となり，E/e′は低値となり LVEDP の推定には使えない[3]．
弁輪の石灰化，弁形成でのリング留置，僧帽弁狭窄症，人工弁	e′は低下するので，LVEDP 推定に使えない[3]．
重症の一次性僧帽弁逆流症	e′は増加する．LVEDP 推定に使えない[3]．
収縮性心外膜炎[4]	外側への拡張は制限されるが，長軸方向の心臓の動きはむしろ促進される．つまり，拡張能が低下するのに e′は高くなる．心不全にかかわらず E/e′は正常となることがある．

□ 通常，側壁のほうが e′は速いが（高値），収縮性心外膜炎では，心不全なのに E/e′＞10，中隔 e′＞側壁 e′となり，側壁のほうが遅くなる．
□ 左房圧≒左室拡張末期圧であり，左房圧は左室流入波形，E/e′（表 11-2-2）から推定する．
□ 左室流入波形の拘束型パターンと予後（表 11-2-3）を理解しておくことが重要である．

図11-2-10　TDIによる僧帽弁輪運動速波形

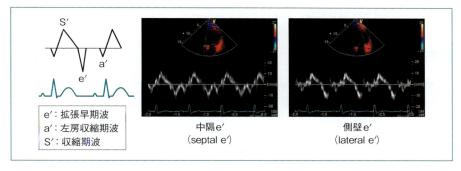

e′：拡張早期波
a′：左房収縮期波
S′：収縮期波

中隔 e′（septal e′）　　　側壁 e′（lateral e′）

表11-2-2　拡張能，左房圧

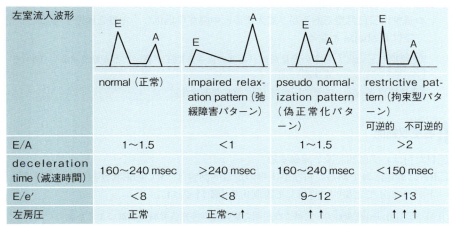

左室流入波形	normal（正常）	impaired relaxation pattern（弛緩障害パターン）	pseudo normalization pattern（偽正常化パターン）	restrictive pattern（拘束型パターン） 可逆的　不可逆的
E/A	1〜1.5	<1	1〜1.5	>2
deceleration time（減速時間）	160〜240 msec	>240 msec	160〜240 msec	<150 msec
E/e′	<8	<8	9〜12	>13
左房圧	正常	正常〜↑	↑↑	↑↑↑

表11-2-3　拘束型パターンと予後

前負荷軽減（利尿薬，血管拡張薬，Valsalva法）による変化から，可逆的か不可逆的かを確認する。

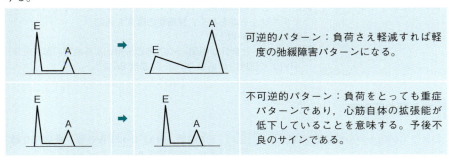

可逆的パターン：負荷さえ軽減すれば軽度の弛緩障害パターンになる。

不可逆的パターン：負荷をとっても重症パターンであり，心筋自体の拡張能が低下していることを意味する。予後不良のサインである。

□ E/A，E/e′ も，心筋自体の（負荷によらない）拡張能と負荷の両方の影響を受ける。
□ **心不全の治療を開始したら，左室流入波形をモニターしよう！**

右室（RV）の評価

右室の構造	右室・左室の形，大きさ比率，D shape 右室の動き：見た目，TASPE PA 圧：TR，PR から推定
大きさ[5]	左室の大きさとの比：RV/LV は通常 1/2 くらい。2/3 以上で RV 拡大と判断する。
厚さ[5]	正常＜4 mm，右室肥大≧5 mm（原因：圧負荷，肥大型心筋症，アミロイドーシス）

▶ **右室の形：左室 D shape について**
　□ 通常は三日月型であるが，拡大すると中隔が平坦化し，左室を圧迫することで左室は D shape となる。

拡張期 D shape	右室の容量負荷（右室の拡張末期圧が高いことを意味する）（例：右室梗塞）
収縮期 D shape	右室の圧負荷（例：肺血栓塞栓症）

右室収縮能

□ 見た目は心尖部四腔像で評価する。
□ EF は測定困難である。右室駆出率の定量的測定は，RV の形状が複雑なため困難。下記の TDI で定量的に評価して推測する（図 11-2-11）。

TAPSE (tricuspid annular systolic excursion)[5]	定義：収縮期の縦軸方向の三尖弁輪の収縮による移動の程度 正常：1.5 cm 以上 EF との相関[6]（1.5 cm 未満は高度の機能低下）：0.5 cm（20％），1.0 cm（30％），1.5 cm（40％），2.0 cm（50％）
peak systolic velocity at the tricuspid valve[5]	定義：三尖弁輪部心筋の長軸の収縮スピード 測定法：心尖部四腔像，TDI を出す，PW にして三尖弁輪にサンプルボリュームをおく。収縮期の速度を測定。 正常：20 cm/秒以上 解釈：RVEF と良好な相関。＜11.5 cm/sec なら右室収縮能低下（RVEF＜50％）の感度 90％，特異度 85％[5]

右心系の圧測定

右房圧（RAP）≒中心静脈圧（CVP）	下大静脈（図 11-2-12）IVC 径，呼吸性変動率から推定できる。
肺動脈圧	三尖弁逆流（TR），肺動脈弁逆流（PR）があれば推定できる。

図 11-2-11　右室機能

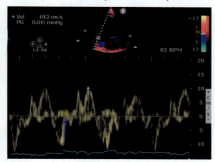
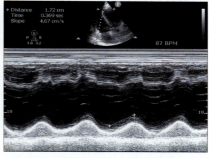

TDI にする。
PW で三尖弁レベルの右室自由壁の速度を測定
収縮期のピークの速度を測定
正常：20 cm/sec 以上

三尖弁の付け根の右室自由壁の収縮期の長軸方向の移動距離を測定する。
正常：1.5cm 以上

TAPSE	右室収縮能
>2 cm	正常
1.8〜2.0 cm	軽度低下
1.6〜1.8 cm	中等度低下
<1.5 cm	高度低下

Forfia PR, et al. Echocardiography in pulmonary arterial hypertension. Am J Cardiol 2012；110（6 Suppl）：16S-24S より

図 11-2-12　下大静脈径：CVP, RAP

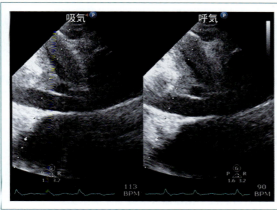

IVC 径	呼吸性変動率	推定右房圧 (mmHg)
<1.2 cm	虚脱	0
1.2〜1.7 cm	>50%	0〜6
>1.7 cm	>50%	6〜19
>1.7 cm	<50%	10〜15
>1.7 cm	0%	>15

Kirkpatrick JN, et al. Echocardiography in heart failure：applications, utility, and new horizons. J Am Coll Cardiol 2007；50：381-96 より

図 11-2-13　三尖弁逆流（TR）の連続波（CW）

図 11-2-14　肺動脈逆流（PR）の連続波（CW）

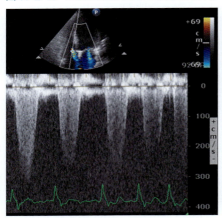
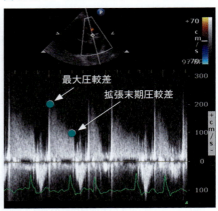

肺動脈収縮期圧＝三尖弁逆流圧較差＋RA 圧	TR から推定できる（図 11-2-13）。 方法：TR があれば，CW ドプラで圧較差チェック。CW ドプラで測定した最大血流速度から圧較差を計算（エコー機器による自動計算），TR の PG（圧較差）（TRPG）を求める。
肺動脈拡張期圧[7, 8] 　肺動脈拡張圧＝RA 圧＋PR 拡張末期圧較差 　肺動脈平均圧＝RA 圧＋PR 最大圧較差	測定：PR，拡張末期 PG，最大圧較差を測定（図 11-2-14）。

血行動態のまとめ

□ 肺動脈カテーテル（Swan-Ganz カテーテル）で測定するものは，エコーでだいたい測定できる（図 11-2-15）。

心エコーの病態に応じた活かし方

ショックの鑑別

□ すぐに IVC をチェックし，径が小さければ，循環血液量減少性ショック，血液分布異常性ショックを考え，輸液をする。

□ EF 低下や VTI＜12 cm であれば，心原性ショックを考える。**もちろん，手間であっても必ず左室流出路（LVOT）の径を測定し，CO，SVR を測定する！**

□ タンポナーデの有無を，心囊液，右室の拡張期早期（つまり心電図 T 波直後）の collapse，右房の拡張早期（つまり右房収縮直後，QRS あたりの）collapse で確認。心電

図 11-2-15 「心エコーによる Swan-Ganz カテーテルの代用」

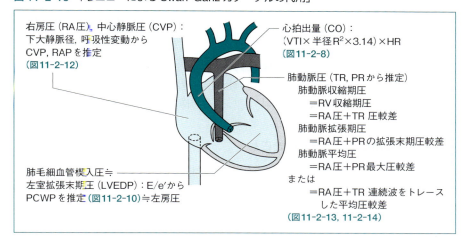

図を併用してエコーをしないとタイミングがわかりにくい。
- □ 肺塞栓（PE）は，収縮期 D shape，RV の自由壁 base〜mid の hypokinesis（McConell sign）で確認。
- □ 末梢血管抵抗は，VTI，CO，平均動脈圧，中心静脈圧から計算。通常は 1,000〜1,200 Dynes・sec・cm^{-5} くらいだが，低値なら，血管拡張性ショック：敗血症，副腎不全，アナフィラキシー，神経原性を考える。

systemic vascular resistance(SVR)＝〔平均動脈圧(MAP)－中心静脈圧（CVP）〕×80／CO

▶ 心不全，ショックのときは，左室流出路狭窄も忘れずにチェック
- □ 意識していないと見落としやすい。
- □ 左室流出路狭窄では，大動脈弁狭窄，弁下部狭窄が考えられる。
- □ 弁下部狭窄の原因[9,10]

肥大型心筋症（HCM）
Sigmoid septum
たこつぼ型心筋症：基部の hyperkinesis による（急性期にしばしば遭遇する）。
急性心筋梗塞：mid-apex の前壁梗塞で，中隔基部が hyperkinesis のとき
僧帽弁形成術後：弁尖接合部が前方にずれて修復されたとき
大動脈弁狭窄の弁置換後（もともと左室肥大が顕著で，術後，内腔が小さくなり流出路狭窄が顕在化）

- □ 前負荷低下，後負荷低下で起こりやすい。右室の圧負荷で中隔が左室側に変位することも誘発原因となる。
- □ エコーで見るべきこと

左室流出路の圧較差	心尖部で CW でフロー，圧較差を測定
僧帽弁前尖の前方運動	SAM（収縮期前方運動）：傍胸骨画像で M mode にするとわかりやすい

- 治療は，① HCM では第一中隔枝のアルコールアブレーション，僧帽弁形成術後なら再手術の検討も考慮される。② 輸液，β遮断薬。
- 血圧低下時はα刺激薬（フェニレフリン）を考慮する。

IABP 離脱時にチェックすべきこと

- □ IABP の役割は，後負荷軽減，冠動脈血流増加である。
- □ IABP 離脱で，心機能悪化すると，LVEDP 増加，CO 減少，MR 悪化の可能性がある。血圧では推測できず，エコーが重要！
- □ IABP サポートを weaning するときは，心エコーで下記をモニターする。

左室流出路	VTI, SV, CO
LVEDP	E/A, E/e′
右心系圧	TR, TRPG, PR, PRPG
afterlaod 上昇に伴う MR の悪化の有無	

- □ IABP weaning して，VTI，CO 低下，E/A のパターンが悪化，E/e′ 増加，PA 圧増加，MR 増加であれば，たとえ血圧が維持できていても IABP weaning は失敗と判断する場合がある。

たこつぼ型心筋症でチェックすべきこと[11]

- □ エコーで合併症をチェックする。

左室流出路狭窄[12]	基部が過収縮することで，SAM，左室流出路圧較差，MR が生じることがある。治療：輸液，β遮断薬。低血圧時の昇圧薬は，強心作用がないα刺激薬（フェニレフリン）を考慮。Ia, Ic の陰性変力作用や，右室ペーシングによる中隔の奇異性運動を利用なども考慮。エコーでの治療効果判定：CW で流出路圧較差，CO，MR の程度をチェック。
心尖部	血栓ができることがある。
心破裂	突然死することもある。
その他の合併症	• long QT から TdP, monomorphic VT など，不整脈も忘れない。 • 塞栓症

急性心筋梗塞

■ 診断

- □ 心エコーで壁運動正常なら急性心筋梗塞が否定できるか？ 結論から言うと否定できない。感度は 94% との報告もある[13]。

□ 虚血により拡張能低下→収縮能低下→ECG変化→胸痛という順序で生じる（虚血カスケード）。また虚血が解除されると，この逆に改善する。時に，虚血が解除されてもmyocardial stunning（気絶心筋）やhibernation（冬眠心筋）で収縮能低下が残存してエコーで判明することもあるが，それがないと局所収縮能が正常となり，心筋梗塞であっても診断が困難である。
□ RCAやCx領域は，LAD領域に比べて領域が狭く，周囲の心筋が正常に収縮することで，それに引っ張られ梗塞部も正常収縮に見えることがある（テザリング tethering とよぶ）。
□ 正常収縮の判断には，実際収縮しているだけでなく，心筋が収縮期に厚くなることを確認する必要がある。そのような知識や読影力の問題もある。
□ エコーの感度は100%でないことは知っておかねばならない。

■ 急性期合併症：ショックなら
□ 機械的合併症として，自由壁破裂，中隔穿孔（VSR），乳頭筋断裂による急性MRが，RCAなら右室梗塞が挙げられる。

自由壁破裂	・blowout型，oozing型。blowout型はあっという間にタンポナーデになる。 ・oozing型は滲み出るタイプで，心エコーで初めてわかることもある。心膜が癒着していると，偽心室瘤となることもある。
中隔穿孔[14]	・LADでもRCAでもあり得る。通常，大きなholosystolic murmurが聴取される。急性心不全，ショックになることが多い。重症化すると雑音が聴取されにくい。エコーでわかりにくい場合もある。 ・肺動脈カテーテルでRA→RVでO_2ステップアップで診断がつくこともある。 ・ちなみに，RCAの心筋梗塞で，右室梗塞＋基部側VSRとなる，死亡率は高い。LADの心筋梗塞では心尖部側のVSRとなる。ショックなら死亡率は90%である。
急性MR	・雑音が聞こえにくいことが多い。RCA，Cx心筋梗塞で起こる。 ピットフォール： ・小さい心筋梗塞でも乳頭筋断裂が起き得る。 ・急性MRは，左室拡大がなく，MRの容量自体は高くなく，逆流率が高くても「軽度」と評価されるリスクがある。見た目にだまされてはいけない！EFが良くても，MR volumeが少なく見えても，VTI，COが低いと「重症MRかも」と考えることが重要！ 疑ったらTEEで確認する。
右室梗塞[15]	・RCAの心筋梗塞に合併する。右室から左室へ灌流しにくいため，COが低下。下壁梗塞からMRを合併することもある。右室梗塞だけなら，LVEDP，PCWPは低い〜正常，PA圧は高くない，RVEDP，RA圧は高い。 エコー所見：右室の収縮能低下，右室拡大，TRを見る。右室収縮期圧は高くない，右室拡張末期圧が上昇し，左室を圧排（左室の拡張期 D shape）。傍胸骨短軸画像で右室下壁の動きを見る。 ピットフォール：右室前壁はLADから灌流。したがって，心尖部四腔像では右室の動きが正常に見えることもある。
左室内血栓	・特に大きなLAD梗塞で起きやすい。 ・時に脳梗塞が最初の症状で，それがきっかけで心筋梗塞が判明することがある。心筋梗塞後，退院するまでの間に1回は心エコーで血栓をチェックすべきである。

▶ **右室梗塞における輸液負荷**[15, 16]
  - 輸液量が適切かどうかの判断に，心エコーモニターが重要である。
  - 右室梗塞治療で，CO を増やすために輸液負荷するとき，場合によっては心室間相互作用で左室が圧排されるので，エコーでのモニターが重要。輸液で CO が増えず，中隔が左室を圧排すると輸液を控えるサインとなる。

弁膜症

☐ 重症度評価にもエコーが重要である[17]（表 11-2-4）。
☐ 大動脈弁狭窄症（AS）に関する重症度分類

超重症 AS （very severe AS）	最高血流速度＞5 m/sec[18]，5.5 m/sec[19]
severe low flow AS	・弁口面積＜1 cm^2（重症），mPG＜40 mmHg（重症の定義は満たさない），low flow つまり 1 回拍出量（SV）＜35 mL/m^2。 ・SV が小さいから圧較差があまり高くならない。以下の 2 つがある。 ① EF 正常（左室腔が小さく EF が良くても SV が低い。） ② EF 低下（EF が低いため SV が低い。）

人工弁患者が心不全で入院したら

☐ 通常の心不全の鑑別以外に，人工弁機能不全（狭窄や逆流）や患者-人工弁-ミスマッチ（PPM）など，人工弁ならではの鑑別をエコーでチェックすべきである。
☐ 人工弁機能不全

開放制限（狭窄症）や閉鎖不全（逆流症）：血栓，パンヌス，疣贅
弁座動揺
生体弁の石灰化，亀裂
弁周囲逆流

☐ 人工弁の CW ドプラによる圧較差では，通常，過大評価するが[16]，以下を参考に判断する。術直後と比較することが重要であり，悪化してきたら何かが起きている！

正常の目安[20]	A 弁ピークフロー：2〜3 m/s 以下，平均圧較差は 15 mmg 以下 M 弁ピークフロー：2 m/s 以下，平均圧較差 5 mmHg 以下 T 弁ピークフロー：1.3 m/s 以下，平均圧較差 3 mmHg 以下

▶ **患者-人工弁-ミスマッチ patient-prosthesis mismatch（PPM）**[21, 22]
  - 体のサイズの割に小さい人工弁を入れると，圧較差が高度になる。これを PPM とよぶ。少なくとも専門家によるエコー所見を理解できるように PPM の概念を知っておかねばならない。

表 11-2-4　弁膜症の重症度評価

僧帽弁狭窄	軽度	中等度	高度
弁口面積	>1.5 cm²	1.0〜1.5 cm²	<1.0 cm²
平均圧較差	<5 mmHg	5〜10 mmHg	>10 mmHg
肺動脈収縮期圧	<30 mmHg	30〜50 mmHg	>50 mmHg
僧帽弁逆流	**軽度**	**中等度**	**高度**
定性評価法			
カラードプラジェット面積	<左房面積の20%	左房面積の20〜40%	>左房面積の40%
vena contracta幅	<0.3 cm	0.3〜0.69 cm	≧0.7 cm
肺静脈血流シグナル	収縮期波優位	収縮期波減高	収縮期逆行性波
定量評価法			
僧帽弁逆流量	<30 mL	30〜59 mL	≧60 mL
僧帽弁逆流率	<30%	30〜49%	≧50%
有効逆流弁口面積	<0.20 cm²	0.20〜0.39 cm²	≧0.40 cm²
大動脈弁狭窄	**軽度**	**中等度**	**高度**
大動脈弁通過最高血流速度	<3.0 m/sec	3.0〜4.0 m/sec	≧4.0 m/sec
収縮期平均圧較差	<25 mmHg	25〜40 mmHg	≧40 mmHg
弁口面積	>1.5 cm²	1.0〜1.5 cm²	≦1.0 cm²
弁口面積係数			<0.6 cm²/m²
大動脈弁逆流	**軽度**	**中等度**	**高度**
定性評価法			
vena contracta幅	<0.3 cm	0.3〜0.6 cm	>0.6 cm
左室流出路逆流幅	<25%	25〜64%	>65%
連続波ドプラ PHT（pressure half time）法	>500 msec	200〜500 msec	<200 msec
下行大動脈の拡張期逆行性波	拡張早期	拡張早期	全拡張期
定量評価法			
大動脈弁逆流量	<30 mL	30〜59 mL	≧60 mL
大動脈弁逆流率	<30%	30〜49%	≧50%
有効逆流弁口面積	<0.1 cm²	0.10〜0.29 cm²	≧0.30 cm²

循環器病の診断と治療に関するガイドライン（2009年度合同研究班報告）．循環器超音波検査の適応と判読ガイドライン（2010年改訂版）より

□ 弁口面積 index（大動脈弁）による PPM の重症度

>0.85 cm²/m²	軽度
0.65〜0.85 cm²/m²	中等度
<0.65 cm²/m²	高度

- 中等度以上の PPM は，死亡率が高い（特に EF＜40％ のとき）。
- 僧帽弁の場合の PPM 定義は，$1.2\ cm^2/m^2$ である。

□ 僧帽弁形成術直後は，僧帽弁前尖の収縮期前方運動（SAM）による心不全に注意する。僧帽弁形成術で，弁尖接合部（coaptation point）が前側にずれると，SAM が生じ，MR が起きる。

□ エコーで見るべきこと

SAM：M mode でわかりやすい。
左室流出路の圧較差：CW で見る。
MR

（平岡 栄治，杉崎 陽一郎）

第3章

ICUで使用する薬剤

注意：薬価は 2017 年時点

循環作動薬

ノルアドレナリン：1 A＝1 mg＝1 mL＝92 円

作用	α_1 刺激作用＞β_1 刺激作用，SVR 上昇，HR あまり変化なし，CO さまざま
希釈方法	3 A＋NS 47 mL＝50 mL の場合：1 mL/hr＝0.02 μg/kg/min（50 kg 計算） 5 A＋NS 45 mL＝50 mL の場合：1 mL/hr＝0.03 μg/kg/min（50 kg 計算）
投与量	0.01～0.5 μg/kg/min 　3 A＋NS 47 mL＝50 mL の場合：0.5～25 mL/hr（0.01～0.5 μg/kg/min） 　5 A＋NS 45 mL＝50 mL の場合：0.3～15 mL/hr（0.01～0.5 μg/kg/min）
効果発現時間	即時
効果持続時間	1～2 分
代謝	主に肝臓
副作用	起壊死性薬物のため血管外漏出に注意。血管外漏出が起きた場合，5～10 mg のフェントラミン（レギチーン®）を 10～15 mL の NS に希釈し，fine hypodermic needle で血管外漏出の周りに注射[1]（適応外使用）

アドレナリン：ボスミン® 1 A＝1 mg＝92 円

作用	β_1，β_2 刺激作用，α 刺激作用，HR 上昇，CO 増加，SVR 増加
希釈方法	（持続静注）5 A＋NS 45 mL＝50 mL の場合：1 mL/hr＝0.03 μg/kg/min（50 kg 計算）
投与量	徐脈：2〜10 μg/min（上記組成で 1.2〜6 mL/hr）[2] 低血圧/ショック：0.1〜0.5 μg/kg/min（50 kg なら上記組成で 3〜15 mL/hr）[3] 気管支喘息：0.2〜1 mg（原液 0.2〜1 mL）を皮下注または大腿外側に筋注 アナフィラキシー：0.2〜0.5 mg を筋注または皮下注。0.1 mg を 5 分かけて静注
効果発現時間	皮下注：5〜10 分，吸入：1 分
半減期	静注＜5 分
代謝/排泄	主に肝臓
副作用	起壊死性薬物のため血管外漏出に注意（ノルアドレナリン参照）

フェニレフリン：ネオシネジン® 1 A＝1 mg＝1 mL＝59 円

作用	α_1 刺激作用，HR 変化なし，CO 変化なしまたは低下，SVR 増加
希釈方法	1 A＋NS 19 mL＝20 mL（1 mL＝0.05 mg）の場合：1 mL/hr＝0.016 μg/kg/min 追加：5 A＋NS 45 mL＝50 mL（1 mL＝0.1 mg）の場合：1 mL/hr＝0.03 μg/kg/min
投与量	0.1〜0.5 mg（2〜10 mL）静注，反復投与は 10〜15 分おき
点滴静注	0.5 μg/kg/min[4]
効果発現時間	比較的早期
効果持続時間	15〜20 分（静注）
半減期	α 相：2 分，β 相：2〜3 時間
副作用	起壊死性薬物のため血管外漏出に注意（ノルアドレナリン参照）

イソプレナリン：プロタノールL® 1 A＝1 mg＝5 mL＝1,025 円（他規格あり）

作用	β_1，β_2 刺激作用，HR 上昇，CO 上昇，SVR 低下
希釈方法	3 A＋NS 35 mL＝50 mL の場合：1 mL/hr＝0.02 μg/kg/min（50 kg 計算）
投与量	高度徐脈など：0.05〜0.5 μg/kg/min（上記組成で 2.5〜25 mL/hr）
効果発現時間	即時
効果持続時間	10〜15 分
半減期	2.5〜5 分
代謝/排泄	主に肝代謝

ミルリノン：ミルリーラ® 注射液 1 A＝10 mg＝10 mL＝4,824 円
（ジェネリック：2,154 円，他規格あり）

作用	PDE Ⅲ阻害作用，HR 変化なし，CO 増加，SVR 低下
希釈方法	2 A＋NS 30 mL＝50 mL（1 mL/hr＝400 µg/hr）
投与量 （心不全）	負荷投与：50 µg/kg を 10 分で静注 維持投与：0.125〜0.75 µg/kg/min（上記組成で 0.9〜5.6 mL/hr） ※負荷投与は必須ではない。ACCF/AHA2013 心不全ガイドライン[5]では推奨していない。
効果発現時間	5〜15 分
半減期	〜2.5 時間（正常腎機能），CVVHDF[6]（20.1 時間）
代謝/排泄	主に腎排泄（腎機能障害時に投与量調節が必要）
副作用	・心室性不整脈 ・低血圧（血管拡張作用。0.375〜0.5 µg/kg/min で〜5% 平均動脈圧が低下。腎機能障害時に低血圧の副作用が遷延するリスク）

▶エビデンス
- EF40% 以下の急性心不全（SBP＜80 や Cr＞3 は除外）に対し，ミルリノン vs. プラセボを検証した RCT[7]では，死亡率や再入院率は変わらず，介入が必要な低血圧が増加し（10.7% vs. 3.2%，p＝0.001），新たな心房細動が増加した（4.6% vs. 1.5%，p＝0.004）。

バソプレシン：ピトレシン® 1 A＝1 mL＝20 U＝720 円

希釈方法	3 A＋5% グルコース 47 mL＝50 mL（1 mL＝1.2 U）
投与量	ノルアドレナリン抵抗性の難治性ショック：0.01〜0.04 U/min（0.5〜2 mL/hr）。SSCG 2016[8]では 0.03 U/min が上限とされている。 食道静脈瘤出血：0.1〜0.4 U/min（5〜20 mL/hr）。心筋梗塞の合併症を予防するためにニトログリセリンの併用が推奨される[9]。
効果発現時間	＜15 分
効果持続時間	＜20 分
半減期	10〜20 分
代謝/排泄	主に肝代謝
副作用	起壊死性薬物のため血管外漏出に注意

ジルチアゼム：ヘルベッサー® 1 A＝50 mg＝1,276 円
（ジェネリック：430 円，他規格あり）

作用	非ジヒドロピリジン系 Ca 拮抗作用（血管拡張，HR 低下，CO 低下）
希釈方法	1 A＋NS 50 mL（50 mg/50 mL，1 mL＝1 mg）

投与量	頻脈性不整脈：0.25 mg/kg を 2 分以上かけて静注，その後 5〜15 mg/hr（5〜15 mL/hr）[10] ※ヘルベッサーのほうがワソランより陰性変力作用は少なく，血圧が下がりにくい（添付文書上は重篤なうっ血性心不全に対して禁忌[11]）。ACCF/AHA による心不全ガイドラインでは，EF 低下の心不全患者には Class Ⅲ の記載がある[5]。
効果発現時間	3 分
効果持続時間	ボーラス後 1〜3 時間，持続静注中止後 0.5〜10 時間（それまでの投与時間による。）
半減期	ボーラス後 3〜4 時間，持続静注 4〜5 時間
代謝/排泄	主に肝臓（CYP3A4）
副作用	房室ブロック，心不全悪化

ベラパミル：ワソラン® 1 A＝5 mg＝2 mL＝263 円（ジェネリック：173 円）

作用	血管拡張，HR 低下，CO 低下
希釈方法	1 A＋NS 20 mL
投与量	1 回 5 mg（1 A）を ECG，血圧モニタリング下に 5 分以上かけて静注。米国での AHA/ACC/HRS 心房細動ガイドライン[12]では，0.075〜0.15 mg/kg を 2 分かけて投与。反応がなければ 30 分後以降に 10 mg 追加，その後 0.005 mg/kg/min の持続静注 ※陰性変力作用はジルチアゼムより強く，ジルチアゼム同様に添付文書[13]では心不全に対して禁忌 ※日本循環器学会 心房細動治療（薬物）ガイドライン（2013 年改訂版）[14]，AHA/ACC/HRS の心房細動ガイドライン 2014 年[15]では，非代償性心不全での非ジヒドロピリジン系 Ca 拮抗薬は Class Ⅲ
効果発現時間	1〜5 分
半減期	3〜7 時間（1 回投与），4.5〜12 時間（繰り返し投与），14〜16 時間（重症肝障害）
代謝/排泄	主に肝臓（CYP3A4）
副作用	房室ブロック，心不全悪化

ヒドララジン：アプレゾリン® 1 A＝20 mg＝246 円

希釈方法	1 A＋NS 20 mL
投与量	ゆっくり静注（最大速度 5 mg/min）。つまり 1 A＋NS 20 mL を 4 分以上かけて静注。10〜20 mg 4〜6 時間ごと[16]
効果発現時間	静注後 5〜20 分
半減期	2〜8 時間（正常腎機能），7〜16 時間（末期腎不全）
代謝/排泄	主に肝代謝だが，一部腎排泄（14％） ※ヒドララジンの降圧効果は用量と相関しない場合もあり，高血圧緊急症に用いないほうがよいという意見もある[17]。

ニカルジピン：ペルジピン® 1 A＝10 mg＝10 mL＝642 円
（ジェネリック：176〜207 円，他規格あり）

作用	ジヒドロピリジン系 Ca チャネル拮抗薬
希釈方法	中心静脈：2.5 A＋NS 25 mL（25 mg/50 mL，1 mL＝0.5 mg），2〜15 mg/hr＝4〜30 mL/hr 末梢：5 A＋NS 200 mL（50 mg/250 mL，1 mL＝0.2 mg），2〜15 mg/hr＝10 mL〜75 mL/hr
投与量	高血圧緊急症：5 mg/hr で開始。5 分おきに 2.5 mg ずつ増量，15 mg/hr まで可能。血圧がコントロールされたら，3 mg/hr ずつ減量を考慮
効果発現時間	静注後 10 分
効果持続時間	8 時間以下
半減期	2〜4 時間
代謝/排泄	主に肝代謝

ニトログリセリン：ミリスロール® 1 V＝25 mg/50 mL＝1,725 円
（ジェネリック：1,315 円，他規格あり）

希釈方法	原液使用
投与量	狭心症/冠動脈疾患：0.1〜0.2 μg/kg/min（0.6〜1.2 mL/hr）の投与量で投与を開始し，発作の経過および血圧をモニターしながら，約 5 分ごとに 0.1〜0.2 μg/kg/min（0.6〜1.2 mL/hr）ずつ増量し，1〜2 μg/kg/min（6〜12 mL/hr）で維持する。 ※血行動態や狭心症に対する耐性は 24〜48 時間以内に起こる。 ※塩化ビニル（PVC）に吸着するため，ポリエチレン製やポリプロピレン製の輸液セットを用いる。
効果発現時間	即時
効果持続時間	3〜5 分
半減期	1〜4 分
代謝/排泄	主に肝代謝
副作用	低血圧，徐脈

カルペリチド：ハンプ® 1 V＝1,000 μg＝2,017 円

希釈方法	3 V を注射用蒸留水 10 mL に溶解し，NS 90 mL を加え，全量で 100 mL にする（3,000 μg/100 mL，1 mL＝30 μg）。
投与量	急性心不全：添付文書では，0.1〜0.2 μg/kg/min（10〜20 mL/hr）。日本循環器学会 急性心不全治療ガイドライン（2011 年改訂版）[18]では，0.0125〜0.05 μg/kg/min（1.25〜5 mL/hr） ※副作用としては投与開始初期に血圧の低下を生じることがあり，投与開始の際には低用量から持続静脈内投与すると記載されている。
半減期	消失半減期は α 相：2.8 分，β 相：25.3 分

ニトロプルシド：ニトプロ® 1 A＝30 mg/10 mL＝2,964 円，毒薬

希釈方法	1 A＋NS 40 mL（30 mg/50 mL，1 mL＝0.6 mg）
投与量	保険適用：① 手術時の低血圧維持，② 手術時の異常高血圧の救急処置 開始用量：0.5 μg/kg/min（2.5 mL/hr），数分ごとに目標血圧を得るまで増量 最大用量：2 μg/kg/min（10 mL/hr），2 μg/kg/min，3 日以上投与でシアン中毒のリスク ※cyanide→肝臓で代謝→thiocyanate→腎臓で排泄。cyanide は thiocyanate より 100 倍中毒性が高い。そのため，肝障害・腎障害でシアン中毒のリスクが高まる。 ※添付文書上の最大投与量に 3 μg/kg/min との記載があるが，中毒リスクを避けるため，2 μg/kg/min を最大投与量とする意見もある[19]。 診断：乳酸アシドーシス，$ScvO_2$ の上昇[17]
禁忌	肝障害，腎障害，PDE 5 阻害薬（シルデナフィルなど）併用（過度の血圧低下），甲状腺機能不全（代謝物のチオシアンにより甲状腺機能が低下）
効果発現時間	＜2 分
効果持続時間	1〜10 分
半減期	2 分，thiocyanate：〜3 日（腎障害で延長）
代謝/排泄	主に尿排泄（thiocyanate として）

ニコランジル：シグマート® 1 V＝12 mg＝1,194 円（ジェネリック：614 円），1 V＝48 mg＝3,973 円（ジェネリック：2,089 円）

作用	K チャネル開口薬
希釈方法	シグマート 48 mg＋NS 48 mL（1 mL＝1 mg）
投与量	不安定狭心症時：シグマート 48 mg＋NS 48 mL で 2〜6 mg/hr（2〜6 mL/hr）で持続静注（J-WIND[20]で有用性は示されなかった。） 急性心不全：0.2 mg/kg を 5 分かけて投与後，0.05〜0.2 mg/kg/hr で持続静注
持続投与後の半減期	α 相：約 8 分，β 相：1.3 時間

ランジオロール：オノアクト® 1 V＝50 mg＝6,577 円

作用	短時間作用型 β_1 遮断薬
希釈方法	3 V＋NS 50 mL（150 mg/50 mL，1 mL＝3 mg）
投与量	保険適用： ① 手術時の心房細動，心房粗動，洞性頻脈に対する緊急処置 ② 手術後の循環動態監視下における心房細動，心房粗動，洞性頻脈に対する緊急処置：0.06 mg/kg/min（1 mL/min）で静注後，0.02 mg/kg/min（20 mL/hr）で開始。5～10 分ごとに増量 ③ 心機能低下例における心房細動，心房粗動：1 µg/kg/min で開始。1～10 µg/kg/min（1～10 mL/hr）で調節 ※ J-Land 研究で，EF 25～50％ 患者は，ジギタリスよりレートコントロールが改善，重篤な副作用は変わらず[21]。 ※ 心機能低下時の頻脈性不整脈に保険適用が追加されたが，投与量が異なるため注意
禁忌	① 心原性ショック，② 糖尿病性ケトアシドーシス，代謝性アシドーシス，③ 房室ブロック，洞不全症候群など徐脈性不整脈，④ 肺高血圧症による右心不全，⑤ 未治療の褐色細胞腫
効果発現時間	2 分
半減期	約 4 分
代謝/排泄	主に肝代謝

プロプラノロール（インデラル®）：1 A＝2 mg＝2 mL＝90 円

作用	非選択的 β 遮断薬（β_1，β_2 遮断薬）
希釈方法	1 A＋NS 18 mL（2 mg/20 mL，1 mL＝0.1 mg）
投与量	保険適用：期外収縮，発作性頻拍，頻拍性心房細動など（詳細は添付文書[22] 参照） ・1 回 1～5 mg をゆっくり（1 mg/min）程度で静注[23] ・1 回 1 mg を 1 分かけて静注。2 分間隔で 3 回まで投与可能[24]
禁忌	気管支喘息，うっ血性心不全など
半減期	3～6 時間
代謝/排泄	主に肝代謝

ジギタリス製剤：ジゴシン® 1 A＝0.25 mg

- ジゴキシンに細胞内の Ca^{2+} 濃度を上昇させることで1心拍当たりの収縮力を増大させる。また，副交感神経活性化作用があり，特に房室結節に作用する。
- 心機能が低下している患者に対するジゴキシンの作用は，左室収縮力の増加，肺動脈楔入圧の低下，安静時・労作時の心拍出量の増加である。
- 運動時，交感神経活性が高いときのレートコントロールにはあまり効果がない。

投与方法	1 A＋NS 50 mL で数分以上でゆっくり静注
血中濃度	・最終投与から 12 時間以上たってから測定。副作用としての不整脈の頻度は血中濃度 1.7ng/mL で 10％，2.5ng/mL で 50％と，血中濃度が高いほど頻度が高い[25]。全死亡，心不全死，入院率など，血中濃度が 0.5〜0.8ng/mL 群が最も少なく，その他の群では死亡率の増加の可能性も指摘された[26]。 ・血中濃度を 1.0ng/mL 以上にしないことが推奨されている。
経口	CrCl＞60：0.125 mg 1 日 1 回 10＜CrCl＜60：0.0625 mg 1 日 1 回，CrCl＜10 および血液透析なら 0.0625 mg を週 3 回。血中濃度をみながら調節[27]
効果発現時間	2〜3 時間
効果出現時間	静注：5 分〜1 時間。血中濃度を 1.2 ng/mL 以上にしないことが推奨されている[28]。
副作用	心毒性，消化器症状（食欲不振，嘔気・嘔吐，下痢など），視覚障害（霧視，黄視），重度高 K 血症
半減期	主に腎代謝であり，半減期は腎機能正常者の場合 36〜48 時間，無尿患者の場合 3.5〜5 日である。維持量投与により血中濃度が安定化するのに要する時間は，半減期の 4〜5 倍（腎機能正常者では 7〜10 日）[29]

フェントラミン：レギチーン® 1 A＝10 mg＝1 mL＝86 円

作用	非選択的α遮断薬
希釈方法	原液使用
投与量	保険適用： ① 褐色細胞腫の手術前・手術中の血圧調整 ・手術前に 5 mg 静注あるいは筋注（手術の 1〜2 時間前） ・手術中血圧の状態から判断して，1〜5 mg を適時静注 ② 褐色細胞腫の診断：褐色細胞腫などの高血圧緊急症の場合 ・1〜5 mg 静注。最大 1 回投与量 15 mg[17] ・ボーラス投与後 1 mg/hr から開始し，最大 40 mg/hr まで増量可能[30]
効果発現時間	静注 1〜2 分，筋注 15〜20 分
効果持続時間	静注 10〜30 分，筋注 30〜45 分
半減期	静注 19 分
代謝/排泄	主に肝代謝
副作用	起壊死性薬物のため血管外漏出に注意（ノルアドレナリン参照）

抗不整脈薬

アミオダロン静注薬：アンカロン® 1 A＝150 mg＝3 mL＝3,154 円

作用	Vaughan Williams 分類Ⅲ群（K，Na，Ca チャネル拮抗薬，β遮断薬）
希釈方法	初期急速投与：125 mg（2.5 mL）＋5％ ブドウ糖 100 mL 負荷・維持投与：5 A＋5％ ブドウ糖 500 mL（1,250 mg/日を超えないこと，および投与濃度は 2.5 mg/mL を超えないこと）
投与量	保険適用： ① 心室性，血行動態不安定な心室頻拍 VT で難治性かつ緊急を要する場合 ・初期急速投与：125 mg（2.5 mL）を 10 分（600 mL/hr）で投与 ・負荷投与：750 mg/500 mL を 0.8 mg/min（33 mL/hr）で 6 時間 ・維持投与：750 mg/500 mL を 0.4 mg/min（17 mL/hr） ・追加投与：125 mg（2.5 mL）を 10 分（600 mL/hr）で投与可能 ② 電気的除細動抵抗性の心室細動あるいは無脈性心室頻拍による心停止 ・300 mg（6 mL）を 5％ ブドウ糖 20 mL に加えて静注 ・150 mg（3 mL）を 5％ ブドウ糖 10 mL に加えて追加投与可能
心房細動に対する使用（適用外使用）	レートコントロール：AHA/ACC/HRS 心房細動ガイドライン[12]ではジルチアゼムより効果が劣り，コントロールまでの時間がかかる（アミオダロン 7 時間 vs. ジルチアゼム 3 時間），重症疾患に伴う心房細動で 60 分以内にレートコントロールが改善という報告があり[31]，日本循環器学会 心房細動治療（薬物）ガイドライン（2013 年改訂版）[14]でも，心不全症例でのレートコントロールで Class I 勧告の薬剤の 1 つである。心不全患者の心拍出量を低下させない[32]。
副作用	・低血圧，徐脈，肝障害，QTc 延長，間質性肺炎（静注では少ない，経口長期投与で），甲状腺機能亢進症，甲状腺機能低下症 ・血管炎を引き起こすことがあるので，末梢で投与するなら 2.5 mg/mL の濃度を超えないこと（添付文書[33]）
相互作用	ワルファリン，ジゴキシン，フェニトイン，テオフィリンの血中濃度を上昇する可能性（アミオダロンを使用するならジゴキシンを 50％ 減＋血中濃度モニター，ワルファリン 25〜33％ 減＋INR モニター[34]）
併用禁忌	モキシフロキサシン，ペンタミジン
分布容積	40〜84 L/kg：初期量（ローディング）後，すぐに脂肪に溶け込み，30〜45 分で血中濃度は 10％ に下がる。したがって，持続投与が必要である。
代謝/排泄	主に肝代謝：重症肝障害では投与量調節が必要な可能性があるが，ガイドラインなどの基準はない。肝酵素が正常値の 3 倍以上や患者のベースラインの 2 倍以上となった場合は，減量や中止を考慮

■ アミオダロン経口投与

バイオアベイラビリティ	30〜50%
半減期	35〜110日
代謝/排泄	・肝臓で代謝されて抗不整脈活性があるデスエチルアミオダロンとなる。 ・腎臓からはほとんど排泄されない（未変化体：<1%）。 ・脂溶性が高いため，肝臓・肺・皮膚など多くの組織に蓄積し，多様な副作用を起こす。
効果発現時間	・効果が出始めるのに2〜3日かかる（投与量による）[35]。 ・脂溶性が高く，合計10gくらい投与したところで，組織が飽和するといわれている[36]。

■ プロカインアミド：アミサリン® 1A＝100 mg＝1 mL＝92円

作用	Vaughan Williams分類Ia群，Naチャネル阻害薬，Kチャネル阻害薬
希釈方法	1A＋5%ブドウ糖4 mL（100 mg/5 mL，1 mL＝20 mg）
投与量	添付文書[37]： ・静注：200〜1,000 mgを50〜100 mg/min以下の速度で ※中毒症状が現れた場合あるいは総量が1,000 mgに達した場合投与を中止 ※QT>450 msec，QRSが投与前の1.5倍以上で中止
副作用	・QTc延長（Kチャネル阻害），QRS延長（Naチャネル阻害）から心室細動，心室頻拍 ・薬剤誘発性ループス：長期投与患者の50%が抗核抗体（ANA）陽性。20〜30%が薬剤誘発性ループスを発症。ANA上昇やSLEの症状（関節炎，発熱，寒気，発疹など）がみられる場合は，中止を考慮 ・低血圧（陰性変力作用というよりは，自律神経遮断作用）[38] ・心不全
代謝/排泄	60%：未変化体で尿排泄（半減期2〜3時間） 40%：肝代謝でN-アセチルプロカインアミド（NAPA）へ，これも活性があり腎排泄（半減期6〜10時間）
作用	プロカインアミドはNaチャネル遮断薬，NAPAはKチャネル遮断薬
効果発現時間	筋注10〜30分
TDM	プロカインアミドの治療域：4〜10 μg/mL，NAPAの治療域：7〜15 μg/mL[39] ※インタビューフォーム[40]によると，500 mg投与直後プロカインアミドは約8 μg/mL 採血タイミング：次回投与前[39] 中毒域：プロカインアミド：>12 μg/mL（インタビューフォーム[40]）

ジソピラミド：リスモダン P® 1 A＝50 mg＝5 mL＝393 円

作用	Vaughan Williams 分類 Ia 群，Na チャネル阻害薬，K チャネル阻害薬，抗コリン薬
希釈方法	1 A＋NS 20 mL
投与量	50〜100 mg あるいは 1〜2 mg/kg を 5 分以上かけて静注
副作用	・腎障害時の明確な投与量はないが，腎排泄のため副作用発現に注意 ・抗コリン作用（尿閉，口渇，便秘など）→緑内障や尿貯留傾向にある患者には禁忌 ・QRS 延長（Na チャネル拮抗薬） ・QTc 延長（K チャネル拮抗薬）→モキシフロキサシン，アミオダロンなどとの併用禁忌 ・心抑制作用，伝導抑制：重篤な心不全に禁忌，房室ブロック患者に禁忌 ・低血糖
半減期	4〜10 時間
代謝/排泄	・肝臓で N-despropyldisopyramide（活性代謝物）へ代謝 ・尿から未変化体として〜50%，活性代謝物として〜20% 排泄

シベンゾリン：シベノール® 1 A＝5 mL＝70 mg＝885 円

希釈方法	1 A＋NS 20 mL，1.4 mg/kg（50 kg ならこれを全量），2〜5 分で静注
作用	Vaughan Williams 分類 Ia 群，Na チャネル阻害薬，K チャネル阻害薬，抗コリン薬
副作用	QT 延長や QRS 延長から VT，VF，TdP。抗コリン作用で尿閉。低血糖など
禁忌	高度房室ブロック，高度洞房ブロック，うっ血性心不全，透析患者，緑内障や尿貯留傾向
代謝/排泄	肝代謝，主に腎排泄（65%）。静注後，すぐに血中濃度は 10% くらいまで低下，最終半減期は 7 時間

ニフェカラント：シンビット® 1 V＝50 mg＝4,818 円

作用	Vaughan Williams 分類Ⅲ群（K チャネル阻害薬）
希釈方法	1 V＋NS 50 mL（1 mg/mL，1 mL＝1 mg）
投与量	初期負荷量：0.15〜0.3 mg/kg＝7.5〜15 mg を 5 分で静注。繰り返し投与する場合は，直前の投与後 2 時間以上の間隔を空ける（血中濃度の過剰な上昇を防ぐため）。 維持量：0.1〜0.4 mg/kg/hr＝5〜20 mL/hr（ローディングも維持も少量から始め，QTc550〜600 mesc 以上なら減量）。透析患者は半量[41]
副作用	急速静注による血中濃度の急激な上昇により過度の QTc 延長や TdP のリスク
相互作用	アミオダロン注射剤（併用により TdP を起こす可能性が高くなる）
半減期	1.5〜2.1 時間
代謝/排泄	肝臓でグルクロン酸抱合。腎臓から未変化体として 30% 排泄

ピルジカイニド：サンリズム® 1 A＝50 mg＝5 mL＝657 円
（ジェネリック：441 円）

希釈方法	0.5 A＋NS 100 mL を静注（50 kg の場合）。1 日総投与量は 50 mg（体重 50 kg の場合）
投与量	頻拍性不整脈（上室性，心室性）：最大用量は 1.0 mg/kg を 10 分間で徐々に静注。1 日総投与量は 1 回最大用量を超えてはいけない。
作用	Vaughan Williams 分類 Ic 群
禁忌	うっ血性心不全（陰性変力作用），高度の房室ブロック/洞房ブロック
副作用	K チャネル抑制による QT 延長，TdP。Brugada 症候群の誘発が報告されている。
半減期	3.4 時間（CrCl＞80）腎機能障害により半減期延長（23.7 時間，CrCl＜20 mL/min）
代謝/排泄	主に腎排泄

拮抗薬

フルマゼニル：アネキセート® 1 A＝5 mL＝0.5 mg＝2,791 円
（ジェネリック：1,336〜1,634 円，他規格あり）

希釈方法	0.2 mg（2 mL）＋NS 20 mL
投与量（ベンゾジアゼピン系薬剤による鎮静の拮抗）	0.2 mg を 15 秒以上かけて静注。1 分おきに繰り返し，最大 1 mg まで投与可能。ICU 領域では 2 mg まで
禁忌	長期間ベンゾジアゼピン系薬剤を投与されているてんかん患者（痙攣のリスク）
副作用	血管拡張，痙攣（ベンゾジアゼピンの離脱），1 時間くらいで再鎮静が起こる可能性あり
効果発現時間	1〜2 分
効果持続時間	1 時間以内（19〜50 分）に再鎮静が起こる可能性（ベンゾジアゼピン系投与量や血中濃度に依存）あり
半減期	4〜11 分（最終消失半減期：40〜80 分）（肝障害で半減期延長）
代謝/排泄	主に肝代謝

グルカゴン：グルカゴン G ノボ® 1 V＝1 mg（溶解用注射用水 1 mL 付き）＝ 2,143 円（ジェネリック：1,753 円）

投与量	① β 阻害薬や Ca 拮抗薬中毒の拮抗（適応外使用）：3～10 mg（0.05～0.15 mg/kg）を静注，その後 3～5 mg/hr（0.05～0.1 mg/kg/hr）で持続静注[42] ② 低血糖時の救急処置：1 mg を静注，筋注，皮下注
副作用	嘔気・嘔吐（高用量で高頻度）
効果発現時間（血糖値）	静注 5～20 分，筋注 30 分，皮下注 30～45 分
効果持続時間（血糖値）	60～90 分
半減期	8～18 分
代謝/排泄	主に肝代謝

オクトレオチド：サンドスタチン® 1 A＝100 μg＝1 mL＝2,800 円（ジェネリック：1,400 円，他規格あり）

投与量	① 食道静脈瘤破裂（適応外使用）：25～100 μg/hr（通常 50 μg/hr）静注，その後 25～50 μg/hr（2～5 日間）。出血がコントロールできない場合は，ボーラス再投与を考慮[43] ② SU（スルホニル尿素）薬による低血糖（適応外使用）： ・皮下注：50～75 μg 6 時間ごと（必要時）[44] ・静注：～125 μg/hr までの使用経験[45]
半減期	1.7～1.9 時間（高齢者，肝障害，腎障害時に延長）
代謝/排泄	肝代謝＋※日本循環器学会 心房細動治療（薬物）ガイドライン（2013 年改訂版）[14]，AHA/ACC/HRS の心房細動ガイドライン 2014 年[15]では，非代償性心不全での非ジヒドロピリジン系 Ca 拮抗薬は Class Ⅲ。腎排泄（未変化体の腎排泄率は 32％）

ナロキソン：1 A＝0.2 mg＝1 mL＝929 円

希釈方法	必要量＋NS 20 mL
投与量	① 治療量のオピオイドによる呼吸抑制の拮抗：0.2 mg を 30 秒かけて静注。2～3 分間隔で追加投与考慮。合計 0.8 mg 投与しても拮抗しない場合は，他の原因を考慮 ② オピオイドの過量投与：0.2 mg を 30 秒かけて静注。2～3 分間隔で追加投与考慮 ※メサドン（メサペイン®）のような半減期の長いオピオイドの拮抗の場合は，ナロキソンの持続投与も考慮（適応外使用）
副作用	オピオイドの離脱（不安感，焦燥感，血圧上昇など）

効果発現時間	静注：2分以内，筋注または皮下注：2〜5分
効果持続時間	30〜120分（投与経路に依存）
半減期	0.5〜1.5時間代謝/排泄主に肝代謝（グルクロン酸抱合）

プロタミン：1 A＝100 mg＝10 mL＝671円

希釈方法	必要量（最大 50 mg/5 mL）＋NS 100 mL
投与量	ヘパリンの中和：1 mgのプロタミンで約100単位のヘパリンを中和（1回最大投与量：50 mg） ・ヘパリン持続静注の中和：速度が1,250単位/hrの場合，直近2〜2.5時間のヘパリンを中和するために〜30 mgのプロタミンが必要[46]。50 mg投与の場合10分かけて静注（投与速度が速いと低血圧のリスク） ・ヘパリン皮下注の中和：1〜1.5 mgのプロタミンで100単位のヘパリンの中和。必要量の一部（25〜50 mg）を10分かけて静注，その後残りのプロタミンを8〜16時間かけて持続静注
副作用	低血圧（急速投与），アナフィラキシー〔急速投与，結晶性プロタミンインスリン（NPH）の投与歴など〕，過剰な投与で抗凝固作用
効果発現時間	5分
半減期	7分

メナテトレノン：ケイツー®N静注，ケイツー®カプセル 1 A＝10 mg＝2 mL ＝80円，1カプセル（5 mg）＝24円

投与量（目安）	ワルファリンによるINR延長（適応外使用）[47, 48] ① INR＜4.5（出血がない場合）：ビタミンKの投与はしない。 ② INR4.5〜10（出血がない場合）：出血リスクがある場合は，1〜2.5 mg経口投与を考慮 ③ INR＞10（出血がない場合）：2.5〜5 mg経口投与を考慮 ④ 軽度の出血：2.5〜5 mg経口投与を考慮 ⑤ 重度の出血：5〜10 mg静注 ※高用量（10〜15 mg）のビタミンK投与は，1週間以上ワルファリン耐性を引き起こす可能性がある[49]。
効果発現時間	経口投与6〜10時間，静注1〜2時間
最大効果発現時間	経口投与24〜48時間，静注12〜14時間：経口投与の再投与は24時間後，静注の再投与は12時間後
代謝/排泄	主に肝代謝

抗痙攣薬

ジアゼパム：セルシン® 1 A＝2 mL＝10 mg＝93 円（ジェネリック：58 円，他規格あり）

投与量	添付文書[50]：10 mg を静注または筋注。必要に応じて 3～4 時間ごとに注射 Neurocritical Care Society[51]：0.15 mg/kg（最大 10 mg）。5 分以内に再投与を考慮
投与速度	最大 5 mg/min
効果発現時間	静注 1～3 分
効果持続時間	15～30 分
禁忌	急性狭隅角緑内障，重症筋無力症，ショック，昏睡，バイタルサインの悪い急性アルコール中毒の患者
副作用	低血圧，呼吸抑制，血管外漏出
最高血中濃度到達時間	静注 0.6 分
半減期	33～45 時間（ジアゼパム），87 時間（活性代謝物）
代謝/排泄	主に肝代謝

フェニトイン：アレビアチン® 1 A＝5 mL＝250 mg＝128 円

希釈方法	必要量＋NS 100 mL（生食以外には溶解しない。）
投与量	添付文書[52]：125～250 mg を最大 50 mg/min で投与。発作が抑制できない場合，100～150 mg を追加投与考慮（日本の添付文書には負荷投与の記載はない）。30 分後に 2～3 mL（100 mg，150 mg）追加投与可能 負荷投与：Neurocritical Care Society[51]では，20 mg/kg を最大 50 mg/min で投与。〔上記希釈なら 500 または 1,000 mg＋NS 100 mL，合計 110 または 120 mL を 20 分以上かけて（約 330 mL/hr 以下のスピードで）〕 維持投与：初期維持量 250 mg 点滴静注 1 日 1 回あるいは 100 mg 2 錠分 2～3 錠分 3→血中濃度により増減
至適血中濃度	10～20 μg/mL（トラフ値）（アルブミンで補正必要のため解釈に注意，アルブミン補正：測定値×4.4/血清アルブミン濃度[53]）
禁忌	洞性徐脈，高度の刺激伝導障害のある患者（心停止を起こすことがある。）
副作用	急速静注→低血圧，不整脈，皮疹（TEN，DIHS，重篤化する可能性），静脈炎（血管外漏出で壊死の可能性），血球減少
中毒	初期は眼振や運動失調。眼振は水平，垂直などいろいろ。嘔気・嘔吐もある。さらに進むと精神症状や意識障害。活性炭を考慮。HD，HF は効果なし[49]

相互作用	フェニトインの血中濃度上昇：アミオダロン，アゾール系抗真菌薬，カルバマゼピン，ワルファリンなど
	フェニトインの血中濃度低下：カルバマゼピン，フェノバルビタール，リファンピンなど
	フェニトインによる血中濃度低下：カルバマゼピン，アトルバスタチン，リバーロキサバンなど
効果発現時間	静注〜0.5〜1時間
半減期	7〜42時間
代謝/排泄	主に肝代謝

ホスフェニトイン：ホストイン® 1 A＝10 mL＝750 mg＝6,361円

□希釈方法〔初期投与量：22.5 mg/kg（追加投与してはいけない）〕

体重（kg）	バイアルからの採取量（mL）	希釈液量（NS or 5％ ブドウ糖）（mL）	希釈後の全量（mL）	流量設定（mL/hr）
50	15	60	75	600
60	18	72	90	600
70	21	84	105	600

□希釈方法〔維持投与量：7.5 mg/kg/日（初回投与後12〜24時間を空ける）〕

体重（kg）	バイアルからの採取量（mL）	希釈液量（NS or 5％ ブドウ糖）（mL）	希釈後の全量（mL）	流量設定（mL/hr）
50	5	20	25	200
60	6	24	30	240
70	7	28	35	280

□投与量〜代謝/排泄

投与量（てんかん重積）	初回投与：22.5 mg/kg を点滴静注。投与速度は 3 mg/kg/min または 150 mg/min のいずれか低いほうを超えない。
	維持投与：5〜7.5 mg/kg/日を1回または分割にて点滴静注。投与速度は 1 mg/kg/min または 75 mg/min のいずれか低いほうを超えない。維持投与は，初回投与から12〜24時間空けて行う。
	※ホスフェニトインの分子量はフェニトインの1.5倍。ホスフェニトインはフェニトインへ即座に変換される。
禁忌	「フェニトイン」参照
副作用	「フェニトイン」参照。静脈炎は引き起こしにくい。
相互作用	「フェニトイン」参照
効果発現時間	「フェニトイン」参照

半減期	ホスフェニトイン：〜15 分
代謝/排泄	「フェニトイン」参照

フェノバルビタール：
フェノバール® 1 A＝1 mL＝100 mg＝73 円：筋注，皮下注用
ノーベルバール® 1 V＝250 mg＝2,119 円：静注用

希釈方法（ノーベルバール®）	1 V を NS 5 mL で溶解し（250 mg/5 mL，1 mL＝50 mg），全量 NS 50 mL になるように溶解（体重 50 kg，20 mg/kg 投与の場合：4 V を NS 20 mL で溶解＋NS 30 mL）
投与量（てんかん重積）	負荷投与（ノーベルバール®）：15〜20 mg/kg を 10 分以上かけて点滴静注 または最高速度 100 mg/min〔4 V＝1,000 mg を NS 20 mL で溶解，さらに NS 30 mL を加え，合計 50 mL，10 分以上かけて（300 mL/Hhr 以下の速度）〕 維持投与（フェノバール®）：50〜200 mg 皮下注または筋注→血中濃度により増減
至適血中濃度	20〜40 µg/mL（トラフ値）
禁忌	ボリコナゾール（ブイフェンド®）併用（CYP3A4 誘導によりボリコナゾールの血中濃度低下）
副作用	低血圧，呼吸抑制，TEN や DIHS。興奮・多動（特に急性の疼痛がある場合），離脱症状。静脈炎（血管外漏出で壊死の可能性）
相互作用	使用時かならず添付文書[54, 55]を確認。 フェノバルビタールの血中濃度上昇：フェニトイン，バルプロ酸など フェノバルビタールの血中濃度低下：リファンピンなど フェノバルビタールによる血中濃度低下：アピキサバン，ステロイド，フェンタニル，ワルファリンなど
効果発現時間	静注〜5 分
効果持続時間	静注 4〜10 時間
半減期	53〜140 時間
代謝/排泄	主に肝代謝（未変化体尿中排泄率：20〜50％，血液透析で 20〜50％ 除去）

□アレビアチン注は強アルカリ性（pH 約 12）で生理食塩液との浸透圧比が約 29 である。ホストイン注はこれに比べ，注射用水で溶解した場合 pH 8.5〜9.1，上記浸透圧比 1.9 と，組織傷害性の回避が期待できる[56]。

鎮静薬

プロポフォール：1% ディプリバン® 1 V＝100 mL＝1,000 mg＝1,781 円（ジェネリック：1,540 円，他規格あり）

原液濃度	10 mg/mL（1,000 mg/100 mL）
投与量	集中治療における人工呼吸中の鎮静 初期：1.5 mL/hr（0.3 mg/kg/hr）→5～10 分ごとに目標鎮静レベルまで 1.5～3 mL/hr ずつ（0.3～0.6 mg/kg/hr）増量（添付文書）
禁忌	小児：集中治療における人工呼吸中の鎮静においては，小児には投与しないこと ※因果関係は不明であるが，集中治療中の鎮静に使用し，小児での死亡例が海外で報告されている。 妊産婦：ヒト胎児へ移行することが報告されている。
副作用	プロポフォール注入症候群（PRIS）（高リスク：>48 時間投与，5 mg/kg/hr，小児），血圧低下，高トリグリセリド血症
効果発現時間	9～51 秒（ボーラス投与）
効果持続時間	3～10 分（投与量と速度に依存）
半減期	二相性（初期相：40 分，終末相：4～7 時間）。72 時間以上投与で半減期延長[57]
代謝/排泄	主に肝臓

ミダゾラム：ドルミカム® 1 A＝10 mg＝2 mL＝124 円（ジェネリック：69 円）

希釈方法	5 A＋NS 40 mL（50 mg/50 mL，1 mL＝1 mg）
投与量	集中治療における人工呼吸中の鎮静： ● 導入：0.03 mg/kg（0.01～0.05 mg/kg）（50 kg の場合 2 mL）を静注。適切な鎮静まで 5 分ごとに追加投与 ● 維持：0.02～0.1 mg/kg/hr 痙攣重積（適応外使用）： ● ルートがない場合：0.2 mg/kg（最大 10 mg）筋注[58] ● 持続静注：0.05～2 mg/kg/hr[59] ● 禁忌：重症筋無力症，HIV プロテアーゼ阻害薬併用
副作用	低血圧 ※腎機能障害時に活性代謝物の蓄積による鎮静作用遷延リスク
効果発現時間	筋注：15 分，静注：3～5 分
効果持続時間	筋注：最大 6 時間（平均 2 時間），静注：<2 時間（単回投与）（投与量と速度に依存）
半減期	2～7 時間（半減期延長リスク：肝硬変，うっ血性心不全，肥満，腎障害，高齢者）
代謝/排泄	主に肝臓（活性代謝物は腎排泄）

デクスメデトミジン：プレセデックス® 1 V＝2 mL＝200 μg＝5,192 円

希釈方法	1 V＋NS 48 mL＝50 mL（200 μg/50 mL，1 mL＝4 μg）
投与量	集中治療における人工呼吸器管理中および離脱後の鎮静： ・負荷：6 μg/kg/hr の投与速度で 10 分間で静注（血行動態不安定患者には負荷投与は推奨されない[60]） ・維持：0.2～0.7 μg/kg/hr（上記希釈で 2.5 mL～17.5 mL/hr） ※鎮痛作用があるが，単独では不十分
副作用	徐脈，低血圧 ※呼吸抑制はなし
効果発現時間	ボーラス 5～10 分
効果持続時間	60～120 分（用量依存）
半減期	～3 時間
代謝/排泄	主に肝臓

チオペンタール（バルビツール系）：
ラボナール® 1 V＝300 mg（溶解用注射用水 12 mL 付き）＝872 円

希釈方法	1 V＋12 mLNS＝25 mg/mL（2.5％）
投与量	・短時間麻酔 2～3 mL 静注（上記希釈で 50～75 mg），30 秒観察，必要なら 2～3 mL 追加（これだけだと 10～15 分程度の麻酔） ・1～5 mg/kg/hr＝2～10 mL/hr（添付文書[61]では，点滴投与を行う場合は静脈内点滴麻酔法に準ずるとしか記載されていない。） ・痙攣：2～8 mL 静注（上記希釈で 50～200 mg）を痙攣が止まるまで徐々に投与
副作用	気管攣縮，ショック
禁忌	Addison病（以下のリスク：催眠作用が持続または増強，血圧低下，高K血症），急性間欠性ポルフィリン症，重症気管支喘息
半減期	3～11.5 時間

鎮痛薬

モルヒネ：1 A＝1 mL＝10 mg＝299 円，麻薬

希釈方法	5 A 50 mg＋NS 45 mL（50 mg/50 mL，1 mL＝1 mg）
投与量	負荷：2～4 mg 静注（2～4 mL）[60]（適応外使用） 維持：2～30 mg/hr（2～30 mL/hr）[60]（適応外使用）
副作用	便秘，嘔気・嘔吐，低血圧（ヒスタミン遊離作用），呼吸抑制
禁忌	気管支喘息発作中，痙攣状態など

効果発現時間	5〜10 分
半減期	3〜4 時間
代謝/排泄	・肝臓で活性代謝物（morphine-6-glucuronide）にグルクロン酸抱合 ・活性代謝物は腎臓から排泄→腎障害時に蓄積のリスク

フェンタニル：1 A＝2 mL＝100 μg＝214〜289 円，麻薬

希釈方法	5 A＋NS 40 mL＝50 mL（500 μg/50 mL，1 mL＝10 μg）
投与量	負荷：25〜50 μg 静注（0.5〜1 mL）[62] 維持：0.7〜10 μg/kg/hr[60]
副作用	便秘，嘔気・嘔吐，低血圧，呼吸抑制
禁忌	喘息患者
効果発現時間	即時
効果持続時間	0.5〜1 時間
半減期	2〜4 時間
代謝/排泄	主に肝臓

ケタミン：ケタラール® 50 mg＝5 mL，200 mg＝20 mL（10 mg/mL），麻薬

投与量	・1〜2 mg/kg を 1 分以上かけて静注（適応外使用） ・SCCM 2013 では，0.1〜0.5 mg/kg 静注，その後 0.05〜0.4 mg/kg/hr 持続静注（適応外使用）
副作用	血圧上昇することがある（数分で回復する）。血圧低下することもある。
禁忌	脳血管障害，高血圧（収縮期圧 160 mmHg 以上，拡張期圧 100 mmHg 以上），脳圧亢進症および重症の心代償不全の患者（一過性の血圧上昇作用，脳圧亢進作用がある。），痙攣発作の既往歴のある患者（痙攣を誘発することがある。）
効果持続時間	1 回投与後 5〜10 分
半減期	4 時間

抗精神病薬

ハロペリドール：セレネース® 1 A＝1 mL＝5 mg＝89 円（ジェネリック：56 円）

希釈方法	1 A＋NS 100 mL
投与量	添付文書[63]：1 回 5 mg を 1 日 1〜2 回静注
副作用	QT 延長，抗コリン作用，錐体外路障害，悪性症候群など
禁忌	Parkinson 病患者など
効果発現時間	0.5〜1 時間
半減期	14〜26 時間
代謝/排泄	主に肝臓

筋弛緩薬

ベクロニウム：マスキュラックス® 1 V＝10 mg＝807円（ジェネリック：494円）

希釈方法	・5 V＋NS 50 mL（50 mg/50 mL） ・静注の場合：1 バイアルを注射用水 5 mL に溶解（溶解後濃度：2 mg/mL）
投与量	初期：0.08～0.1 mg/kg 静注（50 kg の場合 2.5 mL） 持続：0.8～1.7 μg/kg/min（50 kg の場合 2～4 mL/hr）[64] ※train of four でモニタリング
効果発現時間	2.5～3 分（挿管時）
効果持続時間	25～40 分
半減期	65～75 分
代謝/排泄	主に肝臓（活性代謝物），尿中排泄：30％

ロクロニウム：エスラックス® 1 A＝2.5 mL＝25 mg＝604 円，1 A＝5 mL＝50 mg＝1,080 円

希釈方法	原液（10 mg/mL）
投与量	初期：0.6～1 mg/kg 静注（50 kg の場合 3 mL） 持続：7～12 μg/kg/min（50 kg の場合 2.1～3.6 mL/hr）[64] ※ Train of four でモニタリング
効果発現時間	1～2 分
効果持続時間	30 分
半減期	66～144 分
代謝/排泄	主に肝臓（弱い活性代謝物），尿中排泄：30％ ※効果発現時間がベクロニウムより速い。 ※冷所保存

利尿薬

フロセミド：ラシックス® 1 A＝2 mL＝20 mg＝61 円（ジェネリック：57 円）

投与量（持続）	40～100 mg 静注→10～40 mg/hr[65]
副作用	電解質異常（低 K，低 Mg，低 Ca），腎機能障害，難聴（大量急速静注），尿酸上昇
効果発現時間	5 分（静注）
効果持続時間	2 時間（静注）
半減期	0.5～2 時間（末期腎不全：9 時間）
代謝/排泄	主に腎臓

アセタゾラミド：ダイアモックス® 1 V＝500 mg＝618 円

希釈方法	1 V＋NS 20 mL
投与量	250〜500 mg 静注
効果発現時間	2 分（静注）
半減期	4〜8 時間（静注）
代謝/排泄	主に尿中排泄
副作用	代謝性アシドーシス（これを利用してラシックスによるアルカローシスを正常化することあり）

抗凝固薬

アルガトロバン：ノバスタン HI®，スロンノン HI® 1 A＝2 mL＝10 mg＝3,053 円

希釈方法	5 A＋NS 90 mL（50 mg/100 mL，1 mL＝0.5 mg）
投与量	HIT の場合： ・保険適応：0.7 μg/kg/min ・多臓器障害の場合は 0.2 μg/kg/min[66] ・投与開始後は，APTT を投与前値の 1.5〜3 倍の範囲かつ 100 秒以下となるように用量を調節する。 ・最大用量：10 μg/kg/min（60 mL/hr） PCI の場合： ・保険適応 ・開始用量：0.1 mg/kg を 3〜5 分かけて静脈内投与。ボーラス後 10 分に ACT 測定し，術後 4 時間まで ACT が 250〜450 秒になるように調節する。 ・維持：術後 4 時間まで 6 μg/kg/min を目安に静脈内持続投与し，その後，抗凝固療法の継続が必要な場合は，0.7 μg/kg/min に減量し静脈内持続投与する。0.7 μg/kg/min に減量後は，適宜 APTT を測定し，APTT が投与前値の 1.5〜3 倍程度となるよう調節する。
効果発現時間	即時
効果持続時間	1〜2 時間
半減期	30〜50 分（肝障害で 3 時間まで延長）
代謝/排泄	主に肝代謝

エノキサパリン：クレキサン® 1 筒＝2,000 IU＝20 mg＝1,066 円

保険適応	① 下肢整形外科手術施行患者における VTE の発症抑制 ② 静脈血栓塞栓症の発症リスクの高い，腹部手術施行患者における静脈血栓塞栓症の発症抑制
投与量	・1 回 2,000 IU（20 mg），1 日 2 回皮下注（海外は用法・用量が異なる） ・CrCl 30〜50 mL/min の場合は 1 日 1 回 2,000 IU（20 mg）へ減量
効果発現時間	3〜5 時間
効果持続時間	＜12 時間（1 回 40 mg 投与した場合）
半減期	4.5〜7 時間
代謝/排泄	主に尿中排泄

フォンダパリヌクス皮下注：アリクストラ® 0.4 mL（5 mg），0.7 mL（7.5 mg）

適応	急性肺血栓塞栓症，DVT
投与量	体重 50 kg 未満：5 mg，50〜100 kg：7.5 mg，100 kg 超：10 mg
機序	ヘパリンの AT Ⅲ 結合部から作成された。AT Ⅲ に結合し Xa 因子を不活化する。
半減期	15〜17 時間（抗凝固活性はこの 3〜5 倍持続する。）
代謝/排泄	すぐに吸収されピークに到達するのに 1.7 時間かかる。50% に到達は 25 分。腎で無変化体で排泄。100% 吸収，2〜3 時間後にピーク

☐CrCl＜30 mL/min は禁忌となっている（添付文書）[67]。

▶エビデンス

血行動態が安定している有症状 PE に対し，フォンダパリヌクス vs. ヘパリン（少なくとも 5 日），その後ワルファリンへ。初期治療中の VTE 再発：1.3% vs. 1.7%。major bleeding：1.3% vs. 1.1%。3 か月の VTE 再発：3.8% vs. 5% で差がない。死亡率 5.2% vs. 4.4%。このトライアル[68]では Cr＞2 mg/dL は除外されている。

ヘパリン（ヘパリンナトリウム®，ヘパリンカルシウム®）

■ ヘパリンナトリウム®：1 A＝5 mL＝5,000 U＝153 円　他規格あり

希釈方法	4 A＋NS 180 mL（20,000 U/200 mL，1 mL＝100 U）
投与量	日本： • DVT/PE 治療：80 U/kg または 5,000 U 静注後，18 U/kg/hr または 1,300 U/hr で持続静注。APTT がコントロール値の 1.5〜2.5 倍になるように調節する。（日本循環器学会 肺血栓塞栓症および深部静脈血栓症の診断，治療，予防に関するガイドライン 2009 年改訂版[69]） • ACS：日本循環器学会 急性冠症候群の診療に関するガイドラインには記載なし 海外： • DVT/PE 治療：80 U/kg 静注後，18 U/kg/hr で持続静注[70] • ACS：60 U/kg 静注後，12 U/kg/hr で持続静注[71, 72] • APTT 測定し，APTT を投与前値の 1.5〜2 倍になるように調節する。
効果発現時間	20〜30 分
効果持続時間	20〜30 分
半減期	1.5 時間
代謝/排泄	主に肝代謝
副作用	HIT

■ ヘパリンカルシウム® 1 筒＝0.2 mL＝5,000 U＝359 円，他規格あり

投与量	1 回 5,000 U　1 日 2 回皮下注

（前田 幹広，小野寺 夕貴）

略語表

A

A-aDO$_2$	肺胞気動脈血酸素分圧較差	
AA	大動脈弓	
AABB	American Association of Blood Banks	
AAC	無石性胆嚢炎	
AAD	抗菌薬関連下痢症	
AARC	American Association for Respiratory Care	
ACA	前大脳動脈	
ACCM	American College of Critical Care Medicine	
ACCP	American College of Chest Physicians	
ACE	アンジオテンシン変換酵素	
ACES	Abdominal and Cardiac Evaluation with Sonography in Shock	
ACLS	二次救命処置	
ACNS	American Clinical Neurophysiology Society	
ACP	アドバンス・ケア・プランニング（advance care planning）	
ACP	American College of Physician	
ACP	順行性脳灌流法（antegrade cerebral perfusion）	
ACS	腹部コンパートメント症候群（abdominal compartment syndrome）	
ACS	急性冠症候群（acute coronary syndrome）	
ACT	活性化凝固時間	
ACTH	副腎皮質刺激ホルモン	
ADA	American Diabetes Association	
ADH	抗利尿ホルモン	
ADL	日常生活動作	
ADP	アデノシンニリン酸	
ADT	Admission Discharge Triage	
AEC	airway exchange catheter	
AECC	American-European Consensus Conference	
AEP	聴覚脳幹誘発電位	
AF	心房細動	
AG	アニオンギャップ	
AHA	American Heart Association	
AI	anemia of inflammation	
AIDS	後天性免疫不全症候群	
AIN	急性間質性腎炎	

	AKA	アルコール性ケトアシドーシス
	AKI	急性腎障害
	ALI	急性肺傷害
	ALS	筋萎縮性側索硬化症
	AMI	急性腸間膜虚血（acute mesenteric ischemia）
	AMI	急性心筋梗塞（acute myocardial infarction）
	AMP	アデノシン一リン酸
	ANC	絶対好中球数
	APACHE	Acute Physiology And Chronic Health Evaluation
	APRV	airway pressure release ventilation
	APTT	活性化部分トロンボプラスチン時間
	AR	大動脈弁閉鎖不全症
	ARB	アンジオテンシンⅡ受容体拮抗薬
	ARDS	急性呼吸促迫症候群
	ART	抗レトロウイルス療法
	AS	大動脈弁狭窄症
	ASA	American Stroke Association
	aSAH	脳動脈瘤性くも膜下出血
	ASB	無症候性細菌尿
	ASPECTS	Alberta Stroke Program Early CT Score
	ASPEN	American Society for Parenteral and Enteral Nutrition
	ATC	automatic tube compensation
	ATN	急性尿細管壊死
	ATP	アデノシン三リン酸
	ATS	American Thoracic Society
B	BA	脳底動脈
	BAL	気管支肺胞洗浄
	BALF	気管支肺胞洗浄液
	BCAA	分枝鎖アミノ酸
	BGA	血液ガス分析
	BIS	bispectral index
	BMI	body mass index
	BNP	脳性ナトリウム利尿ペプチド
	BP	血圧
	BPS	Behavioral Pain Scale
	BSH	British Society for Haematology
	BSI	血流感染症
	BTF	Brain Trauma Foundation
	BUN	尿素窒素

C

CA-ASB	カテーテル関連無症候性細菌尿	
CA-UTI	カテーテル関連尿路感染症	
CABG	冠動脈バイパス術	
CAD	虚血性心疾患	
CAM-ICU	confusion assessment method for the ICU	
CaO_2	動脈血酸素含量	
CAP	市中肺炎	
CAPD	腹膜透析	
CAS	頸動脈ステント留置術	
CAUTI	カテーテル関連尿路感染症	
CBF	脳血流量	
CBFV	cerebral blood flow velocity	
CBG	コルチコステロイド結合グロブリン	
CCI	補正血小板増加数	
CCP	晶質液性心筋保護液	
CCU	coronary care unit	
CD	*Clostridium difficile*	
CDC	Centers for Disease Control and Prevention	
CDI	*Clostridium difficile* 感染症	
CEA	頸動脈内膜剝離術	
CFU	colony-forming unit	
CI	心係数（cardiac index）	
CI	信頼区間（confidence interval）	
CID	chemotherapy induced diarrhea	
CIDP	慢性炎症性脱髄性多発ニューロパチー	
CIM	重症疾患ミオパチー	
CINM	重症疾患ニューロミオパチー	
CIP	重症疾患多発ニューロパチー	
CIRCI	critical illness-related corticosteroid insufficiency	
CK	クレアチンキナーゼ	
CKD	慢性腎臓病	
CLABSI	カテーテル関連血流感染症（central line-associated bloodstream infection）	
CMI	慢性腸間膜虚血	
CMV	サイトメガロウイルス	
CNS	コアグラーゼ陰性ブドウ球菌	
CO	心拍出量	
CoNS	コアグラーゼ陰性ブドウ球菌	
COPD	慢性閉塞性肺疾患	
COX	シクロオキシゲナーゼ	
CPA	心肺停止	

	CPAP	持続陽圧呼吸療法
	CPB	人工心肺
	CPIS	Clinical Pulmonary Infection Score
	CPK	クレアチンホスホキナーゼ
	CPM	持続的他動運動
	CPOT	Critical Care Pain Observation Tool
	CPP	脳灌流圧
	CPR	心肺蘇生法
	CRBSI	カテーテル関連血流感染症（catheter-related bloodstream infections）
	CrCl	クレアチニンクリアランス
	CRH	副腎皮質刺激ホルモン放出ホルモン
	CRP	C反応性蛋白
	CRRT	持続的腎代替療法
	CSA-AKI	cardiac surgery-associated AKI
	CSF	脳脊髄液
	CSWS	中枢性塩類喪失症候群
	CTA	CT angiography
	CTR	心胸郭比
	CVA	肋骨脊柱角
	CVC	中心静脈カテーテル
	CVCI	cannot ventilate, cannot intubate
	CVP	中心静脈圧
	CVVH	持続的血液濾過
	CVVHD	持続的血液透析
	CVVHDF	持続的血液濾過透析
	CW	連続波
	Cx	回旋枝
	CYP	シトクロム P450
D	DAD	びまん性肺胞障害
	DAPT	抗血小板薬2剤併用療法
	DBP	拡張期血圧
	DHA	ドコサヘキサエン酸
	DHCA	超低体温循環停止法
	DIC	播種性血管内凝固症候群
	DIHS	薬剤性過敏症症候群
	DIS	daily interruption of sedation
	DKA	糖尿病性ケトアシドーシス
	DNAR	Do not attempt to resuscitate
	DNR	Do not resuscitate
	DO_2	酸素運搬量

	DOA	ドパミン
	DOAC	直接経口抗凝固薬
	DOB	ドブタミン
	DTP	differential time to positivity
	DVT	深部静脈血栓症
E	EA	気管支吸引痰
	EACTS	European Association for Cardio-Thoracic Surgery
	EBV	Epstein-Barr ウイルス
	ECG	心電図
	ECMO	体外式膜型人工肺
	ECPR	体外循環式心肺蘇生
	ECST	European Carotid Surgery Trial
	ECUM	体外限外濾過療法
	EDPVR	拡張末期圧-容積関係
	EDV	拡張末期容積
	EF	駆出率
	EFWC	自由水クリアランス
	EGDT	early goal-directed therapy
	EMS	電気刺激療法
	EN	経腸栄養
	ENLS	Emergency Neurological Life Support
	EPA	エイコサペンタエン酸
	EPAP	呼気気道陽圧
	EPO	エリスロポエチン
	ERBD	内視鏡的逆行性胆管ドレナージ
	ERC	European Resuscitation Council
	ESBL	基質拡張型βラクタマーゼ
	ESC	European Society of Cardiology
	ESICM	European Society of Intensive Care Medicine
	ESPEN	European Society for Clinical Nutrition and Metabolism
	ESPVR	収縮末期圧-容積関係
	ESV	収縮末期容積
	EVAR	endovascular aortic repair
F	FAST	focused assessment with sonography in trauma examination
	FDA	米国食品医薬品局
	FDP	フィブリン/フィブリノゲン分解産物
	FFP	新鮮凍結血漿
	FGF23	線維芽細胞増殖因子 23
	FIO_2	吸入気酸素濃度

G	G-CSF	顆粒球コロニー刺激因子
	GABA-A	A型γ-アミノ酪酸
	GBS	Guillain-Barré症候群
	GCS	Glasgow Coma Scale
	GCS	弾性ストッキング (graduated compression stockings)
	GEA	右胃大網動脈
	GEDV	心臓拡張末期容量
	GFR	糸球体濾過量
	GNR	グラム陰性桿菌
	GVHD	移植片対宿主病
H	H2RA	ヒスタミンH_2受容体拮抗薬
	HAART	highly active anti-retroviral therapy
	hANP	ヒト心房性ナトリウム利尿ペプチド
	HAP	院内肺炎
	HAV	A型肝炎ウイルス
	HBV	B型肝炎ウイルス
	HCM	肥大型心筋症
	HCU	high care unit
	HCV	C型肝炎ウイルス
	HD	血液透析
	HDV	D型肝炎ウイルス
	HEENT	head, eyes, ears, nose, and throat
	HES	ヒドロキシエチルスターチ
	HEV	E型肝炎ウイルス
	HF	血液濾過
	HFNC	ネーザルハイフロー
	HFOV	high frequency oscillatory ventilation
	HFpEF	heart failure with preserved EF
	HFrEF	heart failure with reduced EF
	HIT	ヘパリン起因性血小板減少症
	HIV	ヒト免疫不全ウイルス
	HPA	視床下部-下垂体-副腎
	HPS	過灌流症候群
	HR	心拍数
	HRS	Heart Rhythm Society
	HSCT	造血幹細胞移植
	HSV	単純ヘルペスウイルス
	HUS	溶血性尿毒症症候群
I	IABP	大動脈内バルーンパンピング
	IBD	炎症性腸疾患

	IC	大腸虚血
	ICA	高度内頸動脈
	ICD	植込み型除細動器
	ICDSC	Intensive Care Delirium Screening Checklist
	ICP	頭蓋内圧
	ICUASD	ICU 関連嚥下障害
	ICUAW	ICU 関連筋力低下
	IDA	鉄欠乏性貧血
	IDSA	Infectious Diseases Society of America
	IHD	間欠的血液透析
	IHI	Institute for Healthcare Improvement
	IIT	強化インスリン療法
	IN	induced normothermia
	INR	国際標準比
	IPAP	吸気気道陽圧
	IPC	間欠的空気圧迫法
	IRIS	免疫再構築症候群
	ISTH	International Society on Thrombosis and Haemostasis
	ITA	内胸動脈
	ITP	特発性血小板減少性紫斑病
	IVAC	infection-related ventilator associated complication
	IVC	下大静脈
	IVIG	免疫グロブリン静注療法
J	JATEC	Japan Advanced Trauma Evaluation and Care
	JCS	Japan Ccma Scale
	JRC	日本蘇生協議会
	JVD	頸静脈怒張
K	KDIGO	Kidney Disease Improving Global Outcomes
L	LA	左心耳
	LAD	左冠動脈前下行枝
	LAP	左房圧
	LCA	左冠動脈
	LDH	乳酸脱水素酵素
	LDUH	低用量未分画ヘパリン
	LIP	lower inflection point
	LMT	左冠動脈主幹部
	LMWH	低分子ヘパリン
	LOS	低心拍出量症候群
	LV	左心室
	LVEDP	左室拡張末期圧

	LVEF	左室駆出率
	LVOT	左室流出路
M	MAP	平均動脈圧
	MCA	中大脳動脈
	MCHC	平均赤血球 Hb 濃度
	MCS	mechanical circulatory support
	MCV	平均赤血球容積
	MDS	骨髄異形成症候群
	MI	心筋梗塞
	MIC	最小発育阻止濃度
	MMI	チアマゾール
	MMT	徒手筋力試験
	MPA	肺動脈
	MPT	mitochondrial permeability transition
	MR	僧帽弁閉鎖不全症
	MRC	Medical Research Council
	MRHE	鉱質コルチコイド反応性低 Na 血症
	MRSA	メチシリン耐性黄色ブドウ球菌
	MS	僧帽弁狭窄症
	MSSA	メチシリン感受性黄色ブドウ球菌
N	NASCET	North American Symptomatic Carotid Endarterectomy Trial
	NHSN	National Healthcare Safety Network
	NI	narcotrend index
	NICE	National Institute for Health and Care Excellence
	NIH	National Institutes of Health
	NIHSS	National Institutes of Health Stroke Scale
	NIV	非侵襲的換気療法
	NMDA	N-メチル-D-アスパラギン酸
	NOA	ノルアドレナリン
	NOMI	非閉塞性腸管虚血
	NPPV	非侵襲的陽圧換気法
	NPWT	negative pressure wound therapy
	NRS	Nutritional Risk Screening
	NS	生理食塩液
	NSAIDs	非ステロイド性抗炎症薬
	NSE	神経特異エノラーゼ
	NUTRIC	Nutrition Risk in the Critically Ill
	NYHA	New York Heart Association
O	O_2ER	oxygen extraction ratio
	ODS	浸透圧性脱髄症候群

	ONSD	視神経鞘径
	OPCAB	off-pump CABG
	OPSI	脾摘出後重症感染症（overwhelming postsplenectomy infection）
	OT	作業療法士
P	P/F	PaO_2/FIO_2
	PA	肺動脈
	PAD	Pain, Agitation, Delirium
	PaO_2	動脈血酸素分圧
	PAP	肺動脈圧
	PC	pressure control
	PCA	後大脳動脈
	PCC	プロトロンビン複合体濃縮製剤
	PCCS	開心術後心原性ショック
	PCI	冠動脈インターベンション
	PCP	ニューモシスチス肺炎
	PCPS	経皮的心肺補助
	PCR	ポリメラーゼ連鎖反応
	PCWP	肺毛細血管楔入圧
	PDE	ホスホジエステラーゼ
	PDT	経皮的気管切開
	PE	肺塞栓症
	PEA	無脈性電気活動
	PEEP	呼気終末陽圧換気
	PGE1	プロスタグランジンE1
	PGE2	プロスタグランジンE2
	PI	pulsatile index
	PICC	末梢挿入型中心静脈カテーテル
	PIO_2	吸入気酸素分圧
	PIP	最高気道内圧
	PK/PD	pharmacokinetics/pharmacodynamics
	PLR	受動的下肢挙上
	PLT	血小板数
	PMI	周術期心筋梗塞
	PN	経静脈栄養
	POD	post operative day
	PP	脈圧
	PPI	プロトンポンプ阻害薬
	PPM	患者-人工弁-ミスマッチ
	PPV	pulse pressure variation
	PR	肺動脈逆流

PRIS	プロポフォール症候群	
PRSP	ペニシリン耐性肺炎球菌	
PRVC	pressure regulated volume control	
PSB	protected specimen brush	
PSI	patient state index	
PSV	peak systolic velocity	
PSV	pressure support ventilation	
PT	プロトロンビン時間	
PT	理学療法士	
PT-INR	プロトロンビン時間国際標準比	
PTCD	経皮経肝胆道ドレナージ	
PTGBD	経皮経肝胆嚢ドレナージ	
PTH	副甲状腺ホルモン	
PTLD	移植後リンパ増殖性疾患	
PTSD	心的外傷後ストレス障害	
PTU	プロピルチオウラシル	
PVAP	possible ventilator associated pneumonia	
PVC	心室期外収縮	
PW	パルス波	
Q	QOL	クオリティオブライフ
	qSOFA	quick SOFA
R	RA	橈骨動脈
	RA	右心房
	RAA	レニン・アンジオテンシン・アルドステロン
	RAP	右心房圧
	RASS	Richmond Agitation-Sedation Scale
	RCA	右冠動脈
	RCP	逆行性脳灌流法
	RCT	無作為化比較試験
	RI	resistance index
	ROC	receiver operating characteristic
	ROM	関節可動域
	ROSC	自己心拍再開
	RPGN	急速進行性糸球体腎炎
	RQ	呼吸商
	RR	呼吸数
	RRS	rapid response system
	RSBI	rapid-shallow breathing index
	RSI	迅速導入気管挿管
	rt-PA	遺伝子組換え型組織プラスミノーゲン活性化因子

	RTA	尿細管性アシドーシス
	RTBD	逆行性経肝的胆道ドレナージ
	RUSH	Rapid Ultrasound in Shock in the Evaluation of the Critically Ill
	RVEDP	右室拡張末期圧
	RVEF	右室駆出率
	RVP	右心室圧
S	SAM	収縮期前方運動
	SAME	上腸間膜動脈塞栓
	SaO_2	動脈血酸素飽和度
	SAS	Sedation-Agitation Scale
	SAVR	外科的大動脈弁置換術
	SBP	特発性細菌性腹膜炎(spontaneous bacterial peritonitis)
	SBP	収縮期血圧(systolic blood pressure)
	SBT	自発呼吸トライアル
	SCCM	Society of Critical Care Medicine
	SCP	選択的脳灌流法
	SCU	脳卒中ケアユニット
	SCUF	持続的緩徐除水
	$ScvO_2$	中心静脈血酸素飽和度
	SE	state entropy
	SHEA	Society for Healthcare Epidemiology of America
	SIADH	抗利尿ホルモン不適合分泌症候群
	SIMV	synchronized intermittent mandatory ventilation
	SIRS	全身性炎症反応症候群
	SLE	全身性エリテマトーデス
	SLED	持続低効率血液透析
	SMAT	上腸間膜動脈血栓
	SMVT	上腸間膜静脈血栓
	SOFA	Sequential Organ Failure Assessment
	SPECT	single photon emission computed tomography
	SpO_2	経皮的末梢動脈血酸素飽和度
	SPV	systolic pressure variation
	SRMD	ストレス関連粘膜障害
	SSCG	Surviving Sepsis Campaign Guideline
	SSEP	体性感覚誘発電位
	SSI	手術部位感染
	ST	言語聴覚士
	ST	外科的気管切開
	STEMI	ST上昇型急性心筋梗塞
	SV	1回拍出量

SVC	上大静脈	
SVG	大伏在静脈	
SVI	stroke volume index	
Sv̄O₂	混合静脈血酸素飽和度	
SVR	体血管抵抗	
SVV	stroke volume variation	
T	TAC	temporarily abdominal closure
	TACO	輸血関連循環過負荷
	TAPSE	tricuspid annular systolic excursion
	TAVR	経カテーテル的大動脈弁置換術
	TBG	サイロキシン結合グロブリン
	TBI	重症頭部外傷
	TBLB	経気管支肺生検
	TCCFI	transcranial color flow imaging
	TCD	transcranial Doppler
	TDI	組織ドプラ
	TdP	torsades de pointes
	TEE	経食道心エコー図検査
	TEN	中毒性表皮壊死症
	TEVAR	thoracic endovascular aortic repair
	TH	therapeutic hypothermia
	TIA	一過性脳虚血発作
	TMA	血栓性微小血管症
	TOF	train of four
	t-PA	組織プラスミノーゲン活性化因子
	TPN	中心静脈栄養
	TPO	トロンボポエチン
	TPTD	経肺熱希釈法
	TR	三尖弁逆流
	TRA	tissue resonance analysis
	TRALI	輸血関連急性肺障害
	TRH	甲状腺刺激ホルモン放出ホルモン
	TRPG	tricuspid regurgitation pressure gradient
	TSH	甲状腺刺激ホルモン
	TTKG	transtubular K concentration gradient
	TTM	targeted temperature management
	TTP	血栓性血小板減少性紫斑病
U	UCG	心臓超音波検査
	UFH	未分画ヘパリン

	UIP	upper inflection point
	UTI	尿路感染症
V	VA	椎骨動脈
	VA ECMO	veno-arterial ECMO
	VAC	ventilator associated condition
	VAD	補助人工心臓
	VAE	ventilator associated effect
	VALI	人工呼吸器関連肺傷害
	VAP	人工呼吸器関連肺炎
	VAT	ventilator associated tracheobronchitis
	VC	volume control
	VF	心室細動
	VISAGE	visual pursuit, swallowing, age, and Glasgow for extubation
	VO$_2$	酸素摂取量
	VPW	vascular pedicle width
	VRE	バンコマイシン耐性腸球菌
	VT	心室頻拍
	V$_T$	1回換気量
	VTE	静脈血栓塞栓症
	VTI	時間流速積分値
	VV ECMO	veno-venous ECMO
	VZV	水痘・帯状疱疹ウイルス
W	WBC	白血球数
	WFNS	World Federation of Neurological Surgeons
	WPW	Wolff-Parkinson-White

索引

数字

1,25（OH）VitD	415, 419
3-3-2 rule	261
4T スコア	467
6D's	517

欧文

A-a O$_2$ gradient	257
A-aDO$_2$	257
AAC	622
AAD	348
ABC-SOAPMD	260
ABCDEF バンドル	7, 118
ABCDE バンドル	118
ACP	18
ACS	136, 201, 384
acute pulmonary edema	137
ADAMTS13	465
afterload ミスマッチ	134, 201, 281
AG	407
開大性代謝性アシドーシス	407
上昇代謝性アシドーシス	431
正常代謝性アシドーシス	434
非開大性代謝性アシドーシス	407
AI	470
AIN	396
AIUEOTIPS	52
AKA	433
AKI	393
AKI バンドル	10
ALS	60
AMR	529
anatomical shunt	250, 255
anemia of inflammation	470
Antibiotic Stewardship	530
apneic oxygenation	266
APRV	301
APTT	477
AR	189
ARDS	
ステロイド	303
治療戦略	295
病態生理	293
area stenosis	101
AS	186
aSAH	87
ATC	310
atelectrauma	304
ATN	395
automatic tube compensation	310
BAL	334
BALF	334
barcode sign	617
barotrauma	304
Behavioral Pain Scale	37
Berlin 定義	292
Bernoulli の式	629
bilevel PAP	322
Bleeding Risk Score	579
BPS	37
CA-ASB	586
CA-UTI	498, 586
CABG	
適応と目的	195
CAM-ICU	43
cannot ventilate, cannot intubate	267

CAPD	361	CSWS	99, 405
capillary shunt	250, 255	CTR	268
cardiogenic shock	212	**CURVES**	15
CAS	101	CVCI	267
Ca 代謝	413	CVVHDF	438
CBF	66	cytopathic hypoxia	125
CCI	448		
CCP	184	D shape	634
CDI	341	DAD	295
CD トキシン検査	345	DDD	235
CEA	101	de-escalation	508, 520
CHA$_2$DS$_2$-VASc スコア	174	deflation point	230
chemotherapy induced diarrhea	350	DHCA	82
Child-Pugh 分類	377	DIC	479, 483
chloride depletion alkalosis	435	differential time to positivity	488
CID	350	DIS	30
CIM	65, 115	disease trajectory curve	15
CINM	65, 115	DKA	433
CIP	65, 115	DNAR	4, 20
CIRCI	557	DNR	12
CLABSI	485	DNR 指示	20
Clostridium difficile 感染症	341	Do not attempt to resuscitate	4
Cl 異常症	425	Do not resuscitate	12
CMO	20	DOAC	482
CMV	342, 454, 541, 543	**DOPE**	288
Code Heart	248	Downstream 治療	168, 172
colloid	150	dry-lung 戦略	296
CPAP	310	DTP	488
CPAP + PS	310	dysoxia	125, 140
CPIS	504		
CPOT	37	early goal-directed therapy	142
CPP	66	ECMO	301
CPR の適応	4	ECST 法	101
CRBSI	485, 598	EDPVR	133
ケアチームチェックリスト	602	EGDT	142
Critical Care Pain Observation Tool	37	EMS	117
critical illness-related corticosteroid insufficiency	557	EN	355
		EPAP	318
CRT-D	246	EPO	469
CRT-P	246	EPO 製剤	474
crystalloid	150	ESPVR	134
CSA-AKI	393	euthyroid sick syndrome	563

EVAR	204
falciform sign	392
family conference	21
FFP	446
FGF23	421
fluid responsiveness	603
FOUR スコア	54
Frank-Starling の法則	130, 148, 151, 156
GBS	60
GCS	54, 579
Glasgow Coma Scale	54
Goal-oriented planning	2
GOLDMARRK	430
Guillain-Barré 症候群	60
GVHD	443, 453
Hagen-Poiseuille の法則	331
HARDUP	431
heart-lung interaction	153
Henderson-Hasselbalch の式	429
HES	143
HFNC	314
HFOV	302
HFpEF	132
HFrEF	135
high intensity ICU model	24
HIT	447, 467
HIV 感染患者	546
HOP	261
HPA 系	555
HPS	102
HSCT	541
Hunt and Kosnik 分類	96
HUS	447, 465
hyperthyroid	563
hypothyroid	568
hypoxia	140
IABP	227
ICD	246

ICP 亢進	
原因と臨床症状	68
ステロイド療法	78
治療	72
病態生理	66
ICP モニタリング	66, 70
ICU acquired UTI	498
経験的抗菌薬	500
ICUASD	115
ICUAW	60, 65, 115
ICU 関連嚥下障害	115
ICU 関連筋力低下	60, 65, 115
ICU 退室基準	26
ICU でのリハビリテーション	114
ICU における理学療法	
エキスパートコンセンサスと推奨	123
ICU 入室基準	23
ICU 入室の診断モデル	28
IDA	471
IHD	438
IN	79
induced normothermia	79
infection-related ventilator-associated	
complication	502
inflation point	230
IPAP	318
IPC	579
IRIS	547
ITP	447
IVAC	502
IVC 径	603
JATEC	106
Jonsen の 4 分割表	13
KDIGO	393
Lambert-Eaton 筋無力症候群	60
LEMON	261
LIP	304
LMWH	197, 441, 467, 482, 580
LOS	131, 212

low intensity ICU model	24
lower inflection point	304
lung point	618
lung sliding sign	617
LVEDP	132, 632
LVEF	629
M mode	628
macrocirculation	140
MAP液	444
MCHC	470
MCV	470
MDS	458
microcirculation	140
mitochondrial permeability transition	80
MMT	60
MOANS	261
modified 3-day rule	343
modified Ciaglia法	328
modified CPIS	505
MOVES	260, 308
MPT	80
MR	190
MRC score	60, 115
MRHE	405
MRI対応ペースメーカ	246
MS	193
MUDPILECAT	430
myxoedema	568
NASCET法	101
NIHSS	100
NIPPV	317
NIRS	103
NIV	316
NO	302
NOMI	207
NOMIバンドル 心臓血管外科術後	207
NPPV	317
NPWT	383
NUTRIC score	352

Nutritional Risk Screening	352
O_2ER	141
ODS	404
off-pump CABG	195
on-pump CABG	195
ONSD	609
OPSI	540
Padua Prediction Score	578
PCCS	212
PDT	326
PEEP	285
permissive-hypercapnea	296
PICC	486
PIP	289
PLR	155
PN	356, 366
possible ventilator associated pneumonia	502
PPM	640
PRECISE-DAPT score	202
pressure regulated volume control	284
PRIS	32
Procedure-oriented documentation	3
Procedure-oriented planning	3
progressive visualization	265
prone-position	297
protocolized sedation	30
PRVC	284
PT	477
PTH	413
PTSD	34
PVAP	502
P代謝異常	420
qSOFAスコア	140
rapid fluid challenge	218
RASS	30
renal indication	437
Richmond Agitation-Sedation Scale	30

Rigler sign	392
RRS	27
RSBI	309
RSI	266
rt-PA 静注療法	100
RUSH exam	127, 604
SAM	192, 223
SAS	30
SBP	449
SBT	64, 309
seashore sign	617
Sedation-Agitation Scale	30
septic shock	126, 138
SIADH	99, 405
SIMV	283
single breath count 試験	64
SIRS	60
SLED	438
sniffing position	262
SOFA スコア	139
SRMD	582
SSI	509, 591
経験的抗菌薬	513
周術期チェックリスト	591
ST	326
Stewart approach	425
synchronized intermittent mandatory ventilation	283
TAC	383
TACO	453
targeted temperature management	79, 519
TAVR	188
TBLB	335
TCCFI	611
TCD	611
TDI	632
TEVAR	204, 206
TH	79
therapeutic hypothermia	79
thyroid storm	563

Time-limited trial	3
TMA	396, 458
TOF	47
TPN	366
TPO	457
TPTD	144
train of four	47
TRALI	452
transpulmonary pressure	305
triple H 療法	99
triple maneuver	262
trophic feeding	356
TSH	417
TTKG	408
TTM	79, 519
TTP	447, 465
TXA$_2$	460
T ピース	310
UFH	197, 440, 467, 482, 580
UIP	304
upper inflection point	304
UTI	498
V̇/Q̇ ミスマッチ	250
VA ECMO	232
potential indication	233
VAC	502
VAE	502
VALI	304
病態生理	304
予防	304
VALUE	22
VAP	502, 571
経験的抗菌薬	507
SHEA ガイドライン	572
VAP bundle	572
vascular pedicle width	275
VAT	502
Vaughan-Williams 分類	176
ventilator associated condition	502
ventilator associated event	502

ventilator associated tracheobronchitis	502
ventricular interdependence	280
Virchow's triad	576
volume resuscitation	147
volutrauma	304
VPW	275
VTE	576
VVI	235
WFNS 分類	96
Wolff-Parkinson-White 症候群	180
X 線非透過性物質	386

和文

あ

アシデミア	429
アセスメント	4
アセスメント・プラン	7
アセトアミノフェン	40
圧較差	276, 629, 637
アドバンス・ケア・プランニング	18
アドバンス・ディレクティブ	19
アドレナリン	160
アニオンギャップ	407
アミオダロン	170
アミノ酸製剤	361, 370
アミノレバン	363
アルガトロバン	441
アルカレミア	429
アルギニン	358
アルコール性ケトアシドーシス	433
アルブミン製剤	143, 150, 448
アンダーセンシング	240
意識障害	
原因と局在	49
初期対応と鑑別診断	52
頭部画像	59
脳脊髄液分析	59
脳波	59

評価と診察	54
分類	49
意思決定に必要な4つの要素	13
意思決定の代行	22
移植片対宿主病	453
遺伝子組換え型活性化第Ⅶ因子製剤	450
イレウス	344, 352, 364, 388
陰圧換気	276
インスリン持続投与プロトコル	552
ウィーニング	
人工呼吸器	309
補助循環装置	230
ウイルス性肝炎	378
右心不全	131, 223
栄養	352, 360, 366
外傷患者	365
開腹術後患者	364
肝硬変患者	362
急性肝性脳症時	363
急性呼吸不全	365
急性膵炎	363
劇症肝障害	362
腎障害を伴う重症患者	360
頭部外傷患者	365
熱傷	365
敗血症	364
液性免疫障害	535
エラスティックブジー	267, 289
エリスロポエチン	469
横隔膜エコー	618
黄疸	376, 379
オーバーセンシング	240

か

外傷初期診療ガイドライン	106
開心術後心原性ショック	212
解凍赤血球液	444
回路のリーク	289
過活動型譫妄	41
過換気療法	77
過灌流症候群	102
拡散障害	251, 255

拡張末期圧-容積関係	133	気絶心筋	221
下肢挙上テスト	155	気道管理	260
下大静脈径	603	気道抵抗	255
活性化部分トロンボプラスチン時間	178, 477	気道抵抗上昇	290
		機能性 MR	190
カテーテル関連		吸収性無気肺	284
血流感染症	485, 598	急性 MR	190
尿路感染症	498, 586	急性間質性腎炎	396
無症候性細菌尿	586	急性冠症候群	136
カテーテルの先端培養	489	急性硬膜外血腫	106
カテコラミン	129, 144, 158	急性硬膜下血腫	106
カテコラミンストーム	33	急性腎障害（AKI）	393
ガバペンチン	40	急性呼吸促迫症候群（ARDS）	
カフリークテスト	313		46, 131, 156, 284, 292
カルディオバージョン	172	急性尿細管壊死	395
カルテ記載のフォーマット	6	急性溶血性輸血副作用	450
カルテの記載方法	5	急速輸液負荷試験	218
カルバマゼピン	40	吸入一酸化窒素	302
眼位評価	57	弓部大動脈置換術	204
換気血流比不均等	249	凝固異常	475
眼球エコー	609	凝固カスケード	475
間欠的空気圧迫法	579	凝固検査	477
間欠的血液透析	438	強制換気	282, 322
肝酵素上昇	375	胸部 X 線	268
肝硬変	377	画像の解釈における 10 か条	272
患者-人工弁ミスマッチ	640	気胸	273
肝障害	375	胸水	273
緩衝作用	427	水分バランス	275
冠動脈疾患	194	デバイスの位置	270
緩和ケア	19, 20, 325	読影	268
キーパーソン	20	無気肺	273
機械弁	178, 197	局所壁運動異常	629
気管支鏡	326, 334, 506	虚血性大腸炎	621
気管支肺胞洗浄	334	巨大結腸症	344, 389, 569
気管支肺胞洗浄液	334	筋萎縮性側索硬化症	60
気管切開	326	筋弛緩薬	45
禁忌	327	筋ジストロフィー	60
アルゴリズム	333	近赤外線酸素モニター装置	103
気管挿管	260	筋層下ドレナージ	113
生理学的予備能評価	261	筋トーヌス	57
器質性 MR	190	筋力低下	60
偽性低酸素血症	253	診断のフローチャート	63

クエチアピン	45
クエン酸	441
くも膜下出血	
術後管理	98
初期治療	96
治療法の選択	97
グラフト戦略	196
クリオプレシピテート	446
グルタミン	358
クロスミキシング試験	478
クロルヘキシジン	358, 489, 594, 601
ケアのゴール	18
ゴールを設定する7つの手順	18
経気管支肺生検	335
経験的抗菌薬	
2剤併用	507
ICU acquired UTI	500
SSI	513
VAP	507
抗菌薬選択	522
治療	520
経静脈栄養	356, 366
経腸栄養	355
頸動脈狭窄症	101
頸動脈ステント留置術	101
頸動脈内膜剥離術	101
経肺圧	305
経肺熱希釈法	144
経皮的気管切開	326
経皮ペーシング	236
外科的気管切開	326
ケタミン	33, 264
血液ガス検査	428
血液浄化	437
血液製剤	443
血液培養	485, 517
血液分布異常性ショック	126
心臓血管外科術後	211
血液量減少性ショック	126
血管内デバイス	487
血管内冷却	83
血小板機能低下	458

血小板減少	456
血小板製剤	447
血小板輸血	447
血漿分画製剤	448
血栓性血小板減少性紫斑病	447
血栓性微小血管症	396, 458
血糖異常	549
血糖管理	549
血糖測定方法	553
ケトアシドーシス	433
アルコール性	433
糖尿病性	433
下痢	
ICU	351
化学療法に伴う	350
担癌患者	350
入院患者	341
薬剤起因性	349
減圧開頭術	77
原因菌	522
腱反射	57, 64
高Ca血症	414
高Cl血症	425
高K血症	406
高Mg血症	423
高Na血症	397
診断アルゴリズム	399
高P血症	421
高カテコラミン血症	37
恒久的ペースメーカ	246
抗凝固薬の作用部位	482
抗凝固療法	197
2剤併用	198
血液浄化における	440
抗凝固療法のブリッジ方法	201
抗菌薬	
髄液移行性	526
バイオアベイラビリティ	528
抗菌薬関連下痢症	348
抗菌薬ロック療法	494
抗血小板薬の作用機序	459
抗血小板療法	201

膠質液	150	拘束型パターン	632
鉱質コルチコイド反応性低Na血症	405	左心不全	131
甲状腺機能検査	561	サルコペニア	114
甲状腺クリーゼ	563	酸塩基平衡	427
診断基準	564	酸素摂取率	141
甲状腺刺激ホルモン	416	酸排泄調整	428
甲状腺ホルモン	560	ジギタリス	169
合成血液	445	自己抜管	315
好中球減少症	533	事故抜管	315
喉頭外デバイス	267	視床下部-下垂体-副腎系	555
喉頭展開	265	紫色尿バッグ症候群	590
喉頭浮腫	307, 312	視神経鞘径	609
高二酸化炭素血症	253	事前指示	19
抗不整脈薬	168	持続低効率血液透析	438
鉤ヘルニア	69	持続的血液濾過透析	438
硬膜外ドレナージ	113	持続的陽圧法	310
抗利尿ホルモン不適合分泌症候群	99, 405	自発呼吸	276
コードステータス	12	自発呼吸トライアル	64, 309
呼気終末陽圧	285	シベレスタットナトリウム	302
呼吸音	257	脂肪製剤	368
呼吸器エコー	615	シャント	250, 255
呼吸メカニクス	290	宗教的輸血拒否	455
固形臓器移植患者の感染症	540	収縮期前方運動	192, 223
骨髄異形成症候群	458	収縮末期圧-容積関係	134
骨髄検査	462	収縮末期スティフネス	134
コルチゾール	555	重症筋無力症	60
混合型譫妄	41	重症疾患多発ニューロパチー	65, 115
混合静脈血酸素飽和度減少	252	重症疾患ニューロミオパチー	65, 115
コンプライアンス	254	重症疾患ミオパチー	65, 115
		重症頭部外傷	106

さ

		集中治療医の役割	1
最高気道内圧	287	終末期医療における役割	3
サイトメガロウイルス	342, 454, 541, 543	手術部位感染	509, 591
細胞性免疫障害	533	術後黄疸	379
サクシニルコリン	46, 264	術後合併症	214
左室拡張障害	132	術後高ビリルビン血症	379
左室拡張能	133, 631	術後心房細動	188
左室拡張末期圧	132, 632	術中低体温	82
左室駆出率の評価	629	消化管超音波検査	620
左室駆出路閉塞	223	晶質液	150
左室流入血流による評価	631	晶質液性心筋保護液	184
左室流入波形		小腸閉塞	388

小脳扁桃ヘルニア	70
静脈血栓塞栓症	576
ショック	125
難治性	145
分類	126
ショック，LOS アルゴリズム	226
ショックバンドル	8
シルエットサイン	268
心エコー	624
心エコーによる Swan-Ganz カテーテルの代用	637
心外閉塞拘束性ショック	126
心外膜ペーシング	
合併症	245
心胸郭比	268, 275
神経学的予後判定	51
神経筋疾患	
局在と原因疾患	62
局在と特徴	64
神経診察	53
心原性ショック	126, 212
心原性肺水腫	131
人工呼吸	276
人工呼吸器	
アラーム	287
初期設定例	286
設定	281
トラブルシューティング	287
モード	281
人工呼吸器関連肺炎	502, 571
人工呼吸器関連肺損傷	304
人工呼吸器離脱	307, 311
人工心肺回路	181
腎後性 AKI	397
腎性 AKI	395
腎前性 AKI	395
新鮮凍結血漿	446
心尖部像	627
心臓外科関連 AKI	393
心臓血管外科術後	
Code Heart	248
うっ血	218

管理の心得	211
血液分布異常性ショック	211
抗凝固療法	197
抗血小板療法	201
ショック，LOS アルゴリズム	226
心肺停止蘇生プロトコル	248
全般的な注意点	208
ハートワイヤーを用いたペーシング	242
肺動脈カテーテル	217
心臓手術	180
迅速導入気管挿管	266
腎代替療法	437
身体抑制	316
心タンポナーデ	126, 221, 606
心的外傷後ストレス障害	34
浸透圧性脱髄症候群	404
浸透圧利尿薬	75
浸透圧療法	75
心肺蘇生法の適応	4
心拍出量の測定	631
心不全	130
増悪因子	138
分類	131
心房細動	166
分類	178
随意運動	57
頭蓋内圧モニタリング	66
スクラルファート	584
ステロイド投与	
甲状腺への影響	569
副腎機能への影響	559
ステロイドと感染症	544
ステント型血栓回収デバイス	100
ストレス潰瘍	582
ストレス関連粘膜障害	582
スパイナルドレナージ	109
スピリチュアルケア	23
生体弁	198
赤血球	469
赤血球製剤	443
赤血球輸血	445
セレン	371

洗浄赤血球液	444	弾性ストッキング	579
センシング感度	237, 238	胆囊超音波検査	622
センシング不全	240	チーム医療	119
全身性炎症反応症候群	60	遅発性溶血性輸血副作用	451
譫妄	41	中心静脈栄養	366
診断基準	41	中心性ヘルニア	69
リスク因子	42	中枢性塩類喪失症候群	99, 405
挿管吸引痰	506	腸管外ガス像	391
挿管困難評価	261	腸管不耐性	356
造血幹細胞移植	541	腸間膜虚血	621
僧帽弁	625	超高熱	516
逆流	223	超低体温循環停止法	82
狭窄症	193	腸閉塞	388
閉鎖不全症	190	治療方針の決定	2
僧帽弁輪運動速波形	632	鎮静	29
組織酸素代謝障害	125	鎮静薬	
組織ドプラ	632	種類と特徴	32
蘇生後体温管理療法	82	注意点	33
		鎮痛	36
た		鎮痛・鎮静（PAD）ガイドライン	29, 36
体温管理療法	78	鎮痛薬	
適応	80	種類	38
蘇生後	82	薬理	39
体温目標	83	低Ca血症	418
体外式膜型人工肺	301	低Cl血症	425
代謝性アシドーシス	431	低K血症	410
AG開大性	407	鑑別アルゴリズム	412
AG上昇	431	低Mg血症	423
AG正常	434	低Na血症	401
AG非開大性	407	アルゴリズム	403
代謝性アルカローシス	434	低P血症	421
大動脈疾患	202	低活動型譫妄	41
大動脈内バルーンパンピング	227	低血圧性輸血副作用	453
圧波形	229	低血糖	86, 94, 359, 360, 549
大動脈弁狭窄症	186	低酸素	255
大動脈弁閉鎖不全症	189	低酸素血症	249
大脳鎌下ヘルニア	69	低酸素性肝炎	378
体表冷却	82	低酸素脳症	50
対麻痺	206	低心拍出量症候群	131, 212
代理意思決定者	20	低体温治療	77
脱分極性筋弛緩薬	46	低分子ヘパリン	197, 441, 467, 482, 580
ダメージコントロール手術	384	低容量換気	295

デクスメデトミジン	33-35, 45
鉄欠乏性貧血	471
鉄剤	475
鉄の肺	276
電気刺激療法	117
電気的除細動	172
テント切痕ヘルニア	69
症状と局在診断	104
テンポラリーペーシング	238
テンポラリーペースメーカ	237
瞳孔評価	56
透析方法	438
糖尿病性ケトアシドーシス	433
糖尿病と感染症	546
トーヌス	57
徒手筋力試験	60
特発性血小板減少性紫斑病	447
特発性細菌性腹膜炎	449
ドパミン	160
ドブタミン	162
ドプラ法	127
ドレーン関連感染症	112
ドレッシング材	601
トロンボキサン A_2	460
トロンボポエチン	457

な

ナファモスタットメシル酸塩	441
二次性脳損傷	
予防と全身管理	86
乳酸アシドーシス	432
尿細管K濃度勾配	408
尿中マーカー	396
尿沈査	397
尿毒症	467
尿路感染症	498
ネイザルマスク	319
ネーザルハイフロー	314
粘液水腫性昏睡	568
脳幹機能	57
脳幹反射	57
脳灌流圧	66

脳灌流方法	
循環停止中	185
脳血管攣縮	98
脳血流量	66
脳梗塞	100
脳挫傷	106
脳死	50
判定基準	51
脳実質圧	71
脳室ドレナージ	73, 109
回路	111
システム	112
脳室内圧	71
脳出血	
外科的治療	95
内科的治療	94
脳神経外科	
ドレーン	108
周術期	94
脳脊髄液ドレナージ	109
脳槽ドレナージ	109
脳卒中急性期	86
脳卒中評価スケール	100
脳動脈瘤性くも膜下出血	87
脳ヘルニア	69
ノルアドレナリン	158

は

肺エコー	615
バイオフィルム	594
敗血症	
治療の3つの柱	143
バンドル	146
敗血症性ショック	126, 138
肺水腫	130, 292, 324
肺胞気動脈血酸素分圧較差	257
肺胞水腫	131
肺胞低換気	251
肺保護換気	295, 304
肺毛細血管楔入圧	152, 276, 637
廃用症候群	114
播種性血管内凝固症候群	479, 483

バソプレシン	163
発熱	
定義	515
生理学	515
アプローチ	516
発熱性好中球減少症	537
発熱性非溶血性輸血副作用	451
羽ばたき振戦	58
バルビツレート療法	77
ハロペリドール	43
皮下ドレナージ	113
脾機能低下症	539
ビグアナイド	554
非心原性肺水腫	131
非侵襲的換気療法	316
非脱分極性筋弛緩薬	46
ビタミン製剤	370
必須脂肪酸	369
非定型抗精神病薬	45
脾摘出後重症感染症	540
ヒドロキシエチルスターチ	143
非閉塞性腸管虚血	207
びまん性小腸ガス像	387
びまん性大腸ガス像	389
びまん性脳損傷	106
びまん性肺胞障害	295
表現型と原疾患	7
病的反射	57
微量元素	371
貧血	470
フィブリノゲン濃縮製剤	449
フェイスマスク	319
フェニレフリン	163
フェンタニル	38
腹臥位	297
副甲状腺ホルモン	413
フグ中毒	60
腹部エコー	620, 622
腹部コンパートメント症候群	157, 384
腹部手術	380
術後出血	380
ドレーン	383

腹部単純 X 線	385
ガスパターン	387
ガスレス像	389
腹膜透析	361
不随意運動	57
不整脈	166
プレゼンテーション	
ダメなプレゼンテーション	12
フォーマット	6
プロカルシトニンガイダンス	529
プロトロンビン時間	477
プロトロンビン複合体製剤	450, 481
プロバイオティクス	343
プロポフォール	32, 34, 35
プロポフォール症候群	32
吻合不全	382
分時換気量	285, 287, 309
平均赤血球 Hb 濃度	470
平均赤血球容積	470
閉鎖陰圧療法	383
ペーシング	
心臓外科術後のハートワイヤーを用いた	
	242
ペーシング出力	236, 239
ペーシング不全	240
ペーシングリード	242
ペーシングレート	239
ペースメーカ	235
ベクロニウム	46, 264
ヘパリン起因性血小板減少症	447, 467
ヘモジデローシス	474
ベンゾジアゼピン	34, 35
ペンドリン	435
フェンタニル	38
弁膜症	640
傍胸骨	
短軸像	626
長軸像	625
膀胱内圧	384
補助呼吸	282
補助循環装置	227
補正血小板増加数	448
ボツリヌス中毒	60

ま

マイクロバブルテスト	259
マスク換気	264
末梢挿入型中心静脈カテーテル	486
慢性 MR	191
ミオクローヌス	58
ミダゾラム	32, 35
未分画ヘパリン	440
ミルリノン	165
無気肺	249, 273, 292, 304
無石性胆嚢炎	622
無脾症	539
ムピロシン	594
メカニカルサポート開始基準案	220
免疫グロブリン製剤	449
免疫再構築症候群	547
免疫不全患者	533, 537
免疫抑制薬のカテゴリー分け	536
モニタリング	
筋弛緩中	47
モルヒネ	40

や

薬剤耐性	529
薬物血中濃度測定	530
薬物性肝障害	375
薬物的除細動	175
輸液	148
合併症	156
輸液反応性	144, 151, 217
機能的指標	155
静的指標	152
動的指標	152
輸液不応性 AKI	396

輸液負荷テスト	155
輸血	443
開始基準	445
大量出血に対する	455
副作用	450
輸血関連	
肝障害	380
急性肺障害	452
呼吸困難	453
循環過負荷	453
輸血後紫斑病	453
輸血用血液製剤	443
陽圧換気	276
右室に対する	277
うっ血性心不全	280
左室に対する	277
肺塞栓	280
腹部コンパートメント症候群	281
慢性肺疾患	280
溶血性尿毒症症候群	447, 465
予定外抜管	315

ら

リクルートメントマヌーバー	299
離床・運動の実施基準	120
リスペリドン	45
リズムコントロール	172
離脱症状	33
リビングウィル	19
輪状甲状靱帯穿刺/切開	267
倫理四原則	17
レートコントロール	168
レジスタンス	255
レミフェンタニル	40
ロクロニウム	46

ICUで使用する薬剤 索引

循環作動薬

アドレナリン	643
アプレゾリン®	645
イソプレナリン	643
インデラル®	648
オノアクト®	648
カルペリチド	647
ジギタリス製剤	649
シグマート®	647
ジゴシン®	649
ジルチアゼム	644
ニカルジピン	646
ニコランジル	647
ニトプロ®	647
ニトログリセリン	646
ニトロプルシド	647
ネオシネジン®	643
ノルアドレナリン	642
バソプレシン	644
ハンプ®	647
ヒドララジン	645
ピトレシン®	644
フェニレフリン	643
フェントラミン	649
プロタノールL®	643
プロプラノロール	648
ベラパミル	645
ペルジピン®	646
ヘルベッサー®	644
ボスミン®	643
ミリスロール®	646
ミルリーラ®	644
ミルリノン	644
ランジオロール	648
レギチーン®	649
ワソラン®	645

抗不整脈薬

アミオダロン静注薬	650
アミサリン®	651
アンカロン®	650
サンリズム®	653
ジソピラミド	652
シベノール®	652
シベンゾリン	652
シンビット®	652
ニフェカラント	652
ピルジカイニド	653
プロカインアミド	651
リスモダンP®	652

拮抗薬

アネキセート®	653
オクトレオチド	654
グルカゴン	654
グルカゴンGノボ®	654
ケイツー	655
サンドスタチン®	654
ナロキソン	654
フルマゼニル	653
プロタミン	655
メナテトレノン	655

抗痙攣薬

アレビアチン®	656
ジアゼパム	656
セルシン®	656
ノーベルバール®	658
フェニトイン	656
フェノバール®	658
フェノバルビタール	658

ホストイン®	657
ホスフェニトイン	657

鎮静薬

チオペンタール	660
ディプリバン®	659
デクスメデトミジン	660
ドルミカム®	659
プレセデックス®	660
プロポフォール	659
ミダゾラム	659
ラボナール®	660

鎮痛薬

ケタミン	661
ケタラール®	661
フェンタニル	661
モルヒネ	660

抗精神病薬

セレネース®	661
ハロペリドール	661

筋弛緩薬

エスラックス®	662
ベクロニウム	662
マスキュラックス®	662
ロクロニウム	662

利尿薬

アセタゾラミド	663
ダイアモックス®	663
フロセミド	662
ラシックス®	662

抗凝固薬

アリクストラ®	664
アルガトロバン	663
エノキサパリン	664
クレキサン®	664
スロンノンHI®	663
ノバスタンHI®	663
フォンダパリヌクス	664
ヘパリン	665
ヘパリンカルシウム®	665
ヘパリンナトリウム®	665

●編者紹介

平岡 栄治

1992年神戸大学卒。3年間の総合内科研修の後，神戸大学大学院（循環器内科），豊岡病院循環器内科，米ハワイ大学で内科レジデント研修を修了。その後，神戸大学総合内科立ち上げに加わり，2012年より東京ベイ・浦安市川医療センター総合内科部長。

則末 泰博

1996年慶應義塾大学（心理学科），2004年東邦大学医学部卒。沖縄県立中部病院にて初期研修後，米ハワイ大学内科レジデント，セントルイス大学呼吸器内科・集中治療科フェローを経て，2012年より東京ベイ・浦安市川医療センター呼吸器内科・救急集中治療科部長。

藤谷 茂樹

1990年自治医科大学卒，島根県立中央病院，公立邑智病院，隠岐広域連合立隠岐病院などを経て，2000年より渡米。ハワイ大学，ピッツバーグ大学，UCLA関連病院で7年間にわたる研修の後，聖マリアンナ医科大学救急医学准教授，東京ベイ・浦安市川医療センターセンター長を経て，2016年より聖マリアンナ医科大学救急医学教授。

重症患者管理マニュアル　　定価：本体6,500円＋税

2018年 7月30日発行　第1版第1刷 ©
2018年 9月19日発行　第1版第2刷
2019年 2月 9日発行　第1版第3刷
2019年11月16日発行　第1版第4刷
2021年 3月12日発行　第1版第5刷
2023年 2月16日発行　第1版第6刷

編　者　平岡　栄治
　　　　則末　泰博
　　　　藤谷　茂樹

発行者　株式会社　メディカル・サイエンス・インターナショナル
　　　　代表取締役　金子　浩平
　　　　東京都文京区本郷1-28-36
　　　　郵便番号113-0033　電話 (03) 5804-6050

印刷：双文社印刷
表紙装丁：ソルティフロッグ デザインスタジオ (サトウヒロシ)
本文デザイン・DTP：公和図書デザイン室

ISBN978-4-8157-0126-0　C3047

本書の複製権・翻訳権・上映権・譲渡権・貸与権・公衆送信権 (送信可能化権を含む) は (株) メディカル・サイエンス・インターナショナルが保有します。本書を無断で複製する行為 (複写, スキャン, デジタルデータ化など) は,「私的使用のための複製」など著作権法上の限られた例外を除き禁じられています。大学, 病院, 診療所, 企業などにおいて, 業務上使用する目的 (診療, 研究活動を含む) で上記の行為を行うことは, その使用範囲が内部的であっても, 私的使用には該当せず, 違法です。また私的使用に該当する場合であっても, 代行業者等の第三者に依頼して上記の行為を行うことは違法となります。

JCOPY〈出版者著作権管理機構 委託出版物〉

本書の無断複製は著作権法上での例外を除き禁じられています。複製される場合は, そのつど事前に, 出版者著作権管理機構 (電話 03-5244-5088, FAX 03-5244-5089, info@jcopy.or.jp) の許諾を得てください。

1 総論
2 神経系
3 循環器
4 呼吸器
5 消化器
6 腎臓
7 血液
8 感染症
9 内分泌
10 予防
11 その他